血液内科疾病综合诊治

主编 步玉兰 王 慧 许 蕾 朱翠霞

刘 龙 杨忠文 张 瑞

中国海洋大学出版社

·青岛·

图书在版编目（CIP）数据

血液内科疾病综合诊治 / 步玉兰等主编. -- 青岛：
中国海洋大学出版社，2025.6. -- ISBN 978-7-5670
-4172-1

Ⅰ．R552

中国国家版本馆CIP数据核字第2025DM3009号

XUEYE NEIKE JIBING ZONGHE ZHENZHI

血液内科疾病综合诊治

出版发行	中国海洋大学出版社		
社　　址	青岛市香港东路23号	**邮政编码**	266071
出 版 人	刘文菁		
网　　址	http://pub.ouc.edu.cn		
电子信箱	369839221@qq.com		
订购电话	0532-82032573（传真）		
责任编辑	韩玉堂　李　燕	**电　　话**	0532-85902349
印　　制	日照报业印刷有限公司		
版　　次	2025年6月第1版		
印　　次	2025年6月第1次印刷		
成品尺寸	185 mm×260 mm		
印　　张	25.25		
字　　数	640千		
印　　数	1～1000		
定　　价	198.00元		

发现印装质量问题，请致电0633-8221365，由印刷厂负责调换。

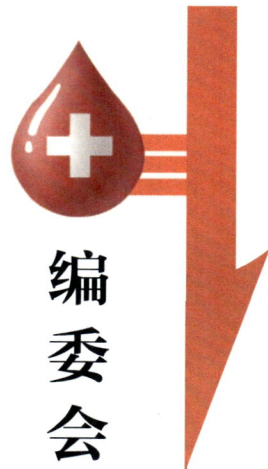

前言
FOREWORD

血液内科疾病种类繁多，从人们日常生活中较为常见的贫血，到那些复杂且治疗难度极大的血液系统恶性肿瘤，再到与凝血机制相关的各类疾病，每一种疾病都有其独特的表现形式和治疗难点。这些疾病不仅影响患者的日常生活质量，更对医疗技术的发展和医务人员的临床经验提出了非常高的要求。为了准确诊断并有效治疗这些疾病，医务人员必须具备深厚的医学知识、丰富的实践经验和敏锐的洞察力。

与此同时，医学科技的迅速发展，尤其是基因测序、免疫疗法等前沿技术的不断涌现，为血液内科疾病的诊断和治疗带来了新的契机。这些技术使得医务人员能够更加明确疾病的发病机制，从而为患者提供更加个性化的治疗方案。然而，目前市场上关于血液内科疾病综合诊治的书籍相对较少，且内容往往较为零散，缺乏系统性和全面性。因此，为了满足临床需要，编者在参阅国内外相关研究资料的基础上，结合自身临床经验编写了这本《血液内科疾病综合诊治》。

在内容结构上，本书首先介绍了血液内科疾病的基础知识，包括生物学基础、病理学基础等；然后针对各类常见的血液内科疾病进行了详细的阐述，包括病因、临床表现、诊断方法以及治疗原则等。在每种疾病的介绍中，都力求做到深入浅出、系统全面，同时注重实用性和可操作性。此外，编者还结合了血液内科疾病的最新研究进展和前沿技术，以期为读者提供更多的医学信息和治疗选择。本书适合广大血液内科医师、医学生以及医疗相关从业人员阅读参考。

本书编者以高度认真负责的态度参与了编写工作，但鉴于编写经验有限，书中难免存在不足之处，恳请各位读者提出宝贵的意见和建议，以求再版时进一步修订完善。

《血液内科疾病综合诊治》编委会

2025 年 2 月

目录
CONTENTS

3

第一章

血液内科疾病的生物学基础

第一节　血细胞的发生

一、血细胞发育的基本概念

研究血液病的药物治疗,首先要了解机体内血细胞的发生、发展及生理病理特征。血细胞是维持机体正常生理功能的重要组成部分,血细胞数量或质量的变化都能直接影响到机体正常的生理功能甚至生命安全。血细胞是由多能造血干细胞(pluripotent hematopoietic stem cell,PHSC)经多次分化而成的多种具有不同形态和不同功能的细胞,但其基本结构是相同的,都具有细胞膜、细胞质、细胞核三大部分。血细胞包括红细胞、白细胞、血小板,每一种血细胞都具有其自身的成熟演变规律。

二、造血细胞发育过程及鉴别方法

通过脾集落的研究方法证实,现已公认各种血细胞均起源于共同的骨髓造血干细胞,自我更新与多向分化是造血干细胞的两大特征。血细胞的发育共分为5个阶段:①初级多能干细胞,为最原始未分化干细胞;②次级多能干细胞,部分分化,如淋巴性干细胞;③定向祖细胞,自我复制能力有限或消失,仅具有一系或二系分化潜能;④前体细胞,如骨髓中形态已可辨认的各系幼稚细胞;⑤各系血细胞,成熟血细胞。

各细胞系在祖细胞形成以后,其发育成熟过程中的形态变化似有一定的规律。红系和粒系细胞的胞体由大变小;胞核由大变小,晚幼红细胞以后阶段出现核消失,晚幼粒细胞以后阶段出现核分叶,染色质由细而疏变成粗而密,核仁从有到无;胞质由少到多,嗜碱性由强转弱到消失,特殊产物从无到有并逐步增多(如血红蛋白从早幼红细胞开始出现,粒细胞的特殊颗粒出现在早幼晚期到中幼阶段),细胞分裂能力到晚幼阶段消失。巨核细胞系的胞体由小变大;胞核由小增大,进一步出现分叶。单核细胞系的细胞无明显变化,胞质始终保持不同程度的嗜碱性。淋巴细胞系的胞体与胞核都由大变小,但胞核/胞质无明显增减。

(一)红细胞

骨髓中各阶段幼稚红细胞成群存在,其中心为1~2个巨噬细胞,二者共称为红细胞造血岛或"红细胞护卫现象"。其位于血窦附近,是红细胞生成的功能单位和解剖单位,实质上也是一个细胞克隆。相差显微镜下可见中心的巨噬细胞胞质围绕幼稚红细胞快速运动,密切地与幼稚红细胞接触。幼稚红细胞随着成熟逐渐离开巨噬细胞的主体,贴近血窦壁,准备脱核,成为网织红细胞。

(二)粒细胞

在骨髓中各阶段幼稚粒细胞也形成一个造血岛,其中心也有一个巨噬细胞,形状不如红细胞造血岛规则。粒细胞造血岛位于造血索的中央,远离血窦,当细胞成熟后,由于粒细胞有活跃的运动功能,能移向血窦,伸出伪足,穿破内皮细胞的胞质,进入血窦。

(三)巨核细胞

巨核细胞是骨髓中最大的细胞,紧贴在血窦壁上。此处血窦壁常只有一层很薄的内皮细胞的胞质,巨核细胞胞质的周边部分可冲破此处的血窦壁伸入窦内。当血小板自巨核细胞的胞质分离后直接进入血流,血小板的脱落可按机体的需要而调整。

(四)淋巴小结

骨髓中有少数散在的淋巴小结,它是由成熟的淋巴细胞、网状细胞、浆细胞和组织巨细胞组成。淋巴细胞可自血窦壁进入血流。

(五)单核细胞

单核细胞不像其他细胞集聚成造血岛,而是散在于造血细胞之间,并在造血组织中游走。

三、出生前造血

造血细胞均发生于胚胎的中胚层,随胚胎发育过程,造血中心转移,出生前的造血分为三个阶段:卵黄囊造血期、肝造血期和骨髓造血期。

卵黄囊是哺乳类胚胎血细胞生成的主要场所,也是最早期的造血部位。在人胚胎第 19 天左右,就可看到卵黄囊壁上的中胚层间质细胞开始分化聚集成细胞团,称为血岛。血岛外周的细胞分化成血管壁的内皮细胞,中间的细胞分化成最早的血细胞,称为原始红细胞。这种细胞进一步分化,其中大部分细胞胞浆内出现血红蛋白,成为初级原始红细胞,也可认为是可产生各种细胞的造血干细胞。腔内液体则为原始血浆,与原血细胞构成原始血液。

在胚胎的第 2～5 个月,造血逐渐转移到肝、脾。在肝上皮细胞与血管内皮细胞之间有散在的间质细胞,它们能分化为初级和次级原始红细胞。在胎儿第 3 个月左右,脾脏也短暂参与造血,主要生成红细胞、粒细胞、淋巴细胞及单核细胞。第 5 个月之后,脾脏造血功能逐渐减退,仅制造淋巴细胞,到出生后仍保持此功能。淋巴结则生成淋巴细胞和浆细胞。自第 4～5 个月起,在胎儿的胫、股等管状骨的原始髓腔内开始生成幼红细胞,初期骨髓中以造血细胞为主,长骨骨髓造血后即可见红系细胞,之后逐渐产生粒细胞系统、巨核细胞系统,同时骨髓也可产生单核细胞和淋巴细胞。到妊娠后期,胎儿的骨髓造血活动已明显活跃起来。

四、多能造血干细胞自我更新的分子基础

多能造血干细胞也叫造血干细胞或多能干细胞,是一类具有高度自我更新能力、并有进一步分化能力的最早的造血细胞。多能造血干细胞具有以下一般特征:①多数细胞处于 G_0 期或静止期;②绝大多数表达 CD34 和 Thy-1;③低表达或不表达 CD38 和 HLA-DR;④缺乏特异性抗原表面标志。多能造血干细胞的分化增殖是受微环境、神经介质和体液等因素影响的,正常机体中多能造血干细胞处于静止状态,即 G_0 期,部分处于增殖状态,经过 G_1、S、G_2 期后进行细胞分裂,

产生两个相同的干细胞。同时有等量的造血干细胞向低一级血细胞进行分化,在不同微环境影响下,造血干细胞分化为髓系干细胞和淋巴系干细胞。

(杨忠文)

第二节　造血器官的结构与功能

一、骨髓的结构与功能

骨髓是一种海绵样胶状脂肪组织,封闭于全身坚硬的骨髓腔内,骨髓组织由海绵状的支架组织、骨髓实质和血窦组成。支架组织是由网状结缔组织构成,内含网状细胞、网状纤维、胶原纤维。骨髓实质由骨髓基质和各发育阶段的血细胞组成。目前认为骨髓基质主要是多能造血干细胞,有人认为可能还有由巨核细胞、单核细胞、淋巴细胞的胞质脱落碎片分解而成的胶原基质。骨髓中还有少量的由网状细胞分化形成的脂肪组织和散在的淋巴小结。骨髓中有巨大的毛细血管,称血窦。进入骨髓中的滋养动脉进入髓腔后,经 3～4 次分支形成动脉性毛细血管与骨髓窦状隙相连,然后汇成静脉离开骨髓。

成人全身骨髓腔中骨髓总量相当于体重的 4.6%,其中有红髓和黄髓。红髓具有强大的造血功能,富含血细胞、血管,呈红色而得名。随年龄增长,骨髓中脂肪细胞逐渐增多,最终使部分骨髓变为黄色,称为黄髓。

新生儿及 5 岁以下的儿童,全身骨髓几乎均为红髓,造血功能最为旺盛;过了 5～6 岁,骨髓内脂肪细胞首先在长管状骨腔内增长,因此骨髓组织逐渐变为黄髓;至 18～20 岁时,红髓仅分布于扁平骨如颅骨、胸骨、肋骨、肱骨和股骨的近端,以及腰椎、突骨和髂骨等。四肢骨的脂肪化发生迅速,股骨在出生后一年半左右几乎被红髓占据,以后黄髓逐渐由下端增加,至成年期则上1/3为红髓,下 2/3 为黄髓,此种状态持续到 60 岁左右。骨髓脂肪化是以躯干为中心呈向心性发展,这种现象已成为公认的规律。

骨髓中脂肪组织极不稳定,必要时可被红髓所代替,使黄髓转变为红髓,恢复造血功能,因此婴幼儿代偿能力较差,在造血增加时,需髓外造血方可代偿,髓外造血主要为肝、脾、淋巴结,因此常伴有肝脾大。而成人造血代偿时,首先使黄髓转变为红髓,然后才有肝脾增大且各程度较轻。

二、淋巴组织的结构与功能

(一)淋巴结

淋巴结与淋巴管相通,沿淋巴管分布于机体防御的重要部位,如颈、腋窝、肘、股等部位。它是淋巴回流中的重要滤器,可以防止细菌、异物等的扩散。

1.淋巴结的结构

淋巴结表面有由致密结缔组织形成的被膜,被膜伸入淋巴结内形成许多小梁,成为淋巴结的支架。被膜中有淋巴管,数量少,一般 1～2 条。淋巴结实质主要由淋巴组织和淋巴窦构成,周围部分较致密,染色深称皮质;中央部分较疏松,染色浅称髓质。皮质由淋巴小结、弥散淋巴组织和淋巴窦构成。淋巴小结又称淋巴滤泡,是淋巴组织密集构成的球形结构。小结中央染色较浅,常见细胞分裂现象,故称生发中心。髓质由淋巴索和淋巴窦构成,淋巴索是淋巴组织密集构成的条索,条索彼此相连成网,在条索和小梁之间是髓窦。

2.淋巴结的功能

在病菌和异物抗原刺激下,生发中心和淋巴索的 B 淋巴细胞在巨噬细胞的协助下被激活,生成浆细胞,产生抗体,发生体液免疫;而皮质中的散在淋巴组织则主要含来自胸腺的 T 淋巴细胞,其被激活发育成细胞毒性淋巴细胞,分布到周身发生细胞免疫。这些免疫信息储存到记忆淋巴细胞中,有利于第二次免疫应答。

(二)脾脏

脾脏既是单核吞噬细胞系统中最重要的组成部分之一,又是血液循环通路上最大的淋巴器官,它具有储血、造血、滤血、调节血流、破坏血细胞及排除异物等重要功能。

1.脾脏的结构

脾实质可分白髓和红髓两部分。

(1)白髓:主要由密集的淋巴组织构成,它有两种形态,一为周围淋巴鞘,二为脾小结。淋巴鞘呈长筒状,包绕中央动脉周围,鞘内网状组织中有大量小淋巴细胞、巨噬细胞和一些浆细胞。紧靠中央动脉周围的主要是 T 淋巴细胞,是脾脏的胸腺依赖区。脾小结位于淋巴鞘内一侧。脾小结常有生发中心,其中主要是 B 淋巴细胞。白髓周边向红髓移行的区域称边缘区。这里有较多的巨噬细胞、血管及淋巴细胞,有很强的吞噬滤过作用。

(2)红髓:充满白髓之间,由脾窦和脾索构成,因含有许多红细胞呈红色而得名。脾窦即脾血窦,窦壁内皮细胞之间有裂隙,连接不牢固,其膜不完整,这些都有利于血细胞从脾索进入脾窦。脾索主要由网状结缔组织构成,网眼中含各种血细胞、巨噬细胞和浆细胞,这些游离细胞可穿过内皮进入脾窦。

2.脾脏的功能

(1)造血:胚胎期一段时间内,可产生各种血细胞和血小板,出生后便停止,只产生淋巴细胞和单核细胞。在某些情况下,脾仍能发挥其造血潜能,称为髓外造血。

(2)储血:脾储血量相当丰富,一般可储 200 mL 左右,在机体急需时,脾被膜收缩,将储血送到血液循环以补充血量。

(3)滤血:脾因系单核吞噬细胞组织,故能吞噬清除血中异物颗粒等。衰老的红细胞几乎都在脾脏破坏,故有人称脾脏是埋没红细胞的坟墓。并且还有除去红细胞内的有形粒子,如铁颗粒、豪-角小体(Howell-Jolly bodies)、亨氏小体(Heinz bodies)及原虫等作用。

(4)参与免疫反应:脾脏有丰富的淋巴细胞和巨噬细胞,这些细胞都参与免疫。T、B 淋巴细胞各自所占比例为:B 淋巴细胞占 $50\%\sim65\%$;T 淋巴细胞占 $35\%\sim50\%$。

(三)胸腺

胸腺是一个很重要的淋巴器官,其重量有明显的年龄变化。初生时为 $10\sim15$ g,青春期时为 $30\sim40$ g,其后逐渐退化,淋巴细胞减少,脂肪组织增多,至老年仅有 15 g 左右。

1.胸腺的结构

胸腺表面有结缔组织被膜,结缔组织伸入胸腺实质成为胸腺隔,把胸腺分成许多不完全分隔的小叶。小叶周边为皮质,小叶深部为髓质。

(1)皮质:主要由淋巴细胞和上皮性网状细胞构成,网状细胞呈星状多突,相邻细胞的胞突彼此接触,并以桥粒相连接,形成细胞网。网状细胞之间充满密集的淋巴细胞。

(2)髓质:淋巴细胞较少,属小淋巴细胞。上皮性网状细胞较多而显著,形态多种多样。细胞之间由桥粒连接,胞质中有颗粒和泡状结构,有人认为可能是其分泌物。髓质内有散在的胸腺小体,又叫 Hassail 小体,它是由数层乃至十几层扁平状上皮性网状细胞同心环抱形成。

2.胸腺的功能

胸腺产生并向周围淋巴器官输送 T 淋巴细胞。造血干细胞经血流迁入胸腺后,先在皮质增殖分化成淋巴细胞。增殖后的淋巴细胞大部分在皮质内死亡,小部分继续发育,进入髓质,成为近于成熟的 T 淋巴细胞。这些细胞穿过毛细血管后微静脉的管壁,经血流迁移到周围淋巴器官的特定区。由于全身淋巴器官的发育和机体的免疫力不能缺少 T 淋巴细胞,所以胸腺就成了周围淋巴器官正常发育和机体免疫功能所必需的器官。不过当 T 淋巴细胞充分增殖发育,并已迁移到周围淋巴器官之后,胸腺的重要性就逐渐降低了。

(四)扁桃体

扁桃体外面是黏膜上皮,深面底部有结缔组织被膜包裹,内面凹陷,形成 10～20 个隐窝,隐窝周围有密集淋巴小结及弥散淋巴组织。生发中心有暗区、明区及小结冠。小结冠朝向复层鳞状上皮,淋巴细胞常侵入上皮,淋巴小结的细胞主要是 B 淋巴细胞。扁桃体的主要功能是产生淋巴细胞和抗体,从而防御病菌及其他异物。

(杨忠文)

第三节　造血与其调控

造血过程,也就是各类血细胞的发育、成熟的过程,是一个连续而又区分为多个阶段的过程。各种血细胞的起源与分化,是血液学上长期争论的问题,一元论和多元论之争持续了约半个世纪。研究证明,机体组织细胞的起源均来自干细胞,干细胞在不同的微环境作用下,呈多向分化性,可分化为机体的各种组织细胞。各种血细胞都是由多能造血干细胞分化而来的,干细胞在特定微环境作用下,分别分化为髓系干细胞和淋巴系干细胞,然后再分化为相应的祖细胞,再经原始细胞和各阶段幼稚细胞,最后演变为成熟细胞。

血细胞的分化阶段没有明显的界限,是由人为划分成各个阶段的。一般由初级到成熟大致可分为干细胞、多能干细胞、多能造血干细胞和淋巴干细胞、祖细胞(粒系祖细胞、红系祖细胞、单核祖细胞、巨核祖细胞、淋巴系祖细胞)、原始细胞(原粒细胞、原红细胞、原单核细胞、原淋巴细胞、原巨核细胞)、早幼阶段细胞(早幼粒细胞、早幼嗜碱性粒细胞、早幼嗜酸性粒细胞、早幼红细胞)、幼稚阶段细胞(幼稚单核细胞、幼稚淋巴细胞、幼稚巨核细胞)、中幼阶段细胞(中性中幼粒细胞、嗜酸性中幼粒细胞、嗜碱性中幼粒细胞、中幼红细胞)、晚幼阶段细胞(中性晚幼粒细胞、嗜酸性晚幼粒细胞、嗜碱性晚幼粒细胞、晚幼红细胞)、成熟阶段细胞(中性分叶核粒细胞、嗜酸分叶核粒细胞、嗜碱分叶核粒细胞、成熟红细胞、单核细胞、淋巴细胞、产血小板巨核细胞、血小板)等。

机体的造血功能是受微环境、神经介质、体液和免疫等多种因素影响而调控的。造血诱导微环境(HIM)简称造血微环境,它对血细胞的分化和增殖起特殊作用。这一概念最早由 Tentin 在 20 世纪 70 年代初提出,是指局限在造血器官或组织内的、具有特异性的结构及生理功能的环境,由造血器官中的基质细胞、基质细胞分泌的细胞外基质和各种造血调节因子组成,造血细胞能在其中进行自我更新、增殖、分化、归巢和移行。

(杨忠文)

第四节　造血细胞因子

一、细胞因子和受体的性质及作用机制

细胞因子(cytokine,CK)是一类能在细胞间传递信息、具有免疫调节和效应功能的蛋白质或小分子多肽。细胞因子是免疫原、丝裂原或其他刺激剂诱导多种细胞产生的低分子量可溶性蛋白质,具有调节血细胞生成、细胞生长以及损伤组织修复等多种功能。细胞因子可分为白细胞介素、干扰素、肿瘤坏死因子超家族、集落刺激因子、趋化因子、生长因子等。众多细胞因子在体内通过旁分泌、自分泌或内分泌等方式发挥作用,具有多效性、重叠性、拮抗性、协同性等生理特性,形成了十分复杂的细胞因子调节网络,参与人体多种重要的生理功能。

细胞因子发挥广泛多样的生物学功能是通过与靶细胞膜表面的受体相结合并将信号传递到细胞内部。根据细胞因子受体 cDNA 序列以及受体胞膜外区氨基酸序列的同源性和结构特征,可将细胞因子受体主要分为四种类型:免疫球蛋白超家族(IGSF)、造血细胞因子受体超家族、神经生长因子受体超家族、趋化因子受体。

二、参与造血调节的细胞因子和其他基因编码的因子

造血干细胞的调控、增殖、分化过程需要一系列细胞因子的参与。根据细胞因子的作用分为造血正向调控的细胞因子和造血负向调控的细胞因子。

(一)造血正向调控的细胞因子

促进造血的因子称为正向调控因子。①干细胞因子(stem cell factor,SCF);②Flt 3 配体(Flt 3ligand,FL),即 fam 样酪氨酸激酶受体 3(FLT 3);③集落刺激因子(CSF)是细胞因子中的一大类,有四种主要的类型:粒细胞-巨噬细胞集落刺激因子(GM-CSF)、粒细胞集落刺激因子(G-CSF)、巨噬细胞集落刺激因子(M-CSF)、巨核细胞集落刺激因子(Meg-CSF),还有多集落刺激因子(multi-CSF)即白细胞介素-3(IL-3);④白细胞介素(interleukin,IL);⑤红细胞生成素(EPO);⑥血小板生成素(thrombopoietin,TPO);⑦其他细胞因子:包括胰岛素样生长因子-1 和2、肝细胞生长因子、血小板衍生生长因子等。

(二)造血负向调控的细胞因子

抑制造血的因子称为负调节因子。包括:①转化生长因子 β(transforming growth factor-β,TGF-β);②肿瘤坏死因子 α、β(tumor necrosis factor-α、β,TNF-α、β);③白血病抑制因子(leukaemia inhibitory factor,LIF);④干扰素 α、β、γ(interferon-α、β、γ,IFN-α、β、γ);⑤趋化因子(chemotactic factor,CF)。

三、造血细胞因子的病理生理作用和临床意义

(一)干细胞因子

干细胞因子(SCF)又称肥大细胞生长因子(MGF),它是由骨髓微环境中的基质细胞产生的一种酸性糖蛋白。SCF和其他细胞因子一起诱导干细胞和祖细胞增殖,延长其存活期及引起干细胞和祖细胞动员。虽然SCF的受体在祖细胞中无显著不同,但SCF诱导红系祖细胞增殖比粒-单祖细胞强,可能是其他特异性因素影响祖细胞对SCF的反应性。曾经将血清SCF低下作为引起造血功能障碍的原因。据报道,在再生障碍性贫血、骨髓增生异常综合征患者及骨髓移植后患者血清SCF水平低下。Abkowitz等检测了34例纯红系再生障碍性贫血患者的血清SCF,发现与正常人比较并无显著统计学意义,因而认为血清SCF水平可能与临床无相关性。但血清SCF是可溶性SCF,至于膜结合型SCF尚无法检测。

(二)红细胞生成素

红细胞生成素(EPO)是相对分子质量为$(3.5\sim4.0)\times10^4$的糖蛋白,为促进骨髓红系祖细胞生长、增殖、分化和成熟的主要刺激因子。研究证明EPO主要作用于红系祖细胞阶段,其作用可能是通过对决定血红蛋白合成的遗传基因———去阻遏因子的作用而实现的。1984年重组人红细胞生成素(r-HuEPO)研究成功并广泛应用于临床,大大加速了人们对EPO的基础及应用研究。

(三)集落刺激因子(CSF)

在进行造血细胞的体外研究中,发现一些细胞因子可刺激不同的造血干细胞在半固体培养基中形成细胞集落,这类因子被命名为集落刺激因子(CSF)。根据它们的作用范围,分别命名为粒细胞CSF(G-CSF)、巨噬细胞CSF(M-CSF)、粒细胞-巨噬细胞CSF(GM-CSF)和多集落刺激因子(multi-CSF,又称IL-3)。不同发育阶段的造血干细胞起促增殖分化的作用,是血细胞发生必不可少的刺激因子(表1-1)。

表1-1 常见的细胞因子产生的细胞及效应

细胞因子	产生细胞	效应
multi-CSF	活化的T细胞	刺激造血干细胞增殖,促进肥大细胞及嗜酸性粒细胞、嗜碱性粒细胞增殖分化
GM-CSF	活化的T细胞、巨噬细胞、成纤维细胞等	刺激粒细胞、巨噬细胞集落形成,刺激粒细胞功能
G-CSF	成纤维细胞、骨髓基质细胞、膀胱癌细胞株等	刺激粒细胞集落,刺激粒细胞功能
M-CSF	巨噬细胞	刺激巨噬细胞集落,刺激粒细胞功能,降低血胆固醇
SCF	成纤维细胞、骨髓和胸腺的基质细胞	刺激髓系、红系、巨核系及淋巴系造血祖细胞
LIF	基质细胞、单核细胞	促进某些白血病细胞株的分化,促进胚胎干(ES)细胞的增殖,抑制ES细胞的分化

(四)血小板生成素

血小板生成素(TPO)又名巨核细胞生长因子,是由332个氨基酸组成的糖蛋白。TPO产生

部位主要为肾脏(亦有证据表明 TPO 产生部位主要为肝脏)。TPO 是一种激素调节因子,它的分泌受外周血小板数量的影响,与血小板计数呈负相关。

　　TPO 可调节造血祖细胞增殖和分化,演化成成熟巨核细胞;并与 EPO 一起相互协调,共同刺激原核细胞和红细胞的生成;共同促进骨髓抑制疗法后血小板和红细胞的恢复。TPO 与其配体结合,可防止血小板减少而不增加血栓闭塞并发症的危险。急性白血病、骨髓增生异常综合征、肝硬化、免疫性血小板减少性紫癜患者 TPO 水平降低;再生障碍性贫血患者 TPO 水平明显升高。

(杨忠文)

第五节　血液分子生物学

一、蛋白质的结构及功能

(一)蛋白质的结构

　　蛋白质是由 α-氨基酸按一定顺序结合形成一条多肽链,再由一条或一条以上的多肽链按照其特定方式结合而成的高分子化合物。蛋白质具有一级、二级、三级、四级结构,蛋白质分子的结构决定了它的功能。一级结构:蛋白质多肽链中氨基酸的排列顺序,以及二硫键的位置。二级结构:蛋白质分子局部区域内,多肽链沿一定方向盘绕和折叠的方式。三级结构:在蛋白质的二级结构基础上借助各种次级键卷曲折叠成特定的球状分子结构的空间构象。四级结构:多亚基蛋白质分子中各个具有三级结构的多肽链,以适当的方式聚合所形成的蛋白质的三维结构。

(二)蛋白质的功能

　　(1)构造人的身体:蛋白质是一切生命的物质基础,是机体细胞的重要组成部分,是人体组织更新和修补的主要原料。人体的各类器官与组织,像毛发、皮肤、肌肉、骨骼、内脏、大脑等器官,以及血液中的血细胞、神经,乃至内分泌系统中的内分泌腺,其组成成分中蛋白质都发挥着关键作用 。蛋白质对人的生长发育非常重要。比如大脑发育的特点是一次性完成细胞增殖,人的大脑细胞的增长有两个高峰期,第一个是胎儿 3 个月的时候;第二个是出生后到 1 岁,特别是 0～6 个月的婴儿是大脑细胞猛烈增长的时期。婴儿到 1 岁大脑细胞增殖基本完成,其数量已达成人的 9/10。所以,0～1 岁婴儿对蛋白质的摄入要求很有特色,蛋白质对婴儿的智力发展至关重要。

　　(2)载体的运输:维持机体正常的新陈代谢和各类物质在体内的输送。载体蛋白对维持人体的正常生命活动是至关重要的,可以在体内运载各种物质。比如,血红蛋白输送氧(红细胞更新速率为 250 万/秒),脂蛋白输送脂肪,细胞膜上的受体还有转运蛋白等。

　　(3)维持机体内渗透压的平衡及体液平衡:清蛋白。

　　(4)维持体液的酸碱平衡。

　　(5)抗体的免疫。有白细胞、淋巴细胞、巨噬细胞、抗体(免疫球蛋白)、补体、干扰素等,每 7 d 更新一次。当蛋白质充足时,这个"部队"就很强大,在需要时,数小时内可以增加 100 倍。

　　(6)酶的催化:构成人体必需的催化和调节功能的各种酶。人体有数千种酶,每一种只能参与一种生化反应。人体细胞里每分钟要进行 100 多次生化反应。酶有促进食物的消化、吸收、利用的作用。相应的,酶充足,反应就会顺利、快捷地进行,人就会精力充沛,不易生病;否则,反应就会变慢或者被阻断。

(7)激素的调节:激素调节体内各器官的生理活性。

(8)构成神经递质乙酰胆碱、5-羟色胺等。

(9)维持神经系统的正常功能:味觉、视觉和记忆。

(10)胶原蛋白:占身体蛋白质的 1/3,生成结缔组织,构成身体骨架,如骨骼、血管、韧带等,决定了皮肤的弹性,保护大脑(在大脑脑细胞中,很大一部分是胶原细胞,并且形成血-脑脊液屏障保护大脑)。

(11)能源物质:提供生命活动的能量。

二、基因的结构及功能

(一)基因的结构

基因的基本单位是核酸,核酸分为脱氧核糖核酸(DNA)和核糖核酸(RNA)两类,都是由嘌呤和嘧啶两类碱基组成。一个核苷酸分子包括一个碱基、一个戊糖和一个磷酸。组成脱氧核糖核酸的碱基为:腺嘌呤(A)、鸟嘌呤(G)、胸腺嘧啶(T)和胞嘧啶(C)。组成核糖核酸的碱基除尿嘧啶(U)代替胸腺嘧啶(A)外,其余碱基相同。戊糖与碱基相连形成核苷,核苷的戊糖侧链与磷酸结合,形成核苷酸(nucleotide)。四种不同碱基就形成四种核苷酸。核苷酸分子间以 $3'、5'$-磷酸二酯键相连,形成 DNA 或 RNA 的多聚核苷酸分子。分子中保留 $5'$ 游离磷酸基(称为 $5'$ 端)和游离羟基(称为 $3'$ 端)。两条多核苷酸链相互做反方向($5'→3'$ 和 $3'→5'$)缠绕,形成双螺旋结构,戊糖和磷酸在外侧,碱基在内侧,碱基间以 A-T 和 G-C 方式配对,这就是 DNA 分子的基本构型。RNA 分子是单链结构,但是部分区域也可以呈 A-U 和 G-C 配对,形成局部次级双链结构。按 RNA 的功能,RNA 可分为信使核糖核酸(mRNA)、转运核糖核酸(tRNA)和核糖体核糖核酸(rRNA)。

基因是负载着特定功能的 DNA 片段,是遗传的基本单位,有控制遗传性状和活性调节的功能。基因通过复制把遗传信息传递给下一代,并通过控制酶的合成来控制代谢过程,从而控制生物的个体性状表现。基因还可以通过控制结构蛋白的成分,直接控制生物性状。它的主要特征为:①能复制成两条相同的 DNA,这是细胞分裂的基础;②基因通过转录成 mRNA,再翻译成多肽链(形成蛋白质或酶),遗传信息通过这一途径决定某种生理或病理性状;③基因可发生突变,这是遗传病、遗传易感性和遗传多态性产生的基础。

基因按其功能分类:①结构基因,即编码蛋白质的基因,有转录和翻译功能;②调控基因,即它本身不转录而对结构基因的表达起调控作用,包括启动基因和操纵基因;③只有转录作用而无翻译功能的基因,如 tRNA 基因和 rRNA 基因。

基因可根据所在部位分类:①核内基因,细胞核内的基因,是主要部分;②核外基因,即指线粒体基因(mtDNA)。

基因还可以根据其生物来源分类:①原核基因,即单核细胞生物的基因,它一般只有一个染色体,即一个 DNA(或 RNA)分子,多呈环状。②真核基因,即包括人类在内的高等生物基因。染色体大都成对,基因呈超螺旋线状排列其上。

结构基因的大小相差很大,可以分为:①小型基因,如 α 珠蛋白基因(0.8 kb)、β 珠蛋白基因(1.5 kb);②中型基因,如蛋白 C 基因(11 kb)、清蛋白基因(25 kb)、第Ⅸ因子基因(34 kb);③大型基因,如苯丙氨酸羟化酶基因(90 kb);④巨型基因,如第Ⅷ因子基因(186 kb);⑤庞大基因,如肌萎缩性蛋白基因(DMD,>2 000 kb)。

(二)基因的功能

基因的复制:在细胞分裂时,染色体分裂为两条染色单体,本质上是 DNA 复制成两条完全相同的 DNA。其过程是,DNA 的两条多核苷酸链裂开,每条链以自己为模板,按照碱基配对原则(A-T 配对、G-C 配对),合成各自的新链,这样,每条 DNA 保留一条旧链,故称为半保留复制。DNA 是遗传信息的载体,故亲代 DNA 必须以自身分子为模板准确地复制成两个拷贝,并分配到两个子细胞中去,完成其遗传信息载体的使命。

基因的表达:基因表达是指 DNA 顺序中蕴藏的遗传信息转变为蛋白质的过程。它分下列步骤。①转录:系以一条多核苷酸链为模板,在 RNA 聚合酶的作用下,从 TATA 框和 CAAT 框起始,按碱基互补原则,合成一条 RNA 链。这一过程与复制的不同之处:首先,转录只在一条多核苷酸链上进行,故合成的 RNA 是单链;其次,与 A 互补的碱基是 U 不是 T;最后,参与合成的酶是 RNA 聚合酶,而不是 DNA 聚合酶。新转录的 RNA 称前 mRNA,在进入胞质前,内含子被切除,外显子拼接成成熟的 mRNA 后,进入胞质进行翻译。②翻译:是指 mRNA 上的遗传信息指导蛋白质合成的过程。所谓"指导"是指合成多肽链氨基酸的数目和顺序是由 mRNA 上的碱基顺序来决定的。在 DNA 或 mRNA 上的 3 个相连的碱基决定一个相应的氨基酸,这就是遗传密码。AUG 是甲硫氨酸密码,是合成多肽链的启动信号,而 UAA、UGA、UAG 为终止密码,为多肽链合成的终止信号。tRNA 和 rRNA 都是在翻译过程中起作用。翻译后还要进行加工,如肽链的切断、聚合,氨基酸的羟基化、磷酸化、乙酰化、糖基化等,最终才能称为有一定功能的蛋白质。

基因表达是一个非常复杂的过程。在基因的旁侧甚至内含子部分都有各种调节表达的顺序,起着促进和抑制、加速和延缓蛋白质合成的作用。

三、膜的结构及功能

(一)膜的结构

生物中除某些病毒外,都具有生物膜。真核细胞除质膜(又称细胞膜)外,还有分隔各种细胞器的膜系统,包括核膜、线粒体膜、内质网膜、溶酶体膜、高尔基体膜、叶绿体膜、液泡、过氧化酶体膜等,其中内膜系统包括核膜、内质网膜、溶酶体膜、高尔基体膜、液泡(包括内体和分泌泡),但不包括线粒体膜和叶绿体膜。生物膜形态上都呈双分子层的片层结构,厚度为 5～10 nm,其组成成分主要是脂质和蛋白质,另有少量糖类通过共价键结合在脂质或蛋白质上。

生物膜的分子形态包括一个亲水性的极性头部和疏水性的脂肪酰链尾部。这种两亲性特性维持了膜结构的稳定性。亲水性头部朝向水相,疏水性尾部避水彼此聚集,这种作用称为疏水相互作用。脂质分子的双分子层排列实质上是一种熵的效应,满足热力学的稳定性要求,是溶液中氢键、分子间的范德华力、色散力等作用的综合结果。具有两条疏水性尾巴的磷脂分子在水相中彼此形成稳定的双分子层;对于只有一条疏水性尾巴的去垢剂、溶血磷脂等两亲性分子,则形成微团的结构。

(二)膜的功能

在地球上出现有生命物质及其由简单到复杂的长期演化过程中,生物膜的出现是一次飞跃,它使细胞能够既独立于环境而存在,又能通过生物膜与周围环境进行有选择的物质交换而维持生命活动。显然,细胞要维持正常的生命活动,不仅细胞的内容物不能流失,而且其化学组成必须保持相对稳定,这就需要在细胞和它的环境之间有某种特殊的屏障存在。它能使人体在新陈代谢过程中,经常由细胞得到氧气和营养物质,接受各种信息分子和离子,排出代谢产物和废物,使细胞保持稳态,这对维持细胞的生命活动极为重要。因此,生物膜是一个具有特殊结构和功能的选择性通透膜,它的主要功能可归纳为能量转换、物质转运、信息识别与传递。

跨过生物膜的物质转运是生物膜的主要功能之一。物质转运可分为被动转运和主动转运两大类。被动转运是物质从高浓度一侧,顺浓度梯度的方向,通过膜运送到低浓度一侧的过程,这是一个不需要外界供给能量的自发过程。而物质的主动转运,是指细胞膜通过特定的通道或运载体把某种分子(或离子)转运到膜的另一侧去。这种转运有选择性,通道或运载体能识别所需的分子或离子,能对抗浓度梯度,所以是一种耗能过程。在膜的主动转运中所需要的能量只能由物质所通过的膜或膜所属的细胞来供给。在细胞膜的这种主动转运中,很重要且研究得很充分的是关于 Na^+、K^+ 的主动转运。包括人体细胞在内的所有动物细胞,其细胞内液和外液中的 Na^+、K^+ 浓度有很大不同,以神经和肌肉细胞为例,正常时膜内 K^+ 浓度约为膜外的 30 倍,膜外 Na^+ 浓度约为膜内的 12 倍。这种明显的浓度差的形成和维持,与细胞膜的某种功能有关,而该功能要靠新陈代谢的正常进行。例如,低温、缺氧或一些代谢抑制药的使用,会引起细胞内外 Na^+、K^+ 正常浓度差的减小,而在细胞恢复正常代谢活动后,上述浓度差又可恢复。很早就有人推测,各种细胞的细胞膜上普遍存在着一种称为钠钾泵的结构,简称钠泵,它们的作用就是能够逆着浓度差主动地将细胞内的 Na^+ 移出膜外,同时将细胞外的 K^+ 移入膜内,因而形成和保持了 Na^+ 和 K^+ 在膜两侧的特殊分布。后来大量科学试验证明,钠泵实际上就是膜结构中的一种特殊蛋白质,它本身具有催化 ATP 水解的活性,可以把 ATP 分子中的高能键切断而释放能量,并利用此能量进行 Na^+、K^+ 的主动转运。因此,钠泵就是这种被称为 Na^+-K^+ 依赖式 ATP 酶的蛋白质。细胞膜上的钙泵也是一种 ATP 酶,它能把细胞内过多的 Ca^{2+} 转移到细胞外去。

(许　蕾)

第二章
血液内科疾病的病理学基础

第一节　原始粒细胞

一、正常形态学及参考区间

原始粒细胞在正常骨髓象中,少见且形态变化较大,若无颗粒出现,其形态学特征与其他系列原始细胞常不易被准确区分。通常是借助白血病时原始粒细胞、原始淋巴细胞和原始单核细胞的形态特征、细胞化学和免疫表型等特性进行描述的。

(一)形态学

原始粒细胞胞体大小不一,为 $12\sim20\ \mu m$,外形相对规则,可有小而不明显的突起。胞核呈圆形或椭圆形,偏位或居中,故较少出现类似原始单核细胞胞核横向存在于细胞中,而胞核两边都有胞质者。核膜规则,常在偏位中心一面呈微凹(胞核的早期收缩),一般没有原始单核细胞的微小凹凸不平或粗糙性核膜(犹如被蚕食状)。核仁常见,多少不一,由于核糖核酸不十分丰富,嗜碱性着色常不强。部分染色质较为细致均匀,故喻之细沙状,胞核呈浅紫红色,既比原始单核细胞深,又比原始淋巴细胞和原始巨核细胞浅。也有一些原始粒细胞核染色质浓聚,尤其是在核仁周围。胞质较少,核质比例高(一般认为 $>4/5$ 为高核质比),常呈轻度至中度的嗜碱性反应,并有浊感。胞质也可呈浅灰色或灰蓝色,甚至极浅的杏红色,尤其是在靠近细胞中间区域。

超微结构可见细胞质有许多游离核糖体和内质网,但高尔基体发育不良,故胞质中一般不见颗粒。原始粒细胞晚期高尔基体发育,其分泌的转运小泡聚集可以产生颗粒,即髓过氧化物酶(MPO)阳性的少许嗜苯胺蓝颗粒,在白血病性原始粒细胞中则可以出现强阳性。嗜苯胺蓝颗粒简称 A 颗粒,又称初级颗粒或原发颗粒、嗜阿尼林蓝颗粒、嗜天青颗粒和非特异性颗粒,在光镜下为紫(红)色、紫黑色的溶酶体颗粒。一开始出现的嗜苯胺蓝颗粒较小,当出现较多或较粗大的嗜苯胺蓝颗粒和(或)发育的高尔体(靠近胞核浊状透亮淡染区)时要考虑为早幼粒细胞,其后随细胞成熟,颗粒又变小。

骨髓切片中,原始粒细胞常单个(少数为 2 个)散在性分布于小梁旁区或间区的血管周围;核膜较厚,常见 $1\sim3$ 个清晰的核仁,呈深蓝色或暗紫色,胞质量少;在浅蓝色的常染色质内,可见大小不等的异染色质颗粒;不见细胞聚集现象,更无幼稚前体细胞异常定位(ALIP)结构。原始粒细胞晚期出现的嗜苯胺蓝颗粒及胞质内其他成分不能观察。患血液肿瘤时,造血组织原始粒细胞增加的常见规律是始于骨小梁,然后向造血主质区移动。

(二)细胞化学和免疫表型

原始粒细胞有强弱不一的MPO活性。尽管一部分原始粒细胞无嗜苯胺蓝颗粒,但MPO染色仍可以显示一定程度的阳性反应。原始粒细胞初级颗粒的膜上含有脂类,故苏丹黑B(SBB)染色呈阳性。酯酶中,有一定特异的氯乙酸酯酶(CE),原始粒细胞常呈(弱)阳性;非特异的乙酸萘酯酶(NAE/α-NAE)呈弱阳性或阴性,若阳性者不被氟化钠所抑制;非特异的酸性乙酸萘酯酶(ANAE/α-ANAE)呈阴性;丁酸萘酯酶(NBE/α-NBE)呈阴性。

原始粒细胞免疫表型:表达HLA-DR,常表达CD34和MPO,原始粒细胞晚期可有CD34、HLA-DR阴性,CD117、CD13和CD33阳性。

(三)参考区间

原始粒细胞在正常骨髓中<2%,婴幼儿可以偏高;其中大多数<1.5%,且约有1/4标本在200个有核细胞计数中为0。在一般骨髓检查的疾病中,原始粒细胞虽为少见,但相比原始淋巴细胞和原始单核细胞,又是常见者。原始淋巴细胞在常规分类的200～500个有核细胞中为不见或偶见,原始单核细胞更是稀少到一般情况下忽略不计。所以,一般骨髓标本中所见的原始细胞,结合临床和血常规可以初步归类为原始粒细胞。

二、异常形态学及其诊断意义参考值

在形态学上,病理下所见的原始粒细胞形态可以异常,也可为形态正常但数量增加。实际中多是先强调数量上的意义。但是,有些质变(如Auer小体和颗粒)在决定原始粒(单)细胞的属性上有较高的特异性。通常所述的小原始粒细胞、副原始粒细胞、大原始粒细胞、Ⅱ型原始细胞等,几乎都是指造血系统肿瘤或显著病理状态(如特殊感染、急性造血停滞)时对异常原始细胞的描述或称呼。

(一)形态学

以骨髓涂片为例,髓系肿瘤时原始(粒)细胞按形态大致有五类:①正常;②胞核异常(如畸形、凹陷、双核、大核仁);③胞质异常(如Auer小体、多形性突起);④大小异常;⑤高尔基体发育异常。胞质颗粒、高尔基体发育异常(核旁透亮区)和Auer小体的检出是肿瘤性原始粒细胞的基本特征。在这三者中,特异性最强的是Auer小体。除了颗粒和无颗粒原始(粒)细胞外,按习惯上描述,还可以分为以下一些原始细胞。

1.原始红细胞样原始粒细胞

在髓系肿瘤中,有一些原始粒细胞比较特殊,原始红细胞样原始粒细胞是其一。该细胞为类似原始红细胞,细胞外形和较强嗜碱性胞质与原始红细胞无明显差异,但近胞核旁的淡染色区和出现的紫红色集积性颗粒,或虽不见明显颗粒,但MPO和SBB染色都显示阳性反应。这种细胞主要见于纯红系细胞白血病(急性红血病)和有核红细胞明显增加的急性髓细胞性白血病(AML)中的原始红细胞向原始粒细胞转化,也见于一部分慢性粒细胞白血病(CML)急变和少数AML伴成熟型与不伴成熟型等标本。在一例MDS转化的形态学原始红细胞(67%)、原始粒细胞12%的标本中,流式免疫表型鉴定表达CD34、HLA-DR、CD11、CD13和CD33原始粒细胞比例高达26%,而表达CD235a、CD71和CD36的红系前体细胞仍为36%,表明形态学观察到的一部分"原始红细胞"不是真正的原始红细胞。

2.小原始粒细胞

小原始粒细胞以胞体小为其主要特点,主要见于 AML 不伴成熟型的血常规和骨髓象中,也可见于其他急慢性髓系肿瘤。胞体通常<12 μm,胞质量少,有时仍在胞核的浅凹处见蓝染或灰蓝色胞质;在微量胞质中可见稍为粗短的 Auer 小体,MPO 和 SBB 大多呈阳性反应。这些都是鉴别原始淋巴细胞的证据。与原始单核细胞的鉴别:一看细胞的大小不一和异形性,小原始粒细胞众多出现时常为同质性、大小和异形性不显著,而原始单核细胞众多出现时,除小型原始单核细胞外,多有明显的大小不一和异形性,且大细胞者胞质往往丰富;二看旁证细胞,粒细胞白血病时,或多或少可见细胞的一些成熟现象,如胞质颗粒并易见其后阶段粒细胞;三看细胞化学染色,小原始粒细胞 MPO、SBB 和 CE 都显示较高比例的阳性,而原始单核细胞 MPO 常为阴性、SBB 阳性、CE 阴性、NBE 则可见多少不一的阳性;四看细胞免疫化学染色,CD64、CD14、CD117 和 CD13 等分化抗原表达,二者间有所不同。

3.大原始粒细胞

大原始粒细胞以胞体大为其主要特点,胞体大于 18 μm,胞质较为丰富,呈灰蓝色或蓝色,易见少许颗粒和空泡。胞核大且较为规则,可见不明显的核仁,主要见于 AML 伴成熟型,也见于急性造血停滞和骨髓增生异常综合征(MDS)等疾病。

4.Auer 小体原始粒细胞

Auer 小体通常 1 条,偶见 2 条,较为平直和稍微粗短(也可细长),常位于胞核稍有平坦面或胞核微凹一边的胞质中。原始单核细胞 Auer 小体细长稍多。这些都与急性早幼粒细胞白血病(APL)中 Auer 小体细长多条和柴棒状杂乱排列不同。Auer 小体为粒单系细胞白血病特异,检出典型 Auer 小体即排除急性原始淋巴细胞白血病(ALL)、急性巨核细胞白血病、急性未分化细胞白血病、纯红系细胞白血病等类型,但需要与更少见的假性 Auer 小体相鉴别,除了形态特点和其他检查外,MPO 阴性是鉴别中最重要的一项。

5.空泡和包含体原始粒细胞

空泡形成原始粒细胞多见于 AML 伴成熟型和粒单细胞型,形成的空泡多位于细胞一侧,有集积或融合现象。AML 中,有时可见紫红色包含体(假性 Chediak-Higashi 颗粒)原始粒细胞,为胞质中出现大或巨大的包含体,该包含体 MPO 阴性、NAE 和过碘酸雪夫染色(PAS)阳性、脱氧核糖核酸染色阴性。

6.原始粒细胞分裂象异常

分裂象异常多见于白血病。原始粒细胞正常有丝分裂象,染色体常比原始单核细胞为粗短,比原始淋巴细胞为细长,排列规则、有序;白血病时染色体排列常不规则,常见多极状排列,也见染色体数量异常。

7.原始细胞簇

原始细胞簇由大于等于 3 个的原始细胞组成。簇中的原始细胞多为原始粒细胞,也可为其他原始细胞。它虽然极少见,但有极其重要的诊断价值。原始细胞簇反映骨髓中原始细胞增生异常,也可能是白血病早期或白血病复发(微小残留病)的表现,还可以指示骨髓组织中原始细胞的簇状和片状增生。原始细胞簇也见于噬血细胞综合征、重症感染和某些特殊的感染,在进行细胞分类时,这类情况下原始细胞的比例可不出现增高现象。

8.原始(粒)细胞的其他异常

原始(粒)细胞的其他异常,如副原始粒细胞及不易归类的原始细胞。副原始粒细胞是在 20 世纪 80 年代前常用的细胞名,为核质发育不同步,或者胞核畸形,易见扭曲折叠,或有凹陷呈肾形或分叶状,甚至为双核或多核等不规则核形,胞质灰蓝色,无颗粒或出现少量嗜苯胺蓝颗粒。这一形态学异常实质上为细胞核的异质性或肿瘤性改变。副原始粒细胞在形态上常不易与原始单核细胞明确区分,除非出现一些较明显的非特异性颗粒及可以借鉴的后期细胞。

(二)意义评判参考值

原始粒细胞的意义评判有决定性和参考性两种。当骨髓涂片中原始粒细胞≥5%且不能解释临床一般所见时常有决定性意义:除了偶见于儿童和类白血病反应患者外,几乎都见于髓系肿瘤。此时,不是 MDS 伴原始细胞增多(MDS-EB)、原发性骨髓纤维化(PMF),就是 AML 和骨髓增生异常-骨髓增殖性肿瘤(MDS-MPN)。原始(粒)细胞≥20%即符合 AML 的诊断数值,大于等于 2%或小于 5%时有参考性意义,但需要结合其他检查和临床特征,且原始细胞比例越低越需要原始细胞本身形态并整合其他信息。如果原始粒细胞异形性明显(主要是指细胞大小显著、核染色质粗糙、细胞外形和核形的变化或胞质出现 Auer 小体等)和(或)临床表现为慢性贫血症状,即使血常规中三系细胞和骨髓中病态造血等为轻度改变,也同样对血液肿瘤的确认有较大的参考意义。

骨髓涂片和(或)外周血涂片计数的原始细胞百分比具有相对的参比性。由于骨髓切片中不易准确辨认原始(粒)细胞,故计数的原始(粒)细胞为约数。由于流式免疫表型检测的原始(粒)细胞百分比受到众多因素影响也常不准确。

外周血中出现原始粒细胞为显著的造血紊乱,只要仔细辨认确凿是原始细胞,哪怕是偶见,要么是机体处于严重的感染或刺激状态(包括见于病情严重的老年患者),要么为血液肿瘤。若在原始细胞中发现 Auer 小体,不管原始细胞比例如何,大多数是 AML,少数是 MDS-EB 或 MDS-MPN 等髓系肿瘤。在低倍镜下,多数病例原始细胞的共性特点是:比淋巴细胞稍大,细胞核饱满而核染色浅,胞质蓝染或灰中显浅杏红色和浊感度,有明显或不明显的突起等。在临床检验的血液常规中,由于一些特定的因素影响,原始细胞易于漏检。低倍镜下的原始细胞与淋巴细胞的鉴别见表 2-1。

表 2-1　低倍镜下的原始细胞与淋巴细胞的鉴别

	原始细胞	淋巴细胞
细胞大小	大	小
核染色深浅	浅	深
染色质形态	粗粒状或细纤状	紧密或较致密
胞质嗜碱性	明显或较明显	不明显
胞质突起与形状	多见,常见较大块状	不多见,突起呈绒毛状
核膜胞膜清晰性	较清晰	可不清晰
细胞呈眼性	明显	不明显

（张　瑞）

第二节 早幼粒细胞

一、正常形态学

早幼粒细胞最明显的形态学特征:丰富的胞质和较多的嗜苯胺蓝颗粒,以及偏位的胞核和核旁浅染区(认为是明显发育的高尔基体)。

(一)形态学

通常认为的典型早幼粒细胞较原始粒细胞大(18～30 μm),胞质丰富并出现许多嗜苯胺蓝颗粒(认为由顺面高尔基体产生),胞核比原始粒细胞小,核质比例降低(<4/5)。胞核偏位,常在靠近细胞中间有胞核的轻微收缩,但收缩不超过假设圆形胞核直径的1/4。染色质浓集较明显,核仁消失或隐约可见。在核收缩旁胞质有发育良好的高尔基体(反面高尔基)产生细少的特异性颗粒,即中性颗粒。由于这一区域被染成浅杏黄色,似电筒照射的微弱光束,被称为初质、初浆、原质或原浆或核旁透亮区。在其外周分布着较多粗大的嗜苯胺蓝颗粒,颗粒外围有时可见不含颗粒的(灰)蓝色的"外胞质区"。MPO 阳性嗜苯胺蓝颗粒为大或较大,光镜下为紫黑色、紫色或紫红色的颗粒。骨髓切片中早幼粒细胞常位于骨小梁旁生长,胞核圆形,异染色质增加,核仁1～2个,较小,胞质丰富,颗粒一般观察不到。

(二)细胞化学和免疫表型

细胞化学反应特征为 MPO、SBB、酸性磷酸酶(ACP)、葡糖醛酸苷酶和溶菌酶阳性或强阳性。细胞免疫化学反应和流式免疫表型常见特征为 MPO、溶菌酶、CD117、CD33、CD13 阳性,CD34 和 HLA-DR 阴性。早幼粒细胞的超微结构特征是高尔基体的发育和 MPO 阳性颗粒的明显生成,其次为胞体增大而胞核缩小、胞核偏位和异染色质增加等。

二、异常形态学

相对于正常形态,细胞大小和质量方面的改变都为异常。在实践中,最常见的是胞体增大、嗜苯胺蓝颗粒增多、成熟不良、核质发育不平衡、嗜苯胺蓝颗粒缺少、空泡形成和 Auer 小体等。

(一)大或巨大早幼粒细胞

大或巨大早幼粒细胞在骨髓涂片检查中较为多见,尤其多见于感染、粒细胞缺乏症、MA、急性造血停滞、给予粒(单)细胞集落刺激因子后,以及由其他原因所致的各种粒细胞明显增生者。形态学的共性特点为胞体大或巨大,直径为 30～50 μm,外形可有变化,如不规则圆形。胞核大,可伴有异质性改变(核形改变,如双核、多核、大小不一,单纯给予 G-CSF 无核形变化)。胞质丰富,着色有时较深或在细胞边缘出现明显的嗜碱性,空泡变性常见。胞质颗粒增多甚至密集存在。这种早幼粒细胞不但颗粒众多,而且在有些疾病(如粒细胞缺乏症)中百分比可高达30%～50%,成熟不佳,易与 APL 混淆。但大或巨大早幼粒细胞的外形和胞核以规则或较为规则居多,胞质颗粒虽多而密,相对于白血病的颗粒过多,早幼粒细胞显得较为松散,且颗粒为粗大的染紫色或深紫色的嗜苯胺蓝颗粒,而白血病性颗粒过多,早幼粒细胞的颗粒常以紫红色密集酷似胞核或细小浅紫红色一片为特征,且往往还有胞体和胞核的形状改变。因此在形态鉴别上,不应仅拘泥于颗粒的多少。当前对大或巨大早幼粒细胞的形态学及其意义尚未引起重视,造成细胞增大的原因可能为叶酸相对不足或其他原因。早(中)幼粒细胞胞体大、规则、颗粒较多、胞质浊感是细胞功能旺盛的表现,也是反应性或刺激性粒细胞的主要形态。有时可能因染色不佳出现朦胧的紫红色多颗粒。

(二)刺激性异形早幼粒细胞

受继发性因素刺激时,除细胞增大和颗粒增多外,早、中幼粒细胞还可出现胞核和胞质的形状变异,提示细胞处于激发或活跃的状态,多属于非肿瘤性病变形态,在鉴别诊断上有参考性意义。

(三)嗜苯胺蓝颗粒增多早幼粒细胞

粒细胞嗜苯胺蓝颗粒增加与粒细胞集落刺激因子(G-CSF)密切相关。G-CSF 是当前临床上应用最广、影响最大的细胞因子。在刺激骨髓造血中,不但促进粒细胞造血(数量增加)且增强细胞功能,从而影响细胞形态(如含丰富 MPO 的嗜苯胺蓝颗粒增多、增粗,胞体增大,溶酶体功能活跃且常出现空泡)。

造血系统肿瘤骨髓抑制、粒细胞减少症和再生障碍性贫血(aplastic anemia,AA)等疾病,给予 G-CSF 时,骨髓的粒细胞变化最显著,如原先受抑的造血肿瘤可发生类似慢性或亚急性粒胞白血病或骨髓增殖性肿瘤(myeloproliferative neoplasms,MPN)样细胞象,AA 者可发生类感染性骨髓象。给予 G-CSF 后细胞学的特点为早(中)幼粒细胞胞体大或巨大;无明显核形变化;胞质丰富,着色有时较深或在细胞边缘出现明显的嗜碱性,空泡变性常见,嗜苯胺蓝颗粒多而松散性,颗粒可不甚清晰。

某些感染、粒细胞缺乏症、MA、急性造血停滞等疾病,血清中 G-CSF 水平增高,可在骨髓甚至外周血中同样出现具有这一特征的粒细胞形态。反应性增加的骨髓象与 APL 细胞的鉴别见表 2-2。

表 2-2 G-CSF 反应和 APL 的早幼粒细胞形态比较

鉴别要点	G-CSF 反应早幼粒细胞	APL 早幼粒细胞
胞体	大	大小不一
形状	较规则	大多不规则,如胞质突起等变异
胞核	大而圆或椭圆	大小不定而不规则,胞核如单核细胞形态等
胞质颗粒	多而粗大,较松	粗细不一,多为密集
胞质浅红一片	不见	可见
内外胞质	常不见	常见
胞质瘤状突起	少见	常见
Auer 小体	无	易见
多颗粒网状样细胞	易见	多见且常有 Auer 小体

(四)核质发育不同步早幼粒细胞

该细胞为胞核幼稚,可见核仁,胞质嗜苯胺蓝颗粒缺少而中性颗粒增多较明显,显示形态学上的"核幼(胞)质老"。它是病态造血细胞的一种。常见于 AML(伴细胞成熟的类型)、MDS 和 MDS-MPN。

(五)双核和多核早幼粒细胞

双核和多核早幼粒细胞为直接分裂或异常核碎裂的结果,主要见于各种原因所致的骨髓粒细胞生成增多时。特点为双核,常大小对称,呈圆形或椭圆形,可见明显核仁;多核早幼粒细胞为胞体巨大,甚至大至 60 μm 以上,可多至六核。双核和多核细胞大,胞核可呈异形性和肿瘤性改变,如大小和核形的显著变化;胞质丰富,嗜苯胺蓝颗粒多而松散,常伴有明显的空泡。多核早幼粒细胞主要见于特殊的或重症感染,如粟粒性结核及一些原因尚不明了的持续发热患者。形态学上,对称性双核多见于良性血液病,大小不一,双核则以血液肿瘤居多;胞质非特异性颗粒少也是白血病和 MDS 的粒细胞异常形态学特征之一。

(六)颗粒过多早幼粒细胞

通常,颗粒过多早幼粒细胞被特指为 APL 细胞,其临床评估意义与原始细胞等同。其普遍特征:细胞大小较明显,胞体不规则状,如降落伞样、花蕾形、龟脚状和突起;胞核变异明显,常呈不规则状;类三角形和类似折叠状和分叶状胞核也较易见;胞质颗粒异常,浅紫红色密集者细小均匀和紫(红)色密集者粗大混杂。有时由于胞质无颗粒区和密集颗粒区(颗粒有规则排列)的边界明显,被称之"内外胞质"。

1.粗颗粒型和细颗粒型颗粒过多早幼粒细胞

典型病例可按胞质颗粒粗细分为粗颗粒和细颗粒两型。相当部分标本不容易区分粗颗粒与细颗粒。细颗粒型多见于外周血白细胞增高并易见脾大的患者。

2.花蕾形和三角形颗粒过多早幼粒细胞

按细胞形状可以分为花蕾形、类三角形(降落伞状、棱形或拖尾状)。花蕾形颗粒过多早幼粒细胞,胞体普遍较大,胞体外形因有瘤状突起或伪足而呈不规则状,常似花瓣或龟脚,且突起胞质部分为蓝色或灰蓝色、常无颗粒,可见融合的类似圆形 Auer 小体的特大紫红色颗粒,但其"内胞质(或内浆)"部分因密集而易被误认为细胞核。胞核多为圆形,少数呈不规则形状,如双核、双叶样、肾形等。三角形状颗粒过多早幼粒细胞,胞核形状多与胞体呈类似变化,部分胞核为类圆形或单核细胞样不规则状,可见核仁。胞核呈三角形状者其胞核细小一端常靠向细胞周边甚至贴近细胞膜,而细胞中央一端胞核较为平坦,形成核的类三角;胞质位于一侧,其远端伸展,使整个细胞酷似降落伞状或手镜形状。胞质瘤状突起很少见,但其内充满紧密或不太紧密的细颗粒或粗细混合颗粒和 Auer 小体。

3.Auer 小体早幼粒细胞

在白血病中,颗粒过多早幼粒细胞是最多见 Auer 小体的细胞,而且大于两条 Auer 小体者几乎都见于 APL。Auer 小体特点是细长、多条、柴棒状、球状和块状,在 APL 诊断中具有较高的特异性。

4.多颗粒网状(样)细胞

多颗粒网状(样)细胞可能是受涂片影响而轻微变化的涂抹细胞,也许为颗粒过多早幼粒细胞的前期细胞。形态特点为胞体更大,可至 40~50 μm,外形不规则;胞核疏松似网状,着色淡;细胞膜或细胞周界常清晰或不清晰;胞质内散在较多的紫红色颗粒,但不如颗粒过多早幼粒细胞密集;常有众多 Auer 小体,其阳性检出率和细胞内 Auer 小体 5 条以上都比颗粒过多早幼粒细胞为多,可以把它作为寻找 Auer 小体的靶细胞。由于在陈旧涂片中似乎更易见杂乱排列的多条 Auer 小体,因此对这种细胞形态尚需要进行更深入的探讨。此外,在急性原始单核细胞白血病、急性粒单细胞白血病和 AML 伴成熟型骨髓涂片中也可见多颗粒网状(样)细胞和其中细长的 Auer 小体。

5.不典型 APL 早幼粒细胞

骨髓标本中,不典型异常早幼粒细胞的形态特点是胞核类似中幼粒细胞和晚幼粒细胞,有的还出现分叶样或单核状等异常胞核;胞质则出现细小均匀浅紫红色颗粒,甚至呈浅红色一片而不容易被察觉,也易被误认为病态造血细胞和亚急性粒细胞白血病的异常细胞。一部分不见明显颗粒者可能为颗粒尚未形成的白血病细胞。文献上也有描述一种罕见的高核质比例,胞质强嗜碱性,无或稀少颗粒的早幼粒细胞不典型变异型,但 MPO、SBB 和 CE 阳性,甲苯胺蓝染色阳性,并伴随维 A 酸治疗可出现高组胺血症。

前述形态均是 APL 细胞,颗粒过多早幼粒细胞达 20％以上才有形态学诊断意义。在其他白血病中虽可见类似的颗粒过多早幼粒细胞,但它们出现的数量不多,一般不会高于 5％。多颗粒网状(样)细胞和颗粒过多早幼粒细胞的多条 Auer 小体对诊断也有极其重要的参考价值。颗粒过多早幼粒细胞的超微结构的主要特征为胞质内出现板层状粗面内质网、环状粗面内质网和放射状粗面内质网。

不典型形态学的 APL,应注意与亚急性粒细胞白血病和幼粒细胞增多 MDS 相鉴别。鉴别要点如下。一是不典型早幼粒细胞的数量:APL 时这种异常细胞出现的百分比高,且同时可见一定数量典型的颗粒过多早幼粒细胞,亚急性粒细胞白血病时所见这种异常细胞百分比常不高,MDS 出现这种细胞百分比更低,且它们几乎都不见颗粒显著过多早幼粒细胞。二是细胞的前后关系:APL 时原始粒细胞少见,早幼粒细胞后期细胞少见(缺乏前缀和拖尾细胞现象),而亚急性粒细胞白血病原始粒细胞和中幼粒后期细胞相对多见。三是病态造血细胞:APL 除了异常早幼粒细胞外一般不出现其他系列的病态造血细胞,而亚急性粒细胞白血病和 MDS 很易见各类病态造血细胞。四是关注流式免疫表型和分子检查。

6.外周血 APL 细胞

APL 患者,尽管白细胞计数很低,但绝大多数患者在外周血片中有白血病细胞。最主要特征是胞质颗粒的增多和异常,是协助诊断 APL 的形态学依据。外周血中,颗粒过多早幼粒细胞比其骨髓涂片中少而不典型,基本形态似单核细胞样,大多集中于涂片尾部,有典型和不典型两种。不典型细胞较常见。当遇见下述形态者应考虑或疑似 APL:有多颗粒的和无颗粒而不规则并检出 Auer 小体者,胞质嗜碱性、核周有浅红色的浅染带并有少许颗粒者,似单核样和中幼粒细胞样但胞质浅红色并有细小颗粒者,似单核样浅红色胞质并有 Auer 小体和双核或分叶状胞核,以及胞质颗粒松散者。有的标本中还易见细胞膜破碎状白血病细胞,颗粒不密集或缺乏,胞核不规则,甚至出现大小不一的异形核,易被误认为不典型单核细胞、晚幼粒细胞和核分叶的不正常粒细胞。外周血白细胞低,早幼粒细胞多不典型又常集中于涂片尾部区域,分类的白血病细胞比实际为低,甚至造成分类无幼稚细胞的假象。在外周血中镜检不典型细胞需要注意涂片区域并密切结合其他信息。

(七)早幼粒细胞造血岛

早幼粒细胞造血岛为多个早幼粒细胞由巨噬细胞护卫的细胞簇,并可用重氮盐染色显示护卫的巨噬细胞。临床上见于重度应激状态,如重症感染、噬血细胞综合征。但在切片常规染色中观察不到护卫的巨噬细胞。

三、参考区间及意义评判参考值

正常人骨髓涂片中,早幼粒细胞为 0.5%～4.5%。也有报告或引用的介绍为 1%～8%,<5%或原始粒细胞＋早幼粒细胞<10%,1%～4%等。骨髓中,早幼粒细胞 5%～10%为轻度增多,10%～20%为明显增多,30%以上为显著增多。意义评判需要结合形态特点与临床特征,若早幼粒细胞大多为处于较早前阶段,多是髓系肿瘤;胞体较大且胞质嗜苯胺蓝颗粒增多,多为继发性所致;早幼粒细胞比例高,胞体和胞核异形且胞质颗粒密集并见柴棒状 Auer 小体者,则是 APL 的骨髓象。

嗜苯胺蓝颗粒缺少和核质发育不同步早幼粒细胞是粒系病态造血的一种重要细胞,易于检出时常有评判意义。外周血不见早幼粒细胞,检出时即为造血紊乱,有评判意义。通常,外周血检出早幼粒细胞 10%以上者,多是白血病,需要怀疑为急性白血病,若同时检出原始细胞和(或)早幼粒细胞颗粒增多等异常并存时,诊断更有依据。类白血病反应、PMF、切脾后、MDS 等均可在外周血中出现早幼粒细胞,但除 PMF 和切脾后,它们的百分比几乎都在 10%以下或仅为偶见,且细胞多无白血病的异形性。病情严重的老年患者,也可以在外周血中偶见早幼粒细胞。

（张　瑞）

第三节　中幼粒细胞与晚幼粒细胞

一、正常形态学

评判中幼粒细胞阶段的主要依据是早幼粒细胞胞核的成熟程度,通常当胞核收缩超过假设圆形细胞核的 1/4 时可归类为中幼粒细胞。晚幼粒细胞为胞核收缩至假设圆形胞核直径的 1/2 至 3/4 者,其他形态特点与中幼粒细胞基本相似。除了考虑胞核的收缩外,有时也需要考虑胞质多少等因素。

典型的中幼粒细胞胞体直径为 11～20 μm,胞核占 1/2 左右,呈馒头状,核仁消失或仅隐约可见。晚幼粒细胞胞核呈肾形,不见核仁。但在超微结构和骨髓切片观察中,仍可以观察到核仁,尤其是中幼粒细胞。胞质位于细胞一边,颗粒和染色性常是重要的形态学评判条件之一。

中幼粒细胞胞质含有三种颗粒:嗜苯胺蓝颗粒、特异性颗粒和明胶酶颗粒。晚幼粒细胞还出现分泌小泡或囊泡,也称分泌颗粒。早幼粒细胞晚期 MPO 颗粒停止生成,中幼粒细胞和晚幼粒细胞胞质的嗜苯胺蓝颗粒源于早幼粒细胞的遗留,并随着中幼粒细胞有丝分裂而减少,逐渐失去早幼粒细胞的大型异染嗜苯胺蓝颗粒。中幼粒细胞和晚幼粒细胞的嗜苯胺蓝颗粒大小为 500 nm(较小)呈紫(红)色(不如早幼粒细胞 500 nm 以上的紫黑色大颗粒),在光镜下仍容易识别,颗粒常位于细胞边缘。特异性颗粒为 MPO 阴性颗粒,随着早幼粒细胞的分裂而增加,由于特异性颗粒小于光镜的分辨范围(<200 nm)而不容易被识别,因是偏酸性的溶酶体颗粒,故在胞质中呈现杏红色或杏黄色或浅粉红色。明胶酶颗粒,即三级颗粒和分泌囊泡,在 Wright-Giemsa 染色下观察不到。成熟粒细胞电镜下通常含 200～300 个颗粒,其中 MPO 阳性的初级颗粒约占 1/3。

中幼粒细胞的超微结构特点为胞核变小凹陷,异染色质进一步增多,高尔基体发育良好,胞质特异性颗粒明显增多,而游离核蛋白体、粗面内质网和线粒体减少。晚幼粒细胞为胞核呈肾形,经马蹄形向分叶状发展,异染色质更多,胞质中高尔基体逐渐变小呈不活跃状态,但出现大量糖原颗粒和更多的特异性颗粒。

骨髓切片中,中幼粒细胞胞体中等大小,核偏位,核膜厚,可见小核仁或隐约核仁,异染色质增多、着色较早幼粒细胞为深,可见块状,胞质丰富和极浅粉红色。晚幼粒细胞比中幼粒细胞小,胞核常呈肾形和半锯齿切迹状,核膜厚,见异染色质聚集现象,常染色质减少。正常骨髓切片中,可见幼粒细胞岛性造血现象,但不易观察到护卫的巨噬细胞。

二、异常形态学

相对于正常形态,细胞大小和质量方面的改变都为异常形态。临床上最常见的是胞体增大、颗粒增多,成熟不良,核质发育不良与嗜苯胺蓝颗粒缺少,空泡形成。

(一)核质发育不同步中幼粒细胞

胞核发育幼稚、染色质疏松,可见核仁;胞质相对成熟,中性颗粒增多,表现出"核幼质老"现象。胞质着色常过度红染者,几乎都呈均匀性一片的浓杏红色,故也称为胞质红染幼粒细胞。有时可见少量无颗粒的蓝色"外(胞)质"和核质发育不平衡。这种异常中幼粒细胞和晚幼粒细胞是粒细胞病态造血的表现,具有重要的参考价值,主要见于 MDS、AML、亚急性粒细胞白血病等髓系肿瘤,但需要与 APL 细颗粒早幼粒细胞相鉴别;也偶见于非髓系肿瘤。

(二)嗜苯胺蓝颗粒缺少中幼粒细胞

此类细胞以胞质嗜苯胺蓝颗粒(非特异性颗粒)缺少甚至缺乏为特征,也常与核质发育不同步幼粒细胞同时存在。形态学评判意义相同。

(三)嗜苯胺蓝颗粒增多中晚幼粒细胞

这一细胞胞体常较大,胞核可增大,通常是细胞周转增快的结果。胞质嗜苯胺蓝颗粒增多,常集中分布于细胞周边,中性颗粒较少。主要见于脾功能亢进、粒细胞缺乏症、某些感染性疾病(包括噬血细胞综合征)及体内 G-CSF 增高的其他疾病,包括给予粒(单)细胞集落刺激因子后,也偶见于亚急性粒细胞白血病和 CML。

(四)少颗粒中幼和晚幼粒细胞

胞质颗粒减少或缺乏有两种情况:一是嗜苯胺蓝颗粒减少或缺乏;二是嗜苯胺蓝颗粒和中性颗粒都减少甚至缺乏,通常因颗粒稀少或缺如,胞质着色固有的杏黄(红)色减退,呈中空状、清淡感,见于 MDS 和 AML 等髓系肿瘤。

(五)双核中幼和晚幼粒细胞

双核中幼和晚幼粒细胞特点为双核大小、形状常对称,呈"八"字形或镜形排列,部分胞核大小不一和异形。双核幼粒细胞出现于反应性粒细胞增多症、粒细胞相对增多的 MDS、AML 和 CML。对称性双核多见于良性血液病,大小不一双核则以恶性血液病居多。

(六)多核中幼和晚幼粒细胞

中幼粒细胞多核比晚幼粒细胞多见。通常细胞较大,胞核可呈异形性,非特异性颗粒常增多,伴有变性空泡。出现这一异常中幼粒细胞对诊断某些严重或特殊的感染有帮助。在白血病、MDS 和噬血细胞综合征的骨髓涂片中也可出现多核中、晚幼粒细胞。

(七)核碎裂中幼和晚幼粒细胞

有核红细胞易见核碎裂,粒细胞核碎裂少见而缺乏描述。幼粒细胞核碎裂是凋亡的一种形态。我们从一例 CML-BP 外周血涂片中观察到许多形态和阶段形态各异的幼粒细胞核碎裂,但异常细胞核间多可见相连的核基部,酷似 Pelger-Huet 异常中性粒细胞,似乎大小不一双核和 Pelger-Huet 异常中性粒细胞与此有关。类似核碎裂的异常粒细胞也见于 MDS 等髓系肿瘤和重症感染。

(八)巨幼变中幼和晚幼粒细胞

巨幼变中幼粒细胞为胞体和胞核大或巨大,往往伴有胞质非特异性颗粒增多,临床意义同巨幼变早幼粒细胞。巨幼变晚幼粒细胞由于胞核常出现肥大伴畸特的核异质性(如扭、折、叠、转、鼓等),在镜下特别醒目,但它常不是 MDS 的形态学特征。巨幼变晚幼粒细胞众多出现见于 MA,少量出现也见于粒细胞生成增多的感染性疾病,不典型出现时或偶见典型细胞者也可见于粒细胞(相对)增多的 MDS、粒细胞白血病等。但这些细胞的群体图像不同;形态多不典型、数量不显著,且与维生素 B_{12} 和(或)叶酸缺乏无关,故可以称这类细胞为类巨变幼粒细胞。

(九)核发育不良小型中晚幼粒细胞

形态特点为细胞生长发育不良,细胞小、核小和胞质颗粒缺少。这一形态是有非常意义的一种病态粒细胞,主要见于 MDS-MPN、MDS 等髓系肿瘤,似乎在老年患者中更多见。

(十)染色质异常松散中晚幼粒细胞

染色质异常松散中晚幼粒细胞又称粒细胞核染色质异常或白细胞染色质异常凝集,特点为成熟中性粒细胞胞核染色质呈现松散不紧密的粗粒状、小块状,染色质均匀呈浅紫红色,典型者染色质酷似菊花样,但又不是早期有丝分裂异常和核碎裂,菊花瓣与瓣之间隙分明。这一染色质异常见于不同阶段粒细胞,中性幼粒细胞由于胞核近圆形,染色质松散接近中幼红细胞的块状,但又有明显宽大的块间特点。我们于 20 世纪 80 年代末在一例 MDS 中发现类似的中性粒细胞染色质异常,认为是一种少见而特异性较高的病态粒细胞,对诊断 MDS 有非常重要的评判价值。除了 MDS 外,这一形态还见于 AML(主要是伴成熟型和粒单细胞型)和白细胞核染色质异常凝聚综合征。白细胞异常染色质凝集可能与异染色质、常染色质比例改变有关。

这一病态细胞在 MDS 中检出率高。常见于 MDS-EB、MDS 伴环形铁粒幼细胞(MDS-RS)和骨髓增生异常综合征不能分类型(MDS-U)的老年患者,多数表现为贫血和血小板计数减少,诊断时白细胞计数正常或减低,偶尔升高;随着疾病的进展,白细胞计数逐渐上升,外周血单核细胞绝对值 $<1.0 \times 10^9/L$,嗜碱性粒细胞不高,中性粒细胞碱性磷酸酶(NAP)积分高低不一;血片常可检出幼粒细胞,但原始细胞罕见;骨髓为高增生性,粒系增多,可见三系病态造血,嗜碱、嗜酸性粒细胞比例不高;Ph 染色体阴性。

(十一)空泡形成中晚幼粒细胞

中晚幼粒细胞空泡形成有两种类型:大空泡和小空泡。大空泡个数大都较少,一至数颗,空泡多个时常有集积和融合趋向,见于许多疾病,缺乏特征性,但都是继发性形态学改变。血细胞空泡形成被认为是线粒体肿胀和破裂所致。细小空泡常见,其病理机制和确切的临床意义不详。

(十二)吞噬血细胞中晚幼粒细胞

白血病和重症感染中可见中晚幼粒细胞吞噬血细胞,被吞噬的血细胞大多为红细胞。在白血病中,主要见于单核细胞和粒单细胞急性白血病及其他髓系肿瘤,常预后不佳。

三、参考区间及意义评判参考值

一般所述的中晚幼粒细胞为中性中晚幼粒细胞。骨髓中,中幼粒细胞参考区间为 5%～

10%,也有报道为<15%和<9%;晚幼粒细胞为10%~20%,也有报道为9%~15%。

骨髓标本中出现上述异常形态均有参考意义。在亚急性粒细胞白血病中,中幼粒细胞达到25%以上,结合其他细胞学变化的特点(如原始粒细胞和早幼粒细胞同时增多)可以疑似本型白血病。当中晚幼粒细胞增多同时嗜酸性和嗜碱性粒细胞增多(尤其是后者)时,应怀疑CML等髓系肿瘤;虽然脾功能亢进也有中晚幼粒细胞轻度增多,但不见嗜碱性粒细胞和(或)嗜酸性粒细胞增多。部分CML和脾功能亢进的中晚幼粒细胞增多体现在绝对值上,百分比不一定升高。当中晚幼粒细胞增多、颗粒增多和空泡可见且成熟不佳时,也是部分粒细胞缺乏症及给予G-CSF后的骨髓象特征。

在外周血中,出现中晚幼粒细胞均为异常,少量(<3%~5%)出现时见于类白血病反应、髓外造血、MDS、骨髓转移性肿瘤、严重创伤和烧伤、不典型慢性粒细胞白血病(atypical chronic myelogenous leukemia,aCML)和MPN等。低百分比(<10%)中晚幼粒细胞对典型的CML和AML伴或不伴成熟型的诊断意义较小。中幼粒细胞和晚幼粒细胞>30%,并有嗜酸性粒细胞和嗜碱性粒细胞易见时,常是CML的特点。

粒系病态造血细胞被用于表述MDS等髓系肿瘤造血异常的一种重要类型细胞。病态中晚幼粒细胞的主要形态有:胞质颗粒缺少、胞核少分叶或不分叶、核质发育不平衡、双核多核粒细胞。病态造血细胞与良性血液病中的部分异常细胞有重叠,评估时在结合临床和血常规的前提下还需要注意病态造血细胞的数量(一般为大于该系有核细胞的10%为病态造血)和细胞病态(异常)的程度。

(朱翠霞)

第四节　嗜酸性粒细胞与嗜碱性粒细胞

粒细胞按颗粒属性分为中性、嗜酸性和嗜碱性粒细胞三种。嗜酸性粒细胞的重要特征是颗粒中含大量碱性的嗜酸物质,主要有主要碱性蛋白(MBP)、嗜酸性粒细胞阳离子蛋白(ECP)、嗜酸性粒细胞过氧化物酶(EPO)和嗜酸性粒细胞源性神经毒素(EDN)四种蛋白。用伊红染色胞质含有折光性大颗粒。与嗜酸性粒细胞相比,嗜碱性粒细胞在外周组织更少,组织分布更受限定,被选择性地募集于发生免疫和炎症反应的部位。

一、嗜酸性和嗜碱性原始粒细胞

在正常情况下,骨髓中尚未发现公认的嗜酸性和嗜碱性原始粒细胞,但在一些特定的病理状态下,可以观察到这些细胞。

二、嗜酸性早幼粒细胞和嗜碱性早幼粒细胞

嗜酸性早幼粒细胞往往为双染性颗粒,粗大蓝黑色类似嗜碱性的颗粒与黄褐色嗜酸性颗粒夹杂一起,也可出现于核上,是嗜酸性粒细胞幼稚阶段的特点。嗜碱性早幼粒细胞的嗜碱颗粒多为粗大或稍粗大散在或局限分布,且常在核上显现,也可出现不明显粗大的少量紫黑色颗粒。正常骨髓中,嗜酸性早幼粒细胞和嗜碱性早幼粒细胞为不见或偶见,嗜碱性/嗜酸性粒细胞白血病、

CML、CML-BP、部分 AML、一些感染和噬血细胞综合征标本容易观察到(增加)。

三、嗜酸性中晚幼粒细胞和嗜碱性中晚幼粒细胞

这两种细胞的特点是颗粒属性及颗粒形态。嗜酸性颗粒为暗褐色或棕黄色颗粒,有时可见中空状,幼稚阶段颗粒多为双染性颗粒。嗜碱性颗粒为少量粗大的紫黑色或黑色颗粒,也可见细小的嗜碱颗粒。正常骨髓中,嗜碱性中幼和晚幼嗜碱性中幼粒细胞为不见或偶见,嗜碱性/嗜酸性粒细胞白血病、CML 和部分 AML,以及一些感染性标本中易见(增加)。

四、嗜酸性和嗜碱性杆状、分叶核粒细胞

嗜酸性和嗜碱性杆状、分叶核粒细胞直径为 $10 \sim 15 \mu m$,主要特点也在于颗粒和胞核的特征。嗜酸性分叶核粒细胞是双核叶的终末期细胞,主要在骨髓中成熟后大量迁移而居住于血管外组织,如黏膜下和上皮下组织。与嗜酸性粒细胞不同的是,嗜碱性粒细胞胞核结构常不清晰,胞质嗜碱性颗粒也比嗜酸性粒细胞颗粒少。嗜碱性粒细胞胞质含有圆形、卵圆形蓝黑色胞质颗粒(类似于肥大细胞颗粒),有时比较稀疏和细小。

五、异常嗜酸性粒细胞和嗜碱性粒细胞

嗜酸性粒细胞异常可见颗粒缺少、细胞巨大、核叶大小和空泡等,多见于非嗜酸性粒细胞肿瘤性疾病,但它们在疾病中的意义尚缺乏评估价值。嗜酸性粒细胞增多时还可见组织嗜酸性粒细胞增多。嗜碱性粒细胞异常主要为颗粒缺乏、过大、过多等。大而多颗粒的嗜碱性粒细胞见于感染时。

在白血病中描述的异常嗜酸性粒细胞,文献上报告最多的 AML 伴嗜酸性粒细胞增多时出现的单个核双染性颗粒,或有空泡状颗粒等。这一异常形态常与正常情况下幼稚嗜酸性粒细胞的形态区别不明显,正常幼稚型也多为双染性和单个核。中晚幼嗜碱性粒细胞更因其少见及少量出现而常缺乏特殊的评估意义。

正常成人外周血嗜碱性粒细胞占白细胞分类的 $0 \sim 1\%$,绝对值为 $(0.02 \sim 0.05) \times 10^9/L$。如果分类计数 $>2\%$(至少计数 200 个白细胞),或绝对值 $>0.15 \times 10^9/L$(以白细胞计数及分类计算),或直接计数法 $>0.1 \times 10^9/L$,则为嗜碱性粒细胞增多。骨髓中嗜酸性杆状核和分叶核粒细胞为 $0 \sim 1.0\%$ 和 $0 \sim 1.7\%$。嗜碱性杆状核粒细胞和分叶核粒细胞为偶见或 $0 \sim 0.5\%$。骨髓切片中,成熟嗜碱性粒细胞少见。嗜碱性粒细胞颗粒呈偏紫红色。AML 和 MDS 伴有肥大细胞或嗜碱性粒细胞增多,常示化疗不易缓解和较差的预后,造血减低时肥大细胞可增加。

由于大多尚无独特的异常形态,评判嗜酸性和嗜碱性粒细胞的意义,更在乎数量意义。当外周血嗜酸性粒细胞持续增高($\geqslant 1.5 \times 10^9/L$),骨髓中嗜酸性粒细胞 $>30\%$ 时,结合临床可考虑是否为嗜酸性粒细胞白血病,或高嗜酸性粒细胞增多综合征,或伴嗜酸性粒细胞增多的髓系肿瘤。外周血和骨髓中嗜酸性粒细胞的量不仅取决于骨髓的产量,还取决于嗜酸性粒细胞本身的凋亡程度。当嗜碱性粒细胞 $>2\%$ 时,在急性白血病中可考虑为伴嗜碱性粒细胞增多;$>40\%$ 以上时,可考虑为嗜碱性粒细胞白血病。经典 MPN 的 PMF、PV 和 ET,常在外周血中出现嗜碱性粒细胞轻度增多。

(朱翠霞)

第五节　原始红细胞与早幼红细胞

根据临床实践对疾病的评估,也可以将幼红细胞分为原始、早幼红细胞(早期阶段幼红细胞)和中幼、晚幼红细胞(中晚期幼红细胞)两个大体的阶段。因为,许多疾病的红系细胞改变有较明显的阶段性特点,如急性红血病以原始红细胞和早幼红细胞显著增加为特征,部分 MA 的原始红细胞和早幼红细胞增加也很明显,而缺铁性贫血(IDA)和溶血性贫血(HA)等则以中晚幼红细胞增加为特点。

一、正常形态学

形态学上,幼红细胞最显著的两个变化的共性特征已如前述。在超微结构上,除了丰富的多核糖体外,其他细胞器均比其他细胞为少。

(一)原始红细胞

原始红细胞由红系祖细胞分化而来,但形态上原始红细胞与红系祖细胞不易区分。原始红细胞胞体大小不一,常受涂片等因素的影响。通常较大,为髓系原始细胞(除原始巨核细胞外)中较大者,直径为 $16\sim25\ \mu m$。核质比例稍低,胞核常不超过细胞体积的 4/5,为髓系原始细胞(除原始巨核细胞外)中又是核质比例较低者。胞核呈圆形、椭圆形,居中或轻度偏位,可见蓝染的核仁,染色质常呈均匀粗粒状、紫红色,常比原始粒细胞和原始单核细胞着色为深。胞质丰富,因含大量多核糖体而被染成不透明的深蓝色(强嗜碱性);靠近胞核的胞质有时可见浅红色淡染区,可能是高尔基体发育区或开始产生的血红蛋白区域;胞质无颗粒,周边可见舌状或指甲状突起,也可见不规则分离状等多样性突起或分离状胞质。

超微结构可见高尔基体和圆形或卵圆形的线粒体,铁蛋白分子单个分散分布,细胞边缘易见胞质内陷的噬铁蛋白现象或胞饮作用,为吞噬大分子物质的一种形式。与高尔基体对应区域偶见异质性颗粒,还可见含有分散的糖原颗粒和少许含铁的溶酶体颗粒。

骨髓切片中,原始红细胞胞核圆形居中或轻度偏位。核仁深蓝、清晰或隐约可见(有内陷感),呈条状、块状、大圆点状和十字状及触边状(看上去胞核呈凹陷样),居中或偏位于胞核两侧,核膜较薄。核内异染色质较少,常染色质呈淡蓝色或浅紫色,胞质呈深蓝色或灰蓝色。

(二)早幼红细胞

早幼红细胞又称嗜碱性幼红细胞,胞体比原始红细胞为小,直径为 $14\sim20\ \mu m$。胞核约占细胞的 3/4,呈圆形或卵圆形,染色质趋向浓集(异染色质增加),粗糙颗粒状,核仁不明显。胞质因多核糖体消减而嗜酸性的血红蛋白开始产生,嗜碱性比原始红细胞减弱。胞质瘤状突起消失,周边呈棉絮样。超微结构可见早幼红细胞聚集的染色质和核孔,胞质可见发育尚可的高尔基体和数量减少的核糖体与光面内质网,但多聚核糖体仍丰富,并可见含铁小体和常位于细胞一侧的线粒体。骨髓切片中,早幼红细胞比原始红细胞稍小,胞体呈圆形或轻度椭圆形,胞核居中,异染色质比原始红细胞明显,核仁大多可见但较为细小,呈小圆点状和较细的条状,胞质因嗜碱性减弱,染色不如原始红细胞浓染。

(三)细胞化学染色和免疫表型

原始红细胞和早幼红细胞,细胞化学染色特点是核糖核酸染色明显阳性,糖原染色(PAS)阴性,但肿瘤性改变时 PAS 呈颗粒状阳性;铁染色阴性,铁粒幼细胞性贫血(SA)时可见阳性铁粒。免疫表型为 CD235α(GPA)、铁蛋白 H 和 E-cad 阳性,被看作是区分于其他原始细胞和相似细胞(如浆细胞和早幼粒细胞)的标记性指标;CD34、HLA-DR 阴性,CD36 可以阳性。

二、异常形态学

在形态学上,病理下所见的原始红细胞和早幼红细胞可以是异常的,也可以是正常的数量增加。实际中多是先强调数量上的意义。但是,一些质变,如巨大的、巨幼变的、空泡形成的、核质发育不平衡的和双核多核等原始早幼红细胞,还有一些组织结构异常,结合临床常有决定性意义。

(一)巨幼变原始早幼红细胞

叶酸和(或)维生素 B_{12} 缺乏时,造血组织中受影响最显著的是红系细胞。幼红细胞 DNA 合成障碍是 MA 的根本原因。由于合成 DNA 的一碳基物质来源发生障碍,细胞核 DNA 的正常复制困难,使细胞分裂的 S 期延长,分裂周期破坏,细胞相对停滞于 S 期中,造成这些细胞 DNA 总量超过正常静止期之细胞,但又少于分裂期所需的两倍量,欲勉强完成细胞周期,不但产生胞核巨变,还可形成胞核畸形。因此巨幼红细胞是停滞于 DNA 合成期(修复障碍、DNA 链断裂成片段)的有核红细胞。反映在形态学上是胞体增大、胞核增大和染色质绳线样均匀细致松散(常染色质明显),常被描述为烟丝样或鱼鳞状结构。有丝分裂形态常呈奇异的粗绳状。巨幼变原始早幼红细胞是 MA 最具特征的形态学表现,胞体直径可达 $40\sim50\ \mu m$。

叶酸除了参与胸腺嘧啶合成外,还参与嘌呤合成 RNA 和 DNA,故叶酸缺乏对 RNA 也有若干影响,可使胞核和胞质 RNA/DNA 比值升高,嗜碱性(相应)增强。这在原始红细胞和早幼红细胞的胞质中有较为明显的体现,早幼红细胞还可因胞质血红蛋白合成增加而显示嗜酸性血红蛋白着色,比胞核成熟快,导致核质发育不同步。

(二)核质发育不平衡早幼红细胞

有核红细胞核质发育不同步有两种情况:胞核发育迟缓(幼稚)而胞质发育稍快或正常,以及胞核发育正常而胞质发育迟缓。前者见于早期阶段有核红细胞,后者见于中、晚期阶段有核红细胞。早期阶段有核红细胞核质发育不平衡,常见于维生素 B_{12} 和叶酸缺乏所致 DNA 合成障碍,胞核发育幼稚而胞质血红蛋白合成基本正常的异常形态,主要见于 MA,也见于伴有核红细胞异常生成的急性髓细胞性白血病(acute myeloid leukemias,AML)和骨髓增生异常综合征(myelodysplastic syndromes,MDS)等。

(三)类巨变原始早幼红细胞

形态典型和数量众多的巨幼变有核红细胞为叶酸或维生素 B_{12} 缺乏所致的,具有特征形态的异常造血细胞,但需要与类似形态学——类巨变原始早幼红细胞相鉴别。类巨变原始早幼红细胞为非叶酸和(或)维生素 B_{12} 缺乏所致的一类相似形态,大多数是克隆性造血异常的结果,反映在形态上的主要特点为胞体增大而胞核可不增大,染色质可聚集成不规则状或粗块状(异染色质明显),且易见胞核双核、多核和畸形核。整体上,这类细胞"巨变"形态的典型性和数量上的显著性程度都不如 MA 明显。如纯红系细胞白血病、伴有核红细胞增多 AML 和 MDS 及严重感染等标本都可以观察到这些异常。因此,形态学结合临床并整合其他信息进行评判,大多可以区分出有核红细胞是巨幼变还是类巨变。

（四）大或巨大原始早幼红细胞

大或巨大原始早幼红细胞在（急性）造血停滞骨髓标本中非常明显，且其他造血细胞常明显减少（类似再生障碍性贫血）。B19 小病毒感染常是诱发造血急性停滞的原因。形态特点为细胞大或巨大，染色质基本正常，加之其特定的骨髓细胞学而不同于 MA。大原始早幼红细胞（胞体增大而胞核巨幼变不明显），也见于许多贫血，如 HA、SA、MDS、白血病化疗后、失血后和感染等。

（五）空泡形成原始早幼红细胞

空泡多见于胞质，也可出现于胞核，一个至数个。见于多种疾病，如纯红系细胞白血病、MDS、伴有核红细胞增多 AML、MA、酒精中毒、药物和化合物中毒及一部分感染和不明原因的血液疾病，也偶见于正常标本。长期嗜酒者易见贫血，由于酒精直接对红系细胞有毒性作用，骨髓中易见有核红细胞空泡形成，主要见于原始早幼红细胞，终止嗜酒后细胞空泡可以消失。纯红系细胞白血病中，常见原始早幼红细胞空泡，且呈珍珠串状及融合性及散在性分布的特点，被认为是纯红系细胞白血病的一个特点。铜缺乏时，骨髓原始和早幼红细胞及幼稚粒细胞也可出现明显的空泡。

（六）双核多核原始早幼红细胞

双核和多核幼红细胞为核直接分裂而细胞不分裂的结果。双核幼红细胞通常比单个核细胞大，大多数见于原始早幼红细胞，见于许多疾病，也偶见于正常骨髓，但胞核大小不一，双核幼红细胞大多见于血液肿瘤。多核原始早幼红细胞，细胞大或巨大，胞核 2 个以上，可大小不一和畸形，染色质疏松、紧密不等，胞质丰富，核质发育常不平衡，绝大多数见于 MDS 和急性白血病等血液肿瘤，尤其是红系肿瘤，也偶见于特殊感染或重症感染（对骨髓造血的严重刺激）。

（七）核畸形、碎裂和 Howell-Jolly 小体形成原始早幼红细胞

胞核畸形属于核异质形态。核碎裂重在核的破碎和凋亡，但常与核畸形不易区分。Howell-Jolly 小体为核碎裂的严重表现。这些形态主要见于红系肿瘤和 MDS、AML、骨髓增生异常-骨髓增殖性肿瘤（MDSMPN）和骨髓增殖性肿瘤（MPN）进展时，也见于重症感染。Howell-Jolly 小体还更多地见于 MA 和 HA 等贫血。

（八）原始早幼红细胞造血岛

正常骨髓涂片中不见或偶见幼红细胞造血岛。一般情况下，骨髓涂片中易检出幼红细胞岛为病理状态，意味红系的异常生成，多见于红血病、伴有核红细胞增多 AML、重症感染、MA、IDA 和其他急重疾病。有核红细胞造血岛，又称幼红细胞簇。典型幼红细胞造血岛中间有 1～2 个巨噬细胞，内层细胞常比外层幼稚，但异常造血时常有不同。纯红系细胞白血病、急性溶血后和 MA，常见原始早幼红细胞造血岛。骨髓切片中，这些疾病均呈红系增殖象，但不易检出护卫的巨噬细胞，如 MA 中所见的原始早幼红细胞簇。

（九）原始早幼红细胞分裂象

正常骨髓中，偶见原始红细胞和（或）早幼红细胞有丝分裂，容易检出时则是造血旺盛或异常增殖的表现，见于纯红系细胞白血病、伴有核红细胞增多 AML 和 MDS 及增生性贫血。直接分裂象，即双核多核细胞是另一种细胞分裂，正常骨髓中仅为偶见，易见时即为异常，评判意义同上。异常有丝分裂原始早幼红细胞，有染色体多极分布和结构排列异常等，检出这些异常主要见于髓系肿瘤，良性疾病则少见。

三、参考区间及意义评判参考值

正常骨髓中,原始红细胞为 0~1.8%,早幼红细胞为 0.6%~3.2%。原始红细胞是骨髓中原始细胞最多的一种。诊断意义参考值有决定性和参考性两种:当有核红细胞≥80%且原始红细胞≥30%时,可以归类为纯红系细胞白血病,即急性红血病。我们认为当有核红细胞>50%和原始(或原始和早幼)红细胞>20%时,(绝)大多数是髓系肿瘤。原始红细胞>2%和早幼红细胞>5%时有参考意义,可以评判为红系造血旺盛,常见的贫血,如 MA、HA 和 IDA 等。增生最明显的是 MA,其次是 HA,一般为原始红细胞轻度增加(<5%)、早幼红细胞明显增加但<10%。通常,当二者合计增加 7%~10%,可评估红系造血旺盛;增加 10%~20%,指示红系造血明显异常;增加 20%~30%,大多意味着红系的肿瘤性增殖。外周血出现原始早幼红细胞为造血显著异常的结果,见于纯红系细胞白血病、原发性骨髓纤维化(PMF)和切脾后。

评估幼红细胞的病理意义还需要考虑系列的成熟性,以及结合血常规和临床信息。纯红系细胞白血病和少数 MDS,原始早幼红细胞增加伴有成熟障碍;巨大、多核或明显核异质的原始早幼红细胞,除了见于纯红系细胞白血病和 MDS 外,还见于严重的感染性疾病和造血肿瘤化疗后,但当出现显著的核形畸变和(或)数量又明显增高时,则可以考虑为肿瘤性病变细胞。

(朱翠霞)

第六节　中幼红细胞与晚幼红细胞

在骨髓中,原始红细胞和早幼红细胞通常各分裂一次,中幼红细胞分裂 1~3 次,最后可以分化为 8~32 个晚幼红细胞。但在正常情况下,骨髓中有核红细胞仅为部分处于增殖状态。

一、正常形态学

早幼红细胞成熟为中幼红细胞是胞核的成熟程度(胞核进一步收缩,胞核和胞体变小)和胞质的血红蛋白生成量(血红蛋白的嗜酸性替代核糖核酸的嗜碱性)的增加。

(一)中幼红细胞

直径为 10~15 μm。异染色质凝结明显,染色质块状,块间有空白点(常染色质仍较明显);胞质丰富,因血红蛋白大量生成被染成灰蓝带有红色或红色透有灰色的混合色;胞体大体呈圆形,周边可见宽大皱褶的裙边状,胞质小的内陷部分为噬铁蛋白现象。超微结构示核孔增多和增大,细胞器减少,可见一些含铁小体。骨髓切片中,中幼红细胞是规则圆形,胞体比粒细胞小,胞核着色较为均匀,明显比粒细胞深,在胞核周围可见稍为丰富而着色较浅的胞质。

(二)晚幼红细胞

中幼红细胞经最后一次有丝分裂,细胞进一步缩小,成熟成为晚幼红细胞。形态为胞体基本呈圆形、直径为 9~13 μm;胞核小,居中或偏位,因染色质致密高度凝聚(固缩)而呈致密的深紫红色;胞质较丰富,因血红蛋白合成已较充分而显示明显的灰红色而接近红细胞,还因含有少量 RNA,胞质仍显示多色性,但是红色中透有灰色(或灰红色)与中幼红细胞不同,胞质完全血红蛋白性染色(正色素性)则为少见;胞质周边可呈不规则状或裙边状。超微结构可见位于核旁的铁颗粒,其他细胞器,包括线粒体明显少见,可见逸核胞核。骨髓切片中,晚幼红细胞胞体更小,接近淋巴细胞大小,胞核着色均匀更深,在胞核周围可见较丰富而着色稍为浑厚偏深的胞质。

(三)细胞化学染色和免疫表型

最明显而有意义的是铁染色、PAS 和 CD235α。经普鲁士蓝染色后,中晚幼红细胞胞质中可见细小铁粒,不超过 5 颗,当铁粒>5 颗时为异常,出现环形铁粒幼细胞是铁沉积线粒体发生细胞变性的显著异常。正常中晚幼红细胞 PAS 阴性,纯红系细胞白血病、伴有核红细胞增多的 AML 和 MDS 等髓系肿瘤时则可以呈阳性反应;与原始早幼红细胞不同的是,这些疾病中中晚幼红细胞阳性 PAS 呈弥散性分布。免疫表型(细胞免疫化学或组织免疫化学)为 CD235α(GPA)阳性。

二、异常形态学

相对于正常形态,细胞大小和质量方面的改变,临床上最常见的是胞核巨幼变和畸形与胞体增大,胞体变小与胞质血红蛋白合成不足或过量,核质发育不同步等形态。

(一)巨幼变中晚幼红细胞

巨幼变中晚幼红细胞也为 MA 重要的形态学异常。其共性特点:胞体大和胞核染色质明显稀疏。胞体直径可达 30～50 μm,染色质仍有类似烟头丝样或鱼鳞状结构,副染色质明显。中幼红细胞胞质丰富,因血红蛋白增加而呈明显的嗜酸性;晚幼红细胞胞质丰富,因血红蛋白合成过多而常显示正色素性。

(二)类巨变幼红细胞

典型的类巨变幼红细胞形态学可以限定用于维生素 B$_{12}$ 和(或)叶酸(FA)缺乏时的形态学术语。它是由体内 FA 和(或)维生素 B$_{12}$ 缺乏导致细胞 DNA 合成障碍,骨髓幼红细胞生成增多伴胞核增大和染色质松散,粒细胞等多种细胞几乎同时或先后发生的细胞巨幼变。最显著的形状变化是细胞增大和细胞核的肥大,不过巨幼变和类巨变细胞在形态上有一部分重叠,但它们表现的典型性(形态)和显著性(数量)的特性和旁证(其他细胞的变化特征,包括原始细胞)有明显不同。因此,把握整体形态学可以发现与髓系肿瘤(主要见于纯红系细胞白血病、伴有核红细胞增多 AML、MDS 和 MDS-MPN 等)中的类巨变细胞在形态学上的差别。

类巨变细胞形态学是与造血物质缺乏无关,是以细胞增大、胞质丰富而胞核相对增大(多不显著)的不典型巨幼变为特征。类巨变中晚幼红细胞是类巨变有核红细胞的常见类型,胞体增大常明显于胞核,核染色质松散不明显,多为致密状染色质,胞质血红蛋白染色明显。

(三)核质发育不同步中晚幼红细胞

核质发育不同步中晚幼红细胞也有两种情况:见于 MA 的"核幼质老"的核质发育不同步和见于 IDA 的"核老质幼"的核质发育不同步幼红细胞。前者主要见于 MA,也见于伴有核红细胞异常生成的 AML 和 MDS 等。后者主要见于 IDA,为血红蛋白合成不足,胞核发育基本正常而胞质发育不同步(胞质发育不良)所致,显示相对"核老质幼"的小型中晚幼红细胞。"核老质幼"的小型中晚幼红细胞的特点为胞体小于正常,胞质量偏少,边缘不齐、染色偏蓝,易见胞质中空状,偶见点彩,胞核明显固缩(见于晚幼红细胞,故也有称之为侏儒幼红细胞)。

(四)炭核中晚幼红细胞

炭核幼红细胞与侏儒幼红细胞形态有相似性,不过炭核幼红细胞重在胞核的高度固缩,而胞质常见丰富和较明显的血红蛋白着色,主要见于慢性再生障碍性贫血(AA)、地中海贫血、SA、髓外造血和 MDS-MPN 等。

（五）Howell-Jolly 小体幼红细胞

Howell-Jolly 小体是骨髓红系造血过快或无效造血的结果，为胞核成熟过速时核的逸出物或核碎裂所致，属于凋亡的一种早中期阶段形态。胞质内 Howell-Jolly 小体多少不一，多颗出现比单颗出现更有评估价值。临床上多见于 MA、HA 和骨髓无效造血等造血疾病，在 MDS 中为一般性所见。检出少数的 1～2 个 Howell-Jolly 小体也可见于 IDA；而某些特殊感染等疾病可见数量众多的 Howell-Jolly 小体。

（六）嗜碱性点彩幼红细胞

嗜碱性点彩幼红细胞为胞质出现多少和粗细不一的嗜碱性点彩颗粒，是核糖核酸的变性凝聚。除经常提及的铅中毒和 HA 易见嗜碱性点彩幼红细胞外，还易见于 MA、慢性肾衰竭、MDS 和重症感染等疾病。还有一种嗜酸性点彩红细胞，又称嗜红色点彩红细胞，意义与 Howell-Jolly 小体基本相同。

（七）核桥中晚幼红细胞

在中幼红细胞分裂中，可以出现两个核之间有稍粗的核带相连的桥联（INB）形态，一般描述的核桥中晚幼红细胞指两个核之间有粗的核带者。单个幼红细胞两叶核间由较宽基部相连者又称为哑铃样核。见于红系造血旺盛时的各种贫血，在一部分 MDS 标本中也易见。IBN 与见于先天性红细胞生成异常性贫血的特征性形态——核间染色质桥（尚未完全分开的幼红细胞中有连接两个细胞核的核丝不同）。

（八）胞核畸形中晚幼红细胞

中晚幼红细胞的胞核畸形是胞核的异常改变，属于核异质形态，主要见于红系肿瘤、MDS、AML 和 PMF，也见于重症感染。

（九）双核和多核中幼红细胞

双核和多核中幼红细胞，见于许多疾病，也偶见于正常骨髓，但胞核大小不一的双核和多核见于髓系肿瘤和重症感染（对骨髓造血的严重刺激）。其常见特点为染色质疏松、紧密不等，胞质丰富，核质发育常不平衡。在晚幼红细胞中也可见类似的多核，也可称为核碎裂。

（十）核碎裂中晚幼红细胞

核碎裂中晚幼红细胞多见于晚幼红细胞和中幼红细胞。其特点为胞核呈分叶状、梅花样及花瓣状，胞体常增大，胞质血红蛋白色明显，为有核红细胞生长快或无效造血（凋亡）的结果。见于 MDS、MA、红血病、慢性（遗传性）溶血性贫血、重症感染、AML 和淋系肿瘤，在意义评判中，常需要结合临床特征和其他实验室检查加以整合。

（十一）有丝分裂异常中幼红细胞

有丝分裂中幼红细胞少，易见时为造血旺盛或有核红细胞增多 AML 和 MDS。异常分裂象有染色体多极性和结构排列异常等，主要见于造血与淋巴组织肿瘤，良性疾病少见。有丝分裂象晚期，有丝相连的子细胞增多也见于许多贫血等良性血液病。

（十二）中晚幼红细胞造血岛

正常骨髓涂片中不见中晚幼红细胞造血岛，检出时表示红系异常生成或造血旺盛，多见于纯红系细胞白血病、伴有核红细胞增多 AML 和 MDS、重症感染、MA、IDA 和其他急重疾病。中晚幼红细胞造血岛与原始早幼红细胞不同的是造血岛中间几乎都有巨噬细胞护卫。

(十三)铁粒幼细胞和环形铁粒幼细胞

正常幼红细胞胞质中经普鲁士蓝反应可见 0~5 颗铁粒,铁粒幼红细胞有 1~2 颗铁粒称为 Ⅰ 型铁粒幼细胞,有 3~5 颗称为 Ⅱ 型,有 6~10 颗称为 Ⅲ 型,Ⅳ 型含有铁粒 10 颗以上。Ⅱ 型为常见于正常的铁粒幼细胞,Ⅰ 型多见于 IDA 等缺铁时,Ⅲ 型和 Ⅵ 型为铁粒增加的病理性铁粒幼细胞(见于铁负荷或利用障碍时),当铁颗粒环绕核周排列则称为环形铁粒幼细胞(RS)。铁粒红细胞为红细胞内出现蓝色细小颗粒。电镜观察,可见粉尘状或斑块状含铁微粒在线粒体嵴间大量沉积,线粒体呈扭曲、肿胀、畸形,线粒体嵴难以辨认,膜结构破坏或模糊不清。

RS 的一般标准为胞质中含有铁粒≥6 颗,围绕核周排列成 1/3 圈以上者;WHO 标准(2017)为沉积于胞质铁粒≥5 颗,环核周排列≥1/3 者;MDS 形态学国际工作组(IWGM-MDS)标准(2008)为铁粒≥5 颗,围绕核周排列成≥1/3 或以任何形式比较有规则环绕胞核排列者。IWGM-MDS 还将铁粒幼细胞简分为 3 个类型:Ⅰ 型为胞质铁粒<5 颗;Ⅱ 型为胞质铁粒≥5 颗,但无环绕核周排列;Ⅲ 型即为 RS。

通常将幼红细胞铁粒>5 颗铁粒称为病理性铁粒幼红细胞。铁粒可散在于细胞质中,也可沉积于线粒体内。胞质铁粒增多因铁利用不佳,常伴有铁颗粒增粗,严重者沉积于线粒体的铁粒并环胞核排列(RS)。铁粒异常见于铁负荷性贫血或铁利用不良性贫血,诸如 SA、难治性贫血(RA)、AA、MA、地中海贫血、纯红系细胞白血病和 MDS。

(十四)中晚幼红细胞其他异常

其他异常为不能归入上述形态的一些异常。包括不规则核形(如不完整核膜)、异常核染色质(如着色和浓浅不一)、核芽和其他的异形性核突起等(主要见于纯红系细胞白血病、MDS 和重症感染)外,还有胞质异常和幼红细胞聚集,后者为不完整的幼红细胞造血岛,指示骨髓红系造血旺盛,如增生性贫血。此时,即使骨髓细胞减少,也可提示旺盛的红系造血与红细胞过多破坏或与幼红细胞原位溶血有关,如重症感染、噬血细胞综合征等。

三、参考区间及意义评判参考值

正常骨髓中,中幼红细胞为 6.4%~16.4%,晚幼红细胞为 7.0%~17.4%。幼红细胞的数量异常可以评估造血的程度。幼红细胞<15% 时意味着红系造血不足,<5% 时为红系造血明显减低,>35% 时可视为红系造血亢进,>60% 时示造血显著亢进或红系肿瘤性造血。纯红系细胞白血病,幼红细胞在 80% 以上。一部分 AML、MDS、MA、IDA、难治性贫血 RA 和 SA 可见>60%,但除 AML 和 MDS 外,出现频率不高。

中晚幼红细胞增多的贫血主要见于 IDA、HA、RA、SA 等多种贫血,有胞体小型改变为基本特征者,多为 IDA、SA、慢性感染性贫血、地中海贫血等。

红系病态造血细胞被用于表述 MDS 等髓系肿瘤造血异常的一种重要类型细胞。红系病态造血细胞与叶酸、维生素 B_{12} 和铁缺乏无明显关系,包括类巨变、双核多核、核畸形、Howell-Jolly 小体、点彩、空泡、铁粒增多的和其他畸形的各种幼红细胞。巨大红细胞和铁粒红细胞虽不列入病态造血范畴,但可以反映骨髓造血紊乱。病态造血细胞与良性血液病中的部分异常细胞有重叠,评估时在结合临床和血常规的前提下还需要注意病态造血细胞的数量和细胞病态(异常)的程度。

外周血无中晚幼红细胞,一旦出现即为异常,除了血液肿瘤外,任何一种贫血均可以在外周血中出现有核红细胞(绝大多数为晚幼红细胞和中幼红细胞),如 AA、IDA 和 MA 可见低比例

（一般不大于3％）晚幼和（或）中幼红细胞，HA则可见较高比例。少数急性白血病、MDS、骨髓纤维化、HA和切脾术后，在外周血中可出现高比例中晚幼红细胞。

（刘　龙）

第七节　网织红细胞与成熟红细胞

骨髓晚幼红细胞成熟后脱去胞核成为网织红细胞（Ret）。Ret继续成熟，核糖体消失，转录停止，成为双凹圆盘形的成熟红细胞。

一、正常形态学和参考区间

通常，幼红细胞成熟至晚幼红细胞阶段时，微管的中间丝和边缘带消失，波形蛋白减少，而局部位置的微管蛋白和肌动蛋白浓集，微管发生重组，触发靠近细胞中间部位发生有力收缩，脱去细胞核而成为Ret。Ret仍含有少量细胞器，尤其是核糖核体，故用煌焦油蓝、新亚甲蓝染色时显示蓝色网状或颗粒状结构而故名，但用Wright-Giemsa染色则为稍有蓝染感的多染性红细胞或年轻红细胞。随着Ret的最后成熟，运铁蛋白受体丢失，胞饮作用消失。正常人外周血网织红细胞为0.5％～1.5％，其体积比红细胞为大，直径为7～9 μm。

红细胞在正常静态下为双凹的圆盘形，其形态和大小的差异程度可以评估贫血的类型。正常成人红细胞直径为7～8 μm，厚度为2～3 μm，平均体积为90 fL，无任何细胞器，可以看作一个由细胞膜包裹装满血红蛋白分子的囊，染色后大多为正细胞和正色素性。红细胞具有很强的可塑性，细胞可肿胀成容积为150 fL的球形，也可变形通过直径为2.8 μm的毛细血管。在Wright-Giemsa染色时，红细胞呈浅红色，中心区域较细胞周围明显浅染，显示红细胞的双凹面形态特征。红细胞在制片过程中有时可产生一些假性形态，如球形、靶性、棘形、钱串状。红细胞的形状还与涂片的厚薄和分布有关，同样标准的厚薄相匀的区域，有时也不容易观察；有时在涂片较薄的区域不见凹面的或淡染的形态特征。

二、异常形态学及其意义

红细胞在血液循环中有100～120 d的长生存期。红细胞膜骨架由高度折叠的六角形或五角形亚单位形成特有外形，也是引起静止红细胞双凹面形态的原因。细胞膜下结构中的收缩蛋白量的不足或突变可导致红细胞形态的异常。任何外在和内在的（包括酶的变化）因素都可引起红细胞形态的异常改变，主要有细胞形状和细胞内容物变化两大类。

（一）形状改变红细胞

1.大网织红细胞

大网织红细胞多为应激红细胞，为急性贫血时对EPO的强烈反应或在EPO大剂量的刺激下，提早释放入血的网织红细胞。这种红细胞体积较大，RNA含量较高，煌焦油蓝染色后网状或颗粒状物质丰富，与荧光染色细胞分析仪的"幼稚性"或"高、中等"荧光强度网织红细胞同义。

2.大红细胞和巨红细胞

红细胞平均直径＞9 μm者称为大红细胞，＞12 μm（也有定义＞15 μm）称为巨红细胞。大红细胞或巨红细胞浓染且细胞淡染区消失者称为高色素性大红细胞或高色素性巨红细胞。MA、大红细胞性贫血、RA、肝病性贫血、HA 等许多造血系统疾病,都可见大红细胞和(或)巨红细胞。通常 MA 时大红细胞或巨红细胞多而常呈椭圆形,结合其他信息常可提供诊断依据。

3.低色素性小红细胞

低色素红细胞有两种形态:红细胞淡染和中央苍白区扩大。前者为整个红细胞呈较均匀性淡染,无明显苍白区存在。低色素红细胞胞体小者称为低色素性小红细胞,其直径可小至 5 μm。低色素性小红细胞和低色素红细胞是 IDA 的形态特点,但也见于 SA、铜缺乏性贫血、地中海贫血、慢性感染性贫血、铅中毒等。不过这些贫血的形态典型性和数量的显著性常不及 IDA,结合临床和铁染色则有更多的证据可资鉴别。

低色素红细胞也见于正常大小细胞和大红细胞,前者称低色素性正细胞,多见于早期或轻度的 IDA;后者称低色素性大细胞,见于混合性营养不良性贫血或 MA 伴有缺铁时。

4.泪滴形红细胞

泪滴形红细胞为红细胞一端圆大,另一端尖小,犹如泪滴。泪滴形红细胞见于许多疾病,也偶见于正常标本,评估中需要结合临床和其他血液学检查的信息。如患者脾大,血细胞计数异常,血片见少量幼粒细胞和(或)幼红细胞,则对怀疑骨髓纤维化(MF)或血栓栓塞有参考意义。贫血患者中,泪滴形红细胞与其他异形红细胞明显共存时,提示病情较重。这除了 PMF 外,同样还见于病情较重的其他疾病(如地中海贫血、IDA),并常伴有血栓形成。

5.盔形红细胞

盔形红细胞又称裂片状红细胞、角细胞和碎片红细胞,为红细胞在通过微血管时受到牵拉而撕裂成带锐角(2～3 个)的盔形,为红细胞残缺的特殊形态。贫血患者外周血涂片中易于检出盔形红细胞时,对诊断血栓性血小板减少性紫癜、弥散性血管内凝血、损伤性心源性溶血性贫血等微血管溶血性贫血(MHA)可以提供重要的诊断依据。如盔形红细胞与嗜碱性点彩红细胞同时存在时则更有评估意义,它们众多出现(＞5％)也可提示疾病的严重性。

6.破碎红细胞

破碎红细胞为红细胞不带锐角的不规则缺损或不完整细胞膜的小红细胞或所有不完整红细胞的总称。正常外周血中可见破碎红细胞(参考区间＜1％),增加见于 MHA、损伤性心源性溶血性贫血、行军性血红蛋白尿和 IDA 等。IDA 是临床上破碎红细胞最常见和数量又多的贫血,常在 5％以上,故也称 IDA 为破碎红细胞增多综合征。

7.球性(红)细胞

球性(红)细胞为高色素性小红细胞,细胞直径常小于 6 μm,红细胞厚度增加,中央浅染区消失而浓染,常呈球形口形,故又称球形口形红细胞。临床上,球形细胞最常见于自身免疫性溶血性贫血(autoimmune hemolytic anemia,AIHA),常在 2％～15％;数量众多(＞25％)的疾病大多是遗传性球性红细胞增多症(hereditary spherocytosis,HS),但临床上较少见。在普通重型 HS 中,还可见不规则形态红细胞,尤其是有凸起的球形细胞和怪异的球形细胞,在切脾后明显出现。

8.靶形(红)细胞

靶形(红)细胞为红细胞中央染色均匀,外则浅染,近红细胞边缘区染色又深,宛如射击的靶或牛眼。常规工作中,最常见疾病是 IDA,但其数量少(＜3％);典型且数量多但疾病少见(除高发地域外)的是 β 地中海贫血。靶形红细胞少量出现也见于血红蛋白病等遗传性溶血性疾病。偶见靶形细胞也见于其他许多疾病,甚至正常人。因此,评估时需要参考其他信息,如大小基本一致(均一性)的小红细胞(低色素存在或不明显)图像中见众数的靶形细胞,结合临床(自幼贫血和发育不良,贫血时好时发且与脾大共消长等)可以疑似地中海贫血;大小不一(异质性或不均一性)的低色素小红细胞图像中见少量靶形细胞,需要怀疑 IDA 伴随的轻度增加。

9.棘形红细胞

棘形红细胞又称刺形红细胞,为细胞表面呈刺、棘形突起,形态不规则,有 2～10 个长度和直径不同的半球形尖刺,见于酒精性肝病、脾切除后,典型而多量出现见于 β 脂蛋白缺乏症。

10.锯齿状红细胞

锯齿状红细胞又称棘形红细胞Ⅰ～Ⅲ型,为整个红细胞表面布满短的、分布均匀的钝刺,常见于尿毒症、恶病质、神经性厌食症,也见于肝脏疾病、低钾血症和丙酮酸激酶缺乏症等疾病。

11.卵圆形红细胞

椭圆形红细胞为红细胞呈卵圆形和椭圆形,胞体稍长,染色偏深(高色素性)或染色正常(正色素性)。界定椭圆形红细胞短径与长径(横径与纵径)的比率为<0.78。有些椭圆形红细胞的横径较短,呈棒形甚至细长如雪茄形(多见于普通型 HE)。椭圆形红细胞的平均长为 8.1 μm、宽为 5.3 μm,最长者可达 12.2 μm、最宽者仅 1.6 μm。在正常外周血涂片中偶尔可见(<1%),除了遗传性椭圆性红细胞增多症及不确定的涂片因素外,主要见于 MA,也见于 IDA、地中海贫血和骨髓病贫血,但除 MA 外多缺乏实质性评估意义。

12.口形红细胞

口形红细胞为红细胞似微张开的嘴巴,中央凹陷似长孔状,侧面看呈碗形。除了特定的遗传性疾病(口形红细胞增多)外,此型细胞多缺乏临床意义。据报道,酒精性肝硬化和红细胞钠泵缺陷可见口形红细胞增加。

13.镰状红细胞

镰状红细胞为在低氧状态下呈镰形故名,也可呈不规则的刺形,为红细胞中含有聚合的血红蛋白S,主要见于 HbS 病,即镰状细胞贫血。少量出现见于其他的一些血红蛋白病。

14.红细胞异形性

红细胞异形性为红细胞明显大小不一和明显的多形状共存,除不典型的泪滴形、盔形红细胞和大小不一的异质性及破碎细胞外,还多见不典型的长月形、长腰形、细胞膜不整性及不易归入前面所述的各种异常红细胞。通常情况下,为多种异形形状一起出现。多见于 MF,少量出现也见于许多疾病,但较多出现可以提示疾病的严重性。

15.钱串状红细胞

钱串状红细胞为数个或十余个红细胞类似钱串相互重叠一起者,见于任何原因引起的高球蛋白血症,以及厚而干燥慢的涂片和空气湿度大时制备的标本。

16.咬痕红细胞

咬痕红细胞为红细胞一边被"咬掉"了一块或多个拱形缺损之形状,见于氧化性溶血性贫血和不稳定血红蛋白病等。6-磷酸葡萄糖脱氢酶(G-6-PD)缺乏等原因所致的氧化性溶血性贫血中,有时可见一种泡样红细胞,为红细胞边缘一端出现不见血红蛋白的空泡状,且此部分胞质变薄,认为是咬痕细胞的前期细胞。也有将红细胞膜表面出现凹痕者称为凹痕红细胞,并认为是代谢性废物的液泡,健康人循环血中可见 1‰～3‰ 的红细胞有一个或数个凹痕,平均为 0.5%。脾功能低下时这一形态红细胞增加,切脾后可高达 50%。

17.热损伤红细胞

正常红细胞最高的耐受温度是 47 ℃,超过这一温度时红细胞渗透性和骨架蛋白脆弱性增加而发生溶血。临床上,最常见的热损伤性红细胞见于烧伤后发生的 HA,尤其是在大面积烧伤后。

(二)内含物红细胞

1.嗜多色性红细胞

嗜多色性红细胞又称嗜碱性红细胞,为蓝染的、比正常红细胞为大的年轻红细胞,其数量增加对评估红细胞有效造血有参考价值。

2.Howell-Jolly 小体红细胞

Howell-Jolly 小体为红细胞内 1 个或多个、大小不一和致密红色圆点状的核残留物。主要见于切脾后以及 MA、HA 和 MDS,偶见于 IDA;有时急性白血病和重症感染等也可见较多的 Howell-Jolly 小体红细胞。

3.点彩红细胞和 Schuffer 颗粒

点彩红细胞有嗜碱性和嗜酸性点彩两种,散在于红细胞内,颗粒状点彩多少不一。嗜碱性点彩系核糖核酸的变性凝聚,正常人约占红细胞的 0.01%,除经常提及铅中毒增多外,临床上较为多见的是一部分慢性肾功能不全和 MDS 等疾病,甚至可见很多的点彩红细胞。嗜酸性点彩红细胞的意义与 Howell-Jolly 小体基本相同。疟原虫感染红细胞含有的细颗粒称为 Schuffer 颗粒,即疟色素点彩或疟色素斑。

4.Cabot 环红细胞

Cabot 环可能是核膜的残留物,含有一个或两个圆形或呈 8 字状的紫红色的圈或环,偶见于急性白血病、HA、MA 等。

5.Heinz 小体红细胞

Heinz 小体是经碱性染料染色后出现于红细胞内的蓝黑色或淡蓝色的包含体,常靠近细胞膜或附着于细胞膜内侧,为变性珠蛋白的沉淀物,即变性珠蛋白小体。正常人<0.8%,易见于衰老红细胞。Heinz 小体红细胞增加时见于 G-6-PD 缺乏症发作时、不稳定血红蛋白病、地中海贫血和切脾后等。

6.血红蛋白 H 包含体

血红蛋白 H 为 β 链四聚体组成,是 α 链生成障碍而 β 链过剩,与氧化还原染料如亮甲酚蓝、亚甲蓝或新亚甲蓝发生反应,产生异常血红蛋白的变性和沉淀,由膜包绕的包含体。除了血红蛋白 H 病外,也见于 β 地中海贫血、不稳定血红蛋白病,偶见于红白血病。血红蛋白 H 包含体也是变性珠蛋白小体的一种,用乙酰苯肼溶液或煌焦油蓝溶液染色亦可显现。

7.铁粒红细胞

铁粒红细胞经铁染色后,红细胞内出现蓝染的铁颗粒者,为红细胞铁利用障碍,见于铁负荷性贫血,也可见于脾切除后(因切脾后不能清除红细胞的铁粒)。红细胞的铁粒在 Wright-Giemsa 染色标本中为位于细胞周边的不规则包含小体,称为 Pappenheimer 小体。Pappenheimer 小体由于其小和嗜碱性,易与细粒状嗜碱性点彩红细胞相混淆,但嗜碱性点彩不被普鲁士蓝着色,有助于区别。

8.寄生虫感染红细胞

在血液寄生虫感染中,最常见为疟原虫感染,间日疟(被感染红细胞常胀大)和恶性疟虫(被感染红细胞一般不胀大)。疟原虫感染红细胞中常见疟色素点彩。少见的有巴贝虫。

附红细胞体简称附红体,是一种寄生于红细胞表面、血浆及骨髓中,既有原虫的某些特征,又有立克次体的一些特点的微生物。附红体是一种多形态生物体,呈环形、球形、卵圆形、逗点形或杆状形等形态,大小为$(0.3\sim1.3)\mu m\times(0.5\sim2.6)\mu m$。

(刘　龙)

第八节　浆　细　胞

浆细胞的发生学及其肿瘤被归类为 B 细胞系列和成熟 B 细胞肿瘤。在抗原刺激和 T 细胞辅助下,B 细胞可经历原始浆细胞和幼浆细胞阶段,最终成熟为浆细胞,组成浆细胞系列。

一、正常形态学和参考区间

在正常情况下,骨髓中不见原始浆细胞,幼浆细胞偶尔可见,浆细胞为 0.2%～1.6%;外周血中不见幼稚和成熟浆细胞。浆细胞多存在于外周淋巴组织,如呼吸道和胃肠道黏膜相关淋巴组织分布着丰富的分泌 IgA 型浆细胞。浆细胞系每一阶段的细胞都有明显的大小悬殊性。

(一)原始浆细胞

原始浆细胞在一般骨髓标本中不见或偶见,胞体较大,为 $18\sim35~\mu m$,胞核圆形、偏位,多有核仁,染色质细致均匀,胞质丰富,嗜碱性较明显,并有浊感或泡沫状,有时类似原始红细胞,但原始浆细胞胞质较为清晰且不见瘤状伪足。

(二)幼浆细胞

幼浆细胞大小与原始浆细胞相仿,但胞核收缩,染色质较粗糙,有的呈网状结构,核仁消失或隐约,胞质灰(蓝)色,常着色不均或呈泡沫状,近核处常为淡染。

(三)浆细胞

浆细胞直径为 $8\sim25~\mu m$,外形可呈不规则状。胞核呈圆形或椭圆形,占细胞的 1/2～1/3,常显著偏位,胞核一端邻近或紧贴细胞膜,染色质粗而浓集,间有空隙,故一部分胞核似车轮状结构,偶见双核。胞质丰富,深蓝色(嗜碱性)、呈灰蓝色或呈不均匀的多色性,还可见泡沫感,也可在近细胞核处或胞质的中间部位出现淡染区。小浆细胞可小如淋巴样,胞核偏位,少量嗜碱性胞质隅于一侧。超微结构特点为浆细胞胞质内粗面内质网十分发达,几乎充满胞质,常呈平行排列,与其旺盛的合成抗体功能相适应,而核内异染色质粗糙,浓集于核周。浆细胞为终末期细胞,一般存活几天后凋亡。

二、非肿瘤性浆细胞异常

病理状态的浆细胞可出现各种各样的形态学改变,也可无明显变化的正常形态学。根据疾病性质和临床意义,将属于异常的浆细胞分为三大类:反应性增多浆细胞、恶性增殖浆细胞和介于二者之间的浆细胞。恶性增殖浆细胞又分为浆细胞骨髓瘤(骨髓瘤细胞)和浆细胞白血病(白血病细胞)形态学等。

反应性增生浆细胞主要反映在细胞轻度增多和形态轻度异常、细胞基本成熟和多为小型的特点上。数量变化上,介于 3%～10%,>10%者偏少,>25%者少见或罕见。形态变化上,大多不见核仁或无明显核仁,可见胞体轻度增大和变异不显著的双核、三核,受严重刺激时还可见四核的异形胞核,也可见中大型变异浆细胞和浆细胞岛等,不过整体上形态缺乏肿瘤性改变。细胞大多数为成熟阶段,可见幼浆细胞,不见原始浆细胞。细胞大小,大多为小型浆细胞,不见胞核大的巨大型浆细胞。

骨髓中浆细胞反应性增多见于许多体液免疫旺盛的疾病。在外周血中,感染性疾病、自身免疫性疾病及其他疾病严重时也偶见小浆细胞。非血液肿瘤的浆细胞增多也见于造血减低,如再生障碍性贫血(AA)骨髓浆细胞可高达20%。一些血液肿瘤可以伴随浆细胞增减,如急性髓细胞性白血病(AML)中,急性单核细胞性白血病和急性粒单细胞白血病易见浆细胞,AML不伴成熟型和ALL则为不见或偶见。

Russell小体浆细胞、Mott细胞和Dutcher小体浆细胞,除了异常的Russell小体浆细胞见于PCM外,大多见于非浆细胞肿瘤性的其他疾病甚至正常人。

三、肿瘤性浆细胞

浆细胞肿瘤属于成熟B细胞肿瘤,主要为浆细胞骨髓瘤(plasma cell myeloma,PCM)及其变异型,后者包括浆细胞白血病、惰性骨髓瘤和冒烟性骨髓瘤等。浆细胞肿瘤的其他类型包括意义不明的单克隆丙种球蛋白病、骨孤立性浆细胞瘤、骨外浆细胞瘤、单克隆免疫球蛋白沉积病。

(一)骨髓瘤细胞

骨髓瘤细胞分为多种类型,但在同一患者中的形态学变化可以很大,从成熟型到原始样浆细胞,从小浆细胞到巨大型浆细胞,从单个核到多核和畸形;骨髓瘤细胞的数量高低不一。一般的,当浆细胞达30%以上时,除了偶见外,可以基本确认为浆细胞肿瘤。在把握好形态学的同时,若密切结合临床,还可以把百分比适度下降。下述的第1～3型骨髓瘤细胞按细胞成熟性描述,第4～12型骨髓瘤细胞按习惯性描述。国外有将骨髓瘤细胞分为原始浆细胞型、不成熟型、中间型和成熟型等。我们认为骨髓瘤细胞按细胞成熟程度分类最恰当,有特殊形态特征者加以适当描述;从形态看细胞外形和着色等单一者多为骨髓瘤细胞,即克隆性浆细胞。

1.原始(样)型骨髓瘤细胞

原始(样)型骨髓瘤细胞有正常原始浆细胞的基本形态,但胞体常增大且有异形性,如大而蓝的核仁、大而畸形的胞核或多核;发育不同步的核质和大核仁,胞质可因旺盛的分泌蛋白而呈多色性。细胞恶性程度高,在骨髓中出现不但有重要的诊断意义,还有预后评判意义。

2.幼浆型骨髓细胞

幼浆型骨髓细胞有正常幼浆细胞的基本形态,但胞体常增大和异形性,如双核、多核等异常,核仁隐约可见。

3.成熟型骨髓瘤细胞

成熟型骨髓瘤细胞有正常浆细胞的基本形态,但常为形态和胞质染色的单一性,少数患者中可见核形改变,如大小核、核突起、呈不规则圆形和核小体等。单一性和畸形成熟浆细胞,也常具有恶性特征,尤其是有一定数量时。成熟型骨髓瘤细胞以轻链型PCM居多。

4.巨大型骨髓瘤细胞

巨大型骨髓瘤细胞见于原幼浆细胞阶段,胞体巨大,直径可大至60 μm以上,常有明显的大核和核仁,也可见胞核畸形。检出这一细胞具有非常重要的诊断价值,此时即使浆细胞低至2%,结合临床仍可以提示性质上的评判。

5.小细胞型骨髓瘤细胞

小细胞型骨髓瘤细胞见于成熟型骨髓瘤细胞,胞体比一般浆细胞为小,甚至淋巴样或中晚幼红细胞样大小,胞质以多色性为主,大多见于轻链型 PCM,但需与巨球蛋白血症的小浆细胞相鉴别。

6.网状细胞样骨髓瘤细胞

网状细胞样(或网状细胞型)骨髓瘤细胞为胞核圆形、多有核仁,染色质颗粒状不致密或网状细胞样核染色质、核仁明显,胞质淡染、边界不清。这一形态特点常与涂片有关。

7.幼红细胞样骨髓瘤细胞

这一浆细胞的大小和形态类似幼红细胞。可类似原早幼红细胞,也可与中晚幼红细胞相似。类似原早幼红细胞者,胞质比幼红细胞丰富,嗜碱性比幼红细胞弱,可见多色性,不见胞质舌状突起,而原早幼红细胞则显示强嗜碱性和浑厚的胞质。与中晚幼红细胞相似者,胞质的泡沫感明显比幼红细胞强,细胞膜绒毛样突起比幼红细胞多,而幼红细胞胞质的血红蛋白色和细胞周边的裙变样,为浆细胞所不见,中幼红细胞的块状结构也常不是浆细胞的特点。浆细胞与幼红细胞的另一区分特征是胞核的偏位,前者常明显偏位,紧贴细胞膜,而幼红细胞常为轻度偏位,很少紧贴细胞膜。

8.单核细胞样和不典型淋巴样骨髓瘤细胞

一部分患者的骨髓瘤细胞类似单核细胞样,为胞核有不规则性和不十分丰富的胞质,在不注意观察并缺乏其他检查结果的情况下,容易误诊为白血病性单核细胞。也有少数 PCM 患者浆细胞类似不典型淋巴细胞。

9.火焰状骨髓瘤细胞

火焰状骨髓瘤细胞多见于幼浆细胞和浆细胞,以胞质内出现不均匀的红色或胞质边缘呈明显的红色为特征。这一形态除见于 IgA 型骨髓瘤外,也见于其他类型。

10.含结晶体和颗粒骨髓瘤细胞

含结晶体和颗粒骨髓瘤细胞多见于幼浆细胞和浆细胞,在胞质内出现多少不一的无色条状、梭形或针形的晶体,也可见紫红色条状结晶体,也有称紫红色条状结晶体浆细胞为 Auer 小体样浆细胞。这些异常形态均被提示为免疫球蛋白异常合成和沉积(异常凝聚)所致,见于少数 PCM病例。也有部分患者,在涂片薄处可观察到骨髓瘤细胞胞质中呈浅紫红色和紫黑色颗粒,甚至出现大量粗大的不规则球杆状颗粒样成分,易被误认为病原体。

11.Russell 小体浆细胞、Mott 细胞和 Dutcher 小体浆细胞

这三种浆细胞有相似的形态学,可见于 PCM,但更多地为偶然见于非浆细胞肿瘤的许多其他疾病,甚至正常骨髓象。Russell 小体浆细胞为空泡变性一种的类型,在胞质中有数量不一的肉红色球形小体,为免疫球蛋白合成增加或分泌障碍所致。Mott 浆细胞也是空泡变性的一种类型,着色比 Russell 小体为浅、也较小,为大小不一的空泡样包含体。Dutcher 小体浆细胞为陷入核内小体的浆细胞。浆细胞 Dutcher 小体、单个或多个 Russell 小体和 Mott 细胞的胞质包涵体都是免疫球蛋白异常聚集的形态学表现。文献上还有描述葡萄状(浆)细胞,为有蓝染感的大空泡,常把细胞核挤到一边,形似葡萄状。有时这些细胞间形态相似而不易区分,在临床上也常缺乏重要的诊断和鉴别诊断价值。

12.其他形态

少数患者骨髓瘤细胞呈多毛细胞样、粒细胞样及其他的各种形态,骨髓涂片中检出成簇骨髓瘤细胞,可以预示骨髓组织浆细胞显著增生。

(二)白血病性浆细胞

当外周血浆细胞超过 $2\times10^9/L$ 或 20% 时称浆细胞白血病。浆细胞白血病有原发性和继发性之分。与骨髓瘤细胞相比,原发的白血病性浆细胞,形态以单一性居多,异形性不明显。继发性白血病细胞,主要由骨髓瘤转化,则有骨髓瘤细胞(异形性和畸形性明显)的特征,且在外周血中出现的浆细胞数量偏低。通常,外周血中的白血病性浆细胞比骨髓为成熟。细胞免疫化学染色特点为 CD38 和 CyIg 阳性。

根据细胞成熟性可分为成熟浆细胞和原始样浆细胞两种类型。临床上,以成熟浆细胞型为主且多见于中老年人。原始样浆细胞型以年轻患者居多,白血病细胞以大细胞和有明显核仁的浆细胞组成,胞膜厚而清晰、胞质明显丰富而时有浅明感,涂片厚区域可见胞质刺样突起,这些形态特点可用于鉴别原始红细胞。

(三)其他肿瘤性浆细胞

意义未明单克隆免疫球蛋白病骨髓中异常浆细胞接近正常或见少量幼稚浆细胞。浆细胞瘤中异常浆细胞在浸润骨髓前不见骨髓和血常规异常,组织中浆细胞可以正常也可异常。还有诸如重链病,属于少见的 B 细胞肿瘤,肿瘤细胞产生单克隆 Ig 重链而无轻链,形态学和临床上表现为异质性,一般不视为真性浆细胞肿瘤,在骨髓中可见小型浆细胞和淋巴样浆细胞。

(刘　龙)

第三章
血液内科疾病的常用药物

第一节　促白细胞增生药

一、重组人粒细胞集落刺激因子注射液

(一)剂型规格

注射剂:6×10^6 IU(100 μg);9×10^6 IU(150 μg);1.2×10^7 IU(200 μg);1.8×10^7 IU(300 μg)。

(二)适应证

(1)癌症化疗等原因导致中性粒细胞减少症;癌症患者使用骨髓抑制性化疗药物,特别是在强烈的骨髓剥夺性化学药物治疗后,注射本品有助于预防中性粒细胞减少症的发生,减轻中性粒细胞减少的程度,缩短粒细胞缺乏症的持续时间,加速粒细胞数的恢复,从而减少合并感染发热的危险性。

(2)促进骨髓移植后的中性粒细胞数升高。

(3)骨髓发育不良综合征引起的中性粒细胞减少症,再生障碍性贫血引起的中性粒细胞减少症,先天性、特发性中性粒细胞减少症,骨髓增生异常综合征伴中性粒细胞减少症,周期性中性粒细胞减少症。

(三)用法用量

(1)肿瘤:用于化疗所致的中性粒细胞减少症等,成年患者化疗后,中性粒细胞数降至 1 000/mm³(白细胞计数 2 000/mm³)以下者,在开始化疗后 2～5 μg/kg,每天 1 次皮下或静脉注射给药。儿童患者化疗后中性粒细胞数降至 500/mm³(白细胞计数 1 000/mm³)以下者,在开始化疗后 2～5 μg/kg,每天 1 次皮下或静脉注射给药;当中性粒细胞数回升至 5 000/mm³(白细胞计数 10 000/mm³)以上时,停止给药。

(2)急性白细胞病化疗所致的中性粒细胞减少症,白血病患者化疗后白细胞计数不足 1 000/mm³,骨髓中的原粒细胞明显减少,外周血液中未见原粒细胞的情况下,成年患者 2～5 μg/kg,每天 1 次皮下或静脉注射给药;儿童患者 2 μg/kg,每天 1 次皮下或静脉注射给药。当中性粒细胞数回升至 5 000/mm³(白细胞计数 10 000/mm³)以上时,停止给药。

(3)骨髓增生异常综合征伴中性粒细胞减少症,成年患者在其中性粒细胞不足 1 000/mm³时,2～5 μg/kg,每天 1 次皮下或静脉注射给药,中性粒细胞数回升至 5 000/mm³ 以上时,停止

给药。

（4）再生障碍性贫血所致中性粒细胞减少，成年患者在其中性粒细胞低于 1 000/mm³ 时，2～5 μg/kg，每天 1 次皮下或静脉注射给药。中性粒细胞数回升至 5 000/mm³ 以上时，酌情减量或停止给药。

（5）周期性中性粒细胞减少症、自身免疫性中性粒细胞减少症和慢性中性粒细胞减少症，成年患者中性粒细胞低于 1 000/mm³ 时，1 μg/kg，每天 1 次皮下或静脉注射给药。儿童患者中性粒细胞低于 1 000/mm³ 时，1 μg/kg，每天 1 次皮下或静脉注射给药，中性粒细胞数回升至 5 000/mm³ 以上时，酌情减量或停止给药。

（6）用于促进骨髓移植患者中性粒细胞增加，成人在骨髓移植的第 2 天至第 5 天开始用药，2～5 μg/kg，每天 1 次皮下或静脉注射给药；儿童在骨髓移植的第 2 天至第 5 天开始用药，2 μg/kg，每天1 次皮下或静脉注射给药。中性粒细胞回升至 5 000/mm³（白细胞计数 10 000/mm³）以上时，停止给药。

（四）注意事项

注意事项：①本品应在化疗药物给药结束后24～48 h 开始使用。②使用本品过程中应定期每周监测血常规2次，特别是中性粒细胞数目变化情况。③对髓性细胞系统的恶性增生（急性粒细胞性白血病等）本品应慎重使用。④长期使用本品的安全有效性尚未确定，曾有报道可见脾脏增大。虽然本品临床试验未发生变态反应病例，但国外同类制剂曾发生少数变态反应（发生率＜1/4 000)可表现为皮疹、荨麻疹、颜面水肿、呼吸困难、心动过速及低血压，多在使用本品 30 min 内发生，应立即停用，经抗组织胺、皮质激素、支气管解痉剂和肾上腺素等处理后症状能迅速消失。这些病例不应再次使用致敏药物。⑤使用前避免振荡。⑥本药不能同其他注射剂混合使用。⑦慎用：有药物过敏史和过敏体质者；肝、肾、心、肺功能重度障碍者；急、慢性非淋巴细胞白血病化疗后的患者；MDS难治性贫血伴原始细胞增多型患者；哺乳期妇女、儿童。

（五）不良反应

不良反应：①肌肉骨骼系统，有时会有肌肉酸痛、骨痛、腰痛、胸痛的现象。②消化系统，有时会出现食欲缺乏的现象，或肝脏谷丙转氨酶、谷草转氨酶升高。③其他，有人会出现发热、头痛、乏力及皮疹、ALP、LDH 升高。④极少数人会出现休克、间质性肺炎、成人型呼吸窘迫综合征、幼稚细胞增加。

（六）禁忌证

禁忌证：①对粒细胞集落刺激因子过敏者以及对大肠埃希菌表达的其他制剂过敏者。②严重肝、肾、心、肺功能障碍者。③骨髓中幼稚粒细胞未显著减少的骨髓性白血病患者或外周血中检出幼稚粒细胞的骨髓性白血病患者。

（七）药物相互作用

化疗药能影响本药的疗效，因迅速分化的造血祖细胞对化疗敏感，对促进白细胞释放之药物应慎用。

（八）药物的过量

药物过量后的表现：当使用本品超过安全剂量时，会出现尿隐血，尿蛋白阳性，血清碱性磷酸酶活性明显提高，但在 5 周恢复期后各项指标均可恢复正常。当注射本品剂量严重超过安全剂量时，会出现食欲减退、体重偏低、活动减弱等现象，出现尿隐血、尿蛋白阳性，肝脏出现明显病变。这些变化可以在恢复期后消除或减轻。

二、注射用重组人白介素-11

(一)剂型规格

注射剂:$8×10^6$ AU;$1.2×10^7$ AU;$2.4×10^7$ AU。

(二)适应证

用于肿瘤,非髓性白血病化疗后Ⅲ、Ⅳ度血小板减少症的治疗;瘤及非髓性白血病患者,前一个疗程化疗后发生Ⅲ/Ⅳ度血小板减少症(即血小板数不高于$5×10^9$/L)者,下一个疗程化疗前使用本品,以减少患者因血小板减少引起的出血和对血小板输注的依赖性。同时有白细胞减少症的患者必要时可合并使用重组人粒细胞集落刺激因子(重组人 GCSF)。

(三)用法用量

皮下注射。用量:根据本品临床研究结果,推荐本品应用剂量为 $25\sim50$ $\mu g/kg$,于化疗结束后 $24\sim48$ h 开始或发生血小板减少症后皮下注射,一天 1 次,疗程一般为 $7\sim14$ d,血小板计数恢复后应及时停药。

(四)注意事项

注意事项如下:①本品应在化疗后 $24\sim48$ h 开始使用,不宜在化疗前或化疗过程中使用。②使用本品过程中应定期检查血常规(一般隔天一次),注意血小板数值的变化,在血小板升至 $100×10^9$/L 时应及时停药。③使用期间应注意毛细血管渗漏综合征的监测,如体重、水肿、胸腹水等。④对妊娠期妇女目前尚没有临床试验。因此,除非临床意义超过对胎儿的潜在危险,妊娠期一般不宜使用。⑤慎用:器质性心脏病患者,尤其是充血性心力衰竭及房颤,房扑病史的患者慎用;尚不能确定重组人白介素-11 是否可以从母乳中分泌,因此哺乳期妇女应慎重使用;对血液制品、大肠埃希菌表达的其他生物制剂有过敏史者慎用。

(五)不良反应

除了化疗本身的不良反应外,重组人 IL-11 的大部分不良反应均为轻至中度,且停药后均能迅速消退。不良反应包括乏力、疼痛、寒战、腹痛、感染、恶心、便秘、消化不良、瘀斑、肌痛、骨痛、神经紧张以及脱发等,其中大部分事件的发生率与安慰剂对照组相似。发生率高于安慰剂对照组的临床不良反应包括以下因素。全身性:水肿、头痛、发热及中性粒细胞减少性发热。心血管系统:心动过速、血管扩张、心悸、晕厥、房颤及房扑。消化系统:恶心、呕吐、黏膜炎、腹泻、口腔念珠菌感染。神经系统:眩晕、失眠。其他:皮疹、结膜充血、偶见用药后一过性视力模糊。此外,弱视、感觉异常、脱水、皮肤褪色、表皮剥脱性皮炎及眼出血等不良反应,治疗组患者中的发生率也高于安慰剂对照组,但统计处理结果不能确定这些不良反应事件的发生与重组人 IL-11 的使用有关联性,除了弱视的发生率治疗组(10 例 14%)显著高于对照组(2 例 3%)外,两组间其他一些严重的或危及生命的不良反应事件的发生率大致相当。

(六)禁忌证

对重组人 IL-11 及本品中其他成分过敏者禁用。

(七)药物的过量

药物过量后的表现:可引起水钠潴留、房颤等毒副作用。防治措施:减量使用或停药,并严密观察。

（罗雅琴）

第二节　抗贫血药

一、叶酸(Folic Acid)

(一)剂型规格

片剂:0.4 mg,5 mg。注射剂:15 mg,30 mg。

(二)适应证

适应证:①各种原因引起的叶酸缺乏及叶酸缺乏所致的巨幼细胞贫血。②妊娠期、哺乳期妇女预防给药。③预防胎儿先天性神经管畸形。

(三)用法用量

巨幼细胞贫血:口服一次 5～10 mg,一天 15～30 mg,肌内注射一天 5～10 mg 或遵医嘱。妊娠期、哺乳期妇女预防用药一次0.4 mg,一天 1 次。

(四)注意事项

注意事项:①维生素 B_{12} 缺乏引起的巨幼细胞贫血和缺铁性贫血慎单用叶酸治疗。②大剂量使用叶酸后,可以影响微量元素锌的吸收。③营养性巨幼细胞贫血经叶酸治疗后,红细胞及血红蛋白升到一定水平后仍未达正常,应同时补充铁,并补充蛋白质及其他 B 族维生素。④本药不宜采用静脉注射,如因各种原因口服不便时,可采用肌内注射给药。⑤大量服用本药,尿液可呈黄色,此为正常现象。⑥怀疑有叶酸盐依赖性肿瘤的育龄妇女应慎用。

(五)不良反应

不良反应较少,罕见变态反应,长期用药可以出现畏食、恶心、腹胀等胃肠症状,大量服用叶酸时,可使尿呈黄色。

(六)禁忌证

对本品及其代谢产物过敏者禁用。

(七)药物相互作用

药物相互作用如下:①大剂量叶酸能拮抗苯巴比妥、苯妥英钠和扑米酮的抗癫痫作用。②与甲氨蝶呤、乙胺嘧啶合用,会影响叶酸的治疗作用。③在甲氨蝶呤治疗肿瘤时,如使用大量本品,也会影响甲氨蝶呤的疗效。④肌内注射时,不宜与维生素 B_1、维生素 B_2、维生素 C 同管注射。⑤口服大剂量叶酸可影响微量元素锌的吸收。⑥胰酶、考来替泊、柳氮磺胺嘧啶可减少本药的吸收。

二、富马酸亚铁(Ferrous Fumarate)

(一)剂型规格

片剂:35 mg、50 mg、75 mg、200 mg。

(二)适应证

用于治疗单纯性缺铁性贫血。

(三)用法用量

用法用量:①成人口服。预防用,每天 0.2 g;治疗用,一次 0.2～0.4 g;一天 0.6～1.2 g。②儿童口服。1 岁以下,一次 35 mg,一天 3 次;1～5 岁,一次 70 mg,一天 3 次;6～12 岁,一次 140 mg,一天 3 次。

(四)注意事项

注意事项如下:①口服铁剂有轻度胃肠反应,饭后即刻服用,可减轻胃部刺激,但对药物吸收有所影响。②用药前须明确诊断,并尽可能找到缺铁的原因。③如无铁剂注射指征,宜选用口服铁剂。④如口服后胃肠道反应严重,则考虑改服其他铁剂或采用注射途径。⑤服药后如果出现胃肠道反应,应减少初次口服剂量。⑥用药期间需定期做下列检查,血红蛋白测定、网织红细胞计数、血清铁蛋白及血清铁测定:以观察治疗反应。⑦有以下情况时慎用:乙醇中毒、肝炎、急性感染、肠道炎症如肠炎、结肠炎、憩室炎及溃疡结肠炎、胰腺炎、消化性溃疡。

(五)不良反应

口服用的铁剂均有收敛性,服后常有轻度恶心、胃部或腹部疼痛,多与剂量有关。轻度腹泻或便秘也很常见。

(六)禁忌证

禁忌证如下:①血色病或含铁血黄素沉着症不伴缺铁的其他贫血(如地中海性贫血)。②肝、肾功能严重损害,尤其伴有未经治疗的尿路感染者。

(七)药物相互作用

药物相互作用如下:①不应与茶、咖啡同时服用,否则影响铁的吸收。②本品与制酸药如碳酸氢钠、磷酸盐类及含鞣酸的药物或饮料同用,易产生沉淀而影响吸收。③本品与西咪替丁、去铁胺、二巯丙醇、胰酶、胰脂肪酶等同用,可影响铁的吸收;与铁合用,可影响四环素类药物、氟喹诺酮类、青霉胺及锌制剂的吸收。④与维生素 C 同服,可增加本品吸收,但也易致胃肠道反应。

(八)药物的过量

药物过量后的表现:过量发生的急性中毒多见于小儿,仅 130 mg 的铁即可使小儿致死。由于坏死性胃炎、肠炎患者可严重呕吐、腹泻及腹痛,以致血压降低、代谢性酸中毒,甚至昏迷。经24～48 h,严重中毒可进一步发展至休克及血容量不足,肝损害及心血管功能衰竭。患者可有全身抽搐。中毒后期症状有皮肤湿冷、发绀、嗜睡、极度疲乏及虚弱、心动过速。防治措施:有急性中毒征象应立即用喷替酸钙钠(促排灵)或去铁胺救治。中毒获救后,有可能遗有幽门或贲门狭窄、肝损害或中枢神经系统病变,要及早妥善处理。

三、多糖铁(Polyferose)

(一)剂型规格

胶囊剂:0.15 g。

(二)适应证

用于治疗单纯性缺铁性贫血。

(三)用法用量

口服。成人一天 1 次,一次 1～2 粒。

(四)注意事项

注意事项:①不得长期使用,应在医师确诊为缺铁性贫血后使用,且治疗期间应定期检查血常规和血清铁水平。②孕妇及哺乳期妇女是本品的主要服用人群,已在国内外临床使用多年,未见影响胎儿生长发育或致畸的报道。治疗剂量的铁对胎儿和哺乳无不良影响。③服用本品可能产生黑便,是由于铁未完全吸收所致,不影响用药。④本品宜在饭后或饭时服用,以减轻胃部刺激。⑤儿童必须在成人监护下使用。⑥慎用,过敏体质者、乙醇中毒、肝炎、急性感染、肠道炎症、胰腺炎、胃与十二指肠溃疡、溃疡性肠炎。

(五)不良反应

极少出现胃刺激症状或便秘。

(六)禁忌证

禁忌证:①对本品过敏者禁用。②肝肾功能严重损害,尤其是伴有未经治疗的尿路感染者。③铁负荷过高、血色病或含铁血黄素沉着症患者;非缺铁性贫血(如地中海贫血)患者。

(七)药物相互作用

药物相互作用:①不应与茶、咖啡同时服用,否则影响铁的吸收。②维生素 C 与本品同服,有利于本品吸收。③本品与磷酸盐类、四环素类多鞣酸等同服,可妨碍铁的吸收。④本品可减少左旋多巴、卡比多巴,及喹诺酮类药物的吸收。

(八)药物过量

参见富马酸亚铁。

四、重组人促红素注射液(CHO 细胞)

(一)剂型规格

注射剂:1 mL:1 500 IU;1 mL:2 000 IU;1 mL:3 000 IU;1 mL:4 000 IU;1 mL:6 000 IU。

(二)适应证

肾功能不全所致贫血,包括透析患者及非透析患者。

(三)用法用量

本品应在医师指导下使用,可皮下注射或静脉注射,每周分 2～3 次给药。给药剂量需要依据患者的贫血程度、年龄及其他相关因素调整。治疗期:开始推荐剂量血液透析患者每周 100～150 IU/kg,非透析患者每周 75～100 IU/kg。若血细胞比容每周增加少于0.5 vol%,可于 4 周后按 15～30 IU/kg 增加剂量,但最高增加剂量不超过每周 30 IU/kg。血细胞比容应增加到30～33 vol%,但不宜超过36 vol%(34 vol%);维持期:如果血细胞比容达到 30～33 vol% 和(或)血红蛋白达到100～110 g/L,则进入维持治疗阶段。推荐将剂量调整至治疗剂量的 2/3,然后 2～4 周检查血细胞比容以调整剂量,注意避免过度的红细胞生成,维持血细胞比容和血红蛋白在适当水平。

(四)注意事项

注意事项如下:①采用无菌术,打开药瓶,将消毒针连接消毒注射器,吸入适量药液,静脉或皮下注射。如果为预充式注射器包装,拔掉胶盖,直接静脉或皮下注射。②本品用药期间应定期检查血细胞比容(用药初期每星期一次,维持期每两星期一次),注意避免过度的红细胞生成(确认血细胞比容只在 36 vol% 以下),如发现过度的红细胞生长,应采取暂时停用药等作适当处理。③应用本品有时会引起血清钾轻度升高,应适当调整饮食,若发生血钾升高,应遵医嘱调整剂量。④治疗期间因出现有效造血,铁需求量增加,通常会出现血清铁浓度下降;如果患者血清铁蛋白低于 100 ng/mL,或转铁蛋白饱和度低于 20%,应每天补充铁剂。⑤叶酸或维生素 B_{12} 不足会降低本品疗效。严重铝过多也会影响疗效。⑥严禁冰冻。⑦慎用:对有心肌梗死、肺梗死、脑梗死患者,有药物过敏病史的患者及有过敏倾向的患者应慎重给药;运动员慎用。

(五)不良反应

1.一般反应

少数患者用药初期可出现头痒、低热、乏力等,个别患者可出现肌痛、关节痛等。绝大多数不良反应经对症处理后可以好转,不影响继续用药,极个别病例上述症状持续存在,应考虑停药。

2.变态反应

极少数患者用药后可能出现皮疹或荨麻疹等变态反应,包括过敏性休克,因此,初次使用本品或重新使用本品时,建议先使用少量,确定无异常反应后,再注射全量,如出现异常,应立即停药并妥善处理。

3.心脑血管系统

血压升高,原有的高血压恶化和因高血压脑病出现头痛、意识障碍、痉挛发生,甚至可引起脑出血,因此在重组人促红素注射液治疗期间应注意并定期观察血压变化,必要时应减量或停药,并调整降压药的剂量。

4.血液系统

随着血细胞比容增高,血液黏度可明显增高,因此应注意防止血栓形成。

5.肝脏

偶有 GOT、GPT 的上升。

6.胃肠

有时会有恶心、呕吐、食欲缺乏、腹泻等情况发生。

(六)禁忌证

禁忌证如下:①未控制的重度高血压患者。②对本品及其他哺乳动物细胞衍生物过敏者,对人血白蛋白过敏者。③合并感染者,宜控制感染后再使用本品。

(七)药物的过量

过量后的表现:可能会导致血细胞比容高过 36 vol%,引起各种致命的心血管系统并发症。防治措施:暂时停药等处理措施。

(王　慧)

第三节　促凝血药

一、维生素 K_1(Vitamin K_1)

(一)剂型规格

片剂:10 mg。注射液:1 mL：2 mg;1 mL：10 mg。

(二)适应证

适应证如下:①用于新生儿出血症。②维生素 K 缺乏症、低凝血因子Ⅱ血症和口服抗凝药过量的治疗。③大剂量用于灭鼠药"二苯茚酮钠"的中毒解救。

（三）用法用量

（1）成人口服，一次 10 mg，3 次/天，静脉注射 10～50 mg，缓慢注射，开始 1 mg/10 min，后速度不大于 1 mg/min。

（2）儿童肌内注射或皮下注射给药，预防新生儿出血，生后给 0.5～1 mg，新生儿出血症，1 mg；儿童凝血因子 II 缺乏，一天 2 mg。

（四）注意事项

注意事项：①肝功能损伤的患者，盲目加量可加重肝损伤。②本品对肝素引起的出血倾向无效。③避免冻结，若有油滴析出或分层，则不宜使用，但可在避光条件下加热至 70～80 ℃，振摇使其自然冷却，若澄明度正常，则可继续使用。

（五）不良反应

偶见变态反应，静脉注射过快，每分钟超过 5 mg，可引起面部潮红、出汗、支气管痉挛、心动过速、低血压等，曾有快速静脉注射致死的报道。肌内注射可引起局部红肿和疼痛。新生儿应用本品后可能出现高胆红素血症、黄疸和溶血性贫血。

（六）禁忌证

禁忌证：①严重肝脏疾病或肝功能不良者。②小肠吸收不良所致腹泻患者。

（七）药物相互作用

药物相互作用：①与苯妥英钠混合后可出现颗粒沉淀，与维生素 C、维生素 B_{12}、右旋糖酐混合后易出现混浊。②与双香豆素类口服抗凝药合用，作用相互抵消。③水杨酸类、磺胺、奎宁、奎尼丁、硫糖铝、考来烯胺、放线菌素 D 等影响维生素 K_1 的效果。

二、醋酸甲萘氢醌（Menadiol Diacetate）

（一）剂型规格

片剂：2 mg、4 mg、5 mg。注射剂：1 mL∶5 mg；1 mL∶10 mg。

（二）适应证

适应证：①用于维生素 K 缺乏症及低凝血酶原血症。②用于新生儿出血症。③偶用于胆石症或胆管蛔虫引起的胆绞痛。④大剂量用于灭鼠药"二苯茚酮钠"的中毒解救。

（三）用法用量

成人常规剂量：口服给药一次 2～4 mg，一天 3 次。肌内注射一次 5～15 mg，一天 1～2 次。皮下注射同肌内注射。

（四）注意事项

注意事项：①胃肠道吸收不良的患者，宜采用注射给药。②本药-对肝素引起的出血无效。③用药前后及用药时应当检查或监测凝血酶原时间，以调整本药的用量及给药次数。④葡萄糖-6-磷酸脱氢酶缺陷者、肝功能损害者慎用。

（五）不良反应

不良反应：①静脉给药偶可出现变态反应，如皮疹、荨麻疹、面部潮红、注射部位疼痛或肿胀等。②本药可引起肝毒性危险。由于新生儿或早产儿转氨酶系统不成熟且排泄功能不良，使用本药剂量过大易出现高胆红素血症、胆红素脑病、溶血性贫血。

（六）禁忌证

禁忌证：①对本药过敏者。②妊娠晚期妇女。③新生儿。

(七)药物相互作用

药物相互作用如下:①口服抗凝药(如双香豆素类)可干扰维生素 K 代谢,二者同用会发生相互拮抗作用。②较大剂量水杨酸类药、磺胺药、奎宁、奎尼丁、硫糖铝、考来烯胺、放线菌素 D 等可影响维生素 K 的疗效。

三、甲萘醌亚硫酸氢钠(Menadione Sodium Bisulfite)

(一)剂型规格

片剂:2 mg。注射剂:1 mL:2 mg;1 mL:4 mg。

(二)适应证

适应证:①止血。②预防长期口服广谱抗生素类药物引起的维生素 K 缺乏症。③用于胆石症、胆管蛔虫引起的胆绞痛。④大剂量用于灭鼠药"二苯茚酮钠"的中毒解救。

(三)用法用量

成人常规剂量:口服给药一次 2～4 mg,一天 6～20 mg。肌内注射:止血:一次 2～4 mg,一天 4～8 mg;防止新生儿出血:孕妇在产前一周使用,一天 2～4 mg;解痉止痛:一次 8～16 mg。

(四)注意事项

参考醋酸甲萘氢醌。

(五)不良反应

不良反应:①可致恶心、呕吐等胃肠道反应。②较大剂量用药可致新生儿(特别是早产儿)高胆红素血症、溶血性贫血、黄疸(这些发生率较维生素 K_1 高)。对红细胞葡萄糖-6-磷酸脱氢酶缺乏者,本药可诱发其出现急性溶血性贫血。大剂量用药还损害肝脏。③注射局部可见红肿、疼痛。

(六)禁忌证

禁忌证如下:①对本药过敏者。②妊娠晚期妇女。③新生儿。

(七)药物相互作用

药物相互作用:①口服抗凝药(如双香豆素类)可干扰维生素 K 代谢,合用时作用相互抵消。②肌内注射给药时,如遇碱性药物或还原剂,可使本药失效。较大剂量水杨酸类药、奎宁、奎尼丁、磺胺类药等可影响维生素 K 的疗效。

四、氨甲苯酸(Aminomethylbenzoic Acid)

(一)剂型规格

片剂:125 mg、250 mg。注射剂:5 mL:50 mg;10 mL:100 mg。

(二)适应证

适应证:①用于因原发性纤维蛋白溶解过度所引起的出血,包括急性和慢性、局限性或全身性的高纤溶出血,常见于癌肿、白血病、妇产科意外、严重肝病出血等。②尚用于链激酶、尿激酶、组织纤溶酶原激活物过量引起的出血。

(三)用法用量

静脉注射或滴注:一次 0.1～0.3 g,一天不超过 0.6 g。口服给药一次 250～500 mg,一天 3 次,一次最大用量为 2 000 mg。儿童静脉注射一次 100 mg,用 5% 葡萄糖注射液或 0.9% 生理盐水注射液10～20 mL稀释后慢慢注射。

（四）注意事项

注意事项：①应用本品患者要监测血栓形成并发症的可能性。②本品一般不单独用于弥散性血管内凝血所致的继发性纤溶性出血，以防进一步血栓形成，影响脏器功能，特别是急性肾衰竭。如有必要，应在肝素化的基础上才应用本品。③如与其他凝血因子等合用，应警惕血栓形成。一般认为在凝血因子使用后 8 h 再用本品较为妥善。④本品可导致继发肾盂和输尿管凝血块阻塞。⑤宫内死胎所致低纤维蛋白原血症出血，肝素治疗较本品为安全。⑥慢性肾功能不全时用量酌减，给药后尿液浓度常较高，治疗前列腺手术出血时，用量也应减少。⑦慎用：有血栓形成倾向者；有血栓栓塞倾向者；血友病或肾盂实质病变发生大量血尿时；老年人。

（五）不良反应

本品与 6-氨基己酸相比，抗纤溶活性强 5 倍。不良反应极少见。长期应用未见血栓形成，偶有头昏、头痛、腹部不适。

（六）禁忌证

对本品过敏者禁用。

（七）药物相互作用

药物相互作用：①与口服避孕药、雌激素或凝血酶原复合物浓缩剂合用时，有增加血栓形成的危险。②与青霉素、苯唑西林、尿激酶等溶栓药有配伍禁忌。

五、硫酸鱼精蛋白（Protamine Sulfate）

（一）剂型规格

注射剂：5 mL∶50 mg；10 mL∶100 mg。

（二）适应证

用于因注射肝素过量所引起的出血。

（三）用法用量

静脉注射：抗肝素过量，用量与最后 1 次肝素使用量相当（1 mg 硫酸鱼精蛋白可中和 100 单位肝素）。每次不超过 5 mL（50 mg）。缓慢静脉注射。一般以每分钟 0.5 mL 的速度静脉注射，在 10 min 内注入量以不超过 50 mg 为度。由于本品自身具有抗凝作用，因此 2 h 内（即本品作用有效持续时间内）不宜超过 100 mg。除非另有确凿依据，不得加大剂量。

（四）注意事项

注意事项：①本品易破坏，口服无效。禁与碱性物质接触。②静脉注射速度过快可致热感、皮肤发红、低血压、心动过缓等。③注射器具不能带有碱性。④本品变态反应少，但对鱼类过敏者应用时应注意。⑤本品口服无效，仅用于静脉给药，宜单独使用。⑥对血容量偏低患者，应当先纠正血容量，再用本药。⑦本药滴注时应缓慢给药，滴速为 0.5 mL/min，10 min 内不得超过 50 mg，以免注射过快引起不良反应。⑧慎用人群：对鱼过敏者；男性不育或输精管切除者；孕妇、哺乳期妇女。

（五）不良反应

不良反应：①本品可引起心动过缓、胸闷、呼吸困难及血压降低，大多因静脉注射过快所致，系药物直接作用于心肌或周围血管扩张引起；也有肺动脉高压或高血压的报道。②注射后有恶心呕吐、面红潮热及倦怠，如作用短暂，无须治疗。③偶有过敏。

(六)禁忌证

对本品过敏者禁用。

(七)药物的相互作用

药物的相互作用如下:①碱性药物可使其失去活性。②因鱼精蛋白可延长胰岛素的作用,故应用胰岛素时应用本品应注意血糖的变化。③本药和青霉素及头孢菌素类有配伍禁忌。

(八)药物过量

使用本品不可过量,在短时间内用量不超过 100 mg,因本品是一弱抗凝药,可抑制凝血酶形成及其功能,过量可引起再度出血及其他不良反应。

六、凝血酶(Lyophilizing Thrombin Powder)

(一)剂型规格

冻干粉:100 U、200 U、500 U、1 000 U。

(二)适应证

用于手术中不易结扎的小血管止血、消化道出血及外伤出血等。

(三)用法用量

用法用量:①局部止血用灭菌氯化钠注射液溶解成 50～200 U/mL 的溶液喷雾或用本品干粉喷洒于创面。②消化道止血用生理盐水或温开水(不超 37 ℃)溶解成 10～100 U/mL 的溶液,口服或局部灌注,也可根据出血部位及程度增减浓度、次数。

(四)注意事项

注意事项:①本品严禁注射。如误入血管可导致血栓形成、局部坏死而危及生命。②本品必须直接与创面接触,才能起止血作用。③本品应新鲜配制使用。④用本药溶液治疗消化道出血时,必须事先中和胃酸,pH 大于 5 时才起效。⑤孕妇只在具有明显指征,病情必需时才能使用。

(五)不良反应

不良反应:①偶可致变态反应,应及时停药。②外科止血中应用本品有致低热反应的报道。

(六)禁忌证

对本品过敏者禁用。

(七)药物相互作用

药物相互作用如下:①本品遇酸、碱、重金属发生反应而降效。②为提高上消化道出血的止血效果,宜先服一定量制酸剂中和胃酸后口服本品,或同时静脉给予抑酸剂。③本品还可用磷酸盐缓冲液(pH7.6)或冷牛奶溶解。如用阿拉伯胶、明胶、果糖胶、蜂蜜等配制成乳胶状溶液,可提高凝血酶的止血效果,并可适当减少本品用量。

(古力巴旦木·艾则孜)

第四节　止　血　药

一、亚硫酸氢钠甲萘醌

(一)别名

维生素 K_3。

(二)作用与特点

维生素 K_3 为肝脏合成凝血酶原(因子 Ⅱ)的必需物质,还参与因子 Ⅶ、Ⅸ、Ⅹ 的合成。缺乏维生素 K_3 可致上述凝血因子合成障碍,影响凝血过程而引起出血。此时给予维生素 K_3 可达到止血作用。本品尚具镇痛作用。本品为水溶性,其吸收不依赖于胆汁。口服可直接吸收,也可肌内注射。吸收后随脂蛋白转运,在肝内被利用。肌内注射后 8～24 h 起效,但需数天才能使凝血酶原恢复至正常水平。

(三)适应证

止血。预防长期口服广谱抗生素类药物引起的维生素 K 缺乏症。胆石症、胆管蛔虫病引起的胆绞痛。大剂量用于解救杀鼠药"敌鼠钠"中毒。

(四)用法与用量

用法与用量:①止血,肌内注射,每次 2～4 mg,每天 4～8 mg。②防止新生儿出血,可在产前一周给孕妇肌内注射,每天 2～4 mg。③口服,每次 2～4 mg,每天 6～20 mg。④胆绞痛,肌内注射,每次8～16 mg。

(五)不良反应与注意事项

可致恶心、呕吐等胃肠道反应及肝损害。较大剂量可致新生儿、早产儿溶血性贫血、高胆红素血症及黄疸。在红细胞 6-磷酸脱氢酶缺乏症患者可诱发急性溶血性贫血。肝硬化或晚期肝病患者出血,使用本品无效。本品不宜长期大量应用。

(六)制剂与规格

制剂与规格如下:①注射液:2 mg,1 mL,4 mg,2 mL。②片剂:2 mg。

(七)医保类型及剂型

甲类:注射剂。

二、甲萘氢醌

(一)别名

维生素 K_4、乙酰甲萘醌。

(二)作用与特点

本品为化学合成的维生素,不论有无胆汁分泌,口服吸收均良好。主要参与肝脏凝血因子 Ⅱ、Ⅶ、Ⅸ、Ⅹ 的合成,催化这些凝血因子谷氨酸残基的 γ-羧化过程,使其具有生理活性产生止血作用。

（三）适应证

主要用于维生素 K 缺乏所致的出血；阻塞性黄疸、胆瘘、慢性腹泻等维生素 K 吸收或利用障碍者；长期口服广谱抗生素及新生儿出血；服用过量香豆素类抗凝药和水杨酸类所致的出血。

（四）用法与用量

口服：每次 2～4 mg，每天 6～12 mg，每天 3 次。

（五）制剂与规格

片剂：2 mg，4 mg。

（六）医保类型及剂型

甲类：口服常释剂。

三、氨甲苯酸

（一）别名

氨甲苯酸、对羧基苄胺、抗血纤溶芳酸。

（二）作用与特点

本品具有抗纤维蛋白溶解作用，其作用机制与氨基己酸相同，但其作用较之强 4～5 倍。口服易吸收，生物利用度为 70%。服后 3 h 血药浓度达峰值，静脉注射后，有效血浓度可维持 3～5 h。经肾排泄，$t_{1/2}$ 为 60 min。毒性较低，不易生成血栓。

（三）适应证

适用于纤维蛋白溶解过程亢进所致的出血，如肺、肝、胰、前列腺、甲状腺、肾上腺等手术时的异常出血，妇产科和产后出血以及肺结核咯血或痰中带血、血尿、前列腺肥大出血、上消化道出血等，对一般慢性渗血效果较显著，但对癌症出血以及创伤出血无止血作用。此外，尚可用于链激酶或尿激酶过量引起的出血。

（四）用法与用量

用法与用量：①静脉注射，每次 0.1～0.3 g，用 5% 葡萄糖注射液或 0.9% 氯化钠注射液 10～20 mL 稀释后缓慢注射，每天最大用量 0.6 g；儿童每次 0.1 g。②口服，每次 0.25～0.5 g，每天 3 次，每天最大量为 2 g。

（五）不良反应与注意事项

用量过大可促进血栓形成。对有血栓形成倾向或有血栓栓塞病史者禁用或慎用。一般不单独用于弥散性血管内凝血所继发的纤溶性出血，必要时，在肝素化的基础上应用以防止血栓的进一步形成。可致继发性肾盂和输尿管凝血，故血友病患者发生血尿时或肾功能不全者慎用。

（六）制剂与规格

注射液：0.05 g:5 mL，0.1 g:10 mL。片剂：0.125 g，0.25 g。

（七）医保类型及剂型

甲类：口服常释剂。

四、酚磺乙胺

（一）别名

止血敏、止血定、羟苯磺乙胺。

(二)作用与特点

能增加血液中血小板数量,增强其聚集性和黏附性,促使血小板释放凝血活性物质,缩短凝血时间,加速血块收缩。尚可增强毛细血管抵抗力,降低毛细血管通透性,减少血液渗出。止血作用迅速,静脉注射后 1 h 作用达峰值,作用维持 4～6 h。口服也易吸收。

(三)适应证

适用于预防和治疗外科手术出血过多,血小板减少性紫癜或过敏性紫癜以及其他原因引起的出血,如脑出血、胃肠道出血、泌尿道出血、眼底出血、皮肤出血等。

(四)用法与用量

(1)预防手术出血:术前 15～30 min 静脉注射或肌内注射,每次 0.25～0.5 g,必要时 2 h 后再注射 0.25 g,每天 0.5～1.5 g。

(2)治疗出血:成人口服,每次 0.5～1 g,每天 3 次;儿童每次 10 mg/kg,每天 3 次;肌内注射或静脉注射,也可与 5% 葡萄糖溶液或生理盐水混合静脉滴注,每次 0.25～0.75 g,每天 2～3 次。

(五)不良反应与注意事项

本品毒性低,但有报道静脉注射时可发生休克。

(六)制剂与规格

注射液:0.25 g∶2 mL;0.5 g∶5 mL;1 g∶5 mL。片剂:0.25 g、0.5 g。

(七)医保类型及剂型

乙类:注射剂。

五、抑肽酶

(一)别名

赫泰林。

(二)作用与特点

本品是一种广谱丝氨酸蛋白酶抑制药,它不仅与人胰蛋白酶、纤溶酶、血浆、组织激肽释放酶等游离酶形成可逆的酶抑制药复合物,而且可与已结合酶(如纤溶酶-链激酶复合物)相结合。抑肽酶轻微抑制人多形核细胞的中性溶酶体酶、弹性蛋白酶和组织蛋白酶 G,阻止胰腺在休克缺血时产生高毒性肽物质(心肌抑制因子)。本品静脉注射后,原形药物迅速分布于整个细胞外相,从而也使血药浓度速度降低($t_{1/2}$ 为 23 min)。本品在肾脏被溶酶体代谢成较短的肽或氨基酸,代谢物无生物活性。健康志愿者注射本品后 48 h 内,尿中以代谢物形式排出 25%～40%。

(三)适应证

治疗和预防需要抑制蛋白水解酶(如胰蛋白酶、纤维蛋白溶酶及血浆和组织中的血管舒缓素)的疾病。创伤后和手术出现的高纤维蛋白溶解亢进性出血,如体外循环心脏直视手术以后及妇产科手术与手术后肠粘连的预防。

(四)用法与用量

(1)产科出血:开始给 100 万 U,然后 20 万 U/h,静脉输注,至出血停止。

(2)体外循环心内直视手术:成人每次 300 万 U,儿童每次 150 万～200 万 U,在体外循环前,全量加入预充液中。

(五)不良反应与注意事项

对过敏体质的患者,推荐提前静脉给予 H_1-受体和 H_2-受体拮抗药。高剂量本品的体外循环患者,推荐 ACT 保持在 750 s 以上,或者用肝素-精氨分析系统控制肝素水平。妊娠和哺乳期妇女慎用。

(六)药物相互作用

本品对血栓溶解剂有剂量依赖性的抑制作用。勿与其他药物配伍,尤其应避免与 β-内酰胺类抗生素合用。

(七)制剂与规格

冻干粉剂:28 U,56 U,278 U。

六、凝血酶

(一)作用与特点

本品是从猪血提取、精制而得的凝血酶无菌制剂。能直接作用于血液中的纤维蛋白原,促使转变为纤维蛋白,加速血液的凝固,达到止血目的。本品还有促进上皮细胞的有丝分裂而加速创伤愈合的作用。

(二)适应证

可用于通常结扎止血困难的小血管、毛细血管以及实质性脏器出血的止血。用于外伤、手术、口腔、耳鼻喉、泌尿、妇产科以及消化道等部位的止血。

(三)用法与用量

(1)局部止血:用灭菌生理盐水溶解成含凝血酶 50~250 U/mL,喷雾或灌注于创面;或以明胶海绵、纱条黏附本品后贴敷于创面;也可直接撒布本品至创面。

(2)消化道止血:以溶液(10~100 U/mL)口服或灌注,每 1~6 h 1 次。根据出血部位和程度,可适当增减浓度及用药次数。

(四)不良反应与注意事项

本品严禁做血管内、肌内或皮下注射,否则可导致血栓、局部坏死,而危及生命。如果出现变态反应时,应立即停药。使用时要避免加温、酸、碱或重金属盐类,否则可使本品活力下降而失效。

(五)制剂与规格

冻干粉剂:每瓶为 500 U、1 000 U、4 000 U、8 000 U。

(六)医保类型及剂型

甲类:外用冻干粉。

七、三甘氨酰基赖氨酸加压素

(一)别名

可利新。

(二)作用与特点

本品是激素原,到达血液中后,它的三甘氨酰基会被体内酶切除而缓慢地释出血管升压素。它是一个可随着血液循环,并能以稳定速率释放出血管升压素的贮藏库。适当剂量可降低门静脉血压,但不会像血管升压素那样,对动脉血压产生明显的影响,同时也不会增加纤维蛋白的溶解作用。

（三）适应证

食管静脉曲张出血。

（四）用法与用量

初始剂量为 2 mg，缓慢静脉注射（超过 1 min），同时监测血压及心率。维持量 1～2 mg，每 4 h 静脉给药，延续 24～36 h，直至出血得到控制。

（五）不良反应与注意事项

本品的增压与抗利尿作用虽然较赖氨酸加压素及精氨酸加压素低，但高血压、心脏功能紊乱或肾功能不全者仍应慎用。孕妇不宜使用。

（六）制剂与规格

注射粉剂：1 mg。

八、硫酸鱼精蛋白

（一）别名

鱼精蛋白。

（二）作用与特点

本品能与肝素结合，使之失去抗凝血能力。

（三）适应证

用于肝素过量引起的出血，也可用于自发性出血，如咯血等。

（四）用法与用量

抗肝素过量：静脉注射，用量应与肝素相当，每次不超过 50 mg。抗自发性出血：静脉滴注，每天 5～8 mg/kg，分 2 次，间隔 6 h。每次以生理盐水 300～500 mL 稀释。连用不宜超过 3 d。

（五）不良反应与注意事项

个别患者可发生变态反应，表现为荨麻疹、血管神经性水肿等，对鱼过敏者禁用。本品注射宜缓慢。使用不可过量，清洗和消毒注射用器时勿用浓碱性物质。

（六）制剂与规格

注射液：50 mg∶5 mL，100 mg∶10 mL。

（七）医保类型及剂型

甲类：注射剂。

（古力巴旦木·艾则孜）

第五节　血浆与血容量扩充药

血容量扩充药是一类高分子化合物，能迅速提高血浆胶体渗透压而扩充血容量。临床主要用于大量失血或失血浆引起的血容量降低、休克等的抢救。临床常用药物为不同分子量的右旋糖酐、人血白蛋白等。

右旋糖酐系葡萄糖的聚合物，按相对分子量大小可分为中分子右旋糖酐（右旋糖酐 70，分子量约为 70 000）、低分子右旋糖酐（右旋糖酐 40，分子量约为 40 000）、小分子右旋糖酐（右旋糖酐 10,分子量约为 10 000)三种。

一、作用

(一)扩充血容量

右旋糖酐分子量较大,静脉滴注后不易渗出血管,提高血浆胶体渗透压,导致组织中水分大量进入血管内而产生扩充血容量作用。分子量越大扩容作用越强、维持时间越长。右旋糖酐 70维持 12 h,右旋糖酐 10 维持约 3 h。

(二)阻止红细胞和血小板聚集

右旋糖酐还能抑制红细胞和血小板聚集并使血浆稀释,从而产生抗凝血和改善微循环作用。分子量越小则该作用越强。

(三)渗透性利尿

右旋糖酐经肾排泄时提高肾小管内渗透压,水分重吸收减少,产生渗透性利尿作用。分子量越小作用越强。

二、临床应用

(一)防治低血容量性休克

临床主要应用右旋糖酐 70 和右旋糖酐 40 抢救急性失血、创伤和烧伤引起的低血容量休克。

(二)防治血栓性疾病

右旋糖酐 40 和右旋糖酐 10 可用于防治 DIC(弥散性血管内凝血)和血栓形成性疾病,如脑血栓形成、心肌梗死、血栓闭塞性脉管炎等。

(三)防治急性肾衰竭

应用其渗透性利尿作用,临床上用于防治急性肾衰竭。

三、不良反应和用药监护

(一)变态反应

少数患者用药后出现变态反应,严重者可导致过敏性休克。故首次用药应严密观察 5~10 min,发现症状,立即停药,及时抢救。

(二)凝血障碍

连续应用时,制剂中的少量大分子右旋糖酐可致凝血障碍和出血。

(三)其他

血小板减少症、出血性疾病和充血性心力衰竭患者禁用,肝、肾功能不良者慎用。

四、制剂和用法

(一)右旋糖酐 70

注射剂:6%溶液,100 mL、250 mL、500 mL(有含 5%葡萄糖或含 0.9%氯化钠两种)。每次500 mL,静脉滴注,每分钟 20~40 mL,1 d 最大量 1 000~1 500 mL。

(二)右旋糖酐 40

注射剂:6%溶液,100 mL、250 mL、500 mL(有含 5%葡萄糖或含 0.9%氯化钠两种)。每次250~500 mL,静脉滴注,1 d 不超过 1 000 mL。

（三）右旋糖酐 10

注射剂：30 g/500 mL、50 g/500 mL（有含 5％葡萄糖或含 0.9％氯化钠两种）。每次 100～1 000 mL，静脉滴注。

（古力巴旦木·艾则孜）

第六节　药物的不良反应

药物具有两重性，即治疗作用和不良反应。凡是患者用药后所产生的与用药目的无关或给患者带来痛苦的反应统称为药物不良反应（ADR）。药物的不良反应是药物固有的作用和机体相互作用的结果。药源性疾病是由药物引起的人体功能或结构的损害，并有临床过程的疾病。它既是医源性疾病的组成部分之一，又是药物不良反应的延伸。近年来，随着各类新药的不断涌现，不良反应和药源性疾病的发生率逐年上升，应当引起医务人员的高度重视。

一、药物不良反应的分类

（一）A 型不良反应（量变型异常）

A 型不良反应发生与药物的剂量有直接关系，并随剂量的增加而加重。一般可以预测，发生率高，死亡率低。例如，镇静催眠药对中枢神经系统的抑制性不良反应就属于 A 型不良反应。

（二）B 型不良反应（质变型异常）

B 型不良反应与药物剂量无关，分为药物异常性与患者异常性两种。药物异常性包括药物有效成分的降解产物、杂质、添加剂、脱色剂、增溶剂、稳定剂、赋形剂、防腐剂等所引起的异常作用；患者异常性包括高敏性体质、特异性遗传体质，如红细胞葡萄糖-6-磷酸脱氢酶（G-6-PD）缺乏所致的溶血性贫血等。此外，药物的变态反应、致癌作用和致畸作用也属于 B 型不良反应。其特点是发生率较低，但死亡率高，一般很难预测，常规的毒理学筛选难以发现。

二、药物不良反应的构成

（一）不良反应

不良反应是指药物在治疗剂量（或常用剂量）下出现的与用药目的无关的作用，一般为可恢复的功能性变化。如阿托品在治疗胃肠痉挛时，因抑制唾液腺分泌引起的口干和扩瞳引起的视力模糊就是不良反应。产生不良反应的药理学基础是药物的选择性低和作用广泛造成的。当一个药物的某种作用被用于治疗目的时，这个药物的其他作用就可能成为不良反应。

（二）毒性反应

毒性反应是指用药剂量过大或用药时间过长引起的严重功能紊乱或组织损伤。例如，链霉素引起的耳聋，抗癌药引起的骨髓抑制。个别患者对某种药物特别敏感也容易引起毒性反应。毒性反应在用药后短期内发生，即所谓急性毒性；也有可能在长期用药后逐渐产生，即所谓慢性毒性。此外，某些药物可能有致畸胎、致癌、致突变，即所谓"三致"作用，也称为特殊毒性。

（三）后遗效应

后遗效应是指停药后血浆药物浓度已经下降到治疗浓度以下，甚至药物已从体内完全消除，还残存的有害生物效应。后遗效应长短不一,短的只有数小时,如服用苯巴比妥催眠后第2天早晨发生的宿醉现象;也可能很长久,例如,长期应用糖皮质激素后,由于药物对腺垂体(垂体前叶)的负反馈抑制作用,使促肾上腺皮质激素(ACTH)分泌减少,因而皮质功能减退,一旦停药会发生肾上腺皮质功能不足,需要几个月甚至半年以上才能恢复。

(四)变态反应

变态反应是指一部分患者在接触某种药物后,机体对这种药物产生致敏,当再次使用这类药物时发生的异常免疫反应,也称变态反应。常见的变态反应的表现有皮疹、皮炎、发热、血管神经性水肿等,严重的有过敏性休克。这种反应一般与药物的剂量无关,个体差异也很大。如少数患者接触微量的青霉素就可能引起过敏性休克。

(五)特异质反应

特异质反应是指少数特异体质患者对某些药物反应特别敏感,反应性质也可能与常人不同,但与药物的固有药理作用基本一致,反应的严重程度与剂量成正比。这种特异质反应与遗传有关。例如,红细胞内先天性缺乏G-6-PD的患者在服用伯氨喹后容易发生急性溶血性贫血和高铁血红蛋白血症。

(六)停药反应

停药反应指患者长期用某种药物,致使机体对药物的作用已经适应,而一旦停用该药,就会使机体处于不适应状态,主要的表现是症状反跳,如长期服用可乐定降血压,突然停药后次日血压可能急剧升高。

(七)继发反应

继发反应是由于药物的治疗作用所引起的不良后果,又称为治疗矛盾。如广谱抗生素可引起菌群失调而致某些维生素缺乏,进而引起出血和二重感染;免疫抑制药降低机体的抵抗力也可致二重感染。

三、药物不良反应的发生机制

(一)A型不良反应

1.药动学原因

(1)药物的吸收:非脂溶性药物口服后吸收不完全,个体差异很大。例如,胍乙啶治疗高血压时的剂量可从10～100 mg/d,但吸收率为3％～27％。如果用药不当,则可引起A型不良反应。

虽然药物进入体循环的量与给药剂量有关,但在口服给药时,也受其他许多因素的影响,如药物的制剂、胃肠内容物、胃肠道蠕动、胃肠道黏膜吸收能力及首关消除等。

(2)药物的分布:药物在体循环中分布的量和范围取决于局部组织的血流量和药物透过细胞膜的难易。心排血量对药物的区域分布和组织灌注速率起主要作用。经肝代谢的药物,如利多卡因主要受肝血流量的影响,当心力衰竭肝血流量减少时,利多卡因的消除速率降低,血浆半衰期延长,容易引起A型不良反应。

(3)与大分子结合:多数药物吸收入血后与血浆蛋白结合,其结合率多少,对药效及不良反应均有显著影响。药物如与血浆蛋白结合减少或机体缺乏清蛋白时,游离药物浓度增高,使药效增强,可产生A型不良反应。

药物与组织结合也是引起A型不良反应的原因之一。如四环素和新形成的骨螯合,产生四环素-钙正磷酸盐络合物,在新生儿可引起骨生长抑制及幼儿牙齿变色和畸形。又如氯喹对黑色素具有高度亲和力,因此,药物高浓度的蓄积在黑色素的眼组织中易引起视网膜变性。

(4)药物的生物转化:外源性的化合物主要在肝脏内进行生物转化。药物在人体生物转化分2个阶段,先进行氧化、还原或水解过程,然后再进行结合反应,主要为葡萄糖醛酸化、乙酰化及甲基化等。氧化反应是体内重要的代谢反应,主要是在肝细胞内质网中经肝细胞微粒体氧化酶进行。药物氧化的速率主要取决于基因遗传,因此有很大的个体差异。如每天给予苯妥英钠300 mg,血药浓度范围为4~40 mg/L,当血药浓度超过20 mg/L时,即可产生运动失调、眼球震颤等 A 型不良反应。

有些肝药酶诱导剂可使另一些药物代谢加速,如巴比妥类催眠药与抗凝剂双香豆素合用可使后者抗凝作用减弱或消失。在临床上,为达到和维持疗效必须加大双香豆素的剂量。一旦停用苯巴比妥时,双香豆素的血药浓度即升高,从而产生 A 型不良反应。相反,一些肝药酶抑制剂,可使另一些药物代谢减慢,如氯霉素通过酶抑制作用延缓苯妥英钠的代谢,使苯妥英钠的血药浓度升高 4~5 倍而产生 A 型不良反应。

酒精和单胺类药物主要经肝微粒体由单胺氧化酶氧化而代谢。单胺氧化酶抑制剂可抑制上述药物的氧化作用,从而使在肝内由单胺氧化酶进行代谢的药物蓄积而产生 A 型不良反应。

乙酰化是磺胺类、异烟肼、普鲁卡因胺和肼屈嗪等许多药物的主要代谢途径。乙酰化有快代谢型和慢代谢型两种,主要由遗传因子控制,黄种人快代谢型较多,白种人慢代谢型较多。慢代谢型者如长期服用异烟肼,在约23%的患者中会引起多发性外周神经炎等 A 型不良反应。异烟肼的肝损害作用,也与乙酰化快慢有关,肝损害的80%以上发生在快代谢型者。

(5)肾排泄:婴儿、老人、低血容量休克和肾功能不全患者,由于肾小球滤过率减少,主要经肾消除的药物或其代谢物的排泄变慢,血浆半衰期延长,易产生 A 型不良反应,尤以地高辛、氨基糖苷类抗生素和多黏菌素 E 的毒性较大,要特别注意。

有些药物可经肾小管分泌而排出,如果 2 种药物分泌机制相同,则两药合用可发生竞争性抑制,其中一药可延缓另一药物的排泄,而使血药浓度增加,药效增强,导致 A 型不良反应发生。

2.靶器官的敏感性增强

许多药物不良反应属药动学原因,但也有一些是由于靶器官敏感性增强所致。如神经递质、激素和某些维生素等许多药物是通过与受体结合而发挥药理作用。受体的数目和敏感性有个体差异,而且也可受其他药物的影响。例如,乙诺酮本身并无抗凝作用,但如果与抗凝药华法林合用,前者可增加华法林对肝受体部位的亲和力,使华法林的抗凝作用明显增强而引起 A 型不良反应。

(二)B 型不良反应

这是一类与药物原有药理作用无关的异常反应,包括药物异常性和患者异常性两种类型。

1.药物异常性

包括药物有效成分的分解产物,药物的添加剂、稳定剂、增溶剂、着色剂等赋形剂以及化学合成过程中产生的杂质所引起的反应。如四环素贮存在温暖条件下可降解,形成一种棕色黏性物而引起范科尼综合征(Fanconi Syndrome)。由于药物赋形剂而引起的不良反应,已越来越受到人们的关注和重视。

2.患者异常性

因为患者异常引起的 B 型药物不良反应主要与患者特异性遗传素质有关,如红细胞缺乏 G-6-PD 所引起的溶血性贫血、遗传性高铁血红蛋白症、恶性高热、血紫质病。氯霉素引起的再生障碍性贫血以及避孕药甲羟孕酮、甲地孕酮引起的胆汁淤积性黄疸等。

患者异常引起的 B 型不良反应也涉及免疫学、致癌及致畸胎等方面。

(1)免疫学原因:大多数药物变态反应为 B 型不良反应,包括Ⅰ型(速发型或过敏性休克型)、Ⅱ型(溶细胞型或细胞毒型)、Ⅲ型(免疫复合物型)及Ⅳ型(迟发型)反应。变态反应为抗原抗体反应。有些药物或其代谢产物为半抗原,与体内的蛋白质、多糖或氨基酸结合后可成为全抗原而产生抗体。例如,青霉素G 及其降解产物青霉烯酸与蛋白质结合后可成为全抗原,再使用青霉素 G 可引起变态反应。

(2)致癌作用:虽然对不少可能致癌的药物难以做出评价,但近年来报道一些药物确实与人体的致癌作用有关,如肾脏患者常服用复方阿司匹林片(APC)等解热镇痛药,致肾盂癌及膀胱癌的发病率远高于一般人。

(3)致畸作用:动物实验证明不少药物有致畸胎作用,但在人体未必如此,由于反应停数以万计致畸的悲痛教训,因此,认为用于人体的药物须特别慎重。一般在妊娠头 3 个月,胎儿各器官正处在发育关键时期,对药物十分敏感。由于药物影响正常的细胞分裂,容易致畸,故在此期用药应非常谨慎小心,尽量少用或不用为好。

四、药物不良反应的监测

鉴于药物不良反应的严重性,许多发达国家从 20 世纪 60 年代开始先后开展了药物不良反应监测工作。我国卫生部于 1988 年在北京、上海两地进行了药物不良反应监测工作的试点,并在全国范围内逐步扩大。1989 年正式成立国家药物不良反应监测中心。1997 年 10 月,我国成为 WHO 国际药物监测合作计划参加国的正式成员。由于这项工作在我国开始较晚,广大医务人员对开展药物不良反应监测的重要性和必要性尚缺乏认识,对如何开展监测工作也不太清楚。

(一)药物不良反应监测方法

目前,常用的药物不良反应监测方法有自发呈报、医院集中监测、记录联结和记录应用等。

1.自发呈报系统

自发呈报系统分为正式和非正式自发呈报两种形式。前者是指国家或地区设有专门的药物不良反应登记处,成立有关药物不良反应的专门委员会或监测中心,以收集、整理、分析自发呈报的药物不良反应资料,并将不良反应信息及时反馈给监测报告单位以保障用药安全。目前,WHO 国际药物监测合作中心的成员国大多采用这种方法。非正式自发呈报无正式登记处,也不设监测中心等组织,大多由医师发现可疑的药物不良反应后向医药商或医药期刊投稿。

自发呈报系统的优点是监测覆盖面大,监测范围广,时间长,简单易行。药物上市后自然地加入被监测行列,且没有时间限制,可以及早形成假说,使药物不良反应得到早期警告。缺点是存在资料偏差和漏报现象。

2.集中监测系统

在一定时间(如数月、数年)、一定范围(某一地区、几家医院或几个病房)内根据研究的目的详细记录药物和药物不良反应的发生情况,即集中监测。根据监测对象不同可分为住院患者和门诊患者监测。根据研究的目的又可分为患者源性和药物源性监测;前者是以患者为线索,了解用药及药物不良反应情况,后者是以药物为线索对某一种或几种药物的不良反应的监测。我国集中监测系统采用重点医院监测和重点药物监测系统相结合。

集中监测系统通过对资料的收集和整理,可以对药物不良反应全貌有所了解,如药物不良反应出现的缓急、轻重程度,不良反应出现的部位、持续时间,是否因不良反应而停药,是否延长住院期限,各种药物引起的不良反应发生率及转归等。

3.记录联结

记录联结是指通过独特方式把各种信息联结起来,可能会发现与药物有关的事件。通过分析提示药物与疾病间和其他异常行为之间的关系,从而发现某些药物的不良反应。如通过研究发现安定类药与交通事故之间存在相关性,证实安定类药有嗜睡、精力不集中的不良反应,建议驾驶员、机械操作者慎用。

记录联结的优点是监测大量的人群,有可能研究不常用的药物和不常见的不良反应。可以计算不良反应发生率,能避免回忆和访视时的主观偏差,能发现延迟性不良反应。缺点是需要依赖其他已成熟的系统,专门建立系统,则费用昂贵。

4.记录应用

记录应用是在一定范围内通过记录使用研究药物的每个患者的所有有关资料,以提供没有偏性的抽样人群,从而了解药物不良反应在不同人群的发生情况,计算药物不良反应发生率,寻找药物不良反应的易发因素。根据研究的内容不同,记录应用规模可大可小。

(二)监测报告系统

各国情况不同,监测系统各不相同。我国药物不良反应监测报告工作由国家药品监督管理局主管。监测报告系统由国家药物不良反应监测中心和专家咨询委员会、省市级中心监测报告单位组成。

(三)报告程序

药物不良反应监测报告实行逐级定期报告制度。严重或罕见的药物不良反应须随时报告,必要时可以越级报告,最迟不超过15个工作日。

药品生产、经营、使用的单位和个人发现可疑的药物不良反应病例时,需进行详细记录、调查,并按要求填写报表、向辖区药物不良反应监测中心报告。

我国目前医院报告药物不良反应一般是由医师或临床药师填写报告表,交临床药学室,该室对收集的报告表进行整理、加工,对疑难病例由医院药物不良反应监测组分析评定,然后全部上报辖区药物不良反应监测中心,并将收集到的不良反应报告上报国家药物不良反应监测中心。国家中心再将有关报告上报WHO药物监测合作中心。

WHO药物监测合作中心要求各成员国每3个月以报告卡或磁盘方式向中心报告所收集到的不良反应。WHO药物监测合作中心将报告汇总分类后定期向各成员国反馈不良反应信息资料。

(四)不良反应报告范围

(1)有关新药任何可疑的不良反应。

(2)有明显影响患者治疗的可疑药物不良反应,包括:①可引起患者死亡或危及生命的可疑不良反应。②可导致患者住院或延长住院期或导致明显丧失劳动力的可疑不良反应。③可导致增加住院费用或调查费用的可疑不良反应。④可引起少见的或尚未见到报道的可疑不良反应。⑤妇女妊娠期服用药物而引起畸胎的详细情况。

(3)可疑的药物相互作用。

（古力巴旦木·艾则孜）

第四章
血液内科疾病的常用诊断技术

第一节　骨髓穿刺术与骨髓活检术

一、骨髓穿刺术

骨髓穿刺术简称骨穿,是采取骨髓液的一种常用临床技术。临床上骨髓穿刺液主要用于检查骨髓细胞增生程度和细胞组成及其形态学变化,也可用于细胞遗传学检查(染色体)、造血干细胞培养、寄生虫和细菌学检查等以助临床诊断、观察疗效和判断预后,还可为骨髓移植提供骨髓。骨髓穿刺术是作为一名临床医师必须掌握的一种临床技能,特别是血液科专科医师更应熟练掌握。

(一)骨穿的适应证

(1)各类血液病的诊断和全身肿瘤性疾病是否有骨髓侵犯或转移。

(2)原因不明的肝、脾、淋巴结肿大及某些发热原因未明者。

(3)某些传染病或寄生虫病需要骨髓细菌培养或涂片寻找病原体,如伤寒杆菌的骨髓培养及涂片寻找疟原虫和利朵小体。

(4)诊断某些代谢性疾病,如弋谢(Gaucher)病,只有从骨髓中找到 Gaucher 细胞,才能最后确定诊断。

(5)观察血液病及其他骨髓侵犯疾病的治疗反应和判断预后。

(6)为骨髓移植提供足量的骨髓。

(二)骨穿的禁忌证

血友病及有严重凝血功能障碍者,当骨髓检查并非唯一确诊手段时,则不宜进行此种检查,以免引起局部严重迟发性出血。而严重血小板计数减少并非禁忌证,即使血小板低于 $10 \times 10^9 / L$,只是在穿刺结束后应多加压一会儿。

(三)骨穿前的准备

(1)怀疑有凝血功能障碍者,在骨穿前应进行凝血功能方面的检查,以决定是否适合做此项检查。

(2)这是一种有创性检查,虽然一般不会有什么危险,患者也不会有太大痛苦,但在做骨穿前还是应向患者或其家属说明骨穿的意义、过程及可能出现或应注意的问题,如可能会有些疼痛、穿刺后 3 d 内不要洗澡等,有的还要让患者或其家属签字。

(3)准备无菌消毒骨穿包一个(包括骨穿针 1 个,无菌盘 1 个,镊子 1 把,孔巾 1 个,无菌抗凝管 1～2 个,纱布 2 块,棉球若干),无菌手套 1 副,一次性注射器 2 个(5 mL 和 10 mL 各 1 个),消毒液(2％碘酊和 75％乙醇,或 0.5％聚维酮碘溶液),干净玻片 6～8 张和 1 张好的推片。

(四)骨穿的部位和体位

临床上供骨穿的部位有以下 4 个,应根据不同情况进行选择。

1.髂后上棘穿刺点

髂后上棘穿刺点位于 L_5 和 S_1 水平旁开约 3 cm 处一圆钝的突起处,此处骨髓腔大,骨髓量多,穿刺容易成功,而且安全,患者也看不到,减少了恐惧感,是最常用的穿刺点,特别是为骨髓移植提供大量骨髓时,常首先将此部位作为穿刺点。穿刺时患者取俯卧位或侧卧位。

2.髂前上棘穿刺点

髂前上棘穿刺点位于髂前上棘后 1～2 cm 较平的骨面,此处易于固定,操作方便,无危险性,但骨髓成分次于髂后上棘,也不如髂后上棘容易成功。穿刺时患者取仰卧位。

3.胸骨穿刺点

胸骨穿刺点位于第 2 肋间隙胸骨体的中线部位,此处骨髓液含量丰富,当其他部位穿刺失败或仍不能明确诊断时,需做胸骨穿刺。但胸骨较薄(胸骨外板厚仅 1.33 mm,髓腔 7.5 mm),其后方为大血管和心房,穿通胸骨会发生意外。穿刺时患者取仰卧位。

4.腰椎棘突穿刺点

腰椎棘突穿刺点位于腰椎棘突突出处,此处骨髓成分好,但穿刺难度较大,不常用。穿刺时患者取坐位或侧卧位。

(五)骨穿的步骤和方法

1.选择骨穿部位和体位

选择骨穿部位和体位见上,初次操作者为保证成功,可用甲紫做一标志。

2.消毒和麻醉

先打开无菌消毒穿刺包,戴上无菌手套后,常规消毒局部皮肤,以定位穿刺点为中心,先用 2％碘酊消毒一遍,消毒半径约 10 cm,等待 1 min 干燥后,再用 75％乙醇以同样方式消毒 2 遍,也可单用 0.5％聚维酮碘溶液同样消毒两遍,铺无菌孔巾。操作者也可以先用棉棍消毒后,再戴上无菌手套,铺无菌孔巾。然后自皮肤至骨膜以 2％利多卡因做局部麻醉,要求以定位穿刺点为中心,对骨膜进行多点麻醉,以达到麻醉一个面,而非一个点,这样可防止因穿刺点与麻醉点不完全相符而引起的疼痛。在每次推注利多卡因时,一定要先进行抽吸无回血,证明针头确实不在血管内时,方可推注利多卡因,以免因其入血液循环而引起心律失常等严重不良反应。

3.固定穿刺针长度

将骨穿针的固定器固定在适当的长度上,胸骨穿刺和棘突穿刺时一般固定在距针尖约 1 cm 处,髂后和髂前上棘穿刺时一般固定在距针尖 1.5 cm 处。

4.穿刺

髂后和髂前上棘穿刺时,操作者左手拇指和示指固定穿刺部位,右手持骨穿针与骨面呈垂直方向刺入,当穿刺针针尖接触骨面时,则沿骨穿针的针体长轴左右旋转穿刺针,以缓慢钻刺骨质并向前推进,当突然感到穿刺阻力消失,即有突破感且穿刺针已固定在骨内时,表示穿刺针已进入骨髓腔内。

胸骨穿刺时,操作者左手拇指和示指固定穿刺部位,右手持骨穿针,将针头斜面朝向髓腔,针尖指向患者头部与骨面成 30°～40°角,缓慢左右旋转骨穿针刺入 0.5～1.0 cm,骨穿针固定在骨内即可,一般无突然感到穿刺阻力消失的突破感。

腰椎棘突穿刺时,操作者左手拇指和示指固定穿刺部位,右手持骨穿针与骨面呈垂直方向刺入,缓慢左右旋转骨穿针刺入 0.5～1.0 cm,骨穿针固定在骨内即可,一般也无突然感到穿刺阻力消失的突破感。

5.抽取骨髓液

拔出穿刺针针芯,放于无菌盘内,接上干燥的 10 mL 注射器,用适当的力量迅速抽取骨髓液 0.1～0.2 mL,即注射器针栓部分见到骨髓液即可,若用力过猛抽取,则易致骨髓液抽取过多,导致骨髓液稀释。抽取骨髓液时患者会感到一种程度不同的锐痛。

若未能抽出骨髓液,则可能是穿刺的深度或方向不合适,或穿刺针的针尖堵在骨质上,或可能是穿刺针针腔被皮肤和皮下组织块堵塞,此时应重新插上针芯,稍加旋转或再钻入少许或退出少许,拔出针芯,如见针芯带有血迹时,重新接上注射器再行抽吸,即可取得骨髓液。若仍抽不出骨髓成分或仅吸出少许稀薄血液,则称为干抽,这可能是由于操作者技术不过硬,或由于骨髓纤维化,或由于骨髓成分太多、太黏稠等。若属于操作者技术不过硬,应改换技术操作熟练者,或更换其他部位再穿。若属于后面原因,则应更换骨髓活检方法。

6.制片和抽取其他用途骨髓液

取下注射器,插入针芯,将抽取的骨髓液迅速滴于载玻片上,由助手用推片粘取少许骨髓液快速涂片 6～8 张(具体制片数量视需要而定)。如果需要做骨髓液的其他检查时,应在留取骨髓液涂片标本后,再抽取需要量的骨髓液用于骨髓干细胞培养、染色体和融合基因检测、骨髓细胞流式细胞术检查及骨髓液细菌培养等。

7.操作结束,胶布固定

抽取骨髓液结束,操作者左手取无菌纱布放于骨穿处,右手将穿刺针拔出,随即将纱布盖住针孔,按压 1～3 min(具体时间视出血情况而定),用胶布固定。

(六)骨穿成功的标志

(1)按照骨穿技术常规操作,顺利完成骨穿刺。

(2)抽取骨髓液时患者有短暂锐痛。

(3)骨髓液中可见淡黄色骨髓小粒。

(4)骨髓涂片中杆状核与分叶核细胞的比例大于血片中杆状核与分叶核细胞的比例。

(5)骨髓涂片中可见巨核细胞、浆细胞和网状细胞等骨髓特有的细胞。

(七)骨髓制片要求

(1)制片用的玻片要干净,推片的边要齐整。

(2)制出的涂片要有头、体、尾 3 个部分,而且涂片要均匀一致。

(3)涂片的厚薄要适宜,若估计骨髓细胞增生极度活跃时,制片要薄;若估计骨髓细胞增生低下或重度低下时,制片要厚。以下因素与制片的厚薄相关。①黏取骨髓液的量:量多则制片厚,量少则制片薄。②推片与玻片间的角度:角度越大则制片越厚,而角度越小则制片越薄。③推片推进的速度:推片推进的速度越快则制片越厚,推片推进的速度越慢则制片越薄。

(4)当骨髓液抽取过多可能有稀释时,为尽量减少稀释,制片时可采取以下措施。①将骨髓液迅速滴于倾斜载玻片的上方,任其稀释的血液下流,用上方的骨髓制片。②将骨髓液迅速滴于水平放置的载玻片上,迅速用注射器回吸过多稀释的血液,再用剩余的骨髓液制片。

(八)骨穿注意事项

(1)做好骨穿前的一切准备工作,有禁忌证者不宜进行此种检查。

(2)注射器和骨穿针必须干燥,以免发生溶血。

(3)胸骨穿刺不要用力过猛或穿刺过深,以防穿透胸骨内侧骨板伤及心脏和大血管,发生意外。

(4)骨穿针针头进入骨质后,不要摆动过大;穿刺过程中,如果感到骨质坚硬,难以达到骨髓腔时,不可强行进针。这些均是为了防止穿刺针被折断。

(5)如果做骨髓细胞学检查时,抽取的骨髓液量一定不要多;如果需要做骨髓液的其他检查时,一定要在留取骨髓液涂片标本后,再抽取需要量的骨髓液用于其他检查。否则会因骨髓稀释而影响骨髓增生程度的判断、细胞计数及分类结果。

(6)避免反复抽吸,若需要反复抽吸时,应及时插入针芯,以免针腔被堵或骨髓液流出。

(7)当骨穿出现干抽现象时,可在负压下将穿刺针与注射器一起拔出,此时可获少许骨髓液供涂片用。

(8)骨髓液抽出后应立即涂片,否则会很快发生凝固,影响涂片和分类。

(9)应严格按上述骨髓制片要求涂片,以保证实验室对骨髓进行全面分析。

(10)送检骨髓液涂片时,若需要检查骨髓细胞外铁时,一定要把承载骨髓液的载玻片(又称母片)同时送检。为了便于与外周血细胞比较,应同时附送2～3张血涂片。

(九)骨穿的临床意义及评价

1.骨穿的临床意义

(1)为血常规异常的血液系统疾病提供不同的诊断依据,可有以下几种情况:①肯定诊断,通过骨穿可确定诊断,如各种白血病等。②符合性诊断,骨穿结果可符合临床诊断,如原发性血小板减少性紫癜、再生障碍性贫血和巨幼细胞贫血等。③提示性诊断,骨穿结果可为临床诊断提供线索,如骨髓红系增生明显活跃,出现多染或破碎红细胞等,可提示溶血性贫血。④除外性诊断,如恶性淋巴瘤和其他恶性肿瘤等可通过骨穿除外骨髓侵犯。

(2)用于血液病的疗效观察,如急性白血病是否完全缓解,再生障碍性贫血的骨髓是否恢复正常等。

(3)为某些细菌和原虫性传染病及某些代谢性疾病提供诊断依据。

2.对骨穿的评价

骨穿是了解骨髓功能情况必不可少的检查方法。在许多病理情况下,血常规并不能反映造血的真实情况。往往血常规表现相同,而骨髓造血却截然不同,如血常规表现都是三系(即红细胞、白细胞和血小板)减少,而骨穿结果却迥然不同,可能是疗效满意的巨幼细胞贫血,也可能是难以治疗的再生障碍性贫血和阵发性睡眠性血红蛋白尿或者是易转化为急性白血病的骨髓增生异常综合征,也可能是预后差的急性非白血病性白血病,因而骨穿是非常必要和极其重要的临床检查。但骨穿只能抽出某一局部的一点点骨髓成分,所以有时往往不能反映骨髓造血的全貌。比如,再生障碍性贫血,有时可有灶性造血,若骨穿部位刚好在造血岛上,可能会因骨髓造血活跃而误诊。又如,多发性骨髓瘤患者骨髓中的浆细胞(即骨髓瘤细胞)是呈瘤性分布,若骨穿部位刚好在骨髓瘤上,则浆细胞会特别多,若刚好在瘤以外的部位,则浆细胞可能较少,这样单看一次骨穿结果可能会影响其诊断和判断治疗效果,因此当临床上出现骨穿的结果与病情不相符时,常需要多部位穿刺。此外,骨穿结果受技术因素影响很大,技术不熟练,取材常不满意。比如,一原发性血小板减少性紫癜的患者,应该是骨髓中巨核细胞数正常或增加,但可因操作者技术不过硬、取材不满意,数次取不出巨核细胞而造成诊断的困难。当然有时确有干抽情况,会导致骨穿失败。另外,制片、染色和阅片技术的高低也会影响骨穿的结果。所以对骨穿的结果应进行全面分析,必要时可重复穿刺检查或做骨髓活检。

二、骨髓活检术

骨髓活检术的全称是骨髓活体组织检查术,是用针刺的方法抽取骨髓活体组织进行病理学检查的一种临床常用诊断技术。骨髓活检术需要用骨髓活检针,骨髓活检针包括针管(内径为 2 mm)、针座、接柱(长为 1.5 cm 和 2.0 cm 各 1 个)和具有内芯的手柄四部分。

(一)骨髓活检的适应证

(1)多次骨穿抽取骨髓液失败或取材不良,特别是骨髓干抽者。

(2)骨髓增生性疾病,特别是骨髓纤维化的诊断。

(3)骨髓增生异常综合征的诊断及其与再生障碍性贫血的鉴别诊断。

(4)血液系统性肿瘤,如恶性淋巴瘤、急性白血病、多发性骨髓瘤等诊断困难时。

(5)全身恶性肿瘤的骨髓转移者。

(二)骨髓活检的禁忌证

血友病及有严重凝血功能障碍者,当骨髓活检并非唯一确诊手段时,则不宜进行此种检查,以免引起局部严重迟发性出血。而严重血小板计数减少并非禁忌证,即使血小板低于 $10 \times 10^9/L$,只是在活检结束后应多加压一会儿。

(三)骨髓活检的术前准备

(1)怀疑有凝血功能障碍者,在骨髓活检前应做凝血功能方面的检查,以决定是否适合做此种检查。

(2)这是一种有创性检查,虽然一般不会有什么危险,患者也不会有太大痛苦,但在做骨髓活检前还是应向患者或其家属说明活检的意义、过程及可能出现或应注意的问题,如可能会有些疼痛、活检后 3 d 内不要洗澡等,有的还要让患者或家属签字。

(3)准备无菌消毒骨髓活检包 1 个(包括骨髓活检针 1 套,无菌盘 1 个,镊子 1 把,孔巾 1 个,纱布 2 块,棉球若干),无菌手套 1 副,5 mL 一次性注射器 1 个,消毒液(2%碘酊和 75%乙醇,或 0.5%聚维酮碘溶液),装有 10%甲醛固定液 3~4 mL(适于石蜡包埋法标本的制备)或内装 Bouin 固定液 3~4 mL(做塑料包埋常规染色用)或其他固定液的小瓶及数张干净玻片备用,填好骨髓活检申请单。

(四)骨髓活检的部位和体位

临床上供骨髓活检的部位只有如下 2 个,因为胸骨和腰椎棘突的骨髓腔太小,特别是胸骨又具有一定的危险性,所以这两个部位绝对不适于进行骨髓活检。

1.髂后上棘

髂后上棘位于 L_5 和 S_1 水平旁开约 3 cm 处一圆钝的突起处,此处骨髓腔大,骨髓量多,操作容易成功,而且安全,患者也看不到,减少了恐惧感,是最常用的骨髓活检部位。骨髓活检时患者取俯卧位或侧卧位。

2.髂前上棘

髂前上棘位于髂前上棘后 1～2 cm 较平的骨面,此处易于固定,操作方便,无危险性,但骨髓成分次于髂后上棘。骨髓活检时患者取仰卧位。

(五)骨髓活检的步骤和方法

1.选择骨髓活检的部位和体位

选择骨髓活检的部位和体位见上,初次操作者为保证成功,可用甲紫做一标志。

2.消毒和麻醉

先打开无菌消毒骨髓活检包,戴上无菌手套后,常规消毒局部皮肤,以定位的骨髓活检部位为中心,先用 2% 碘酊消毒一遍,消毒半径约为 10 cm,等待 1 min 干燥后,再用 75% 乙醇以同样方式消毒两遍,也可单用 0.5% 聚维酮碘溶液同样消毒两遍,铺无菌孔巾。操作者也可以先用棉棍消毒后,再戴上无菌手套,铺无菌孔巾。然后自皮肤至骨膜以 2% 利多卡因做局部麻醉,要求以定位穿刺点为中心,对骨膜进行多点麻醉,以达到麻醉一个面,而非一个点,这样可防止因活检时穿刺点与麻醉点不完全相符而引起的疼痛。在每次推注利多卡因时,一定要先进行抽吸无回血,证明针头确实不在血管内时,方可推注利多卡因,以免因其入血液循环而引起心律失常等严重不良反应。

3.穿刺活检

操作者首先将具有内芯的手柄插入针座和针管中,然后操作者左手拇指和示指固定活检部位,右手持骨髓活检针的手柄与骨面呈垂直方向以顺时针方向旋转进针至一定深度,活检针能固定不倒即可,握住手柄拔出针芯,在针座后端连接 1.5 或 2.0 cm(视所取骨髓活检块的长短而定)的接柱,再插入针芯,继续按顺时针方向进针,进针深度与接柱长度相同,即 1.5 cm 的接柱进针 1.5 cm,2.0 cm 的接柱进针 2.0 cm,达到要求的深度后,再转动针管 360°角,针管前端的沟槽即可将骨髓组织断离。

4.操作结束,胶布固定

操作者左手取无菌纱布放于活检处,右手将活检针按顺时针方向缓慢退出体外,随即将纱布盖住针孔,按压 1～3 min(具体时间视出血情况而定),用胶布固定。

5.收取和固定骨髓组织

活检针按顺时针方向缓慢退出体外后,拔出针芯,取下接柱,再缓慢轻轻插入针芯,即可推出一块直径为 2 mm、长为 1.5～2.0 cm 的圆柱形骨髓组织,直接放入 10% 甲醛或 Bouin 固定液中送病理科检查。也可根据实验室检查的要求换用其固定液或不放固定液而直接提抽 DNA。

(六)骨髓活检的注意事项

(1)做好骨髓活检术前的一切准备工作,有禁忌证者不宜进行此种检查。

(2)因为胸骨和腰椎棘突的骨髓腔太小,特别是胸骨又具有一定的危险性,所以这两个部位绝对不适于进行骨髓活检。

(3)开始进针不宜过深,使活检针能固定不倒即可,否则不易取得满意的骨髓组织。

(4)进针与退针时不宜反复旋转,应保持顺时针方向,以保证骨髓组织块的完整性和活检的成功。

(5)由于骨髓活检针的内径较大,抽取骨髓液的量难以控制,所以一般不用于抽取骨髓液做涂片检查;临床也应避免用一个活检针同时完成骨髓液抽取和骨髓活检,这样可能两种检查结果都不会太满意。

(6)若由于骨髓干抽而进行骨髓活检时,在取出骨髓活检组织块时,可先将圆柱形骨髓组织块在干净的玻片上滚动,以制备出一张可供细胞学检查的骨髓片送血液病实验室检查,有时会弥补因干抽而无骨髓片的问题。然后再将骨髓组织块放入固定液中送病理科检查。

(七)骨髓活检的临床意义及评价

1.骨髓活检的临床意义

(1)为骨髓纤维化症的确诊提供病理依据。

(2)为血液系统恶性肿瘤及其他系统恶性肿瘤的骨髓转移或侵犯提供病理依据。

(3)为某些血液病的诊断提供辅助的病理依据,如骨髓增生异常综合征时见到前体细胞异常定位(ALIP)则有助于诊断。

2.对骨髓活检的评价

骨髓活检是骨穿检查的有力补充和发展,特别是当骨髓干抽或穿刺失败时,成为了解骨髓功能情况的唯一检查方法。此外,骨髓活检是原封不动地把骨髓组织完整地搬至体外,因此不仅更能真实地展示各类骨髓细胞的分布情况和增生程度,还能观察骨小梁、血管、脂肪和结缔组织基质间的解剖关系,从而能更好地知晓骨髓组织病理学的全貌,这也优于骨穿检查。由于该项技术带给患者的痛苦不大,而且容易掌握,相信随着标本制作方法和技术的不断改进及阅片技术的提高,其临床应用的范围也会不断扩大。但在临床上若不遵循正规的穿刺步骤和方法进行操作,也常会有取材不满意的情况发生,而且目前病理科常用的苏木精和伊红(HE)染色对细胞形态的观察远不如血液科的瑞氏染色清楚,若病理科医师的经验不足,也会影响结果的判断。

（许　蕾）

第二节　腰椎穿刺术与鞘内注射

一、腰椎穿刺术

腰椎穿刺术简称腰穿,是一种检测脑脊液压力和性质及鞘内注射药物的常用诊疗技术。对颅内感染、出血、颅内原发肿瘤及全身恶性肿瘤的颅内侵犯或转移具有诊断意义,通过腰穿还可以测定颅内压力,了解蛛网膜下腔是否阻塞及通过腰穿向椎管内注射药物等。

(一)腰穿的适应证

(1)颅内原发肿瘤的诊断及了解全身恶性肿瘤有无颅内侵犯或转移(包括中枢神经系统白血病及淋巴瘤和多发性骨髓瘤的颅内侵犯)。

(2)中枢神经系统感染的诊断,如化脓性脑膜炎、脑膜结核、隐球菌性脑膜炎和脑炎等。

(3)了解有无蛛网膜下腔阻塞。而对于蛛网膜下腔出血,因 CT 常能明确诊断,一般可免除腰穿,若临床仍怀疑诊断,应行腰穿帮助鉴别。

(4)观察有关中枢神经系统疾病及其他骨髓侵犯疾病的治疗反应和判断预后。

(5)通过腰穿向椎管内注射药物,如注射麻醉药进行腰椎麻醉,注射抗生素治疗脑膜结核、隐球菌性脑膜炎,注射化疗药物治疗或预防中枢神经系统白血病等。

(6)需要注入显影剂或空气等进行脊腔造影,以观察脊髓蛛网膜下腔、脑蛛网膜下腔和脑室系统情况的疾病及需要做脑脊液动力学检查者。

(二)腰穿的禁忌证

(1)颅内压明显升高,疑有后颅窝占位病变,有脑疝先兆或危险者。

(2)休克、衰竭或濒临危险状态等不能承受腰穿术的患者。

(3)穿刺部位有炎症感染者。

(4)严重凝血功能障碍、使用肝素等抗凝药物导致出血倾向者。

(5)严重躁动不安,不能合作及严重脊柱畸形者。

(三)腰穿的术前准备

(1)疑有颅内高压者,应在术前进行检眼镜检查,有视盘水肿者,应先做 CT 或 MRI 检查排除占位性病变,以免腰穿继发脑疝。无明显视盘水肿者,若急需行此项检查,可在应用降低颅内压药物的情况下,小心谨慎地进行,否则应视为禁忌。

(2)这是一种有创性检查,在做腰穿前还是应向患者或其家属说明活检的意义、过程及可能出现或应注意的问题,如可能会有些疼痛,术中有的患者可能会出现呼吸、脉搏和意识改变及术后可出现颅内压头痛和 3 d 内不要洗澡等,有的还要让患者或家属签字。

(3)准备无菌消毒腰穿包 1 个(包括腰穿针 1 套,无菌盘 1 个,镊子 1 把,孔巾 1 个,纱布 2 块,棉球 6～8 个,无菌试管 3 个),无菌测压管 1 套,无菌手套 1 副,5 mL 一次性注射器 1 个,消毒液(2％碘酊和 75％乙醇,或 0.5％碘伏溶液)。

(四)腰穿的部位

成人脊髓大多终止于腰 1 椎体下缘,少数终止于腰 2 和腰 3 椎间隙,故一般选择第 3～4 腰椎间隙为首选穿刺点,相当于双髂嵴最高点连线与脊柱的交会处。若穿刺未成功或有其他原因时,也可选择在上一或下一腰椎间隙进行。

(五)腰穿的体位

患者去枕侧卧于硬板床上,背部与床面垂直,头向前胸屈曲,双手抱膝使其紧贴胸部,躯干呈弓形。若患者不能配合,则由助手在操作者对面,用一手挽患者头部,另一手挽患者双下肢腘窝处用力抱紧,使脊柱尽量后突以增宽椎间隙,便于进针。特殊情况下(如腰椎鞍区麻醉)也可取坐位进行穿刺,患者向前弯,双手置膝,使腰背部向后弓出,需助手帮助固定体位。

(六)腰穿的步骤和方法

1.选择腰穿的部位和体位

选择腰穿的部位和体位见上,初次操作者为保证成功,可用甲紫做一标志。

2.消毒和麻醉

先打开无菌消毒腰穿包,戴上无菌手套后,常规消毒局部皮肤,以定位的腰穿部位为中心,先用 2％碘酊消毒一遍,消毒半径约 10 cm,等待 1 min 干燥后,再用 75％乙醇以同样方式消毒两遍,也可单用 0.5％聚维酮碘溶液同样消毒两遍,铺无菌孔巾。操作者也可以先用棉签消毒后,再戴上无菌手套,铺无菌孔巾。然后自皮肤至椎间韧带以 2％利多卡因做局部麻醉。在每次推注利多卡因时,一定要先进行抽吸无回血,证明针头确实不在血管内时,方可推注利多卡因,以免因其入血液循环而引起心律失常等严重不良反应。

3.穿刺进针

操作者左手拇指和示指固定穿刺部位皮肤,右手持腰穿针,针尖稍斜向头部,针体偏向臀部,以垂直于背部的方向缓慢刺入,成人进针深度为 4～6 cm,儿童进针深度为 2～4 cm,当针头穿过韧带与硬脊膜时有阻力突然消失的落空感,说明已进入脊髓腔(即蛛网膜下腔),此时可将针芯缓慢抽出,而不要过快拔出,以防偶遇术前未估计到的颅内压增高者致脑脊液迅速喷出,造成脑疝,出现危险。此时即可见脑脊液流出,若不见脑脊液流出时,可转动针尾即可流出,若仍不见脑脊液流出时,应插入针芯,拔出少许或再刺入少许后缓慢抽出针芯,等待脑脊液流出,若还是不见脑脊液时,最大可能是穿刺方向欠准确,应将腰穿针缓慢退至皮下重新操作。

4.压力测定

在放出脑脊液前,先测定脑脊液压力,即将压力管与穿刺针连接,让患者双下肢略伸,肌肉放松,观测压力管中脑脊液的压力。正常侧卧位脑脊液压力为 $0.8 \sim 1.7$ kPa($80 \sim 180$ mmH$_2$O),高于 2.0 kPa(200 mmH$_2$O)为颅内压增高,低于 0.7 kPa(70 mmH$_2$O)为颅内压降低。若想了解蛛网膜下腔有无阻塞,可做奎肯(Queckenstedt)试验。但在试验前应先做压腹试验,以了解穿刺针是否真正在脊髓腔内,即助手用手掌深压患者腹部,可见脑脊液压力迅速上升,去除压力后,脑脊液压力迅速下降,若穿刺针不在脊髓腔内或不通畅时,则压腹时压力不升。当证明穿刺针确实在脊髓腔内时,开始做奎肯试验,即在测初压后,由助手同时按压患者双侧颈静脉约 10 s,正常情况下压迫颈静脉后,脑脊液压力会迅速上升 1.0 kPa(100 mmH$_2$O)以上,解除压迫后 $10 \sim 20$ s,脑脊液压力迅速降至正常水平,则奎肯试验阴性,表示蛛网膜下腔通畅;若压迫颈静脉后脑脊液压力不上升,则奎肯试验阳性,表示蛛网膜下腔完全阻塞;若压迫颈静脉后脑脊液压力缓慢上升,且解除压力后缓慢下降,也为奎肯试验阳性,表示蛛网膜下腔部分阻塞。若压迫一侧颈静脉约 10 s,脑脊液压力不上升,但压迫对侧上升正常,则常表示该侧的横窦闭塞。有颅内压升高或怀疑后颅窝肿瘤者,不应做以上试验,以免发生脑疝。

5.收集脑脊液

撤去测压管,收集脑脊液。一般将脑脊液分别收集于 3 个已准备好的无菌试管中,第 1 管用于细菌培养,第 2 管用于化学分析和免疫学检查,第 3 管用于一般性状和显微镜检查,每管收集 $1 \sim 2$ mL。由于有时腰穿针可损伤椎管前壁的静脉丛,使开始流出的脑脊液中混有人为的红细胞等,特别是当穿刺不顺利时,所以一般应将最后一管脑脊液用于一般性状和显微镜检查。若脑脊液压力过高,可用针芯半堵针孔,使脑脊液缓慢流出,此时收集脑脊液不可过多。

6.操作结束,胶布固定

操作结束,将针芯重新插入针管内拔出穿刺针,覆盖消毒纱布,胶布固定。

7.去枕平卧

术后嘱患者去枕平卧至少 4 h,以免引起术后颅内压性头痛。

(七)腰穿的注意事项

(1)严格掌握腰穿禁忌证,认真做好腰穿的术前准备。

(2)术中患者出现呼吸、脉搏和意识改变时,应立即停止操作,并根据不同原因进行相应的处理。

(3)穿刺过程中若遇坚硬骨质,应改变进针方向再穿,禁止强刺,这样肯定不会成功;进针切忌过深,以防刺破椎间盘造成椎间盘脱出。数次试穿未成功时,应改换其他椎间隙另行穿刺。

(4)颅内压增高者禁做奎肯试验。

(5)针芯抽出要缓慢,特别是颅内压偏高时,可用针芯半堵针孔,使脑脊液缓慢流出,以防脑脊液迅速流出造成脑疝。

(6)为预防腰穿后的颅内压头痛,穿刺可选用小号穿刺针,进针时针尖斜面应与脊柱轴线平行,以免硬脊膜纤维受损。留取脑脊液不宜过多,一般不要超过 10 mL,腰穿后至少去枕平卧4～6 h。为减轻腰穿后头痛,应嘱患者多饮水,必要时(若出现颅内压头痛)可静脉输入生理盐水。

(7)收集的脑脊液标本必须立即送检和及时化验,脑脊液放置过久则会出现细胞破坏、变性或细胞包裹于纤维蛋白凝块之中,导致细胞数降低或分类不准确;存放的脑脊液葡萄糖也会分解,使其含量减少。

(8)由于有时腰穿针损伤的原因,使开始流出的脑脊液中可能混有人为的红细胞等,特别是当穿刺不顺利时,所以一般应将最后一管脑脊液用于一般性状和显微镜检查。

(9)鞘内注射药物时,要按下述鞘内注射的要求进行。

(八)腰穿的临床意义和评价

1.腰穿的临床意义

(1)为中枢神经系统白血病和其他血液系统恶性肿瘤的颅内侵犯或转移提供诊断依据及完成鞘内注射治疗。

(2)为中枢神经系统感染提供诊断依据及完成鞘内注射治疗。

(3)为许多神经科疾病的诊断和治疗提供依据。

2.对腰穿的评价

腰穿是了解中枢神经系统情况的非常重要和常用的基本检查方法,不仅是神经科医师必须掌握的基本功,也是血液科医师必须掌握的基本功。对血液科医师来说,腰穿是诊断和治疗及观察中枢神经系统白血病及其疗效的重要辅助检查技术,也是用于确定淋巴瘤和多发性骨髓瘤是否有颅内侵犯的基本方法。熟练掌握腰穿技术有一定难度,但作为血液科医师必须熟练掌握。

二、鞘内注射

鞘内注射是通过腰穿技术向脊髓腔(即脊髓蛛网膜下腔)内的脑脊液中注射药物或其他物质以达到临床诊断和治疗目的一种临床技能。脑脊液含有恒定的化学成分,能维持中枢神经系统的渗透压和酸碱平衡,使中枢神经系统保持一个稳定的化学内环境。脑脊液还起着运送营养物质到中枢神经系统及从中枢神经系统运走代谢产物的作用。但在血液与脑脊液之间、脑脊液与脑之间存在机械性和渗透性屏障,使血液中的各种化学成分只能选择性地进入脑脊液中,这种功能称为血-脑屏障。正由于人体内有血-脑屏障的存在,所以当许多药物经口服或静脉给予时,一般很难进入脑脊液中,使之达不到有效浓度,为此必须通过鞘内注射给药,才能达到提高药物浓度的目的。

(一)鞘内注射的适应证

(1)预防或治疗某些中枢神经系统的恶性肿瘤,如中枢神经系统白血病和恶性淋巴瘤、中枢神经系统浸润等的治疗及急性淋巴细胞白血病完全缓解后的中枢神经系统白血病的预防等。

(2)注射抗生素治疗脑膜结核、隐球菌性脑膜炎等。

(3)注射显影剂或空气等进行脊髓腔造影,以观察脊髓蛛网膜下腔、脑蛛网膜下腔和脑室系统情况的疾病。

(4)注射麻醉药进行腰椎麻醉。

(二)鞘内注射的禁忌证

凡是不能进行腰穿者,均无法完成鞘内注射,因此鞘内注射的禁忌证与腰穿的禁忌证相同。

（三）鞘内注射的术前准备

（1）见腰穿的术前准备。

（2）准备鞘内注射药物：因鞘内注射的目的不同而异，如治疗或预防中枢神经系统白血病，一般为甲氨蝶呤（MTX）10 mg（第 1 次 5 mg）用生理盐水 4 mL 溶化后加地塞米松 2 mg，若对 MTX 耐药或有严重头痛等不良反应，也可用阿糖胞苷（AraC）50 mg（第 1 次 25～30 mg）代替。

（四）鞘内注射的步骤和方法

1.腰椎穿刺

按常规步骤和方法进行腰椎穿刺，当有脑脊液流出时，先收集脑脊液约 4 mL 供检查用。

2.鞘内注射药物

把盛有药物的空针接到腰穿针头上，采用分次注入法，即先注入一些药物，再缓慢回吸一些脑脊液，然后注入一些药物，再回吸一些脑脊液，使每次注入量大于回吸量，经过 4～5 次全部注入，这样可以减少或避免药物对脊髓的刺激性。

3.操作结束，胶布固定

操作结束，将针芯重新插入针管内拔出穿刺针，覆盖消毒纱布，胶布固定。

4.去枕平卧

术后嘱患者去枕平卧至少 4 h，以免引起术后颅内压性头痛。

5.疗程

因鞘内注射的目的和注射药物的不同而异。若作为中枢神经系统白血病的治疗，应每天或隔天 1 次，直到脑脊液正常；若作为中枢神经系统白血病的预防，应每周 2 次，共用 5 次。若鞘内注射抗生素治疗脑膜结核、隐球菌性脑膜炎等，可见相关专科介绍。若鞘内注射显影剂或空气等进行脊腔造影或鞘内注射麻醉药进行腰椎麻醉等，则一次完成。

（五）注意事项

（1）应注意腰椎穿刺的全部注意事项。

（2）鞘内注射的全过程要注意无菌操作。

（3）鞘内注射后应注意患者的反应，如中枢神经系统白血病的鞘内注射，有的可发生头痛，个别有肢体瘫痪的报道。有明显不良反应者，应停止鞘内注射。

（4）为提高疗效，常再加用其他治疗，如对中枢神经系统白血病的治疗，常再加用放射治疗（简称放疗）。

（六）鞘内注射的临床意义和评价

1.鞘内注射的临床意义

（1）对于某些中枢神经系统肿瘤（如中枢神经系统白血病和淋巴瘤）和某些颅内感染（如结核和隐球菌）起主要或辅助治疗作用。

（2）用于脊髓腔造影和腰椎麻醉。

2.对鞘内注射的评价

由于人体内有血-脑脊液屏障的存在，所以有许多药物很难通过口服或静脉给予方式进入脑脊液中，使之达不到有效浓度，为此必须通过鞘内注射给药，才能达到提高药物浓度的目的。因此，鞘内注射是一个非常重要的治疗方法，而且只有在熟练掌握腰穿技术的基础上才能顺利完成。鞘内注射一般是安全的，但也有某些不良反应，应注意及时发现和避免。

（许　蕾）

第五章
血液内科疾病的常见症状与体征

第一节 发 热

发热是造血系统疾病的常见症状。发热为淋巴瘤、白血病、朗格汉斯细胞组织细胞增生症、反应性噬血组织细胞增生症及粒细胞缺乏症等的首发表现。

一、发病机制

造血系统疾病的发热机制主要有两个方面：一是因粒细胞减少，免疫功能低下引起的各种病原体感染，这是感染性发热；二是造血系统疾病本身引起的发热，大多为肿瘤性发热，如淋巴瘤、白血病等引起的非感染性发热，与肿瘤组织核蛋白代谢亢进、肿瘤细胞坏死、人体白细胞对组织坏死的反应，以及肿瘤组织本身释放的内源性致热原等有关。其中淋巴瘤可引起不明原因的长期发热，有时成为临床上的"发热待查"，一时难以明确诊断。淋巴瘤，尤其是霍奇金病，常可引起特征性周期热，亦称 Pel-Ebstein 热。

二、常见疾病

(一)淋巴瘤

有周围浅表淋巴结明显肿大的淋巴瘤，活组织检查可以确诊。深部淋巴瘤如腹型 Hedgkin 病，尤其累及腹膜后淋巴结者常引起长期发热或周期热。腹部 CT 检查有重要诊断参考价值。Hedgkin 病的热型变化不一，并无特异性。所谓 Pel-Ebstein 热，是指周期性反复发作的弛张热，过去认为是本病特征之一，其实并不常见，而且偶尔也见于急性白血病与网状细胞肉瘤等疾病。抗生素治疗对淋巴瘤发热无效，而吲哚美辛有明显的退热作用，是因为后者可抑制地诺前列酮，从而影响体温调节中枢所致。

(二)白血病

各种急性与亚急性白血病，尤其周围血液中白细胞未显著增多的发热患者易被误诊，但这类患者均有明显贫血与出血倾向。血液检查中仍可见未成熟的早期白细胞。骨髓涂片检查可确定诊断。感染是白血病患者最常见的主要合并症之一。白血病患者的抗感染能力显著降低，由于疾病本身的原因，体液免疫和细胞免疫低下，加上接受多种抗肿瘤药物治疗，此类患者感染的症状和体征往往不明显，血常规也无白细胞和中性粒细胞增多，发热往往是唯一的表现。中性粒细胞减少时血液肿瘤患者发生的严重感染中,随着中性粒细胞减少时间的延长,二重或多重感染明显增加。细菌培养结果有助于指导抗菌药物的选择。结合《抗菌药物临床指导原则》对3种给药方案的临床疗效进行判定。①痊愈:应用3~4 d体温降至正常,并保持3 d以上。②显效:应用3~4 d体温明显下降,但未至正常。③进步:应用3~4 d体温有所下降,但不够明显。④无效:应用3~4 d体温无明显下降,改用或加用其他药物者。

(王　慧)

第二节　贫　血

贫血是指外周血单位容积内血红蛋白(Hb)量、红细胞(RBC)数及(或)血细胞比容低于正常参考值而言。一般都以血红蛋白量低于正常参考值的95％下限作为贫血的诊断标准。血红蛋白浓度的降低一般都伴有相应红细胞数量或血细胞比容的减少。单位容积血液中的血红蛋白量因地区、年龄、性别及生理性血浆容量的变化而不同。婴儿和儿童的血红蛋白量,比成人低15％。男、女性之间的差异在青春期后才逐渐明显。妊娠时血容量增加,血红蛋白和红细胞数可因被稀释而相对减少。

贫血是一种症状而不是具体的疾病。很多疾病均表现为贫血。如再生障碍性贫血、缺铁性贫血、铁粒幼细胞性贫血、巨幼细胞贫血、溶血性贫血、慢性病贫血、骨髓病性贫血等。因此,贫血的诊断应包括:①是否存在贫血以及贫血的严重程度;②贫血的性质诊断(即属于哪一种贫血综合征);③贫血的病因诊断。

一、贫血的分类

(一)红细胞形态特点分类
主要根据患者的红细胞平均体积(MCV)及红细胞血红蛋白平均浓度(MCHC)。

1.大细胞性贫血

红细胞 MCV>100 fL。此类贫血大多为正常色素型,如叶酸或维生素 B_{12} 缺乏引起的巨幼细胞贫血和贫血伴网织红细胞大量增多时。

2.正细胞正色素性贫血

红细胞 MCV=80~100 fL,MCHC=0.32~0.36(32％~36％)。属此类贫血者有再生障碍性贫血,多数溶血性贫血,急性失血后贫血及慢性系统性疾病(慢性炎症、感染、尿毒症、肝病、结缔组织病、恶性肿瘤、内分泌病等)伴发的贫血等。

3.小细胞低色素性贫血

红细胞 MCV<80 fL,MCHC<0.31(31％)。属于此类贫血者有缺铁性贫血、珠蛋白生成障碍性贫血、铁粒幼细胞性贫血等。

(二)贫血的病因分类
1.主要由于红细胞生成减少所致的贫血

(1)造血干细胞增殖和分化障碍:再生障碍性贫血,骨髓增生异常性贫血。

(2)红系祖细胞或前体细胞增殖分化障碍:单纯红细胞再生障碍性贫血,慢性肾衰竭伴发的贫血,内分泌疾病伴发的贫血,先天性红细胞生成异常的贫血。

(3)DNA 合成障碍(巨幼细胞贫血):维生素 B_{12} 缺乏,叶酸缺乏,先天性或获得性嘌呤和嘧啶代谢紊乱。

(4)血红蛋白合成障碍(低色素性贫血):缺铁性贫血,先天性转铁蛋白缺乏性贫血和特发性肺含铁血黄素沉积症,地中海贫血。

(5)多种机制或原因未明:慢性病贫血,骨髓浸润伴发的贫血(白血病、多发性骨髓瘤、骨髓纤维化),营养缺乏伴发的贫血,铁粒幼细胞性贫血。

2.主要由于红细胞破坏过多或丢失所致的贫血

(1)红细胞内部异常:膜缺陷,如遗传性球形红细胞增多症、遗传性椭圆形红细胞增多症、遗传性棘形红细胞增多症和口形红细胞增多症;酶缺乏,如葡萄糖-6-磷酸脱氢酶缺乏、丙酮酸激酶缺乏和其他酶缺乏,卟啉症;珠蛋白异常(血红蛋白病),如镰状细胞病和有关疾病、不稳定血红蛋白、低氧亲和力血红蛋白病、阵发性睡眠性血红蛋白尿。

(2)红细胞外部异常:机械因素引起,如行军性血红蛋白尿和运动性贫血、心脏创伤性溶血性贫血、微血管病性溶血性贫血;化学或物理因素引起;微生物感染引起的溶血性贫血;抗体介导的溶血性贫血,比如,由于温反应自身抗体所致获得性溶血性贫血、冷凝集素综合征、阵发性冷性血红蛋白尿、药物诱发的免疫性溶血性贫血、新生儿同种(异体)免疫性溶血性疾病、脾功能亢进。

(3)失血:急性失血贫血、慢性失血贫血。

(三)贫血的发展速度

按贫血的发展速度分为急性贫血、慢性贫血。

(四)贫血的严重程度划分

Hb 为 90～110 g/L 者为轻度,60～90 g/L 者为中度,30～60 g/L 者为重度,<30 g/L 者为极重度。

(五)骨髓增生情况分类

(1)增生性贫血:如溶血性贫血、缺铁性贫血、失血性贫血。

(2)增生不良性贫血:如再生障碍性贫血(再障)、纯红再障;骨髓成熟障碍,如巨幼贫(核发育障碍)、珠蛋白合成障碍性贫血(血红蛋白合成障碍)、铁粒幼细胞性贫血(血红蛋白合成障碍)、MDS(核发育及血红蛋白合成均有障碍)。

贫血的病理生理学基础是血红蛋白减少,血液携氧能力减低,全身组织和器官发生缺氧变化等。首先体内代偿机制发挥相应作用,例如脉率变快,心搏出量增加,呼吸加速,促红细胞生成素分泌增多及血红蛋白与氧亲和力降低等。有些脏器(如肾等)则出现血管收缩,使更多血液流向缺氧较为敏感的器官如脑、心脏等。这些代偿作用加上氧供不足,引起一系列临床表现。血红蛋白氧解离曲线右移,使组织获得更多的氧。轻、中度贫血患者持续一定时期后,可由于这种代偿机制而不表现明显的缺氧症状。

二、贫血的临床表现

贫血时血红蛋白减少,血液携氧能力减低,全身组织和器官发生缺氧。但贫血的症状轻重及有无,除原发疾病的性质外,更主要的是取决于贫血的程度及其发生速度,同时也与患者的年龄、有无其他心肺疾病及心血管系统的代偿功能有关。贫血发生缓慢,无心脏疾病,体内相应的代偿功能可充分发挥,即使血红蛋白低达 80 g/L,可无症状,有时低达 60 g/L 以下,才引起患者的注意。反之,急性溶血,虽然有时候贫血不很严重,由于发展较快,来不及代偿,症状就很明显。儿童及年轻患者,由于其心血管系统代偿功能良好,往往较年老患者易耐受贫血的影响。

(一)一般表现

疲乏、困倦无力是贫血的最早症状。

(二)心血管系统表现

活动后心悸、气短最为常见,部分人出现心力衰竭。

(1)轻度贫血时,循环系统变化不大。轻度贫血患者常表现为窦性心动过速、心搏亢进、脉搏充实、脉压增宽、循环时间加速及心排血量增多等。肺动脉瓣或心尖区可听到中等响度的吹风样收缩期杂音;其产生原因与血循环加速、血黏度及缺氧后心肌张力降低有关。当心脏扩大时,杂音还可因二尖瓣和三尖瓣相对性关闭不全所致。当血红蛋白量低于 60 g/L 时,约 30% 的患者可有心电图改变,常见的心电图改变有 ST 段降低,T 波变平或倒置,QRS 波大多正常。当贫血得到纠正时,上述心电图改变可恢复正常。

(2)严重贫血(血红蛋白低于 30 g/L)或贫血进展较迅速的病例,可有明显的全心扩大。之后由于心肌营养障碍,无法代偿日益增加的高输出量状态,最终导致充血性心力衰竭。当贫血被纠正后,上述心脏病变可获得一定程度的恢复。严重的贫血患者,即使没有心力衰竭,亦常在起床时下肢出现轻度的水肿。其发生原因可能与活动时静脉和毛细血管压的暂时升高、毛细血管的穿透性增高及钠滞留等因素有关。有冠状动脉病变的患者可出现心绞痛。有些患者平时无心绞痛,但由于贫血而加重心肌的缺血程度,则可发生心绞痛。体格检查时,在心底或心尖区常可听到柔和的收缩中期杂音。贫血较严重时可出现“高输出状态”。“高输出状态”的临床特点:颈静脉扩张,压力增高,末梢血管扩张表现为陷落脉和毛细血管搏动,皮肤温暖,可有潮红。

(三)中枢神经系统

头疼、头晕目眩、耳鸣。贫血严重时,可出现眼前黑点或“冒金星”、精神不振、倦怠嗜睡、注意力不易集中、反应迟钝、手脚发麻、发冷或有针刺感等。贫血严重者可发生昏厥。如贫血急剧发生,患者常烦躁不安。

(四)消化系统

食欲缺乏是最常见的症状之一。亦可出现腹胀、胃部不适、恶心、便秘。有时可有舌痛、舌苔光滑。贫血严重者,肝可有轻度肿大,发生心力衰竭时尤其明显,并常有压痛。消化系统表现除因贫血缺氧外,还与原发疾病有关。

(五)泌尿生殖系统

女性患者常有月经不规则,闭经最为常见。贫血常由月经过多引起,但偶尔贫血亦可引起月经过多。严重贫血患者多有性欲减退。贫血时,肾血管收缩和肾缺氧,可导致肾功能变化。早期有多尿。尿密度降低及血尿素氮增多。贫血严重时可出现蛋白尿。发生急性血管内大量溶血时,尿色可呈红茶或酱油样颜色(血红蛋白尿),如果同时有循环衰竭,可发生少尿、无尿和急性肾衰竭。

(六)其他临床表现

包括皮肤干燥、毛发枯干、创口愈合慢。偶见眼底及视网膜出血。

（王　慧）

第三节　出血倾向

出血是指皮肤、黏膜自发性出血或当微小血管遭受轻微创伤后,出血不易自行停止的一种临床表现,是由于止血和凝血、抗凝血功能障碍引起。以出血倾向为主要临床表现的疾病,约占血液系统疾病的 30%。

一、病因

皮肤黏膜出血的基本病因有三个因素,即血管壁功能异常、血小板数量或功能异常及凝血功能障碍。出血性疾病中,血小板减少所致的出血最为常见,占 30%～50%。其次是血管结构和功能异常的出血性疾病,占 20%～40%。由凝血异常所致者占 5%～15%。

(一)血管壁功能异常

正常情况下在血管破损时,局部小血管即发生反射性收缩,使血流变慢,以利于初期止血。之后,在血小板释放的血管收缩素等作用下,使毛细血管较持久收缩,发挥止血作用。当毛细血管壁存在先天性缺陷或受损伤时,不能正常地收缩以发挥止血作用,导致皮肤黏膜出血。常见于遗传性出血性毛细血管扩张症、血管性假性血友病;过敏性紫癜、单纯性紫癜、老年性紫癜及机械性紫癜等;严重感染、化学物质或药物中毒及代谢障碍,维生素 C 或维生素 PP 缺乏、尿毒症、动脉硬化等。

(二)血小板异常

血小板在止血过程中起重要作用,在血管损伤处血小板相互黏附、聚集成白色血栓阻塞伤口。血小板膜的磷脂在磷脂酶作用下释放花生四烯酸,随后转化为血栓烷(TXA_2),进一步促进血小板聚集,并有强烈的血管收缩作用,促进局部止血。当血小板数量或功能异常时,均可引起皮肤黏膜出血,常见于以下几种情况。

1.血小板减少

(1)血小板生成减少:再生障碍性贫血、白血病、感染、药物性抑制等。

(2)血小板破坏过多:特发性血小板减少性紫癜、药物免疫性血小板减少性紫癜。

(3)血小板消耗过多:血栓性血小板减少性紫癜、弥散性血管内凝血。

2.血小板增多

(1)原发性:原发性血小板增多症。

(2)继发性:继发于慢性粒细胞白血病、脾切除后、感染、创伤等。此类疾病血小板数虽然增多,仍可引起出血现象,是由于活动性凝血活酶生成迟缓或伴有血小板功能异常所致。

3.血小板功能异常。

(1)遗传性:血小板无力症(thrombasthenia)(主要为聚集功能异常)、血小板病(thrombopathy)(主要为血小板第三因子异常)等。

(2)继发性:继发于药物、尿毒症、肝病、异常球蛋白血症等。

(三)凝血功能障碍

凝血过程较复杂,有许多凝血因子参与,任何一个凝血因子缺乏或功能不足均可引起凝血障碍,导致皮肤黏膜出血。常见于以下几点。

(1)遗传性:血友病、低纤维蛋白原血症、凝血酶原缺乏症、低凝血酶原血症、凝血因子缺乏症等。

(2)继发性:严重肝病、尿毒症、维生素 K 缺乏。

(3)循环血液中抗凝物质增多或纤溶亢进:异常蛋白血症类肝素抗凝物质增多、抗凝药物治疗过量、原发性纤溶或弥散性血管内凝血所致的继发性纤溶。

二、临床表现

(一)出血部位

以皮肤、黏膜、鼻腔、齿龈、呼吸道、消化道、泌尿道、阴道等为最常见。一般皮下的点状出血,多为毛细血管性出血;皮下瘀斑或月经量增多常为血小板的量和质的异常;深部肌肉血肿及关节腔出血,多为凝血机制障碍;手术中出血较重,局部压迫止血效果较持久者多为血管或血小板异常;手术中出血不太严重,但术后却有严重渗血,局部压迫止血效果持久者多为凝血机制异常所致。

(二)自幼即发生膝关节出血

应考虑由凝血因子缺乏所致,特别是在男性,以血友病 A 为多见。

(三)固定部位的反复出血

需考虑遗传性出血性毛细血管扩张症。

(四)外伤或手术后的迟发性出血(2 d 后开始)

外伤或手术后的迟发性出血多见于 XⅢ 因子缺乏症,而多不属于血小板或毛细血管的异常。

(五)过敏性紫癜

患者常有前驱感染或药物、食物等过敏的病史;紫癜常因隆起、瘙痒疼痛而被患者发现,且常伴有关节肿胀疼痛或腹痛黑便等病史。

(六)血小板减少性紫癜

血小板减少性紫癜多为小的点状紫癜,无局部痛痒感。

(七)急性白血病和急性再生障碍性贫血

上述表现更为突出、来势凶险,常有高热、贫血和衰竭,出血也多严重而广泛,常于短期内死亡。

(八)与服用药品和接触化学物质的关系

出血与是否服用药品和接触化学物质有密切关系。有些血友病或血管性假血友病的患者在服用某些药物(如阿司匹林)后,可诱发或加剧出血。

(九)家族史

对先天性出血性疾病的诊断十分重要。在男性患者,尤应询问其兄弟、舅父、外祖父及姨表兄弟是否有异常出血史。问不出家族史的血友病 A 可占 40%;在常染色体显性遗传的情况下,则容易发现家族史。遗传性出血性疾病多于幼年时期发病,其中以血友病 A 多见(占 80%~90%)。血友病 A 及血友病 B 均为伴性遗传,男性发病而女性为病因传递者。血管性假性血友病(von Willebrand病)及遗传性出血性毛细血管扩张症则为常染色体显性遗传。

(王　慧)

第四节　脾　　大

正常脾在肋缘下不能触及。在立位、内脏下垂、左侧胸腔积液、积气或肺气肿时，如左膈位置下移明显，有时可触及脾。除此以外，凡脾被触及者均表示有脾大。但若脾呈轻微肿大或其厚度增加，则脾虽有肿大也不一定能触及，需用叩诊法检查脾区的浊音界有无扩大，必要时需经超声波探查、放射性核素扫描或 CT 检查才可发现。脾大一般均反映脾有器质性病理改变，但也有少数例外。因此，还应注意其形态、质地、表面情况、有无压痛等体征。

判别脾大应注意：①肿大的脾位于左肋缘下，贴近腹壁，较易触及，并紧随呼吸运动而上下移动。②有明确边缘，在轻、中度肿大时，其边缘常与肋缘平行，明显肿大的脾边缘可扪及 1～2 个切迹。③脾大的叩诊浊音区与左下胸脾浊音区相连接。

临床上辨认脾大常无困难。但有时需和显著肿大的肝左叶、左肾肿瘤和肾盂积水、结核性腹膜炎伴有的缠结粘连网膜肿块相鉴别。肿大肝左叶的边缘与肝右叶相连，易与脾大鉴别。肾位于腹膜后，随呼吸运动度较小，充气肠曲位于肾的前面，叩诊呈鼓音，据此可和肿大的脾区别。临床表现如下。

一、急性白血病

肝大、脾大是本病较常见的体征，约占 50%，以急性淋巴细胞白血病为多见，其次为急单，再次为急粒。常为轻度到中度肿大。病程发展快，有明显贫血、出血等表现，周围血可见较多原始细胞；骨髓原始细胞在 30% 以上。

二、慢性白血病

慢性粒细胞白血病起病缓慢，早期多无明显症状，往往在体格检查或其他疾病就诊时偶然发现脾大或白细胞异常而获得确诊。慢粒患者脾明显肿大，因脾大压迫胃肠而引起食欲减退、左上腹坠痛等消化道症状。晚期病例几乎都有脾大，甚至可占满全腹而入盆腔，质地坚硬而表面光滑。脾栓塞或脾周围炎并发症较其他白血病为多见。约 40% 的患者有肝大，约 75% 的患者有胸骨压痛，但淋巴结肿大及皮肤、眼眶及骨组织浸润很少见，除非患者有急变倾向。慢性粒细胞白血病早期急变时，脾不缩小反而有增大倾向，可有脾区疼痛。

慢性淋巴细胞白血病是一群无免疫活性的淋巴细胞，其存活期长，增殖缓慢，逐步积累而浸润骨髓、血液、淋巴结和各种器官，最终导致造血功能衰竭。本病多见于老年，表现为全身淋巴结肿大，脾常肿大，一般质软，中度肿大；伴乏力、体重减轻、腹胀、厌食等常见症状。部分患者可有骨骼疼痛，多表现为钝痛、隐痛或胸骨压痛。有时偶因血常规检查，发现淋巴细胞增多而确诊。

三、溶血性贫血

急性溶血性贫血时脾常有轻度肿大，慢性溶血性贫血时脾大明显，脾一般呈轻、中度肿大，质较硬，无压痛。结合患者有贫血、黄疸、网织红细胞增高、骨髓红系明显增生等表现，可诊断溶血性贫血。但当溶血性贫血有较明显黄疸时，应注意与黄疸型肝炎、肝硬化等鉴别。

四、少见类型的白血病

嗜酸性粒细胞白血病、嗜碱性粒细胞白血病、毛细胞性白血病等可出现肝大。其中嗜酸性粒细胞白血病、嗜碱性粒细胞白血病肝脾轻中度肿大。毛细胞性白血病脾大常见，就诊时约 1/4 的患者主诉为脾大所致的腹部胀满或不适，诊断时脾大可见于 85% 左右的患者，巨脾多见。浅表淋巴结肿大较少，偶尔可有轻度的肝大，软组织浸润、溶骨性骨损害、脾破裂均见报道。不明原因的脾明显肿大，伴血细胞减少者，在排除其他疾病后应列入毛细胞性白血病的鉴别诊断范畴。外周血分类淋巴细胞增多者，应注意从形态学观察有无毛细胞的特征，即警惕毛细胞性白血病的存在。屡次骨髓"干抽"或报告"增生低下"的脾大伴血细胞减少者，同样要想到毛细胞性白血病的可能。

五、恶性淋巴瘤

脾浸润大多由腹部淋巴结病灶经淋巴管扩散而来。霍奇金病早期脾大不常见，但随病程进展而增多，一般在 10% 左右。霍奇金病脾大者经病理检查，仅 32% 有病变，可见脾受累程度与临床所见并不一致。脾大见于 30%～40% 早期成人非霍奇金淋巴瘤。霍奇金病肝病变系从脾通过门静脉播散而来，因此肝有病变者，脾均已累及，患者预后较差。肝实质受侵可引起肿大，活组织检查 25%～50% 的非霍奇金淋巴瘤有肝累及，尤多见于滤泡或弥漫性小裂细胞非霍奇金淋巴瘤。

六、特发性血小板减少性紫癜

特发性血小板减少性紫癜特点为血小板寿命缩短，骨髓巨核细胞增多，80%～90% 病例的血清或血小板表面有 IgG 抗体，脾无明显肿大。本病肝及淋巴结一般不肿大，10%～20% 患者可有轻度脾大。颅内出血时可出现相应神经系统病理反射。

七、真性红细胞增多症

真性红细胞增多症是以红细胞异常增殖为主的一种慢性骨髓增殖性疾病。以红细胞容量、全血总容量和血液黏滞度增高为特征。脾大占 86.9%，肝大占 24.1%。通常为轻至中度肿大，质较硬。晚期发展为骨髓纤维化，脾可极度肿大。脾大的原因可能与充血或髓外造血有关。

八、骨髓纤维化

骨髓纤维化是一种由于骨髓造血组织中胶原增生，其纤维组织严重影响造血功能所引起的一种骨髓增生性疾病，原发性骨髓纤维化又称"骨髓硬化症""原因不明的髓样化生"。本病具有不同程度的骨髓纤维组织增生，以及主要发生在脾、其次在肝和淋巴结内的髓外造血。肝大和脾大是最重要的临床表现，发生率几乎为 100%。偶尔患者自己发现左上腹有一肿块或体格检查时被发现。有人认为脾大程度与病程有关，脾肋下每 1 cm 代表 1 年病程。由于脾大，常感觉腹部饱满或沉重压迫。脾触之坚实，一般无压痛；但如脾增大太快，可因脾局部梗死而发生局部疼痛，甚至可以听到摩擦音。典型的临床表现为幼粒-幼红细胞性贫血，并有较多的泪滴状红细胞，骨髓穿刺常出现干抽，脾常明显肿大，并具有不同程度的骨质硬化。

（王　慧）

第五节　淋巴结肿大

淋巴结肿大是造血系统疾病的常见体征。主要见于造血系统肿瘤的浸润,可见于淋巴瘤、淋巴细胞白血病(急性和慢性)、粒细胞白血病(急性和慢性)、血管免疫母细胞淋巴结病、浆细胞病(包括多发性骨髓瘤、Walden 巨球蛋白血症、重链病及淀粉样变)、朗格汉斯细胞组织细胞增生症和原发性纤维化、类脂质沉积症等。血液疾病淋巴结肿大,其特征是慢性、无痛性和无炎症征象的局限性进行性淋巴结肿大,一般亦无粘连和瘘管形成。

一、发病机制

无限制增殖的白血病细胞在淋巴结内大量增殖,占据和破坏了淋巴结的正常组织结构,同时还引起淋巴结内纤维组织增生及炎症细胞浸润,从而导致淋巴结肿大。

二、临床表现

(一)恶性淋巴瘤

恶性淋巴瘤分为霍奇金病及非霍奇金淋巴瘤两大类。

(1)包括浅表和深部淋巴结,其特点是肿大的淋巴结呈进行性、无痛性,质地中等偏硬如橡皮,多可推动,早期彼此不粘连,晚期则可融合,抗感染、抗结核治疗无效。

(2)浅表淋巴结以颈部为多见,其次为腋下及腹股沟。深部以纵隔、腹主动脉旁为多见。

(3)淋巴结肿大可引起局部压迫症状,主要是指深部淋巴结,如肿大的纵隔淋巴结,压迫食管可引起吞咽困难;压迫上腔静脉引起上腔静脉综合征;压迫气管导致咳嗽、胸闷、呼吸困难及发绀等。

(4)霍奇金病患者可伴有周期性发热、盗汗、皮肤瘙痒等全身症状,淋巴结病理学检查发现 R-S 细胞是其诊断的主要依据。

(5)非霍奇金淋巴瘤以无痛性淋巴结肿大为主,约 1/3 患者伴发热、体重减轻、盗汗等全身症状。淋巴瘤晚期可侵犯骨髓、肝、皮肤甚至中枢神经系统,并引起相应的临床表现。病理活检是确诊淋巴瘤的主要依据。当仅有纵隔、腹腔淋巴结肿大时,可在 CT 或超声波引导下穿刺活检,必要时可做探查手术。肝脾浸润引起肝大、脾大。

(二)白血病

(1)肿大的淋巴结一般质地软或中等硬度,表面光滑无压痛、无粘连。

(2)淋巴结肿大以急性淋巴细胞白血病的发生率最高,约 50% 的急淋患者在初次就诊时发现淋巴结肿大。

(3)主要在颈部、锁骨上窝、腋窝和腹股沟等处。

(4)约 70% 的急性白血病患者有不同程度的肝大,以急性单核细胞性白血病为最多见,急淋次之,小儿急性白血病肝大较成人为显著。

(5)脾大也很常见,其中以急淋和慢粒最多见,其次为急粒。

(6)白血病的诊断主要不是经过淋巴结检查,而是需查外周血白细胞、红细胞、血小板情况及骨髓象。白血病患者一般有明显的血液学异常,经血常规及骨髓检查一般不难诊断,但其准确分型常需借助组化及免疫组化技术。

（三）浆细胞病

浆细胞瘤、多发性骨髓瘤、孤立性浆细胞瘤、原发性巨球蛋白血症、重链病时瘤细胞可浸润肝、脾、淋巴结,引起轻度或中度肿大。

(1)多发性骨髓瘤常有髓外浸润而引起淋巴结肿大,骨髓瘤晚期可在血中大量出现骨髓瘤细胞,常＞20%,绝对值＞$2.0×10^9$/L,称为浆细胞白血病。多发性骨髓瘤患者血、尿中可有大量 M 蛋白;溶骨病变及骨髓异常浆细胞,据此不难建立诊断。

(2)髓外浆细胞瘤时除有瘤细胞浸润外,还可出现病变区周围反应性淋巴结肿大。淋巴结活检可与淋巴瘤鉴别。

(3)原发性巨球蛋白血症:为分泌大量 IgM 的浆细胞样淋巴细胞恶性增生性疾病,发病年龄多在 50 岁以上。临床表现为贫血,出血,肝、脾、淋巴结肿大及由于血黏度增高引起的神经症状、视力障碍、雷诺现象、血管栓塞症状等。血清电泳出现 M 成分。骨髓中有典型的浆细胞样淋巴细胞浸润可以确诊。

(4)重链病:为一类浆细胞或异常淋巴细胞恶性增生并产生大量单克隆重链和重链片段的疾病,发病年龄多在 40 岁以上。临床表现各异,但多有淋巴结肿大,持续蛋白尿,无骨骼损害征,诊断主要靠血清免疫电泳及有关物理化学特性而定。

（四）组织细胞增多症

组织细胞增多症又称朗格汉斯组织细胞增多症。为一组病因不明、以淋巴样和分化较好的组织细胞增生为特征的疾病,病变常累及肝、脾、淋巴结、肺、骨髓等器官。根据细胞分化程度分为三型。

(1)勒-雪(Letter-Siwes)病:多于 1 岁以内发病,高热、红色斑丘疹、呼吸道症状、肝大、脾大及淋巴结肿大为主要表现。

(2)Hand-Schuller-Christian 病:多见于儿童及青年,颅骨缺损、突眼和尿崩症为三大特征。

(3)骨嗜酸性肉芽肿:骨嗜酸性肉芽肿多见于儿童,以长骨和扁平骨溶骨性破坏为主要表现。本症诊断及分型要根据临床、放射及病理检查综合考虑,有条件证实组织细胞为朗格汉斯细胞,则诊断更为确切。

（王　慧）

第六节　黄　疸

黄疸是由于血清中胆红素升高致使皮肤、黏膜和巩膜发黄的症状和体征。正常胆红素最高为 17.1 μmol/L(1.0 mg/dL),其中结合胆红素 3.42 μmol/L,非结合胆红素 13.68 μmol/L。胆红素在 17.1～34.2 μmol/L 范围,临床不易察觉,称为隐性黄疸,超过 34.2 μmol/L(2.0 mg/dL)时出现黄疸。观察黄疸应在自然光线下进行,需与服用大量米帕林、胡萝卜素等所致的皮肤黄染区别,尚需与球结膜下脂肪积聚区别。造血系统疾病黄疸一般是指溶血性黄疸。

胆红素的正常代谢:体内的胆红素主要来源于血红蛋白。血循环中衰老的红细胞经单核吞噬细胞系统的破坏和分解,生成胆红素、铁和珠蛋白。正常人每天由红细胞破坏生成的血红蛋白约 7.5 g,生成胆红素 4 275 μmol(250 mg),占总胆红素的 80%～85%。另外 171～513 μmol(10～30 mg)的胆红素来源于骨髓幼稚红细胞的血红蛋白和肝内含有亚铁血红素的蛋白质(如过氧化氢酶、过氧化物酶及细胞色素氧化酶与肌红蛋白等),这些胆红素称为旁路胆红素,占总胆红素的 15%～20%。

上述形成的胆红素称为游离胆红素或非结合胆红素(uncon jugated bilirubin,UCB),与血清蛋白结合而输送,不溶于水,不能从肾小球滤出,故尿液中不出现非结合胆红素。非结合胆红素通过血循环运输至肝后,在血窦与清蛋白分离并经 Disse 间隙被肝细胞摄取,在肝细胞内和 Y、Z 两种载体蛋白结合,并被运输至肝细胞光面内质网的微粒体部分,经葡糖醛酸转移酶的催化作用与葡糖醛酸结合,形成胆红素葡糖醛酸酯或称结合胆红素(conju gated bilirubin,CB)。结合胆红素为水溶性,可通过肾小球滤过,从尿中排出。

结合胆红素从肝细胞经胆管而排入肠道后,由肠道细菌的脱氢作用还原为尿胆原(总量为68～473 μmol),尿胆原的大部分被氧化为尿胆素从粪便中排出,称粪胆素。小部分(10%～20%)被吸收,经肝门静脉回到肝内,其中的大部分再转变为结合胆红素,又随胆汁排入肠内,形成所谓"胆红素的肠肝循环"。被吸收回肝的小部分尿胆原经体循环由肾排出体外,每天不超过6.89 mol(4 mg)。

一、发病机制

血液系统疾病黄疸是由于大量红细胞被破坏,形成大量非结合胆红素,超过肝细胞的摄取、结合与排泄力所致,另一方面,由于溶血性造成的贫血、缺氧和红细胞破坏产物的毒性作用,削弱了肝细胞胆红素的代谢功能,使非结合胆红素在血中潴留,超过正常的水平而出现黄疸。

溶血性黄疸可分为:①先天性溶血性贫血,如珠蛋白生成障碍性贫血、遗传性球形红细胞增多症。②后天性获得性溶血性贫血,如自身免疫性溶血性贫血、新生儿溶血、不同血型输血后的溶血,以及蚕豆病,伯氨喹、蛇毒、毒蕈中毒,阵发性睡眠性血红蛋白尿等。

二、临床表现

一般黄疸为轻度,呈浅柠檬色,不伴皮肤瘙痒,其他症状主要为原发病的表现。如急性溶血时可有发热、寒战、头痛、呕吐、腰痛,并有不同程度的贫血和血红蛋白尿(尿呈酱油或茶色),严重者可有急性肾衰竭;慢性溶血多为先天性,除伴贫血外尚有脾大。

三、实验室检查

血清总胆红素增加,以未结合胆红素为主,结合胆红素基本正常。由于血中未结合胆红素增加,故总胆红素形成也代偿性增加,从胆道排至肠道也增加,致尿胆原增加,粪胆素随之增加,粪色加深。肠内的尿胆原增加,重吸收至肝内者也增加,由于缺氧及毒素作用,肝处理增多尿胆原的能力降低,致血中尿胆原增加,并从肾排出,故尿中尿胆原增加,但无胆红素。急性溶血性黄疸尿中有血红蛋白排出。潜血试验阳性,血液检查除贫血外尚有网织红细胞增加、骨髓红细胞系列增生旺盛等。

（王　慧）

第六章

红细胞疾病

第一节　缺铁性贫血

缺铁性贫血(iron deficiency anemia,IDA)是指由体内赖以合成血红蛋白的功能性铁缺乏引起的一种小细胞低色素性贫血。在红细胞的产生受到限制之前,体内功能性铁缺乏,称为缺铁。可发生于任何年龄,但以生育期青壮年妇女和儿童为多见。

一、发病机制与病因

(一)铁的代谢
人体铁主要存在于血红蛋白、肌红蛋白和各种酶类中;而所有其他剩余铁几乎均储藏于单核吞噬细胞系统,尤其是骨髓、肝和脾中。

1.铁的储存

铁是人体必需的微量元素,存在于所有细胞内。包括血红蛋白铁、储存铁(铁蛋白、含铁血黄素)、肌血红蛋白铁、各种酶及辅酶中铁、组织铁和转运铁。

2.铁的来源

人体内的铁主要来自食物在十二指肠和空肠上段黏膜的吸收,以二价铁离子形式或与铁螯合物结合而被吸收入肠黏膜细胞内。

3.铁的代谢

肠黏膜细胞内,二价铁离子被铜蓝蛋白及其他亚铁氧化酶氧化为三价铁,与转铁蛋白结合。与转铁蛋白(Tf)结合的铁随血液进入全身组织以用于细胞活动。多余的铁以铁蛋白和含铁血黄素形式储存于骨髓、肝和脾的单核-巨噬细胞中以备用。正常人每天自胃肠道、泌尿道及皮肤上皮细胞丢失的铁约为 1 mg。成人男性每天铁的需要量约为 1 mg;育龄妇女及发育期青少年铁的需要量为 1.5~2 mg/d;妊娠中晚期铁的需要量为 3 mg/d 以上;哺乳期需增加铁 0.5~1 mg/d;月经周期及量正常的妇女,约需铁 1.5 mg/d。每天摄入铁和消耗铁达到平衡。此平衡丧失可引起缺铁。储存铁先耗尽,继之红细胞内铁减少,最终出现 IDA。

(二)常见病因
1.铁摄入不足

膳食不足,药物的应用(如镓、镁的摄入)或胃肠疾病(如胃酸缺乏性疾病、胃部手术后)引起吸收减少。

2.失铁增加

(1)慢性失血:①胃肠道出血,成年男子和绝经妇女胃肠道的慢性出血是引起缺铁的最常见原因,如肿瘤、溃疡性胃炎、溃疡性结肠炎等。②月经过多。

(2)妊娠、哺乳:一次正常妊娠约平均失铁 900 mg;于哺乳期,每月需耗铁 30 mg。

3.慢性血管内溶血病

阵发性睡眠性血红蛋白尿、心瓣膜修补术和心内膜黏液瘤等引起的红细胞破坏过度,引起含铁血黄素、铁蛋白和血红蛋白尿的排泄,而致缺铁。

4.献血

每次献血 400 mL 相当于失铁 200 mg。如在短期内多次献血,情况会加重。

二、临床表现

(1)起病缓慢而隐匿。

(2)原发病的临床表现。

(3)贫血的表现:如苍白、乏力、头昏、心悸。

(4)由于含铁酶活力降低,致组织与器官内呼吸障碍而引起的症状。①上皮组织损害:口角炎、舌乳头萎缩、舌炎、反甲、食欲减退、恶心和便秘。欧洲患者常有 Plummer-Vinson 综合征,即口角炎与舌异常、吞咽时梗塞感。②神经精神症状:15%～30% 的 IDA 患者表现为神经痛(以头痛为主)、感觉异常及舌面烧灼感。严重者可有颅内压增高和视盘水肿,这与组织细胞内的缺铁有关。8%～50% 的患者有精神、行为方面的异常,如注意力不集中、易激动、精神迟滞和异食癖(冷饮癖与食土癖)等。③脾大:缺铁性贫血儿童常有轻度脾大,而成人少见。这与红细胞寿命缩短(46～85 d)导致持续溶血过度有关。一旦缺铁纠正后,脾大即消失。

三、实验室检查

(一)血常规

典型者呈小细胞低色素性贫血(MCV<80 fL,MCH<27 pg,MCHC<30%)。血涂片示红细胞中心淡染区扩大,重则为环形。网织红细胞正常或轻度增高。白细胞计数及分类正常。血小板计数正常,亦可增高。

(二)骨髓常规

增生活跃,幼红细胞明显增生,体小,胞质少,核染色质致密。粒系和巨核系正常。成熟红细胞中心淡染区扩大。铁染色示细胞外铁缺如,铁粒幼细胞少(<10%)或无。

(三)生化检查

(1)血清铁降低:小于 8.95 μmol/L。

(2)血清铁蛋白降低:小于 14 μg/L。

(3)总铁结合力(TIBC)增高:大于 64.44 μmol/L。

(4)转铁蛋白饱和度降低:小于 15%。

(5)红细胞游离原卟啉(FEP)增高:大于 0.9 μmol/L。

四、诊断

临床上将缺铁和缺铁性贫血分为缺铁、缺铁性红细胞生成、缺铁性贫血 3 个阶段。其诊断标准如下。

(一)缺铁

缺铁指仅体内储存铁消耗,(1)+(2)或(1)+(3)即可诊断。

(1)明确的缺铁病因和临床表现。

(2)血清铁蛋白小于 14 μg/L。

(3)骨髓铁染色示细胞外铁缺如,铁粒幼细胞<10%或无。

(二)缺铁性红细胞生成

缺铁性红细胞生成指红细胞摄入铁较正常时少,但细胞内血红蛋白的减少不明显。符合缺铁+以下一条即可诊断。

(1)转铁蛋白饱和度降低,小于 15%。

(2)红细胞 FEP 大于 0.9 μmol/L。

(三)缺铁性贫血

缺铁性贫血指红细胞内血红蛋白减少明显,呈小细胞低色素性贫血,依据如下。

(1)符合缺铁和缺铁性红细胞生成的诊断。

(2)小细胞低色素性贫血。

(3)铁剂治疗有效。

五、鉴别诊断

需进一步与非缺铁性小细胞低色素性贫血进行鉴别,后者往往与铁的利用障碍有关,包括珠蛋白生成障碍性贫血、慢性病引起的贫血及 MDS 中的难治性贫血(RA)或伴环形铁粒幼细胞增多的 RA(RARs)。

六、治疗

(1)病因治疗:去除导致缺铁的病因。

(2)铁剂的补充:口服亚铁制剂,忌与影响铁吸收的茶(鞣酸)、钙盐及镁盐同服。为减少口服铁剂的胃肠道反应,可在进食或餐后服用。补铁后网织红细胞于 3~5 d 上升,8~10 d 达高峰后下降,Hb 开始上升,2 周后上升明显,1~2 个月达正常。此反应有助于确诊 IDA。血红蛋白正常后,应继续服用铁剂 3~6 个月以补充储存铁,或待血清铁蛋白至少恢复至 50 μg/L 时再停药。

口服铁剂有顾忌者可用右旋糖酐铁或山梨醇铁肌内注射,用药总量按以下公式计算:需补铁量(mg)=[150-患者 Hb 数(g/L)]×体重(kg)×0.33。有 5%~13% 的患者于注射铁后发生变态反应,2.6% 的患者可出现过敏性休克,故注射时应有急救设备。

七、预防和预后

预防工作主要是从病因着手。如提倡母乳喂养,及时添加辅食,生育期妇女、胃大部切除术者,无贫血的钩虫感染者和献血员应适当补铁,根治慢性消化道出血疾病和月经量过多。

其预后取决于原发病是否能被治疗,如原发病及缺铁病因已被纠正,补铁治疗后可使贫血纠正。

(张　瑞)

第二节　巨幼细胞贫血

巨幼细胞贫血是由于细胞 DNA 合成障碍引起骨髓和外周血细胞特异性的巨幼细胞性改变。这种改变可涉及红细胞、粒细胞及巨核细胞三系。在我国,因叶酸缺乏所致的巨幼细胞贫血散见各地,在山西、陕西、河南、山东等地较多见,患病率可达 5.3％;而由维生素 B_{12} 缺乏所致者则很少见。本病预后良好,若是原发性内因属缺乏所致或合并严重感染、重度营养不良,则预后较差。神经系统症状较严重者不易完全恢复。主要临床类型有以下几种。①营养性巨幼细胞贫血:以叶酸缺乏为主,我国以西北地区较多见,主要见于山西、陕西、河南,常有营养缺乏的病史,新鲜蔬菜摄入少又极少荤食,加上不良饮食和烹调习惯,因此常伴有复合性营养不良的表现,如缺铁和缺乏维生素 B_1、维生素 B_2、维生素 C 及蛋白质。本病好发于妊娠期和婴儿期。1/3 的妊娠妇女有叶酸缺乏,妊娠期营养不良性巨幼细胞贫血常发生于妊娠中末期和产后,感染、饮酒、妊娠期高血压疾病以及合并溶血、缺铁及分娩时出血过多均可诱发本病。婴儿期营养不良性巨幼细胞贫血好发于 6 个月到 2 岁的婴幼儿,尤其应用山羊乳及煮沸后的牛奶喂养者,母亲有营养不良、患儿并发感染及维生素 C 缺乏易发生本病,维生素 C 有保护叶酸免受破坏的作用。②恶性贫血:系原因不明的胃黏膜萎缩导致的内因子分泌障碍,维生素 B_{12} 缺乏。好发于北欧斯堪的纳维亚人。多数病例发生在 40 岁以上,发病率随年龄而增高,但也有少数幼年型恶性贫血,后者可能和内因子先天性缺乏或异常及回肠黏膜受体缺陷有关。恶性贫血的发病可能和自身免疫有关,90％左右的患者血清中有壁细胞抗体,60％的患者血清及胃液中可找到内因子抗体,有的可找到甲状腺抗体,恶性贫血可见于甲状腺功能亢进、慢性淋巴细胞性甲状腺炎、类风湿关节炎等,胃镜检查可见胃黏膜显著萎缩,有大量淋巴、浆细胞的炎性浸润。本病和遗传也有一定关系,患者家族中患病率比一般人群高 20 倍。脊髓后侧索联合变性和周围神经病变发生于 70％～95％的病例,也可先于贫血出现。胃酸缺乏显著,注射组胺后仍无游离酸。③药物性巨幼细胞贫血:这组药物包括前述干扰叶酸或维生素 B_{12} 吸收和利用的药物以及抗代谢药等。④维生素 C 缺乏性贫血:缺乏维生素 C 时,叶酸不能形成有活性的四氢叶酸而引起巨幼红细胞性贫血。

一、营养性巨幼细胞贫血

(一)病因与发病机制

1.维生素 B_{12} 缺乏

(1)摄入不足:严格素食者缺乏维生素 B_{12}。

(2)吸收不良:①老年胃肠功能低下;②内因子缺乏;③慢性胰腺病;④竞争性寄生物;⑤肠道疾病。

(3)利用不良:先天性酶缺陷。

2.叶酸缺乏

(1)摄入不足:饮食质量差,缺乏新鲜蔬菜食物。

(2)吸收不良:①肠道短路;②热带性口炎性腹泻;③先天性吸收不良。

(3)利用障碍:先天性缺陷。

(4)需要增加叶酸摄入量大的人群如下。①妊娠者、婴幼儿;②甲状腺功能亢进者;③慢性溶血病者;④肿瘤性疾病、脱落性皮肤病者;⑤丢失增多者如血液透析。

(二)临床表现

(1)健康状况:长期营养缺乏史。

(2)一般的贫血症状:严重者可有轻度黄疸。可同时有白细胞和血小板减少,出现感染及出血倾向。

(3)胃肠道症状:舌面光滑,味觉消失,食欲缺乏。腹胀、腹泻及便秘偶见。

(4)神经系统症状:主要是脊髓后、侧索和周围神经受损所致。表现为四肢发麻、软弱无力、共济失调、站立和步态不稳、深部知觉减退至消失,可有健忘、易激动甚至精神失常。其中共济失调、站立和步态不稳、深部知觉异常主要见于维生素 B_{12} 缺乏者。有时可发生于贫血之前。

(三)实验室检查

(1)血常规:大细胞正色素性贫血,血常规往往呈现全血细胞减少,中性粒细胞分叶过多,网织红细胞计数正常或轻度增高。

(2)骨髓常规:骨髓呈增生活跃,红系细胞增生明显增多,各系细胞均有巨幼变,以红系细胞最为显著。

(3)生化检查:血清叶酸和(或)维生素 B_{12} 低于正常范围。

(4)其他:血清间接胆红素轻度增多,血清铁及转铁蛋白饱和度增高。

(四)诊断

根据病史、临床表现、血常规和骨髓常规可诊断。

(1)贫血症状:表现为乏力、头晕、心悸、耳鸣等,面色苍白逐渐加重。

(2)消化道症状:表现为舌痛、舌面光滑、舌乳头萎缩、口角炎、口腔黏膜溃疡、食欲缺乏、食后腹胀。

(3)神经系统症状:如四肢发麻、软弱无力、共济失调、站立和步态不稳、深部知觉减退至消失等。

(4)大细胞性贫血:多数红细胞呈大细胞正色素性贫血。

(5)白细胞和血小板常减少:中性粒细胞核分叶过多,5 叶者＞5％或 6 叶者＞1％。

(6)骨髓中有核细胞明显增多,红系统呈典型巨幼红细胞生成,巨幼红细胞＞10％。粒细胞系及巨核细胞系亦有巨型变。特别是晚幼粒细胞改变明显,巨核细胞有核分叶过多、血小板生成障碍。

(7)血清叶酸和(或)维生素 B_{12} 低于正常范围。

(五)治疗

1.治疗

(1)治疗基础疾病,去除病因。

(2)纠正偏食和不良的烹调习惯。

(3)补充叶酸或维生素 B_{12}。①补充叶酸,口服叶酸 5～10 mg,每天 3 次。胃肠道不能吸收者可肌内注射四氢叶酸钙 5～10 mg,每天 1 次,直至血红蛋白恢复正常。一般不需维持治疗。②补充维生素 B_{12},肌内注射维生素 B_{12} 100 μg 每天 1 次(或 200 μg 隔天 1 次)直至血红蛋白恢复正常。需终身治疗者,每月注射 100 μg 1 次。对于伴有神经症状者,有时需加大剂量每周每次 500～1 000 μg,长时间(半年以上)治疗。③补充钾盐。

2.疗效评价

(1)治愈:①临床表现为贫血及消化道症状、神经系统症状消失。②血常规,血红蛋白恢复正常。白细胞 $>4 \times 10^9/L$,粒细胞分叶过多及核肿胀等现象消失。血小板在 $100 \times 10^9/L$ 左右。③骨髓常规,粒细胞核肿胀、巨型变及红系巨型变消失,巨核细胞形态正常。

(2)好转:①临床症状明显改善。②血红蛋白增高 30 g/L。③骨髓中粒系、红系的巨幼变基本消失。

(3)无效:经充分治疗后,临床症状、血常规及骨髓常规无改变。

(六)预防

注重婴幼儿的喂养,妊娠、产褥期的饮食调整。注意改进营养,防止偏食,懂得正确的烹煮方法。胃大部切除、慢性萎缩性胃炎,老年人患急慢性胃肠炎后易出现维生素 B_{12}、叶酸缺乏而引起本病,应注意合理的饮食,补充适当量维生素 B_{12}。对已治愈的患者应定期随访,以防停药后复发。

二、药物所致巨幼细胞贫血

药物所致巨幼细胞贫血是指药物抑制或阻断 DNA 合成,有时同时影响 RNA 或蛋白质合成,从而导致骨髓和外周血细胞特异的巨幼细胞性改变。最常见的药物:苯妥英钠、羟基脲、复方磺胺甲噁唑、苯巴比妥、扑痫酮、地西泮、乙胺嘧啶、甲氨蝶呤、阿糖胞苷、氟尿嘧啶和酒精等。

(一)病因

根据作用机制的不同,可将此组药物分成以下几类。

(1)抑制 DNA 的聚合:如阿糖胞苷、环磷酰胺。

(2)核糖核苷酸还原抑制剂:如羟基脲。

(3)抑制脱氧胸腺嘧啶核苷酸的生物合成:如氟尿嘧啶、甲氨蝶呤、抗惊厥药、口服避孕药、酒精。

(4)干扰嘧啶的生物合成:如 5-氟-2-脱氧尿嘧啶核苷。

(5)干扰嘌呤的生物合成:如巯基嘌呤和 6-硫鸟嘌呤。

(6)机制不明:如四环素、砷剂等。

(二)临床表现

(1)有明确的用药史。

(2)出现巨幼细胞贫血临床表现和实验室检查,贫血轻重不一。

(3)停药后巨幼细胞贫血改善。

(三)治疗

(1)停用致病药物。

(2)叶酸和维生素 B_{12} 治疗。

(3)合理调整饮食。

(张　瑞)

第三节　再生障碍性贫血

再生障碍性贫血(aplastic anemia,AA)简称再障,是一组最常见的获得性骨髓造血功能衰竭症,导致骨髓造血干/祖细胞和三系血细胞产生减少,外周血呈全血细胞减少,但骨髓中无恶性细胞浸润,无广泛网硬蛋白纤维增生。各年龄组均可发病,发病年龄有两个高峰:15～25岁和60～65岁。

一、病因和类型

(一)自身免疫性再障

绝大多数临床诊断原发性的获得性再障是属于自身免疫性疾病,其靶器官为骨髓,最终引起骨髓衰竭。获得性再障应用抗淋巴细胞球蛋白和(或)环孢素等免疫抑制剂治疗后,至少有50%的患者获得缓解;患者骨髓祖细胞体外培养去除T淋巴细胞可使集落生长恢复;再障骨髓寡克隆T细胞内及患者血清中均可检出含高浓度IFN-γ和TNF-α。由于骨髓中IFN-γ和TNF-α产生过多,诱导骨髓CD34$^+$细胞大量凋亡,从而引起造血干/祖细胞减少。自身寡克隆抑制性T淋巴细胞产生的机制尚不清楚,可能和调节性T细胞(CD4$^+$、CD25$^+$和FoxP3$^+$)功能丧失有关。此外再障可继发于胸腺瘤、系统性红斑狼疮、嗜酸性筋膜炎和类风湿关节炎等,患者血清中可找到抑制造血干细胞的抗体。药物的特异质反应及病毒性肝炎相关性再障也是自身免疫性再障。

(二)药物性再障

1.和药物剂量有关

此种药物性再障由药物毒性作用导致,药物达到一定剂量就会引起骨髓抑制,如各种抗肿瘤药。其中细胞周期特异性药物主要作用于容易分裂的细胞,因此发生全血细胞减少时骨髓仍保留一定量的多能干细胞,停药后再障可以恢复;白消安和亚硝脲类不仅作用于进入增殖周期的细胞,而且也作用于非增殖周期的细胞,常导致长期骨髓抑制难以恢复。此外,无机砷、雌激素、苯妥英钠、吩噻嗪、硫尿嘧啶及氯霉素等也可以引起与剂量有关的骨髓抑制。

2.和药物剂量关系不大

仅个别患者发生造血障碍,多为药物的特异质反应,是自身免疫性的,常导致持续性再障。常见的有氯(合)霉素、有机砷、米帕林、三甲双酮、保泰松、金制剂、氨基比林、吡罗昔康、磺胺、甲砜霉素、卡比马唑、甲巯咪唑、氯磺丙脲等。最常见是由氯霉素引起的,氯(合)霉素的化学结构含有一个硝基苯环,其骨髓毒性作用与亚硝基-氯霉素有关,它可抑制骨髓细胞内线粒体DNA聚合酶,导致DNA及蛋白质合成减少,也可抑制血红素的合成,幼红细胞质内可出现空泡及铁粒幼细胞增多。

(三)病毒性肝炎相关性再障

病毒性肝炎相关性再障简称肝炎相关性再障(HAAA),是病毒性肝炎最严重的并发症之一,发生率不到1.0%,占再障患者的3.2%。80%病例引起再障的病毒性肝炎亚型至今尚未明确(非甲、乙、丙、丁、戊),但20%病例明确由乙型肝炎引起。临床上有两种类型:急性型居多数,起病急,肝炎和再障发病间期平均10周左右,肝炎已处于恢复期,但再障病情重,生存期短,发病年龄轻,大多病毒性肝炎亚型不明确;慢性型属少数,大多在慢性乙型肝炎基础上发病,病情轻,肝炎和再障发病间期长,生存期也长。肝炎病毒对造血干细胞有直接抑制作用,也可通过病毒介导的自身免疫异常,尚可破坏骨髓微循环。其他病毒如人类微小病毒 B19、EB 病毒等也有报道。

(四)苯中毒所致再障

苯及其衍化物和再障的关系已为许多实验研究所肯定,苯进入人体易固定于富含脂肪的组织,慢性苯中毒时苯主要固定于骨髓,苯的骨髓毒性作用与其代谢产物(苯二酚、邻苯二酚)有关,酚类为原浆毒,可直接抑制细胞核分裂,所形成的半抗原可刺激免疫反应。

(五)造血干/祖细胞自身缺陷

阵发性睡眠性血红蛋白尿(PNH)和再障的关系相当密切,PNH 系获得性造血干/祖细胞自身缺陷引起造血衰竭,约 30% PNH 患者有再障病史,再障患者采用流式细胞术检测 PNH 克隆阳性率可为 25%～67%,甚至临床上有 AA-PNH 综合征,二者可先后或同时发生。再障患者出现 PNH 克隆的机制仍不清楚,可能和再障患者造血干/祖细胞"逃逸"免疫攻击而自身选择的结果。近年研究还发现某些获得性再障患者白细胞染色体端粒长度缩短,这些患者常对免疫抑制剂无效。

(六)其他因素

1.电离辐射

X 线、γ 线或中子可直接损害造血干细胞和骨髓微环境。长期超允许量放射线照射(如放射源事故)可致再障。全身照射超过 1 000 cGy 可致持久性再障,>4 000 cGy 骨髓微环境被破坏,骨髓不能支持造血。

2.妊娠

罕有病例报告,再障在妊娠期发病,分娩或人工流产后缓解,第二次妊娠时再发,是否与妊娠激活了免疫反应有关。

二、临床表现

再障可按严重度不同分为重型、极重型和非重型。重型再障(severe aplastic anemia,SAA)的诊断标准(Camitta 标准):①骨髓细胞增生程度<正常的 25%;如≥正常的 25%但<50%,则残存的造血细胞应<30%。②血常规须具备以下三项中的两项:中性粒细胞绝对值<$0.5×10^9$/L;血小板数<$20×10^9$/L;网织红细胞绝对值<$20×10^9$/L。其中中性粒细胞<$0.2×10^9$/L 者称极重型再障(very severe aplastic anemia,VSAA)。我国早年以急性或慢性再障(chronic aplastic anemia,CAA)分型。

(一)SAA

起病急,进展迅速,常以出血和感染、发热为首发及主要表现。病初贫血常不明显,但随着病程呈进行性进展。几乎均有出血倾向,60% 以上有内脏出血,主要表现为消化道出血、血尿、眼底出血(常伴有视力障碍)和颅内出血。皮肤、黏膜出血广泛而严重且不易控制。病程中几乎均有发热,系感染所致,常在口咽部和肛门周围发生坏死性溃疡,从而导致败血症。肺炎也很常见。感染和出血互为因果,使病情日益恶化,如仅采用一般性治疗,多数在 1 年内死亡。

(二)CAA

起病缓慢,以贫血为首发和主要表现;出血多限于皮肤黏膜且不严重;可并发感染,但常以呼吸道为主,容易控制。若治疗得当、坚持不懈,不少患者可获得长期缓解甚至痊愈,但也有部分患者迁延多年不愈,甚至病程长达数十年,少数患者到后期出现 SAA 的临床表现。

三、辅助检查

(一)血常规

全血细胞减少,贫血属正常细胞型,亦可呈轻度大红细胞型。外周血片手工分类十分重要,红细胞形态应基本正常,仅见轻度大小不一,但无明显畸形及多染现象,无幼红幼粒细胞出现。网织红细胞显著减少。

(二)骨髓常规

应做多部位骨髓穿刺涂片检查并同时进行骨髓小粒分类计数。SAA 呈多部位增生减低或重度减低,三系造血细胞明显减少,尤其是巨核细胞和幼红细胞;非造血细胞增多,尤为淋巴细胞增多。CAA 不同部位穿刺所得的骨髓常规很不一致,可从增生不良到增生象,但至少要有一个部位增生不良;如增生良好,晚幼红细胞(炭核)比例常增多,其核为不规则分叶状,呈现脱核障碍,但巨核细胞明显减少。CAA 可有轻度红系病态造血,但绝对不会出现粒系和巨核细胞病态造血。骨髓涂片肉眼观察油滴增多,骨髓小粒镜检非造血细胞和脂肪细胞增多,一般在 60%以上。

(三)骨髓活组织检查和放射性核素骨髓扫描

由于骨髓涂片易受周围血液稀释的影响,有时一两次涂片检查难以正确反映造血情况,而骨髓活组织检查(至少取 2 cm 骨髓组织)估计增生情况优于涂片,可提高诊断的正确性,应作为诊断再障必备条件。

再障骨髓病变的特点是造血组织减少,造血组织与脂肪组织比例多在 2:3 以上。造血灶中造血细胞(指粒、红和巨核细胞系统)减少,而"非造血细胞"(指淋巴、浆、组织嗜碱和网状细胞)增多。骨髓中有血浆渗出、出血及间质水肿。SAA 骨髓病变发展迅速而广泛;CAA 则呈渐进性向心性萎缩,先累及髂骨,然后是棘突与胸骨。CAA 尚存在代偿性增生灶,后者主要是幼红细胞增生伴成熟障碍。硫化锝-99m 或氯化铟全身骨髓 γ 照相可反映功能性骨髓的分布,可以间接反映造血组织减少的程度和部位。

(四)其他检查

流式细胞术检测骨髓 CD34$^+$ 细胞数对鉴别再障和骨髓增生异常综合征(myelodysplastic syndrome,MDS)有重要意义,再障显著降低(<0.5%),低增生 MDS 则明显增高。造血祖细胞培养不仅有助于诊断,而且有助于检出有无抑制性淋巴细胞或血清中有无抑制因子。成熟中性粒细胞碱性磷酸酶活力增高,血清溶菌酶活力减低。抗碱血红蛋白量增多。染色体检查除 Fanconi 贫血染色体畸变较多外,一般再障属正常,如有核型异常须除外 MDS。

四、诊断和鉴别诊断

(一)阵发性睡眠性血红蛋白尿(PNH)

尤其是血红蛋白尿不发作者极易误诊为再障。本病出血和感染较少见,网织红细胞增高,骨髓幼红细胞增生,尿中含铁血黄素、糖水试验、Ham 试验及蛇毒因子溶血试验呈阳性反应,成熟中性粒细胞碱性磷酸酶活力低于正常,外周血红细胞、中性粒细胞或淋巴细胞 CD59 和 CD55 标记率测定至少有二系血细胞 CD59/CD55 缺失率>10% 及 Flaer 检测等,均有助于鉴别。

(二)骨髓增生异常综合征(MDS)

其中难治性贫血型极易和不典型再障相混淆,尤其是低增生 MDS(骨髓活检造血细胞面积 60 岁以下<30%,60 岁以上<20%)。MDS 虽有全血细胞减少,但骨髓三系细胞均增生,巨核细胞也增多,三系均可见病态造血,染色体检查核型异常占 31.2%,骨髓组织切片检查可见"幼稚前体细胞异常定位"(ALIP)现象。低增生 MDS 骨髓增生减低,染色体检查出现典型 MDS 异常核型,但原始细胞数已>20%,再障不应发现原始细胞。

(三)低增生性急性白血病

低增生性急性白血病多见于老年人,病程缓慢或急进,肝、脾、淋巴结一般不肿大,外周呈全血细胞减少,未见或偶见少量原始细胞。骨髓灶性增生减低,但原始细胞百分比已达白血病诊断标准。

(四)纯红细胞再生障碍性贫血

溶血性贫血的再障危象和急性造血停滞,可呈全血细胞减少,起病急,有明确诱因,去除后可自行缓解,后者骨髓常规中可出现巨原红细胞。慢性获得性纯红再障如有白细胞和血小板轻度减少,需注意和 CAA 作鉴别。

五、治疗

治疗包括病因治疗、支持疗法和促进骨髓造血功能恢复的各种措施。以自身免疫性再障为例,非重型如不必依赖输血者治疗可以雄激素为主,辅以其他综合治疗,不少病例血红蛋白恢复正常,但血小板长期处于较低水平,临床无出血表现。输血依赖的非重型再障首选环孢素(CsA)+雄激素治疗,6 个月治疗无效者亦可选用 ATG/ALG+CsA 治疗。SAA 预后差,一旦确诊宜及早(3 周内)选用骨髓移植或 ATG/ALG+CsA 治疗。

(一)免疫抑制剂治疗(IST)

免疫抑制剂治疗适用于年龄大于 50 岁或无 HLA 相配同胞供髓者的 SAA。大于 60 岁患者慎用 ATG。最常用的是抗胸腺球蛋白(ATG)和抗淋巴细胞球蛋白(ALG)。其机制主要通过去除抑制性 T 淋巴细胞对骨髓造血的抑制,其对 B 细胞无作用。剂量因来源不同而异,马源 ALG/ATG $10 \sim 15$ mg/(kg·d),兔源 ALG/ATG $2.5 \sim 3.75$ mg/(kg·d),猪源 ATG $20 \sim 30$ mg/(kg·d),共 5 d;用生理盐水稀释后先做过敏试验(单支 ATG/ALG 的 1/10 量加入生理盐水 100 mL 静脉滴注 1 h),如无反应,缓慢从大静脉内滴注,每天分 2 次,每次 $6 \sim 8$ h;同时静脉滴注氢化可的松 4 mg/(kg·d),经另一静脉通道与 ATG/ALG 同步输注。患者应给予保护性隔离。为预防血清病,宜在第 5 天后口服泼尼松 1 mg/(kg·d),第 15 天后每 5 天减半,第 30 天停用。起效时间一般在用药后 $6 \sim 9$ 个月,无效确认后可进行第 2 次 ALG/ATG 治疗,须换用其他动物来源的制剂。单用治疗 SAA 的有效率可为 40%～60%,有效者 50% 可获长期生存。不良反应有发热、寒战、皮疹等变态反应,以及中性粒细胞和血小板减少引起的感染和出血,滴注静脉可发生静脉炎,血清病在治疗后 $7 \sim 10$ d 出现。用药期间维持血小板>10×10^9/L。因 ALG/ATG 具有抗血小板活性作用,故不能在输注 ALG/ATG 的同时输注血小板悬液。

环孢素(CsA)的作用机制主要是通过阻断 IL-2 受体表达来阻止细胞毒性 T 淋巴细胞的激活和增殖,抑制产生 IL-2 和 γ 干扰素。剂量为 $3 \sim 5$ mg/(kg·d),分两次口服。多数病例需要长期维持治疗,减量要缓慢,减量过快会增加复发风险。一般推荐疗效达平台期后持续服药至少 12 个月,以后逐渐减量,总疗程为 $2 \sim 3$ 年。对 SAA 的有效率也可为 40%～60%,出现疗效的时间至少要 3 个月。不良反应有消化道症状、肝肾毒性作用、多毛、牙龈肿胀、肌肉震颤，因安全血药浓度范围较窄宜采用血药浓度监测，过去常采用测定全血 CsA 谷浓度（C0）来指导用药，安全有效谷浓度范围成人为 $150\sim250~\mu g/L$，儿童为 $100\sim150~\mu g/L$，近年来多采用 CsA 的峰值（用药后 2 h 的血浓度 C2），C2 要比 C0 高 $5\sim10$ 倍。

现代强烈免疫抑制治疗（指 ALG/ATG 和 CsA 联合治疗，CsA 口服可与 ALG/ATG 同时应用或 ALG/ATG 开始后 4 周用）已成为 SAA 的标准治疗，有效率可为 $70\%\sim80\%$，并且有效速度略快于单用 ATG，强烈免疫抑制治疗的疗效已可和骨髓移植相近，但前者不能根治且有远期并发症，如出现克隆性疾病，包括 MDS、PNH 和白血病等。伴有明显 PNH 克隆（$>50\%$）的再障患者慎用 ALG/ATG 治疗；妊娠期不推荐使用 ALG/ATG，但可予 CsA 治疗；先天性再障对 IST 无效。

其他免疫抑制剂尚有单克隆抗 T 细胞抗体（如抗 CD52 单克隆抗体）及吗替麦考酚酯等。大剂量静脉输注免疫球蛋白（HD-IVIg），可封闭单核-巨噬细胞 Fc 受体，延长抗体包裹血小板的寿命，亦可封闭抑制性 T 淋巴细胞的作用，中和病毒和免疫调节效应，适用于 SAA 有致命出血表现伴血小板同种抗体阳性、血小板输注无效时，以及病毒相关性严重再障的治疗。国外有应用大剂量环磷酰胺[CTX 45 mg/(kg·d)，连续 4 d]治疗 SAA，但治疗相关病死率高而未被推荐。但上述免疫抑制剂的疗效均不及 ALG/ATG 和 CsA。

（二）造血干细胞移植（HSCT）

造血干细胞移植是治疗 SAA 和 VSAA 的最佳方法，且能达到根治目的。移植后长期无病存活率可为 $60\%\sim80\%$，但移植需尽早进行，因初诊者常输红细胞和血小板，这样易使受者对献血员的次要组织相容性抗原致敏，导致移植排斥的发生率升高。一旦确诊 SAA 或 VSAA，具有 HLA 配型相合的同胞供者，年龄 <35 岁，应首选同胞供者造血干细胞移植（MCD-HSCT）；年龄在 $35\sim50$ 岁的患者，应于 2 个疗程标准免疫抑制剂治疗失败后才考虑移植治疗。HLA 配型相合无关供者的 HSCT 适应证掌握必须严格，仅适用于无同胞供者，且免疫抑制治疗失败患者的二线治疗。近年来，国内临床研究发现，随着 HLA 配型技术的发展，预处理方案的改进及移植后支持疗法的加强，亲缘半相合造血干细胞移植（Haplo-HSCT）、无关供者 HSCT（UD-HSCT）和脐血 HSCT（UCB-HSCT）疗效与 MSDHSCT 无明显差异，UCB-HSCT 虽然造血重建率明显低于其他移植方式，但总体预后亦无明显差异。

（三）雄激素

雄激素是治疗 CAA 不必依赖输血患者和先天性再障的首选药物。常用的雄激素有司坦唑醇，系 17α-烷基雄激素类；丙酸睾酮和十一酸睾酮为睾丸素酯类。二者对造血干细胞具有直接刺激作用，促使其增殖和分化。

因此，雄激素必须在一定量残存的造血干细胞基础上才能发挥作用，SAA 常无效。但有端粒缩短的再障患者有效。丙酸睾酮 $50\sim100$ mg/d 肌内注射，司坦唑醇 $6\sim12$ mg/d 口服，十一酸睾酮（安雄）$120\sim160$ mg/d 口服，十一酸睾酮注射液 0.25 g 肌内注射，每周 1 次，首次 1.0 g。疗程至少 6 个月。红系疗效较好，一般治疗后 1 个月网织红细胞开始上升，随后血红蛋白上升，2 个月后白细胞开始上升，但血小板多难以恢复。部分患者对雄激素有依赖性，停药后复发率为 $25\%\sim50\%$，复发后再用药仍可有效。丙酸睾酮的男性化不良反应较大，肌内注射多次后局部常发生硬块，宜多处轮换注射。17α-烷基类雄激素的男性化不良反应较丙睾为轻，但肝毒性反应显著大于丙睾，多数患者服药后出现谷丙转氨酶升高，严重者发生肝内胆汁淤积性黄疸，少数甚至出现肝血管肉瘤和肝癌,但停药后可消散。

(四)其他治疗

凡有可能引起骨髓损害的物质均应设法去除,禁用一切对骨髓有抑制作用的药物。积极做好个人卫生和护理工作。对粒细胞缺乏者宜保护性隔离,积极预防感染。输血要掌握指征,准备做骨髓移植者,移植前输血会直接影响其成功率,尤其不能输家族成员的血。一般以输入浓缩红细胞为妥。严重出血者宜输入浓缩血小板,采用单产或 HLA 相合的血小板输注可提高疗效。拟行异基因造血干细胞移植者应输注辐照或过滤后的红细胞和血小板悬液。反复输血有铁过载者宜应用去铁胺治疗。重组人 EPO 无益于再障的治疗,G-CSF 可用于再障粒细胞缺乏的治疗,TPO 和 TPO 受体激动剂对升高血小板也有一定疗效,TPO 受体激动剂艾曲波帕还能用于难治性再障改善造血,联合 IST 治疗可提高疗效。中医药治宜补肾为本,兼益气活血。常用中药为鹿角胶、仙茅、淫羊藿、黄芪、生熟地黄、首乌、当归、苁蓉、巴戟、补骨脂、菟丝子、枸杞子、阿胶等。

(杨忠文)

第四节 铁粒幼细胞性贫血

铁粒幼细胞性贫血是由不同病因引起的血红素合成障碍和铁利用不良导致的非结晶性三价铁磷酸盐和氢氧化铁在幼稚红细胞的线粒体中沉积的一组疾病。以骨髓中环形铁粒幼细胞增多、红系无效性增生、小细胞低色素性贫血、血清铁和组织铁增加为特点。

本组疾病包括以下几种。①遗传性铁粒幼细胞性贫血:X 染色体伴性遗传;常染色体隐性遗传;常染色体显性遗传。②获得性铁粒幼细胞性贫血:原发性;继发性。③先天性铁粒幼细胞性贫血:散发性;线粒体病伴发。

一、病因与发病机制

(一)遗传性铁粒幼细胞性贫血

遗传性铁粒幼细胞性贫血是一种 δ-氨基 γ-酮戊酸(ALA)合成酶缺陷,或粪卟啉氧化酶系统有缺陷,导致血红素合成障碍。常在同一家庭的几个男性同时罹患。女性罕见。本病属 X 染色体伴性遗传,男性患者可将异常基因传递给女儿,女性患者可将异常基因传递给儿子。

(二)继发性铁粒幼细胞性贫血

1.疾病诱发的铁粒幼细胞性贫血

能诱发铁粒幼细胞性贫血的常见疾病包括红血病与红白血病、结缔组织病、巨幼细胞贫血、恶性肿瘤、急性或慢性感染、尿毒症、肝病、血色病、获得性溶血性贫血、白血病和恶性淋巴瘤、珠蛋白生成障碍性贫血、骨髓增生性疾病及恶性淋巴瘤与白血病化疗后、难治性幼红细胞性贫血和白细胞减少引起的严重感染。

2.药物或毒物诱发的铁粒幼细胞性贫血

常见药物有异烟肼、环丝氨酸、吡嗪酰胺、氯霉素、非那西汀、青霉胺和酒精等。

机制为药物能通过对线粒体代谢的影响而引起骨髓功能不全。通常,药源性线粒体损伤,铁粒幼细胞变和铁粒幼细胞性贫血是呈剂量相关性的,如能及时停药,骨髓抑制仍可逆转。

二、临床表现

(一)遗传性铁粒幼细胞性贫血

(1)本病患者多为男性,于 10～20 岁出现贫血。

(2)早期仅有衰弱与乏力,贫血轻。

(3)30～40 岁即可并发铁过多,肝脾轻度至中度肿大、皮肤色素沉着、糖尿病、心律失常、心力衰竭、血栓性静脉炎和免疫功能低下等症状。

(4)患儿可出现发育不良。

(二)继发性铁粒幼细胞性贫血

(1)有明确的服药史或疾病史。

(2)贫血呈小细胞低色素性或正常细胞低色素性。

(3)红细胞大小不均与异形明显,嗜碱性点彩很常见。

(4)血清铁正常或升高。

三、实验室检查

(一)血常规

贫血中度,多数为小细胞低色素性。红细胞形态呈双向性,即可见形态正常和不正常的两类细胞。白细胞数与血小板数正常。网织红细胞多数正常,偶有高达 15% 的报道。

(二)骨髓常规

红系增生明显活跃且以中、晚幼红细胞增生为主,铁染色显示细胞外铁增多,铁粒幼细胞可为 80%～95%,并可见到 10%～40% 的环形铁粒幼细胞。

(三)其他

血清铁正常或增高,血清铁蛋白明显升高。转铁蛋白饱和度正常或显著升高。红细胞内粪卟啉浓度增加,而游离原卟啉正常或降低。无效红细胞生成;红细胞寿命正常或轻度缩短;出现铁血黄素沉着和(或)血色病。

四、治疗

(一)大剂量应用维生素 B_6

维生素 B_6 即吡哆素。凡诊断为本病者均应试用,100～200 mg/d,有不到半数病例可减轻症状。有效者必须给予维持治疗,停药后几个月内即可复发。复发后可再用维生素 B_6,若无效,可加用左旋色氨酸,有时可使维生素 B_6 再治疗有效。

(二)输血

严重贫血且用维生素 B_6 无效者,需定期输红细胞。

(三)放血或铁螯合剂

如体内储铁过多,病情允许者应采用放血疗法;若病情不能耐受,则可给予铁螯合剂治疗。

(四)脾切除

脾切除后易发生血栓并发症,故不宜行脾切除术。

五、预后

一般呈正幼细胞性成熟,无白细胞异常,也无终末期向急性白血病转化的倾向,预后较好。

(杨忠文)

第五节 维生素 C 缺乏性贫血

缺乏维生素 C 时,叶酸不能形成有活性的四氢叶酸而引起巨幼红细胞性贫血。

一、病因与发病机制

维生素 C 是很强的还原剂,在体内被可逆性氧化和还原,因而在细胞内起着氧化还原的作用。维生素 C 是叶酸的还原剂,可影响造血过程。缺乏维生素 C 时,叶酸不能生成具有代谢活性的四氢叶酸,导致巨幼细胞贫血。此外,维生素 C 在小肠和血液内有促进和保持铁离子的还原形式的作用,直接影响铁的吸收和转运。再者,维生素 C 缺乏造成的全身性慢性失血,可引起小细胞低色素性贫血。

维生素 C 缺乏是由以下因素所致。

(一)摄入不足

一般动物体内可从葡萄糖和其他单糖合成维生素 C,而人类和某些动物(猴子、豚鼠、鸟类、鱼类)体内缺乏合成维生素 C 所需要的古罗糖酸内酯氧化酶,不能合成维生素 C,必须从外界摄入,如果摄入量不足即可导致维生素 C 缺乏性贫血,严重者可引起维生素 C 缺乏症。人工喂养婴儿容易缺乏维生素 C,人乳中维生素 C 的含量为 $40 \sim 70$ mg/L,可以满足一般婴儿的需要,当然,要保证一定的摄入乳量。而牛乳中的维生素 C 含量仅为人乳的 1/4,再经过储存、稀释、加工、消毒灭菌等处理,其维生素 C 含量所剩无几。因此,用牛奶、奶粉、乳儿糕、米面糊等喂养的婴儿,如不及时补充新鲜蔬菜、水果,或偏食,可造成摄入不足。

(二)消化、吸收障碍

消化不良和慢性腹泻时维生素 C 的吸收减少,胃酸缺乏时,维生素 C 容易在胃肠道内受到破坏。

(三)消耗增加

感染、发热、外科手术、代谢增高时,维生素 C 的需要量增加。

二、临床表现

(1)维生素 C 缺乏后数月,患者感倦怠、全身乏力、厌食、营养不良、面色苍白、轻度贫血。

(2)精神抑郁、多疑。

(3)严重缺乏可引起维生素 C 缺乏症。这是一种急性或慢性疾病,特征为出血,类骨质及牙本质形成异常。牙龈肿胀、出血,并可因牙龈及齿槽坏死而致牙齿松动、脱落。骨关节肌肉疼痛,皮肤瘀点、瘀斑,毛囊过度角化、周围出血,小儿可因骨膜下出血而致下肢假性瘫痪、肿胀、压痛明显,髋关节外展,膝关节半屈,足外旋,蛙样姿势。

三、实验室检查

(1)血常规及骨髓常规同营养不良性巨幼细胞贫血。

(2)毛细血管脆性增加。

(3)凝血酶时间延长。

(4)血浆维生素 C 测定:只能反映维生素 C 的摄入情况,而不能反映体内维生素 C 的储存情况。空腹血浆中维生素 C 含量的评价标准:<0.4 mg/100 mL 为不足,0.4~0.8 mg/100 mL 为足够,>0.8 mg/100 mL 为充裕,1.4 mg/100 mL 为饱和。

(5)白细胞中维生素 C 含量的测定:能反映组织中维生素 C 的储存情况,正常值为 >113.6 μmol/10^8 白细胞。

(6)尿中维生素 C 含量测定:全天尿中维生素 C 含量测定的评价标准为 <7 mg/100 mL 为不足,7~12 mg/100 mL 为足够,>12 mg/100 mL 为充裕。

(7)维生素 C 耐量试验:口服维生素 C 500 mg,用 2,4-二硝基苯肼比色法测定总维生素 C,4 h 尿维生素 C 排出量 <5 mg 为不足,5~13 mg 为正常,>13 mg 为充裕。

四、诊断

(1)长期未摄入新鲜水果蔬菜或不适当烹调史、慢性消耗性疾病患者,或为人工喂养婴儿。

(2)较典型临床表现。

(3)毛细血管脆性增加。

(4)治疗试验:经维生素 C 治疗效果迅速。

(5)凝血酶时间延长。

(6)维生素 C 含量值为不足。

五、治疗

(1)选择含维生素 C 丰富的食物,改进烹调方法,减少维生素 C 在烹调中的损失。防止盲目追求时尚膳食及不科学延寿行为等。人工喂养儿应添加富含维生素 C 的食物或维生素 C。疾病、手术前后、吸烟者、口服避孕药时、南北极地区工作者应适当添加维生素 C 摄入量。

(2)患者每天予维生素 C 200~300 mg,重症者为 300~500 mg,感染时剂量增加,分 3 次饭前或饭后服用。如患者不能口服或胃肠道吸收不良时,可予肌内或静脉注射,每天一次,一般疗程 3 周左右,症状明显好转时,减至 50~100 mg,每天 3 次,口服。

(3)保持口腔清洁,预防或治疗继发感染、止痛,有严重贫血者,可予输血,补给铁剂。

六、预后

诊断准确、治疗及时,预后好。

(许　蕾)

第六节　自身免疫性溶血性贫血

自身免疫性溶血性贫血(autoimmune hemolytic anemia,AIHA)是一类免疫介导的获得性溶血性贫血的总称,共同的病理生理基础是患者产生针对自身红细胞的病理性抗体并造成其免疫破坏。AIHA 可见于各个年龄组,但以成人为多。也有称为免疫性溶血性贫血者,因为某些药物诱发的溶血并非自身抗体所介导。

一、分类和病因

AIHA 根据有无病因分为原发性和继发性两种。根据抗体作用于红细胞的最佳温度分为温抗体型(AIHA due to warm-reactive antibody)和冷抗体型自身免疫性溶血性贫血(AIHA due to coldreactive antibody)两类,前者约占 70%。偶见同时兼有温抗体和冷抗体的混合型患者。AIHA 的分类见表 6-1。

表 6-1　AIHA 的分类

温抗体型	冷抗体型
原发性	冷凝集素综合征
继发性	原发性
淋巴增殖性疾病	继发性
自身免疫性疾病	淋巴增殖性疾病
病毒感染	自身免疫性疾病
免疫缺陷状态	感染
其他恶性肿瘤	支原体肺炎
药物诱导性	传染性单核细胞增多症
药物吸附型(青霉素型)	其他病毒
新抗原型(奎尼丁/胼波芬型)	阵发性冷性血红蛋白尿症
自身免疫型(甲基多巴型)	梅毒
	病毒感染(麻疹、腮腺炎等)

(一)温抗体型自身免疫性溶血性贫血

自身抗体在 37 ℃时呈现最大活性,大多数为 IgG,有或无补体结合能力,极少数是非凝集素 IgM。结合抗体的致敏红细胞在单核巨噬细胞系统(主要在脾脏)内破坏。原发性者病因不明(约占 50%),继发性者常见病因有结缔组织病如系统性红斑狼疮和类风湿关节炎、淋巴增殖性疾病和淋巴瘤以及感染性疾病和其他免疫性疾病等。

(二)冷抗体型自身免疫性溶血性贫血

该型较温抗体型少见,绝大多数为继发性,包括冷凝集素综合征和阵发性冷性血红蛋白尿症。原发性冷凝集素综合征多见于老年人,女性为多。继发性冷凝集素综合征常继发于恶性 B

淋巴细胞增殖性疾病如原发性巨球蛋白血症、淋巴瘤、多发性骨髓瘤以及某些感染如支原体肺炎和传染性单核细胞增多症等。冷凝集素绝大多数为 IgM 抗体，可结合补体，在 28～31 ℃即可与红细胞反应，0～5 ℃表现为最大反应活性。冷凝集素综合征多呈慢性溶血经过，在寒冷季节病情加重。雷诺现象常见，表现为遇冷时的指端发绀和疼痛。继发者尚有原发病的相应表现，病毒感染所致者病程为自限性。某些患者可有急性血管内溶血发作。阵发性冷性血红蛋白尿症的抗体是 IgG 型双相溶血素（又称为 D-L 抗体）。D-L 抗体在 0～4 ℃与红细胞结合，并能结合补体。此病罕见，以局部或全身受寒后出现急性血管内溶血和血红蛋白尿为特征，可继发于梅毒或某些病毒感染。

二、发病机制

AIHA 患者产生抗红细胞自身抗体的机制仍未阐明。作为一种自身免疫性疾病有如下几种解释。

(一)自身免疫耐受状态的破坏

在免疫系统的发育和功能发挥过程中，机体通过免疫耐受机制包括中枢耐受和周围耐受使免疫系统不对自身细胞或组织发生免疫反应。一旦这种免疫耐受遭受破坏，则免疫系统可对自身细胞或组织发动体液或细胞免疫介导的攻击，造成自身免疫性疾病。

(二)感染和炎症

在其他免疫调控机制正常的情况下，感染和炎症仍可非特异性地刺激自身抗体的形成。

(三)化学物或药物

可通过不同机制造成溶血。有些药物如甲基多巴可诱发自身免疫反应产生自身抗体，此型与原发性者难于区别。有些药物诱发的溶血呈药物依赖性，或通过与细胞膜结合形成复合物，或改变膜的抗原性形成新抗原，再诱发相应抗体生成，故药物诱发的免疫性溶血不能全部归咎于自身免疫性。

(四)免疫监视功能异常

某些疾病如淋巴增殖性疾病或胸腺瘤等造成免疫监视或识别功能紊乱，对自身抗原不能辨别，易于产生自身抗体。

近年来发现不少淋巴增殖性疾病如慢性淋巴细胞白血病患者接受核苷类似物（主要是氟达拉滨或克拉屈滨）后发生 AIHA。患者既往无 AIHA 病史，在几个疗程后，突然发病，可为温抗体型或冷抗体型，有时病情严重甚至致死。此后再次暴露可致复发，其机制可能与调节性 T 细胞紊乱或对自身红细胞的某种抗原产生抑制性自身抗体有关。误型输血导致溶血早为人所知，但同型输血也偶可引起 AIHA，输血同时或继后发生。异基因造血干细胞移植后的 AIHA 多见于供受者 ABO 血型不合者，尤其是 A 型受者和 O 型供者之间，发生在移植后 2 周内，起病急骤，可伴血管内溶血及肾衰竭，机制与"过路淋巴细胞"短暂产生抗体有关，是过路淋巴细胞综合征的一种表现。

尽管机制尚未完全明确，但淋巴增殖性疾病尤其是慢性淋巴细胞白血病与 AIHA 的密切关系历来受到关注。一方面，淋巴增殖性疾病患者易于发生 AIHA，另一方面，AIHA 患者发生淋巴增殖性疾病危险度升高，可能与慢性抗原刺激有关。

温抗体型 AIHA 的抗红细胞抗体多为不完全抗体，致敏红细胞在通过单核巨噬细胞系统器官（主要是肝和脾，又以后者为主）时被巨噬细胞识别（抗体的 Fc 和巨噬细胞的 Fc 受体结合）并吞噬破坏,发生血管外溶血。与致敏红细胞结合的温抗体 Fc 也可激活补体 C1,但不能通过经典补体激活途径形成 C5-C9 攻膜复合物,只能到达 C3 阶段,从而不造成血管内溶血。

冷抗体型 AIHA 的抗体主要有两类,即冷凝集素和 D-L 抗体。冷凝集素绝大多数是 IgM 抗体,在低温(0~5 ℃)条件下可引起红细胞的凝集,在 20~25 ℃时与补体结合最为活跃,并能通过经典补体激活途径形成 C5-C9 膜攻击复合物,造成红细胞的直接破坏,导致血管内溶血。多数冷凝集素抗体针对红细胞 I/i 抗原系统。D-L 抗体是一种 IgG 型双相溶血素,即首先是在低温(<20 ℃)条件下发生抗体与红细胞的结合,然后当机体复温后再激活补体途径,造成血管内红细胞的破坏,这也是 D-L 抗体介导的溶血表现为暴露于寒冷后发作的原因。D-L 抗体呈现一定的红细胞 P 血型抗原特异性。

温抗体型是自身免疫性溶血性贫血中最常见的类型。成人多见,女性多于男性。本病分为原发性和继发性,二者发病率报道不一,但大致相仿。继发性者的常见病因有风湿性疾病和淋巴细胞增殖性疾病。温抗体绝大部分为 IgG,以 IgG_1 和 IgG_3 亚型为主,二者都可结合补体。IgG_3 与巨噬细胞 Fc 受体的亲和力比 IgG_1 高,更易引起溶血。其次是抗 C3 抗体,抗 IgA 和 IgM 抗体均少见。根据特异单价抗血清鉴定结果,本病可分为三型:①抗 IgG 和抗 C_3 阳性,占 67%;②单纯抗 IgG 阳性,占 20%;③单纯抗 C_3 阳性,占 13%。第一型溶血最重,治疗亦较困难。第三型溶血最轻。第二型介于两者之间。

三、临床表现

温抗体型自身免疫性溶血性贫血(warm antibody autoimmune hemolytic anemia,WA-AIHA)病情程度变化颇大,自无明显溶血至严重致命性溶血不等。多数患者起病隐袭,表现为乏力、虚弱、头晕、体力活动后气短等贫血症状以及不明原因发热等。心脏储备功能不良的老年患者可发生心绞痛。体格检查可见苍白,约 1/3 患者有显性黄疸和肝大,半数以上有轻中度脾大,巨脾者应疑及其他原因。继发性患者有原发病的临床表现。病毒感染常致病情加重,尤其在儿童患者可诱发危及生命的溶血,呈急性发病,有寒战、高热、呕吐、腹痛和腰背痛,甚至休克和肾衰竭。

WA-AIHA 患者血栓栓塞性疾病的发病率升高,尤以抗磷脂抗体阳性者为甚,如果发生血栓,应注意筛查该抗体。

WA-AIHA 如伴发免疫性血小板减少称为 Evans 综合征,其发病机制仍未明确。除存在自身抗红细胞和抗血小板抗体外,越来越多的证据表明本病与患者的 T 细胞功能紊乱有关。本综合征见于各年龄组,分为原发性和继发性,后者常见病因亦为淋巴增殖性疾病和风湿性疾病。国内报道成人患者以女性为多。儿童患者常呈急性发病,与感染有关。本综合征的血小板减少可先于溶血或同时或继后出现,但多数患者先出现血小板减少,随后发生免疫性溶血,二者同时发病较少见。少数患者表现为全血细胞减少。

四、实验室和辅助检查

(一)血常规

贫血轻重不一,多呈正常细胞正常色素性,但也可为大细胞性。外周血涂片可见数量不等球形红细胞增多和有核红细胞,网织红细胞增多(再障危象时除外),白细胞正常或轻度升高,偶可减少,血小板正常,若降低,则提示 Evans 综合征。

(二)骨髓常规

红系造血明显活跃,偶见轻度巨幼样变。发生再障危象时骨髓呈增生低下象,外周血全血细胞及网织红细胞减少。

(三)抗人球蛋白试验

抗人球蛋白试验又称 Coombs 试验。分为直接抗人球蛋白试验(direct antiglobulin test,DAT)和间接抗人球蛋白试验(indirect antiglobulin test,IAT),前者检查与红细胞膜结合的抗体,后者检查血清中抗体。DAT 是诊断 WA-AIHA 的经典实验室检查,90%以上的患者 DAT阳性。抗体主要是抗 IgG 和抗 C_3 型,偶见抗 IgA 型,罕见 IgM 型。IAT 可为阳性或阴性。

(四)其他

血清胆红素轻或中度升高,以间接胆红素为主。尿胆原增多。血清乳酸脱氢酶升高。急性溶血时结合珠蛋白降低并可出现血红蛋白血症、血红蛋白尿或含铁血黄素尿。

五、诊断和鉴别诊断

有溶血性贫血的临床和一般实验室证据,DAT 阳性,冷凝集素效价在正常范围,近 4 个月内无输血和特殊药物(如奎尼丁、甲基多巴、青霉素等)应用史,可诊断本病。

少数抗人球蛋白试验阴性患者需与其他溶血性贫血鉴别,包括先天性溶血性疾病、非免疫性因素所致的溶血性贫血及阵发性睡眠性血红蛋白尿症。因致敏红细胞在通过单核巨噬细胞系统时部分细胞膜被吞噬,故本病可出现数量不等的球形红细胞,如遇 DAT 阴性者需与遗传性球形红细胞增多症相鉴别。

六、治疗

(一)病因治疗

有病因可寻的继发性患者应治疗原发病。感染所致者常表现为病情急但呈自限性的特点,有效控制感染后溶血即可缓解甚至治愈。继发于恶性肿瘤者应采取有效治疗措施,如实体瘤的手术切除和恶性 B 细胞增殖性疾病的化疗。疑药物诱发者应停用可疑药物。

(二)糖皮质激素

是治疗本病的首选和主要药物。常选用泼尼松,开始剂量为 $1\sim1.5$ mg/(kg·d)。治疗有效者一周左右血红蛋白上升,每周可升高 $20\sim30$ g/L。血红蛋白恢复正常后维持原剂量 1 个月,然后逐渐减量。减量速度酌情而定,一般每周 $5\sim10$ mg,待减至每天 15 mg 以下时,需低剂量维持 $3\sim6$ 个月。80%以上的患者糖皮质激素治疗有效。激素抵抗见于约 10%的患者。糖皮质激素足剂量治疗 3 周病情无改善者应考虑诊断是否有误或激素抵抗。激素治疗无效或维持量每天>15 mg 者应考虑更换其他疗法。停药后复发者并非少见。

长期应用糖皮质激素不良反应包括激素面容、感染倾向、高血压、溃疡病、糖尿病、体液潴留和骨质疏松等。

糖皮质激素作用机制可能为:①减少抗体产生;②降低抗体和红细胞膜上抗原之间的亲和力;③减少巨噬细胞膜的 Fc 和 C_3 受体数量。

(三)脾切除

作为二线治疗,脾切除的适应证是:①糖皮质激素治疗无效;②激素维持量每天>10 mg;③不能耐受激素治疗或有激素应用禁忌证。目前尚无术前预测手术效果的可靠方法。脾切除的

总有效率为 $60\%\sim75\%$。切脾禁忌者可行脾区放疗。

脾切除治疗本病机制包括:①去除破坏致敏红细胞的主要器官;②脾脏是产生抗体的主要器官,切除后可减少抗体生成。

(四)免疫抑制剂

主要用于糖皮质激素和切脾无效的难治性患者。细胞毒类药物中以环磷酰胺和硫唑嘌呤最为常用。环磷酰胺 $50\sim150$ mg/d,硫唑嘌呤 $50\sim200$ mg/d,开始 3 个月与糖皮质激素合用,然后停用激素,单纯用免疫抑制剂 6 个月,再逐渐减量停药,有效率报道不一($40\%\sim60\%$)。治疗期间需密切观察其不良反应,尤其是骨髓抑制。亦可试用其他非细胞毒免疫抑制剂如环孢素、麦考酚吗乙酯、利妥昔单抗和阿伦单抗等。

(五)输血

本病输血应严格掌握适应证。因多数患者治疗收效较快,故输血仅限于再障危象或极度贫血危及生命者。输血速度应缓慢,并对全过程密切监视,以避免输血反应。少数患者因自身抗体所致的自发性红细胞凝集可能造成血型鉴定及交叉配血试验结果判读困难甚至误判,应予以注意。

(六)难治性患者的治疗

近年来对激素、切脾和免疫抑制剂无效的难治性 WA-AIHA 治疗又积累了一些新的经验。大剂量丙种球蛋白静脉注射对约 40% 的患者有效,儿童患者反应尤佳。达那唑联用泼尼松对部分患者有效。

采用利妥昔单抗治疗难治患者的报道日渐增多,综合认为该药是难治性患者有效而安全的治疗选择。麦考酚酸酯对继发于自身免疫性疾病和淋巴增殖性疾病的患者显示出不错的疗效。

其他治疗如血浆置换、长春碱类药物负载血小板输注、胸腺切除等均有治疗本病的报道,因资料有限,其确切价值有待继续探讨。

(许　蕾)

第七节　地中海贫血

地中海贫血又称为珠蛋白生成障碍性贫血,由于遗传的珠蛋白基因缺陷,致使一种或一种以上珠蛋白肽链减少,易致这种珠蛋白所参与合成的血红蛋白产量减少,而引起的一组遗传性溶血性贫血。其基因缺陷的复杂多样性,缺乏的珠蛋白链在类型、数量及临床表现上不一,所以,地中海贫血实际上是一组疾病。地中海贫血是我国南方各省最常见、危害最大的遗传病,人群发生率高达 10%,以广东、广西为主。

一、病因与发病机制

本病是由于珠蛋白基因的缺失或点突变所致。组成珠蛋白的肽链有 4 种,即 α、β、γ、δ 链,分别由其相应的基因编码,这些基因的缺失或点突变可造成各种肽链的合成障碍,致使血红蛋白的组分改变。通常将地中海贫血分为 α、β、γ 和 δ 4 种类型,其中以 β 和 α 地中海贫血较为常见。

本病的发生是由于血红蛋白分子中的珠蛋白肽链结构异常或合成速率异常,造成肽链不平衡而产生以溶血性贫血为主的症状群。

(一)β 地中海贫血

人类 β 珠蛋白基因簇位于 11p15.5。β 地中海贫血的发生主要是由于基因的点突变,少数为基因缺失。基因缺失和有些点突变可致 β 链的生成完全受抑制,称为 β^0 地中海贫血;有些点突变使 β 链的生成部分受抑制,则称为 β^+ 地中海贫血。β 地中海贫血基因突变较多,迄今已发现的突变点达 100 多种,国内已发现 28 种。其中常见的突变有 6 种。

重型 β 地中海贫血是 β^0 或 β^+ 地中海贫血的纯合子或 β^0 与 β^+ 地中海贫血双重杂合子,因 β 链生成完全或几乎完全受到抑制,以致含有 β 链的 HbA 合成减少或消失,而多余的 α 链则与 γ 链结合而成为 HbF($\alpha_2\gamma_2$),使 HbF 明显增加。由于 HbF 的氧亲和力高,致患者组织缺氧。过剩的 α 链沉积于幼红细胞和红细胞中,形成 α 链包涵体附着于红细胞膜上而使其变僵硬,在骨髓内大多被破坏而导致"无效造血"。部分含有包涵体的红细胞虽能成熟并被释放至外周血,但当它们通过微循环时就容易被破坏;这种包涵体还影响红细胞膜的通透性,从而导致红细胞的寿命缩短。由于以上原因,患儿在临床上呈慢性溶血性贫血。贫血和缺氧刺激促红细胞生成素的分泌量增加,促使骨髓增加造血,因而引起骨骼的改变。贫血使肠道对铁的吸收增加,加上在治疗过程中的反复输血,使铁在组织中大量贮存,导致含铁血黄素沉着症。

轻型地中海贫血是 β^0 或 β^+ 地中海贫血的杂合子状态,β 链的合成仅轻度减少,故其病理生理改变极轻微。中间型 β 地中海贫血是一些 β^+ 地中海贫血的双重杂合子和某些地中海贫血的变异型的纯合子,或两种不同变异型珠蛋白生成障碍性贫血的双重杂合子状态,其病理生理改变介于重型和轻型之间。

(二)α 地中海贫血

α 地中海贫血是人类 α 珠蛋白基因簇位于 16Pter-p13.3。控制 α 链合成基因位于第 16 号染色体上,每条 16 号染色体有 2 个基因,一对染色体共有 4 个 α 珠蛋白基因。大多数 α 地中海贫血(简称 α 地中海贫血)是由于 α 珠蛋白基因的缺失所致,少数由基因点突变造成。若仅是一条染色体上的一个 α 基因缺失或缺陷,则 α 链的合成部分受抑制,称为 α^+ 地中海贫血;若每一条染色体上的 2 个 α 基因均缺失或缺陷,称为 α^0 地中海贫血。

1.重型 α 地中海贫血

重型 α 地中海贫血是 α 地中海贫血的纯合子状态,其 4 个 α 珠蛋白基因均缺失或缺陷,以致完全无 α 链生成,因而含有 α 链的 HhA、HbA2 和 HbF 的合成均减少。患者在胎儿期即发生大量 γ 链合成 γ4(Hb Bart's)。Hb Bart's 对氧的亲和力极高,造成组织缺氧而引起胎儿水肿综合征。中间型和 α 地中海贫血是 α^0 和 α^+ 地中海贫血的杂合子状态,是由 3 个 α 珠蛋白基因缺失或缺陷所造成,患者仅能合成少量 α 链,其多余的 β 链即合成 HbH(β_4)。HbH 对氧亲和力较高,又是一种不稳定血红蛋白,容易在红细胞内变性沉淀而形成包涵体,造成红细胞膜僵硬而使红细胞寿命缩短。

2.轻型 α 地中海贫血

轻型 α 地中海贫血是 α^+ 地中海贫血纯合子或 α^0 地中海贫血杂合子状态,它仅有 2 个 α 珠蛋白基因缺失或缺陷,故有相当数量的 α 链合成,病理生理改变轻微。静止型 α 地中海贫血是 α^+ 地中海贫血杂合子状态,它仅有一个 α 基因缺失或缺陷,α 链的合成略微减少,病理生理改变非常轻微。

二、临床表现

(一)β地中海贫血

根据病情轻重的不同,分为以下三型。

1.轻型

(1)患者无症状或轻度贫血。

(2)脾不大或轻度肿大。

(3)病程经过良好,能存活至老年。

(4)实验室检查:成熟红细胞有轻度形态改变,红细胞渗透脆性正常或减低,血红蛋白电泳显示 HbA2 含量增高(0.035～0.060),这是本型的特点。HbF 含量正常。

2.中间型

(1)多于幼童期出现症状。

(2)其临床表现介于轻型和重型之间,中度贫血,脾轻或中度肿大,黄疸可有可无,骨骼改变较轻。

(3)实验室检查:血常规和骨髓常规的改变如重型,红细胞渗透脆性减低,HbF 含量为 0.40～0.80,HbA2 含量正常或增高。

3.重型

重型又称 Cooley 贫血。

(1)患儿出生时无症状,至 3～12 个月开始发病。

(2)呈慢性进行性贫血,面色苍白,肝大、脾大,发育不良,常有轻度黄疸,症状随年龄增长而日益明显。

(3)1 岁后出现地中海贫血特殊面容:头颅变大、额部隆起、颧高、鼻梁塌陷,两眼距增宽。

(4)患儿常并发气管炎、肺炎、含铁血黄素沉着症,引起脏器损害的相应症状,其中最严重的是心力衰竭,它是贫血和铁沉着造成心肌损害的结果,是导致患儿死亡的重要原因之一。

(5)本病如不治疗,多于 5 岁前死亡。

(6)实验室检查:血常规检查呈小细胞低色素性贫血,镜下红细胞大小不等,中央浅染区扩大,出现异形、靶形、碎片红细胞和有核红细胞、点彩红细胞、嗜多染性红细胞、豪-周小体等;网织红细胞正常或增高。骨髓常规呈红细胞系统增生明显活跃,以中、晚幼红细胞占多数,成熟红细胞改变与外周血相同。红细胞渗透脆性明显减低。HbF 含量明显增高,大多＞0.40,这是诊断重型β地中海贫血的重要依据。颅骨 X 线片可见颅骨内外板变薄,板障增宽,在骨皮质间出现垂直短发样骨刺。

(二)α地中海贫血

1.静止型

(1)患者无症状。

(2)红细胞形态正常。

(3)出生时脐带血中 Hb Bart's 含量为 0.01～0.02,但 3 个月后即消失。

2.轻型

(1)患者无症状。

(2)红细胞形态有轻度改变,如大小不等、中央浅染、异形等;红细胞渗透脆性降低;变性珠蛋白小体阳性。

（3）HbA2 和 HbF 含量正常或稍低。患儿脐血 Hb Bart's 含量为 0.034～0.140，于出生后 6 个月时完全消失。

3.中间型

中间型又称血红蛋白 H 病。

（1）临床表现差异较大，出现贫血的时间和贫血轻重不一。

（2）大多在婴儿期以后逐渐出现贫血、疲乏无力、肝大、脾大、轻度黄疸。

（3）可出现类似重型 β 地中海贫血的特殊面容。

（4）合并呼吸道感染或服用氧化性药物、抗疟药物等可诱发急性溶血而加重贫血，甚至发生溶血危象。

（5）红细胞形态呈小细胞低色素性贫血，红细胞大小不等，中央浅染区扩大，出现异形、靶形、碎片红细胞和有核红细胞、点彩红细胞、嗜多染性红细胞、豪-周小体等。红细胞渗透脆性减低；变性珠蛋白小体阳性。

（6）HbA2 及 HbF 含量正常。出生时血液中含有约 0.25 Hb Bart's 及少量 HbH；随年龄增长，HbH 逐渐取代 Hb Bart's，其含量为 0.024～0.44。包涵体生成试验阳性。

4.重型

重型又称 Hb Bart's 胎儿水肿综合征。

（1）胎儿常于 30～40 周时流产、死胎或娩出后半小时内死亡。

（2）胎儿呈重度贫血、黄疸、水肿、肝大、脾大、腹水、胸腔积液。

（3）孕妇常合并妊娠高血压疾病，胎盘早剥，子痫抽搐，产时或产后大出血等产科危重并发症。

（4）实验室检查：外周血成熟红细胞形态改变如重型 β 地中海贫血，有核红细胞和网织红细胞明显增高。

（5）血红蛋白中几乎全是 Hb Bart's 或同时有少量 HbH，无 HbA、HbA2 和 HbF。

三、诊断与鉴别诊断

根据临床特点和实验室检查，结合阳性家族史，一般可作出诊断。有条件时可做基因诊断。本病需与下列疾病鉴别。

（一）缺铁性贫血

轻型地中海贫血的临床表现和红细胞的形态改变与缺铁性贫血有相似之处，故易被误诊。但缺铁性贫血常有缺铁诱因，血清铁蛋白含量减低，骨髓外铁粒幼红细胞减少，红细胞游离原卟啉升高，铁剂治疗有效等可资鉴别。

（二）传染性肝炎或肝硬化

因 HbH 病贫血较轻，还伴有肝大、脾大、黄疸，少数病例还可有肝功能损害，故易被误诊为黄疸型肝炎或肝硬化。但通过病史询问、家族调查及红细胞形态观察、血红蛋白电泳检查即可鉴别。

四、治疗

轻型地中海贫血无需特殊治疗。中间型和重型地中海贫血应采取下列一种或数种方法给予治疗。

（一）一般治疗

注意休息和营养,积极预防感染。适当补充叶酸和维生素 E。

（二）输血治疗

此法在目前仍是重要治疗方法之一。少量输注红细胞法仅适用于中间型 α 地中海贫血和 β 地中海贫血,不主张用于重型 β 地中海贫血。对于重型 β 地中海贫血应从早期开始给予中、高量输血,以使患儿生长发育接近正常和防止骨骼病变。其方法是先反复输注浓缩红细胞,使患儿血红蛋白含量为 120～150 g/L;然后每隔 2～4 周输注浓缩红细胞 10～15 mL/kg,使血红蛋白含量维持在 105 g/L 以上。但本法容易导致含铁血黄素沉着症,故应同时给予铁螯合剂治疗。

（三）铁螯合剂

常用去铁胺,可以增加铁从尿液和粪便排出,但不能阻止胃肠道对铁的吸收。通常在规则输注红细胞 1 年或 10～20 U 后进行铁负荷评估,如有铁超负荷(例如 SF＞1 000 μg/L),则开始应用铁螯合剂。去铁胺每天 25～50 mg/kg,每晚 1 次连续皮下注射 12 h,或加入等渗葡萄糖液中静脉滴注 8～12 h;每周 5～7 d,长期应用。或加入红细胞悬液中缓慢输注。去铁胺不良反应不大,偶见变态反应,长期使用偶可致白内障和长骨发育障碍,剂量过大可引起视力和听觉减退。维生素 C 与螯合剂联合应用可加强去铁胺从尿中排铁的作用,剂量为 200 mg/d。

（四）脾切除

脾切除对血红蛋白 H 病和中间型 β 地中海贫血的疗效较好,对重型 β 地中海贫血效果差。脾切除可致免疫功能减弱,应在五六岁以后施行并严格掌握适应证。

（五）造血干细胞移植

异基因造血干细胞移植是目前能根治重型 β 地中海贫血的方法。如有 HLA 相配的造血干细胞供者,应作为治疗重型 β 地中海贫血的首选方法。

（六）基因活化治疗

应用化学药物可增加 γ 基因表达或减少 α 基因表达,以改善 β 地中海贫血的症状,已用于临床的药物有羟基脲、5-氮杂胞苷、阿糖胞苷、白消安、异烟肼等,目前正在探索之中。

五、预防

（一）婚前检查

结婚对象应检验是否为地中海型贫血带因者,若是,则应特别注意产前检查。

（二）产前检查

若夫妻均为带因者,每胎怀孕第 12 周后即应抽取胎儿血体检,若确定为地中海型贫血重型胎儿,即可予人工流产。

（许　蕾）

第八节　先天性转铁蛋白缺乏症

本病由 Heil meyer 等于 1961 年首先报道,是一种极为罕见的常染色体隐性遗传疾病。患者血浆中缺少或缺乏转铁蛋白,导致出现小细胞低色素性贫血和肝、脾、胰腺等脏器中大量铁蓄积。

一、病因与发病机制

正常人最低转铁蛋白需要浓度为 $10\sim20$ mg/dL。由于患者血浆中缺少转铁蛋白将肠道吸收的铁转运至骨髓,使骨髓幼红细胞血红蛋白合成受到障碍,出现显著的小细胞低色素性贫血,而大量铁以铁蛋白和含铁血黄素的形式沉积在肝、脾、胰腺等脏器中。严重者表现为相应脏器的功能异常。

二、临床表现

(1)患者自幼即有慢性贫血症状。

(2)多数病例出现心脏收缩期杂音。

(3)可出现血色病征象:所不同的是本病患者骨髓中可染铁缺乏。

(4)个别病例易反复发生感染:主要因为体内铁过多,给细菌的繁殖提供了良好的环境。

(5)可有肝大:患者肝、脾、胰腺、甲状腺、肾上腺、心脏等脏器有明显的铁沉积,可伴有纤维化。

(6)患儿多有生长发育迟缓:患者的父母为杂合子,其血浆转铁蛋白浓度是正常的一半,但无贫血。患者为纯合子,其兄弟姐妹也可患病。

三、实验室检查

(一)血清铁下降

在 $100\sim380$ μg/L(正常为 $750\sim1750$ μg/L)。

(二)血浆转铁蛋白(Tf)浓度下降

在 $0\sim390$ mg/L(正常为 $2\,000\sim3\,000$ mg/L)。

(三)总铁结合力下降

在 $240\sim810$ μg/L(正常为 $2\,500\sim4\,000$ μg/L)。

(四)贫血的程度相差很大

血红蛋白为 $32\sim91$ g/L。

(五)治疗后改变

输注正常血浆或 Tf 纯制剂后,过 $10\sim14$ d 即出现网织红细胞增多,随之血红蛋白亦升高。

四、诊断与鉴别诊断

本病根据自幼出现慢性小细胞低色素性贫血、总铁结合力极低及家系调查不难诊断。

本病主要与下列继发转铁蛋白缺乏鉴别:①肾病综合征由于大量蛋白尿而导致转铁蛋白大量丢失。②慢性尿路感染可出现转铁蛋白水平下降。但可出现相应的临床表现,可资鉴别。

五、治疗

(1)输入纯化的转铁蛋白或正常人血浆可获良好疗效。输入纯化的转铁蛋白或正常人血浆后患者体内转铁蛋白的升高持续不超过 1 周,运入骨髓内的铁,可供幼红细胞 4 个月发育所需的铁量,因此,一般可每隔 2～4 个月输注一次。

（2）为减少反复输注血浆而继发肝炎的危险,以应用 Tf 纯制品较为安全。

（3）为避免铁堆积过多,应尽量少输注红细胞。

六、预后

早期接受转铁蛋白治疗的患者可长期存活,未经治疗者常死于铁沉积引起的并发症。

（许　蕾）

第九节　血　色　病

血色病又称遗传性血色病、原发性铁负荷过多。它是由第 6 号染色体存在两个血色病突变基因而导致的铁代谢异常。

一、病因与发病机制

因常染色体隐性遗传缺陷,使 *HFE* 基因突变,转铁蛋白-转铁蛋白受体机制紊乱,使黏膜吸收铁的调节功能失常,铁吸收量过多,超过正常,使组织与器官的实质细胞铁积聚,导致铁在器官组织中沉积,产生血色病。正常肠吸收铁分为三相:黏膜摄取、细胞内储存和从浆膜面转移。正常人每天吸收的铁为1～2 mg,在遗传性血色病患者铁吸收量达每天 3～6 mg。已知发生本病时黏膜摄取和细胞内储存铁与正常人无异,而铁从浆膜面转运入血的量则明显增加。目前认为本病代谢缺陷主要在调节铁从肠细胞基底侧面流出的蛋白上。铁过量从肠细胞转移入门脉循环,引起运铁蛋白饱和度和非运铁蛋白结合性铁增加,过量铁进入肝内并被肝细胞摄取。

遗传性血色病的发病情况与地理分布有关,以法国为最多,西欧和北欧也不少见。

二、临床表现

（一）发病年龄

铁蓄积缓慢发生,症状在 40～60 岁出现。

（二）皮肤色素沉着

皮肤可呈青铜色、金属样或石板样灰色。色素沉着遍及全身,但以面部、颈、手背、前臂伸面、下肢、生殖器瘢痕处明显。面部可见金属光泽的蓝灰色,呈典型的"铅色脸"。10％～15％的患者可有口腔黏膜色素沉着,黏膜也可见像 Addison 病样的色素。

（三）肝大、脾大

肝大而质硬,伴有压痛。肝细胞癌的发生率为 29％。50％的患者脾大。

（四）内分泌疾病

内分泌疾病包括糖尿病、甲状腺功能减退和促性腺分泌不足所致的性腺功能减退。患者中80％伴有糖尿病,但不严重,表现为尿糖阳性、血糖增高,部分患者对胰岛素敏感,但易出现低血糖,也有抗胰岛素者。本病可发展成糖尿病性酸中毒。

(五)腹痛

腹痛是常见的主诉,常为上腹部剧烈的疼痛,类似于胆绞痛,其原因不清。若出现细菌性腹膜炎,提示预后不良,是本病严重的致死性并发症。

(六)心脏病变

心脏病变以心律失常和心力衰竭为多见。

(七)关节肿痛

出现关节肿痛者占25%～50%,可累及四肢大小关节,常以第二、三掌指关节最先被累及,逐渐发展到四肢大关节,并可有骨肥大。

(八)神经系统

无特异性。可出现嗜睡、淡漠和思维能力减低。

(九)其他

尚有皮肤萎缩、干燥和发亮,体毛尤其是胡须、腋毛、阴毛稀疏脱落,睾丸萎缩软化,性欲丧失。常见男性乳房肥大。

三、实验室检查

(一)血常规

早期可正常,晚期全血细减少。

(二)生化检查

血清铁、转铁蛋白饱和度、血清铁蛋白显著增高,总铁结合力降低。肝功能异常,血糖增高。

(三)骨髓检查

铁染色显示含铁血黄素颗粒增加。

(四)肝活检

肝活检可观察到肝组织纤维化与肝硬化的程度,用化学方法可测定肝铁浓度,这是诊断血色病最可靠的证据。

(五)去铁胺试验

去铁胺 10 mg/kg 肌内注射后测 24 h 尿排铁量。正常人 24 h 尿排铁量 < 2 mg,血色病 > 10 mg。

四、诊断

(1)出现典型症状,诊断不难。

(2)因并发症难以逆转,及早诊断、及早治疗尤为重要。

最简单的筛选试验是血清铁、血清铁蛋白、转铁蛋白饱和度测定和总铁结合力,若前三者有逐渐增高的趋势,能排除其他原因,则为血色病纯合子的可能性极大。

五、鉴别诊断

(一)含铁血黄素沉着症

含铁血黄素沉着症是组织中含铁血黄素或非血红蛋白铁沉积过多所致。但无纤维组织增生。也不引起组织损伤和器官功能的损害。可分为局部性与全身性两大类。后者占绝大多数。局部性含铁血黄素沉着症中最有代表性的系一种病因不明的疾病。全身性含铁血黄素沉着症系因基础病变的需要而反复多次输血所致。一般尚无需治疗。其与血色病可通过肝、胰腺和心脏功能的测定和肝穿刺检查来鉴别。

(二)其他

该病易误诊为糖尿病、特发性心肌炎、风湿性关节炎、退行性关节炎、酒精性肝硬化、甲状腺功能低下等。可进行血清铁、血清铁蛋白、转铁蛋白饱和度测定和总铁结合力筛选试验鉴别。

六、治疗

(一)静脉放血疗法

每周 1～2 次,每次 400～500 mL,至少 100 次,所需时间约 2 年,才能减轻脏器损害。当血红蛋白降至 100 g/L,血清铁蛋白小于 12 μg/L 时,应暂停静脉放血,以后可每 3～4 个月放血 500 mL 维持治疗。

(二)铁螯合剂治疗

常用去铁胺,给药方法:10 mg/(kg·d),可从尿中排铁 10～20 mg/d。已有口服铁螯合剂,常用的为去铁酮,每天 50～75 mg/kg,口服,分 3～4 次。适用于不宜放血的患者。

(三)并发症的治疗

对症治疗控制糖尿病和心力衰竭,进行保肝治疗,性功能低下者加用性激素等。

七、预防

本病为遗传性疾病。目前主要的预防措施是加强产前检查,减少患儿的出生。

(许　蕾)

第十节　血红蛋白病

遗传性血红蛋白病包括珠蛋白生成障碍性贫血和异常血红蛋白病两大类,前者是由于控制珠蛋白链合成的基因异常造成一种或一种以上链减少,链结构正常但比例失衡。异常血红蛋白病是由于基因突变导致珠蛋白结构异常的另一类血红蛋白病。珠蛋白生成障碍性贫血由儿科详细描述,此处仅做简要介绍。

一、珠蛋白生成障碍性贫血

珠蛋白生成障碍性贫血原称地中海贫血,我国自然科学名词审定委员会建议称为珠蛋白生成障碍性贫血。该贫血是由于一种或几种正常珠蛋白肽链合成障碍(部分或全部缺乏)而引起的遗传性溶血性疾病。本病呈世界性分布,多见于地中海、中东、印度、阿拉伯以及东南亚地区,是最常见的人类遗传性疾病。我国则以西南和华南一带为高发区,北方少见。

(一)临床表现和实验室检查

1.α 珠蛋白生成障碍性贫血

根据 α 基因缺失的数目(α 链缺乏程度)和临床表现分为 4 种类型。

(1)静止型携带者:是 α 珠蛋白生成障碍性贫血中常见的亚临床类型。患者为 α^+ 基因和正

常 α 基因的杂合子,4 个 α 基因只有一个受累,α/β 链合成比例接近正常(0.9)。患者无临床表现,亦无贫血,不出现 H 包涵体。唯 MCV 和 MCHC 可轻度降低。出生时 HbBart 占 1‰～2‰,3 个月后即消失。双亲任一方可为 α 珠蛋白生成障碍性贫血。此型在临床上常被忽略。

(2)α 珠蛋白生成障碍性贫血性状:患者 2 个 α 基因受累,可为正常 α 基因的杂合子,也可为 $α^+$ 基因的纯合子,α/β 链合成比例为 0.6。患者无明显临床表现。实验室检查血红蛋白在正常范围或轻微降低。红细胞平均指数降低,呈小细胞低色素性。亮甲酚蓝孵育后红细胞内可见少量 H 包涵体。出生时 Hb Bart 可占 5‰～15‰,数月后消失,血红蛋白电泳正常。因本病临床表现不显著,患者多在患者家系调查时被发现。

(3)血红蛋白 H 病(HbH disease):患者 3 个 α 基因受累,以地中海和东南亚地区最为多见。双亲一方系轻型珠蛋白生成障碍性贫血,另一方是 $α^+$ 静止型携带者。患者仅能合成少量 α 链,过剩的 β 链聚合成 4 聚体,即 HbH。临床表现为轻至中度贫血。患儿出生时情况良好,出生后 1 年出现贫血和脾大。约 1/3 患者因红系造血扩张造成骨骼改变。妊娠、感染和接触氧化性药物可加重贫血和黄疸。实验室检查血红蛋白多在 70～100 g/L,贫血呈明显小细胞低色素性,靶形红细胞、点彩红细胞和破碎红细胞多见。网织红细胞轻度升高。煌焦油蓝孵育后红细胞内出现多量 H 包涵体。出生时,血红蛋白电泳 Hb Bart 可占 20‰～40‰,此后数月内渐被 HbH 代替,并维持在 5‰～40‰的水平。

(4)重型 α 珠蛋白生成障碍性贫血:患儿 4 个 α 基因均缺乏,无 α 链生成,胎儿不能合成正常的 HbF,过剩的 γ 链聚合成 Hb Bart(γ4)。该型是所有珠蛋白生成障碍性贫血中病情最严重者。胎儿多在妊娠 30～40 周时宫内死亡。如非死胎,娩出婴儿呈发育不良、明显苍白、全身水肿伴腹水、心肺窘迫症状严重、肝脾显著肿大,称为 HbBart 胎儿水肿综合征。患儿多在出生后数小时内因严重缺氧而死亡。实验室检查血红蛋白常变动于 40～100 g/L,呈明显低色素性,血片中可见破碎红细胞以及靶形细胞、有核红细胞、网织红细胞增多。血红蛋白电泳分析 HbBart 可占 80‰～100‰,有少量 HbH。含 α 链的 HbA、HbA_2、HbF 缺如。

2.β 珠蛋白生成障碍性贫血

已发现多种类型 β 珠蛋白生成障碍性贫血,常见者如下。

(1)静止型携带者:与 α 珠蛋白生成障碍性贫血静止型携带者类似,无临床症状,只有红细胞平均指数的降低。

(2)轻型 β 珠蛋白生成障碍性贫血性状:有时也称 β 珠蛋白生成障碍性贫血性状。患者为杂合子,只有 1 个 β 基因受累。患者无明显临床表现或有轻度贫血,体征可有轻度黄疸及肝脾大。实验室检查血红蛋白多在 100 g/L 以上,红细胞平均指数降低。血涂片示红细胞呈明显的小细胞低色素性改变、靶形红细胞及嗜点彩红细胞,但无明显红细胞大小不均。血红蛋白电泳示 HbA_2 和(或)HbF 升高,HbA_2>3.5‰,HbF 可轻度升高,但不>5‰。患者通常是在家系研究或其他检查时被发现。

(3)中间型 β 珠蛋白生成障碍性贫血:临床表现介乎轻型和重型之间,遗传学背景呈复杂的杂合子状态。本型血红蛋白变动范围较大,病情稳定时不必输血。脾轻度至中度肿大。病情较重者可有轻度骨骼改变。患者可生存至成年并有正常性发育,但青春期常延迟。本病实验室检查阳性发现可与重症者相仿,只是不如后者严重。HbF 浓度 10‰左右。

(4)重型 β 珠蛋白生成障碍性贫血:又称 Cooley 贫血。患者为纯合子(2 个 β 基因相同异常)或双重杂合子(2 个 β 基因异常不同)。本型患者以明显贫血并依赖输血为特点。因胎儿血红蛋白主要为 HbF，所以患儿出生时表现正常。随着血红蛋白合成由 HbF 向 HbA 转变，数月后逐渐出现贫血并进行性加重，伴苍白、黄疸及肝脾大，尤以脾大为显著。患儿发育不良，智力迟钝，性成熟障碍。长期反复输血者可导致含铁血黄素沉着症及相关的脏器损害。肝大早期系髓外造血所致，后期是含铁血黄素沉积引起肝硬化和肝细胞结节性增生的结果。患者可并发胆石症和下肢溃疡。因骨骼改变造成特殊面容，表现为眼距增宽、鼻梁低平、前额突出、上颌前伸。X 线检查可见骨质疏松、骨皮质变薄及髓腔扩张，颅骨骨小梁清晰，由内板向外放射，造成"发刺"样图像。长骨可发生病理性骨折。实验室发现多为严重贫血，血红蛋白 25～65 g/L，呈显著小细胞低色素性。血片中可见幼红细胞、红细胞大小不等、中心苍白区明显扩大、嗜碱性点彩细胞和靶形细胞增多。网织红细胞升高。甲紫染色骨髓幼红细胞内可见 α 链聚集而成的包涵体。红细胞渗透性脆性显著降低。骨髓红系造血极度增生，细胞内外铁增多。血红蛋白电泳 HbF＞30％，为本病重要诊断依据。HbA 多＜40％。本病预后不良，患儿多在 5 岁左右死亡，所幸该型临床比例不高。

（5）β 珠蛋白生成障碍性贫血复合 β 珠蛋白链结构异常：经典的珠蛋白生成障碍性贫血的定义为一种或几种正常珠蛋白肽链合成障碍而非珠蛋白肽链结构异常，但现已明确二者可以并存，称为珠蛋白生成障碍性贫血性血红蛋白病。此种复合型 β 珠蛋白生成障碍性贫血中最重要的是 HbE/β 珠蛋白生成障碍性贫血。本病临床表现变化颇大，病情自轻型至重型不等。

（二）治疗

根据类型和病情程度而定，主要是对症治疗。静止型或轻型患者一般不需要治疗。血红蛋白＞75 g/L 的轻或中型患者发育无明显障碍，也无需长期输血治疗。应积极防治诱发溶血的因素（如感染等）。

1.输血治疗

重症患者需长期输血治疗。将血红蛋白水平维持在 90～100 g/L，其作用是保证患者正常的生长发育和生活质量，并能抑制自身过度的红系造血，防止骨骼病理性改变造成的畸形。应采用去白细胞制品。

2.去铁治疗

铁过载是长期输血的主要不良反应之一。输血依赖者几乎不可避免地出现铁过载，引起继发性血色病。值得注意的是，尽管患者处于铁过载状态，但其肝脏产生的铁稳态调节因子-铁调素并无相应升高，肠道铁吸收未受到抑制，使铁过载更趋严重。过多的铁沉积于多种组织器官，包括心肌、肝、胰腺、肾上腺、甲状腺、甲状旁腺、垂体及近端小肠等，导致上述器官的功能障碍以至衰竭，心脏衰竭是本病最主要的死亡原因。机体总铁负荷达 40 g 时，器官功能开始出现障碍，60 g 时可引起心脏衰竭，故应在器官发生不可逆改变前及早开始去铁治疗。最常用的铁螯合剂是去铁胺，持续静脉或皮下输注去铁效果优于肌内注射。常用剂量 20～40 mg/(kg·d)，皮下注射，持续 8～12 h，每月 4～6 次。该药毒性较低，可长期应用。口服祛铁剂的出现，包括地拉罗司和去铁酮，使患者的治疗更为方便。去铁胺和口服祛铁剂合用显示协同作用。

3.脾切除术

适应证为输血需求量逐渐增加（年输血量＞250 mL/kg 浓缩红细胞）、脾功能亢进和巨脾引起压迫症状。术前疫苗免疫和术后预防性应用抗生素使荚膜细菌感染的危险明显降低。切脾应在 5 岁后施行。术后血小板升高（＞600×10⁹/L）可给予低剂量阿司匹林预防血栓性并发症。

4.异基因造血干细胞移植

可有选择地应用于重型珠蛋白生成障碍性贫血患者,目前属唯一的根治措施。移植后脱离输血者仍应进行去铁治疗,以祛除体内原来积聚的过量铁。

5.其他

用于镰状细胞贫血治疗的激活 γ 链合成的药物也试用于重型 β 珠蛋白生成障碍性贫血的治疗,但效果不定。患者叶酸消耗增加,应补充叶酸(1 mg/d)。维生素 E(200～400 IU/d)有抗氧化作用,可能对铁介导的自由基红细胞膜损伤有益。基因治疗是纠正遗传性疾病包括本病的根治方法,目前正在积极实验研究中。

二、异常血红蛋白病

血红蛋白由珠蛋白和血红素结合而成。异常血红蛋白病是一组遗传性珠蛋白链结构异常的血红蛋白病。血红蛋白变异 90% 以上表现为单个氨基酸替代,其余少见异常包括双氨基酸替代、缺失、插入、链延伸及链融合。肽链结构改变可导致血红蛋白功能和理化性质的变化或异常。结构异常可发生于任一种珠蛋白链,但以 β 珠蛋白链受累为常见。异常血红蛋白病的表型均以其基因变异为基础。目前,世界上已发现近 900 种变异型血红蛋白,我国也已发现其中 80 余种。国内异常血红蛋白病的发病率约为 0.29%,南方发病率较高,分布于几十个民族。大多数变异型血红蛋白不伴有功能异常(静止型异常血红蛋白),临床上亦无症状。

异常血红蛋白病可根据功能特点或结构变化加以分类。异常血红蛋白理化性质改变,可表现为溶解性降低形成聚集体(如血红蛋白 S)、氧亲和力变化、形成不稳定血红蛋白或高铁血红蛋白等。

(一)镰状细胞贫血

镰状细胞贫血是异常血红蛋白病中最严重的一种,主要见于非洲和非裔黑人,也可见于其他地区,因移民和异族通婚,该病已散见于世界各地。镰状细胞贫血以常染色体显性方式遗传。

1.发病机制

血红蛋白 S(HbS)的变异是 β 链第 6 位谷氨酸被缬氨酸替代,其遗传学基础是 β 基因第 6 编码子的胸腺嘧啶替换为腺嘌呤(GTG→GAG)。纯合子患者红细胞内 HbS 浓度高,脱氧 HbS 易于形成螺旋状多聚体,使红细胞变形为镰刀状,称为镰变。反复的脱氧镰变终将造成红细胞膜损伤,细胞的柔韧性和变形性降低,导致以下病理现象。

(1)溶血:因镰变及切变力诱发红细胞在循环中破坏,造成血管内溶血。镰状细胞被单核-巨噬细胞系统识别和捕获,造成血管外溶血。

(2)血管阻塞:血管阻塞系由僵硬的镰状细胞在微循环内淤滞,造成血管阻塞所致。越来越多的证据表明,血管阻塞的发生还与血管内皮的炎性活化有关,表现为镰状细胞黏附于内皮、内皮黏附分子上调、内皮氧化物生成和白细胞募集等。

2.临床表现

HbS 和 HbA 的杂合子称为镰状细胞性状,平时无贫血及相关临床征象,只有在某些应急情况如肺炎和麻醉时,机体发生缺氧,才出现与纯合子类似的表现。纯合子患者在刚出生时,因 HbF 比例高,镰变现象及相关表现不明显。溶血症状出现于 6 个月后,此时 HbF 被 HbS 替代,脾亦见肿大。该病的病情变化颇大,主要临床特点包括以下几方面。

(1)溶血性贫血:贫血、黄疸和脾大。长期溶血导致胆石症。

（2）急性事件：病程中出现多种病情急剧恶化的情况或危象是其特征，以血管阻塞危象最为常见，且常在病程中反复出现，缺氧是主要诱因。血管阻塞可发生于任何部位，造成阻塞肢体或脏器的疼痛或功能障碍甚至坏死。反复脾梗死将造成功能性无脾症。阴茎血管阻塞引起痛性勃起，见于多数患者。常见的血管阻塞危象有骨危象、关节危象、急性胸痛综合征和腹危象等。其他非血管阻塞急性事件包括再生障碍性危象、巨幼细胞危象和脾扣留危象等。各种危象均可给患者造成病情急速恶化，造成巨大病痛甚至危及患者生命。

（3）感染：脾梗死造成功能性无脾，加之其他多种因素的影响，患者对感染的敏感性升高，尤其是对荚膜性细菌。常见的感染有肺炎、骨髓炎以及脑膜炎等。

3.实验室和辅助检查

（1）血常规：表现为不同程度的贫血和网织红细胞升高。血涂片可见红细胞大小不均、嗜碱性点彩红细胞增多、胞浆 Howell-Jolly 小体、有核红细胞、靶形红细胞以及异形红细胞等多种异常。镰状细胞不多见，若存在，则有助于提示诊断。白细胞和血小板多在正常范围。

（2）骨髓常规：红系造血增生，呈溶血性贫血特征。再生障碍危象时，红系增生低下。巨幼细胞危象时，髓系细胞出现巨幼变。

（3）镰状细胞筛查试验：①红细胞镰变试验是在血样本中加入耗氧剂如偏亚硫酸氢钠，旨在减低氧含量，诱发镰变。处理标本制备湿片，镜下观察红细胞镰变情况。镰状细胞病试验呈阳性，<3 个月的婴幼儿患者呈阴性结果。②血红蛋白溶解度试验，是一种鉴定 HbS 的快速筛查试验，HbS 溶解度降低，镰状细胞病呈阳性。上述试验不能鉴别镰状细胞特征和镰状细胞贫血。试验阳性者应进一步行血红蛋白电泳，以便确定诊断。

（4）血红蛋白电泳：是诊断性试验，还可与其他异常血红蛋白病鉴别。镰状细胞贫血纯合子的电泳表现为 HbS>80%，HbF 在成人可达 10%，小儿更高，HbA_2 占 2%～4%，HbA 缺如。

（5）其他检查：血清非结合胆红素升高。该病溶血以血管外为主，如有血管内溶血，可见血液结合珠蛋白降低和游离血红蛋白升高。基因检测用于研究目的。

4.诊断和鉴别诊断

凡基因组合中含有至少一个镰状细胞基因，HbS 占血红蛋白 50% 以上者统称为镰状细胞病，镰状细胞贫血是其中最严重的类型。根据病史和典型临床表现，镰变试验阳性和血红蛋白电泳发现 HbS 可确立诊断。

某些双重杂合子状态可同时伴有 HbS 及另一种异常血红蛋白，如 HbS-β_0珠蛋白生成障碍性贫血、HbSC 病、HbS/遗传性持续性 HbF、HbS/HbE 综合征以及其他罕见组合，临床表现可与本病相似。

5.治疗

本病治疗主要是对症处理，包括各种急性事件或"危象"的预防和处理、感染的防治以及输血或红细胞置换等支持措施。目前抗镰变药物中只有羟基脲显示出比较确切的疗效，可以在一定程度上缓解病情和疼痛，其作用机制是诱导 HbF 的合成。磷酸二酯酶-5 抑制剂和内皮素受体拮抗剂可用于肺动脉高压或阴茎痛性勃起的治疗。异基因干细胞移植属于根治措施，可酌情选用。多次输血者应注意铁超负荷并及时处理。脾切除不是本病的强烈指征。

（二）不稳定血红蛋白病

不稳定血红蛋白病是由于珠蛋白链氨基酸替换或缺失导致血红蛋白空间构象改变，形成不稳定血红蛋白的一大类血红蛋白病。目前已发现约有 200 种不稳定血红蛋白病，但半数无临床意义。本病是一种少见的血红蛋白病,国内已有报道。

1.发病机制

不稳定血红蛋白病的分子病理学基础是基因突变。已知下列影响血红蛋白关键部位构象的突变可造成不稳定血红蛋白:涉及血红素囊构象的突变、α,β二聚体结合部位的氨基酸替代、妨碍珠蛋白α螺旋化的氨基酸替代以及血红蛋白内部的极性氨基酸插入。80%以上累及β链。上述任一种突变的结果是受累肽链不能折叠,或者造成血红素与珠蛋白的结合变弱,使珠蛋白易于被氧化,导致变性和沉淀,形成胞内包涵体,称为海因小体。海因小体形成是不稳定血红蛋白病的共性,所以既往曾被称为先天性海因小体溶血性贫血。海因小体附着于细胞膜,造成红细胞变形性降低和膜通透性增加,易于在脾脏内破坏。

不稳定血红蛋白病呈常染色体显性遗传,杂合子发病,偶见双重杂合子,罕见纯合子者。部分无阳性家族史的患者系原代基因突变所致。

2.临床表现

约半数不稳定血红蛋白病虽有分子突变,但无临床表现。有溶血者程度变化较大,轻者因平时完全代偿可无贫血,只在应激状况下出现溶血。有症状者一般表现为慢性溶血或发作性溶血危象,后者多由发热或摄入氧化性药物诱发。除贫血外,患者还可有黄疸和脾大。

3.实验室和辅助检查

(1)血常规:贫血可为正常细胞性或为低色素性。血涂片可见红细胞大小不均、嗜多色性红细胞及嗜碱性点彩红细胞等形态异常。在病情恶化或"危象"时,可见小球形红细胞和破碎红细胞以及"咬细胞",后者系海因小体经脾摘除所致,颇具特征。含海因小体的红细胞(甲紫或煌焦油蓝染色)仅见于脾切除或急性溶血发作期患者。网织红细胞升高。

(2)不稳定血红蛋白筛查试验包括:①异丙醇试验,不稳定血红蛋白在非极性异丙醇溶剂中容易发生沉淀;②热变性试验,不稳定血红蛋白热处理敏感,易于沉淀析出,比较加热前后血红蛋白含量,可计算不稳定血红蛋白比例;③变性珠蛋白小体(海因小体)生成试验,红细胞与乙酰苯肼孵育,经煌焦油蓝染色观察海因小体生成的情况,也用于葡萄糖-6-磷酸脱氢酶缺乏症的筛查。异丙醇试验和热变性试验可筛查出大部分不稳定血红蛋白病。

(3)血红蛋白电泳:在不稳定血红蛋白病检查中意义有限,因多数不稳定血红蛋白在电泳中不出现异常电泳带。

(4)其他检查:有溶血者,血清非结合胆红素升高。精确的识别蛋白异常需要肽链分析或基因分析,供研究用。

4.诊断和鉴别诊断

对自幼发生的原因不明的非球形溶血性贫血患者应疑及不稳定血红蛋白病的可能。根据病史包括遗传史和体检发现作出初步判断,必要时可行筛查试验,异丙醇试验和热变性试验可检出大多数病例。血红蛋白电泳可能有助于诊断,但检出率不高。

不稳定血红蛋白病需与其他异常血红蛋白病以及红细胞酶缺乏引起的先天性非球形红细胞溶血性贫血鉴别。

5.治疗

不稳定血红蛋白病为遗传性疾病,尚无根治方法,治疗取决于溶血程度,轻症患者除非发生溶血危象,平时无需治疗。重症患者可能需要间歇甚或长期输血支持。输血需求不应单纯依据Hb水平,而应视患者对贫血的耐受程度而定。脾切除术仅对某些特定变异型有效,而对氧亲和力增高的不稳定血红蛋白症则非适应证,因切脾可能加重病情。脾切除后病情减轻,但海因小体数量可增加。患者应避免使用磺胺类及其他具有氧化作用的药物。

(三)血红蛋白 M 病

血红蛋白 M 病属于异常血红蛋白病,虽亦表现为先天性高铁血红蛋白血症,但有别于红细胞酶缺乏如 NADH-细胞色素 b5 还原酶、葡萄糖-6-磷酸脱氢酶或丙酮酸激酶缺乏所致的先天性高铁血红蛋白血症和接触氧化性药物或化学物引起的获得性高铁血红蛋白血症。血红蛋白 M 病罕见,国内有病例报道。

1.发病机制

本病 HbM 的产生是由于基因突变,发生珠蛋白 α、β 或 γ 链氨基酸替代,使血红素的铁易于氧化为高铁(Fe^{3+})状态。至今已发现 7 种 HbM 变异型,其中 6 种是血红素囊部位的组氨酸被酪氨酸替代。酪氨酸的酚基与血红素铁共价结合,使铁处于稳定的氧化高铁状态。HbM Milwaukee 是 β 链第 67 位的缬氨酸被谷氨酸替代。累及 α 链或 β 链者 HbM 持续终身,累及 γ 链者只在出生后数天有发绀,无实际临床意义,因出生后 HbF 很快被 HbA 所替代。

本病为常染色体显性遗传,患者均为杂合子型。

2.临床表现

患者自幼出现发绀,故又称为家族性发绀症。累及 α 链者自出生时即有发绀,累及 β 链者在出生后 3～6 个月才出现发绀,而累及 γ 链者仅出生后 1 周呈现短暂发绀。患者除发绀外,一般无其他临床症状,生活如常人。某些 β 链变异型可有轻度溶血。氧化类药物(如磺胺)或导致组织缺氧的因素可加重溶血。

3.实验室和辅助检查

(1)高铁血红蛋白光谱吸收分析:HbM 有特殊的光谱吸收(吸收带在波长 632 nm 处),可资鉴别。

(2)血红蛋白电泳:在适当条件下,如中性 pH 琼脂凝胶电泳可识别 HbM。高效液相色谱分析对多种异常血红蛋白包括 HbM 有更高的分辨率。

(3)珠蛋白肽链分析和 DNA 分析:可确定分子异常之所在,主要用于研究。

4.诊断和鉴别诊断

患者自幼出现特征性的发绀,幼儿无先天性心脏病史,成人无失代偿性心肺疾病史,且发绀与劳累无关。除发绀外,患者无其他临床表现,可胜任劳力性工作。轻度溶血者提示 β 链受累。根据上述临床特点以及阳性家族史应疑及本病之可能,结合相应实验室检查可明确诊断。患者静脉血呈巧克力色。HbM 检查一般≤20%。

本病应与上述氧化物质暴露和酶缺乏所致的获得性和遗传性高铁血红蛋白血症相鉴别。

5.治疗

本病目前无有效治疗,实际上也不需要治疗。累及 β 链者应注意避免使用氧化性药物,以防促发溶血。维生素 C 或亚甲蓝对该病发绀无效。

(四)氧亲和力异常血红蛋白病

氧亲和力异常血红蛋白病包括高氧亲和力和低氧亲和力两类。此种血红蛋白病造成血红蛋白与氧解离的异常,一般不引起溶血。已发现数百种氧亲和力异常血红蛋白。

1.发病机制

氧亲和力异常血红蛋白病为珠蛋白肽链发生氨基酸替代,改变了血红蛋白的立体空间构象,造成其氧亲和力和氧解离曲线的异常(增高或降低),血液向组织供氧的能力随之改变。低亲和力血红蛋白病的氧解离曲线右移,血红蛋白输氧功能不受影响,动脉氧分压和组织氧合正常,但因高铁血红蛋白增多,出现发绀。高亲和力血红蛋白的氧解离曲线左移,造成氧解离障碍,引起动脉血氧饱和度下降和组织缺氧,导致代偿性红细胞增多。因此,高亲和力血红蛋白更具病理和临床意义。高亲和力血红蛋白的突变主要累及 β-珠蛋白基因,少数累及 α-珠蛋白基因。最常见的结构异常发生于 $\alpha_1\beta_2$ 界面或珠蛋白的羧基端,使血红蛋白不能形成稳定的 T 构象。另有一些异常发生于血红素囊或氧结合部位。

氧亲和力异常血红蛋白症多呈常染色体显性遗传,杂合子发病。

2.临床表现

低亲和力血红蛋白病患者主要表现是发绀,无其他症状,动脉氧分压正常。高亲和力血红蛋白病患者的表现变化不一,临床表现取决于血红蛋白氧解离障碍的程度和组织缺氧的程度。约有 30% 的严重患者发生代偿性红细胞增多症,并出现相应的高血黏滞综合征的表现。轻、中度障碍的患者可无明显症状。有些高亲和力患者同时具有不稳定血红蛋白的性质,可能发生溶血,从而抵消了红细胞增多,对于这些患者来说,血红蛋白虽仍可在正常范围,但实际上处于相对性贫血状态。

3.实验室和辅助检查

(1)氧-血红蛋白解离分析:测定氧解离曲线可判断血红蛋白的氧亲和力。低亲和力血红蛋白病患者氧解离曲线右移,而高亲和力血红蛋白患者的氧解离曲线左移。检测 50% 血红蛋白氧饱和时的氧张力,高亲和力血红蛋白病患者的 P_{50} 降低。

(2)血红蛋白电泳:只能分辨个别氧亲和力异常血红蛋白,而多数异常蛋白无论在酸性还是碱性凝胶电泳中都与 HbA 相同,不能鉴别。血红蛋白高效液相色谱分析可能有更高的分辨效率。

(3)珠蛋白肽链分析和 DNA 分析:用于研究分子异常的确切原因。

氧亲和力异常血红蛋白病的红细胞形态和红细胞指数正常。

4.诊断和鉴别诊断

氧亲和力异常血红蛋白病属于罕见病,除病史、家族史和遗传方式外,下列临床表现亦有助于提示诊断,再经上述实验室检查可初步明确诊断。

对先天性发绀患者,在排除各种缺氧性发绀病因后,应疑及本病之可能,可进一步检查,以求明确诊断。本病与 HbM 病表现类似,需与之鉴别。

目前已发现 200 种高亲和力血红蛋白变异型,临床表现差别较大。轻、中度高亲和力血红蛋白病患者可无明显症状,难以诊断,可在家系调查时被发现。严重的高亲和力血红蛋白病患者出现代偿性红细胞增多症,是提示诊断的线索,因血液黏滞度增加,患者易于发生血栓性疾病,如心肌梗死和脑血栓形成等。伴有溶血者可不表现为红细胞增多。本病需与真性红细胞增多症和各种继发性红细胞增多症鉴别。

5.治疗

低亲和力血红蛋白病患者的动脉氧分压正常,不造成组织缺氧,不需要治疗。高亲和力血红蛋白患者发生代偿性红细胞增多症,如出现明显的血液高黏滞征象应予处理,包括静脉放血治疗。

6.其他

其他包括 HbE 及 HbC 等。杂合子不发病,纯合子可有轻度溶血性贫血和脾大。HbE 多见于东南亚地区,也是我国最常见的异常血红蛋白病,其中广东省和云南省报道最多。患者表现为轻度溶血性贫血。贫血呈小细胞低色素性,靶形红细胞增多(25%~75%)。血红蛋白电泳 HbE 可高达 90%。HbE 对氧化剂不稳定,异丙醇试验多呈阳性。

(王 慧)

第十一节 红细胞酶缺乏所致红细胞疾病

红细胞的功能和结构完整需要众多的酶类,如果红细胞酶缺乏,可导致红细胞疾病。

一、丙酮酸激酶缺乏症

丙酮酸激酶(pyruvate kinase,PK)缺乏症为常染色体隐性遗传。纯合子或复合杂合子患者会出现溶血,杂合子患者尽管红细胞中有葡萄糖中间产物改变,但无贫血。

(一)病因与发病机制

PK 缺乏患者的确切溶血机制尚不清楚。PK 的主要功能是将磷酸烯醇式丙酮酸中的磷酸传递给 ADP,使后者磷酸化为 ATP。PK 缺乏时,ATP 生成减少,即可导致以下几种疾病。

(1)ATP 的生成减少,阳离子泵衰竭,红细胞球形变,引起渗透性溶血。

(2)可塑性降低,易被脾阻留而破坏。

(3)红细胞内糖酵解通路中间产物的异常堆积,导致红细胞寿命缩短,产生溶血性贫血。

(二)临床表现

(1)慢性溶血的表现:病情轻重不一,重者可发生严重的新生儿黄疸甚至核黄疸,轻者直到成人或老年才发现贫血或无贫血表现。但 PK 缺乏患者对贫血的耐受力较强,因为 PK 缺乏时红细胞含有高浓度的2,3-DPG,故血液流经组织时释放的氧量就更多,有助于减轻贫血对组织氧合作用的影响。

(2)脾大:大部分成人 PK 患者,贫血较轻,但查体时往往发现脾大。

(3)胆石症:胆石症为较常见的并发症。

(4)少见并发症:继发于胆道疾病的急性胰腺炎、核黄疸、慢性腿部溃疡、游走性静脉炎、脾脓肿和髓外造血组织的脊髓压迫。

(5)溶血危象:妊娠或急性感染可以使慢性溶血过程加剧而出现。

(6)血常规与其他慢性溶血性贫血类似:贫血轻重不一,一般为正常细胞正色素型。白细胞计数正常或稍增加,白细胞分类正常。血片见红细胞大小不均与异形。多染性红细胞、球形细胞、不规则固缩细胞、叶缘状细胞和幼红细胞等。

(7)Hb 电泳及热变性试验正常。

(8)PK 荧光斑点试验:荧光持续>45 min。

(9)PK 活性减低:为正常的 5%~40%。

（三）诊断

（1）呈慢性非球形细胞性溶血性贫血。

（2）红细胞渗透脆性正常。

（3）自体溶血试验明显增强，加葡萄糖后不被纠正，但可被 ATP 纠正。

（4）PK 酶活性测定明显降低，为正常的 5％～40％。

（5）红细胞寿命不定，可以正常、中度缩短或明显缩短。

（四）鉴别诊断

1.与其他慢性先天性溶血性贫血的鉴别

如遗传性球形红细胞增多症、珠蛋白生成障碍性贫血。需要进行病史调查，PK 缺乏属常染色体隐性遗传性疾病，患者的兄妹常可罹患，但双亲与子女可属正常表现型。

2.与获得性溶血性贫血的鉴别

如自身免疫性溶血性贫血、阵发性睡眠性血红蛋白尿。通过 Coombs 试验、酸溶血试验和蔗糖溶血试验可鉴别。

3.与"获得性"PK 缺乏的鉴别

获得性 PK 缺乏时，骨髓增生活跃，以红系增生为显著。红细胞内的 PK 活性有不同程度的降低。当将患者的红细胞与同系正常血浆孵育后，或于测定前将红细胞置于缓冲液内，则 PK 活性即恢复正常。推测获得性 PK 缺乏的发生，可能与血浆内存在一种至今未明性质的"小分子"物质有关。

（五）治疗

（1）轻症者无需特殊治疗。

（2）重症者需输血，但应尽量避免输血过频、过多。对反复输血患者，应酌情给予去铁胺。

（3）补充叶酸：每天 1～5 mg，口服，尤其是在合并感染时更应补充叶酸。

（4）脾切除：多数病例切脾后症状改善，血红蛋白量和血细胞比容升高，对输血的需求显著减少。其机制与脾窦窦壁孔隙阻留重度 PK 缺乏的红细胞，导致红细胞破坏有关。切脾后，此种红细胞仍能较长期存活。

二、葡萄糖-6-磷酸脱氢酶缺乏症

葡萄糖-6-磷酸脱氢酶（G-6-PD）缺乏症是遗传性红细胞 G-6-PD 显著缺乏所引起的溶血性贫血。伴性不完全显性遗传，女性遗传但不发病，男性发病。目前全球有超过 2 亿 G-6-PD 缺乏者，我国发病以南方诸省为高。

（一）病因与发病机制

G-6-PD 缺乏，引起还原型辅酶Ⅱ（NADPH）减少和还原型谷胱甘肽（GSH）缺乏，红细胞内的巯基降低，导致血红素自珠蛋白上释放，引起珠蛋白变性，形成海因小体（Heinz），附着在红细胞膜上，致使膜变僵硬，可塑性和变形性降低，在经脾窦时，红细胞不易变形而被阻留破坏。此外，某些药物、蚕豆等可直接破坏红细胞膜的完整性，促使红细胞溶解，表现为血管内溶血。可见，G-6-PD 缺乏性溶血，既要有红细胞缺乏 G-6-PD 的"内因"，也要有应用氧化性药物或蚕豆等的"外因"。二者同时存在时，易发病。而单纯伴有 G-6-PD 缺乏的人群，不一定表现有 G-6-PD 溶血的发病。

多数 G-6-PD 缺乏婴儿引起的新生儿黄疸常无确切的诱因，可能与新生红细胞内酶功能尚未完善、新生儿期血糖较低及"隐性"感染等应激因素的存在有关。

G-6-PD 缺乏不是单一性疾病。目前,所报道的 G-6-PD 变异型(同工酶)已达 150 多种,新的变异型还在不断发现。其中,仅二十余型不能发生溶血与贫血。

根据酶活性降低程度及临床表现,G-6-PD 变异型可分为以下五大类。

(1)酶活性严重缺乏,伴先天性非球形细胞性溶血性贫血。

(2)酶活性严重缺乏(小于正常的 10%),不伴先天性非球形细胞性溶血性贫血。

(3)酶活性中度至轻度缺乏(相当于正常的 10%～60%)。

(4)酶活性极轻度或无缺乏(相当于正常的 60%～100%)。

(5)酶活性增加(超过正常 2 倍)。

(二)临床表现

大部分 G-6-PD 缺乏患者可以无任何临床症状。主要临床表现是溶血性贫血,多数贫血发作急骤,但少数 G-6-PD 亚型也可以先天性非球形细胞性溶血性贫血为主要表现。溶血与应激状态有关,主要是与新生儿期、药物、感染或服用蚕豆有关。

1.常见表现

(1)新生儿黄疸:①出生后多在 24～72 h 发病,也可迟至 1 周后;②黄疸出现的高峰在出生后 4～7 d,也可迟至 2 周后;③自限性溶血性贫血,持续约 1 周;④重者可出现核黄疸,发生率为 10.5%～15.4%;⑤Hb 电泳、热变性试验均正常;⑥无 Rh、ABC 血型不合;⑦生理性低血糖、酸中毒、低氧血症等新生儿体内代谢异常,可加重新生儿黄疸。

(2)药物性溶血:在 G-6-PD 缺乏症时,红细胞的防御功能降低,许多药物和化学品均能诱使 G-6-PD 缺乏红细胞发生氧化性溶血。如抗疟类药、磺胺类药、解热镇痛类药、某些抗生素类药及抗过敏类药物等。

其临床特点为:①溶血在服药后 1～3 d 开始出现;②在 4～6 d,一般会有网织红细胞计数的增高;③严重病例可出现腰背疼痛;④小便呈酱油色或葡萄酒色;⑤Heinz 小体,发病初期红细胞中出现 Heinz 小体,血红蛋白浓度下降,随着溶血的发展,Heinz 小体在血中消失,可能与脾清除有关;⑥发病过程呈自限性,一般病程为 2 周左右。

(3)感染性溶血:最常见,可发生于伤寒、大叶性肺炎、肝炎、流感、传染性单核细胞增多症、钩端螺旋体病、水痘、腮腺炎、坏死性肠炎、沙门菌属、大肠埃希菌、乙型溶血性链球菌、结核分枝杆菌和立克次体感染。①在 G-6-PD 缺乏症患者患发热性感染后几天内可以出现贫血;②贫血相对较轻;③黄疸不明显;④自限性;⑤其溶血机制与在感染过程中白细胞吞噬细菌后所产生的 H_2O_2 导致缺乏 G-6-PD 红细胞破坏、病毒诱发暂时性红细胞生成停滞和红细胞寿命缩短有关。

(4)蚕豆病:常见于儿童,小于 5 岁者占 88.7%,成人患病较少。男性与女性的比例为 7∶1。性别差异的原因,可能与 G-6-PD 缺乏的女性纯合子少见,而女性杂合子仅 1/3 与发病有关。

新鲜蚕豆比干蚕豆易致病。原因是蚕豆皮中有更多的毒性物质,晒干时,皮中的蚕豆嘧啶核苷和多巴被氧化,故毒性减弱。多发生于 4～5 月蚕豆收获期。

临床表现从进食蚕豆到发病的潜伏期长短不一,一般发病在 24～48 h。

临床表现:发热,伴畏寒与寒战,一般持续 2～3 d,超过 5 d 需考虑有无感染,黄疸,一般较轻,4～5 d 即可消退。消化系统:以恶心、呕吐、食欲减退、腹痛、腹胀为常见,肝大、脾大。泌尿系统:出现血红蛋白尿,典型经过浓茶色→血红色→茶色→深黄色→淡黄色,提示溶血在减轻。一般持续 1～3 d。神经系统:主要表现有精神萎靡、头晕、头痛、嗜睡,严重者可出现昏迷、抽搐、牙关紧闭和病理反射等。

(5)慢性非球形红细胞溶血性贫血:①发病机制与体内 G-6-PD 变异型酶活性低或显著不稳有关;②常见于新生儿期;③溶血发生无明显启动因素;④脸色苍白少见,可间断出现巩膜黄染;⑤很少出现肝大、脾大;⑥易反复感染,可能与白细胞功能缺陷有关;⑦无球形红细胞;⑧Hb电泳、热变性试验均正常。

2.临床分型

(1)重型:血红蛋白在 30 g/L 以下;血红蛋白在 31~40 g/L,尿潜血在＋＋＋以上或无尿;伴严重并发症,如肺炎、心力衰竭、酸中毒、精神异常、偏瘫或双眼同向偏斜等。

(2)中型:血红蛋白在 31~40 g/L,尿潜血在＋＋以下;血红蛋白在 41~50 g/L;血红蛋白在 51 g/L 以上,尿潜血在＋＋＋＋。

(3)轻型:血红蛋白在 51 g/L,尿潜血在＋＋＋以下。

(4)隐匿型:血红蛋白及红细胞数正常或轻度下降,外周血可见 Heinz 小体,患者食用蚕豆后发病。

(三)诊断与鉴别诊断

1.诊断标准

(1)临床表现为慢性溶血性贫血。

(2)大多数患者只有在某些诱发因素作用下才会出现溶血,如有半个月内食用蚕豆史或 2 d 内有服用可疑药物史或感染、糖尿病酸中毒等诱因存在。

(3)常有家族史。

(4)G-6-PD 缺乏的实验室依据:高铁血红蛋白还原试验＜75％,硝基四氮唑蓝纸片试验为淡蓝色-红色(正常紫蓝色),荧光斑点试验＜10 min 或不出现荧光点,G-6-PD 活性测定减低。

2.鉴别诊断

(1)不稳定血红蛋白相关药物诱导的溶血性贫血:Hb 电泳、热变性试验异常可与 G-6-PD 缺乏症区别。

(2)药物引起的自身免疫性溶血性贫血:Coombs 试验/冷凝集试验阳性可与 G-6-PD 缺乏症区别。

(3)阵发性睡眠性血红蛋白尿:酸溶血试验阳性,红(白)细胞 CD55/CD59 减低可与 G-6-PD 缺乏症区别。

(4)G-6-PD 缺乏可与其他红细胞酶缺乏性溶血区别。

(四)治疗

(1)该病属于遗传性缺陷,目前尚无根治办法。

(2)以预防为主:G-6-PD 缺乏症患者或杂合子妊娠或哺乳期妇女应避免服用可以诱导溶血发作的药物和蚕豆制品。

(3)急性溶血发生时,应输浓缩红细胞,有核黄疸表现时需血液置换疗法,并注意维持足够的尿量,以免发生肾损害。

(4)该病往往有自限性。

(5)切脾:尽管偶尔可使血红蛋白浓度轻度增高,但基本无效。

三、嘧啶 5'-核苷酸酶缺乏症

嘧啶 5'-核苷酸酶（primidine5'-nucleotidase，P5'N）能催化嘧啶 5'-核苷酸水解而脱磷酸化，当 P5'N 缺乏时，即可导致细胞内嘧啶 P5'N 核苷酸的堆积。核苷酸代谢受阻，引起红细胞的能源危机，红细胞寿命缩短。P5'N 缺乏症是除 G-6-PD、PK 缺乏症之后第三种常见的红细胞酶缺乏性疾病。

（一）病因与发病机制

P5'N 缺乏症为常染色体隐性遗传。P5'N-1 基因定位于染色体 7p15～p14 位，基因全长约为 50 kb，带 11 个外显子。

红细胞中 P5'N 严重缺乏时嘧啶类核苷酸堆积，使红细胞内 pH 下降，并通过竞争性抑制 ATP 酶和 ATP 生成相关酶，干扰 ATP 产生。从而使红细胞寿命缩短，表现为慢性非球形红细胞溶血性贫血。

（二）临床表现与实验室检查

（1）P5'N 缺乏症杂合子血常规正常；纯合子或复合杂合子 P5'N 活性仅为正常时的 5％～10％，血红蛋白浓度一般为 80～100 g/L。网织红细胞计数可达 10％。外周血的特征性改变是可见大量嗜碱性点彩红细胞。

（2）伴脾大和间断性黄疸。

（3）终身溶血性贫血。

（4）感染、应激和妊娠可以使贫血加重。

（三）诊断

（1）凡是慢性中度以上溶血性贫血患者，外周血有显著嗜碱性点彩红细胞，除外红细胞膜的异常、红细胞内血红蛋白异常、慢性铅中毒等，应怀疑 P5'N 缺乏。

（2）若同时伴有智力障碍和红细胞内嘧啶核苷酸增高，则可能性更大。

（3）P5'N 缺乏症的确诊有赖于红细胞 P5'N 活性的测定。

（四）治疗

无特殊治疗，切脾后部分患者血红蛋白升高。

（王　慧）

第十二节　遗传性球形红细胞增多症

遗传性球形红细胞增多症是一种红细胞膜先天性缺陷所致的溶血性贫血。其临床特点为自幼发生的贫血、间歇性黄疸和脾大。不同患者病情程度可有较大变化。本病见于世界各地，国内亦屡有报道，但缺乏统计学数据，男、女性均可罹患。

一、发病机制

本病患者多为常染色体显性方式遗传，少数为常染色体隐性遗传，前者多为杂合子（纯合子不能生存），后者可为纯合子或复合杂合子。无家族史的散发病例可能由当代基因显性突变所致。本病的病理生理基础是红细胞膜骨架异常。红细胞膜骨架是以膜收缩蛋白为主，通过与多种膜相关蛋白连接构成的网络状支架，紧贴于红细胞双层磷脂膜的胞浆面，功能是维持红细胞正常形态。目前已发现 4 种细胞膜骨架相关蛋白异常。

（一）锚蛋白缺乏

红细胞锚蛋白是膜收缩蛋白的主要结合部位，故前者缺乏常伴以后者的减少。在锚蛋白缺乏引起的遗传性球形红细胞增多症，收缩蛋白和锚蛋白二者等比例的减少。锚蛋白基因位于第 8 号染色体上，转录异常或短臂缺失均可导致其合成减少。75%～80% 的常染色体显性遗传的遗传性球形红细胞增多症同时有锚蛋白和收缩蛋白的缺乏。

（二）膜收缩蛋白缺乏

膜收缩蛋白缺乏多继发于锚蛋白异常，单纯缺乏者较少见。膜收缩蛋白分为 α-收缩蛋白和 β-收缩蛋白。α-收缩蛋白突变呈隐性遗传方式，而 β-收缩蛋白突变则见于显性遗传家族。因为 α-收缩蛋白的生物合成是 β-收缩蛋白的 3 倍，所以 α-收缩蛋白缺乏的杂合子可以合成足够的蛋白，而没有表现；相反，β-收缩蛋白缺乏的杂合子则可有表现。

（三）带 3 蛋白缺乏

见于 10%～20% 显性遗传的遗传性球形红细胞增多症，病情轻微或中等，常伴有蛋白 4.2 的平行减少。

（四）蛋白 4.2 缺乏

较少见，可为基因异常的原发表型，也可为带 3 蛋白缺乏的继发现象。

上述各亚型皆具有其特定的基因突变及其编码蛋白的异常。患者可表现为单一或复合蛋白缺陷。值得注意的是，不同的基因突变可造成遗传性球形红细胞增多症患者同一膜蛋白的异常。近年来，已发现类型繁多的基因突变。因各种膜骨架蛋白异常对红细胞稳定性的影响不同以及复杂的分子背景，故造成了本病临床表现上的极大差异。异常的细胞骨架蛋白不能为红细胞脂质膜提供足够的支持，膜稳定性降低，红细胞不能维持正常的双凹盘形状而变为球形，细胞表面积也随之减少。一般来说，遗传性球形红细胞增多症患者红细胞球形变的程度、渗透性脆性的变化及溶血的轻重与膜收缩蛋白的缺乏成正比。

球形红细胞的变形性降低，不易通过脾索内皮细胞间隙，扣留在脾脏被巨噬细胞吞噬破坏，造成血管外溶血。此外，遗传性球形红细胞增多症的红细胞膜骨架蛋白缺陷引起若干继发性代谢变化：穿膜钠和钾流增加，造成 ATP 酶活性升高，导致 ATP 的消耗、糖酵解率加快和 2,3-二磷酸甘油酸浓度降低，后者可造成细胞内 pH 下降（细胞内酸中毒）。上述作用的结果造成球形红细胞的变形性进一步降低，加速在脾内的破坏。

二、临床表现

遗传性球形红细胞增多症是一种异质性极强的疾病（包括遗传方式、基因突变和蛋白异常），贫血程度不等，自无表现至重度溶血。大体上，约 1/3 为轻度贫血，2/3 为中度贫血，重度患者约占 5%。有临床表现者的共同特征是贫血、黄疸和脾大。黄疸可呈间歇性。约 1/3 的患者在新生儿期有明显的病理性黄疸，严重者可能发生核黄疸，此后则少有严重黄疸。约 75% 的患者有脾大，多为轻、中度。显性遗传家族中多代受累者不少见。隐性遗传的纯合子或复合杂合子患者多呈重度溶血，而父母表现正常。

多数患者在长期的病程中出现再障危象，病毒感染是常见诱因，尤其是微小病毒 B19。叶酸缺乏是诱发再障危象的另一原因,系因长期代偿性红系造血,叶酸需求增加而供应不足所致,多见于孕妇和肝病患者。叶酸缺乏所致者较感染诱发者发病缓慢。再障危象的临床表现为血红蛋白急剧下降和网织红细胞减少或缺如,持续 1～2 周。与其他慢性溶血病一样,患者常并发胆石症并可能因此而就诊。脾大见于 75% 的患者。其他较少见的并发症有下肢复发性溃疡、慢性红斑性皮炎和痛风等。异位骨髓虽罕见(多位于肾盂和椎旁),但能形成肿块,可误诊为肿瘤,应注意鉴别。

三、实验室和辅助检查

符合慢性溶血性贫血的实验室检查特点,主要检查如下。

(一)血常规

(1)贫血:多为轻或中度,危象发作时贫血迅速加重。轻型患者可无明显贫血。

(2)红细胞指数和形态学:MCV 多在正常范围或轻度减低,MCHC 常有升高。外周血涂片可见红细胞大小不均及比例不等的小球形红细胞,多在 10% 以上(正常人<5%),可为 60%～70%。此类细胞的特点是直径小、染色深及中心淡染区消失。约 20% 的遗传性球形红细胞增多症患者血片中见不到典型球形红细胞。

(3)网织红细胞:比例升高,但在危象期可明显降低。

(4)红细胞形态异常:某些患者还可出现其他异常形态红细胞,如棘细胞或刺细胞(多为 β-膜收缩蛋白缺乏)、球形口细胞、椭圆形口细胞及异形红细胞等。

(二)骨髓常规

红系造血增生明显,幼红细胞比例升高,严重者可出现髓/红比例倒置。再障危象时骨髓幼红细胞明显减少。骨髓检查并非诊断本病所必需。

(三)红细胞渗透性脆性试验

目前仍是遗传性球形红细胞增多症最重要的筛查试验。异常球形红细胞在低渗盐水中较正常红细胞易于溶血,即渗透性脆性升高。正常红细胞在 0.42%～0.46% 盐水浓度时开始溶血,0.32% 时完全溶血。本病红细胞可在 0.52%～0.72% 时开始溶血,0.42% 时完全溶血。试验方法包括新鲜渗透性脆性试验和酸化甘油溶血试验,后者敏感性较高。渗透性脆性试验阴性不能排除遗传性球形红细胞增多症,约 20% 的遗传性球形红细胞增多症患者试验可为阴性。缺铁、阻塞性黄疸和再障危象恢复期均可对渗透性脆性试验产生负性影响。

(四)红细胞膜研究

分析锚蛋白、收缩蛋白和带 3 蛋白等膜骨架蛋白可以确定细胞膜异常所在,方法如 SDS 聚丙烯酰胺凝胶电泳。此非常规检查,但有助于诊断疑难病例和深入认识本病的膜蛋白生物学异常。

(五)分子生物学检查

遗传性球形红细胞增多症的膜蛋白都有其相应的基因异常,可用单链构象多态性分析、等位基因连锁分析和微卫星长度多态性分析等分子生物学技术加以检查,主要用于研究目的。

(六)其他检查

其他溶血的非特异性筛查试验包括血清间接胆红素升高、尿胆原升高和乳酸脱氢酶升高等。应检查血清叶酸和维生素 B_{12},以判断有无缺乏。抗人球蛋白试验有助于排除自身免疫性溶血。如有溶血危象,应筛查可疑病毒如微小病毒 B19、单纯疱疹病毒及 EB 病毒等。对既往多次输血的患者,应评估机体铁负荷。

较新的遗传性球形红细胞增多症检查方法包括红细胞渗透梯度激光衍射试验、低渗冷溶血试验以及伊红-5-马来酰亚胺结合试验等具有较高的敏感度和特异度,对鉴别免疫性或非细胞膜性溶血颇有帮助,但有待普及。

四、诊断和鉴别诊断

典型患者根据病史、体检(贫血、黄疸和脾大)及相关的实验室检查,结合阳性家族遗传史,大多可以做出诊断(表6-2)。部分患者因临床表现轻微,可能在再障危象发作时才首次就诊。此时网织红细胞降低,骨髓幼红细胞减少,可能误导医师造成误诊,应予注意。中度至重度贫血者就诊和确诊年龄较小,而轻型患者至成年才获诊断者并不少见。轻微型或亚临床型患者可能从不出现症状,从而终身未获诊断或在出现溶血危象时才得以明确。遗传性球形红细胞增多症的病情可大致分为轻度、中度和重度(表6-3),有助于治疗方式的选择。评估病情程度宜在患者病情稳定后进行。

表 6-2　遗传性球形红细胞增多症的诊断项目和特点

项目	特点
临床表现	脾大见于大多数患者
血常规特点	Hb↓ MCV↓ MCHC↑ RDW↑ 网红↑
血涂片	球形红细胞增多
胆红素代谢	间接胆红素↑
Coombs 试验	阴性

表 6-3　遗传性球形红细胞增多症的病情分级参考标准

指标	轻度	中度	中度
Hb(g/L)	>110	80～110	60～80
网织红细胞(%)	3～6	>6	>10
非结合胆红素(μmol)	17～34	>34	>51
脾切除	童年或少年期不需要	学龄期需要	尽量推迟至6岁以后
膜收缩蛋白/RBC(正常%)*	80～100	50～80	40～60

*非必需指标。

遗传性球形红细胞增多症应与其他溶血性贫血鉴别。成年发病又无家族史者与自身免疫性溶血性贫血的鉴别有时会成为临床难题,因后者也可出现球形红细胞及渗透性脆性减低,Coombs试验阳性有助于鉴别,如为阴性则增加区分难度,红细胞膜蛋白和相应基因分析有助于二者的鉴别。其他需鉴别的疾病还有如黄疸型病毒性肝炎以及先天性非球形红细胞溶血性贫血等。叶酸、维生素 B_{12} 及铁缺乏可造成红细胞各项指标的变化,从而掩盖遗传性球形红细胞增多症典型形态学特征。

五、治疗

除个别常染色体隐性遗传和某些重度病例外,脾切除对大多数遗传性球形红细胞增多症有显著疗效。术后球形红细胞虽依然存在,但红细胞寿命延长,数天后即可见黄疸减轻和血红蛋白浓度上升。脾切除还可防止胆石症和再障危象等并发症的发生。小儿患者（＜6岁）切脾后发生严重细菌感染（特别是肺炎球菌）的机会显著增加，感染死亡率可高出正常人群200倍之多。因此，除非患儿病情较重（需经常输血或影响生长发育），应待年龄＞6岁后进行手术。对年长儿和成人患者不必一律切脾，若病情轻微、无需输血，则无强烈手术指征。患者尤其是儿童切脾前应给予肺炎球菌三联疫苗，术后亦需定期接种疫苗，以期提高免疫力，减少严重感染机会。对术后长期口服抗生素预防策略仍存有争议。

多数遗传性球形红细胞增多症患者因良好的红系造血代偿而不出现明显贫血，故不必输血。重症婴幼儿患者因代偿能力不足，早期（1年内）可能需要间断输血，此后即可脱离。并发感染或妊娠患者可能诱发再障危象，如出现严重贫血可能需要输血支持。危象多在3周内缓解。

如同所有的溶血性贫血一样，遗传性球形红细胞增多症患者应注意补充叶酸，尤其是未切脾的中度和重度患者和孕妇，以预防危象发生。

（王　慧）

第十三节　阵发性睡眠性血红蛋白尿

阵发性睡眠性血红蛋白尿（paroxysmal nocturnal hemoglo binuria，PNH）是一种因红细胞、白细胞和血小板表面膜性糖基磷脂酰肌醇（GPI）-连接蛋白的缺乏而引起的一种获得性克隆性干细胞病，其突出表现为红细胞膜缺陷，致使对血清补体的溶解作用异常敏感的慢性血管内溶血。常在睡眠时加重，可伴发作性血红蛋白尿和全血细胞减少症，并有向再生障碍性贫血、白血病或骨髓增生异常综合征转化的可能。溶血性贫血、全血细胞减少及血栓形成是本病的三大特点。

一、病因与发病机制

本病是一种与遗传无关的后天获得性疾病，是一种获得性多能造血干细胞病，致病因素可能有化学药物、放射线或病毒感染等，致染色体突变，发生异常干细胞株，其增殖、分化生成的红细胞、粒细胞和血小板都有共同缺陷。PNH异常血细胞的共同特点是细胞膜表面缺乏一组膜蛋白，这种膜蛋白通过糖肌醇磷脂（GPI）连接在膜上，统称为糖肌醇磷脂连接蛋白（GPI连接蛋白）。PNH患者定位于X染色体上PIGA（磷脂酰肌醇聚糖-A类）基因突变，致GPI合成障碍，使GPI锚连蛋白缺乏，而致包括红细胞在内的血细胞膜上CD_{55}、CD_{59}等缺乏，使红细胞等血细胞易遭补体的破坏。它们对补体的溶血作用具有不同的敏感性。①PNHⅠ型：该细胞群对补体溶血作用的易感性正常或接近正常。②PNHⅡ型：其时红细胞群对补体的溶血作用呈中度敏感（比正常敏感1.5～5倍）。③PNHⅢ型：其时红细胞群对补体的溶血作用显著敏感（比正常敏感20倍）。以上三类红细胞群既在某一PNH患者的血液中单独存在，也以不同形式联合出现。此外，患者病程中所存在的细胞类型可以不同。用流式细胞仪检测GPI连接蛋白CD_{55}、CD_{59}的表达，发现PNHⅢ型红细胞CD_{55}、CD_{59}完全缺失，PNHⅡ型红细胞部分缺失，PNHⅠ型红细胞有正常量CD_{55}、CD_{59}的表达。另外，PNH异常红细胞的变形性减低，容易遭受氧化损伤而加重溶血。

二、临床表现

(一)临床表现

1.血红蛋白尿

血红蛋白尿是 PNH 的典型临床表现,尿色可呈酱油或浓茶色,常与睡眠有关,感染、劳累、药物等可诱发。一般持续 2～3 d 自行消退。急性发作与缓解交替发生。缓解时间不一,其中 25%的患者在很长病程或观察期内从无发作。本症每例均有慢性血管内溶血,含铁血黄素尿。

2.贫血

贫血为首发症状,多数伴有黄疸,部分患者有发热,慢性患者可出现皮肤色素沉着。

3.出血

可出现皮肤、牙龈出血、月经量过多,重者有大量鼻出血、眼底出血、术后大出血等。

4.肝大、脾大

脾常有轻至中度肿大,肝亦可有轻至中度肿大,长期发作者可有胆石症。

5.血栓形成

本病较易并发静脉血栓形成。欧美患者常合并血栓形成,以肝静脉血栓形成比较常见,亚洲患者常与再生障碍性贫血有关,若形成血栓,以下肢静脉血栓形成比较多见。还可出现脑静脉血栓形成,脾静脉、门静脉及周围静脉的血栓形成。关于 PNH 并发血栓形成的机制,尚未完全明了。可能与下列三种因素有关,即血小板质的异常、PNH 红细胞的血管内破坏、血浆凝血因子活性的增高。

6.感染

半数患者易继发感染,以呼吸道、尿路感染为主。感染常为本病致死原因。

7.疼痛

不同部位的疼痛很常见,呈发作性,可有局部触痛与肌痉挛现象,但脊柱 X 线检查无特殊异常。

(二)转化

(1)在 PNH 患者中约有 20%与再生障碍性贫血相互转化。绝大多数再生障碍性贫血过程中或痊愈后的患者,经过一段时间转为 PNH,约 5%PNH 患者经过一段时间转为再障,另有一些患者同时具有 PNH 和再生障碍性贫血二者的特点。以上情况统称为 PNH-再障综合征。

(2)个别患者可转为白血病,其中以急性髓细胞性白血病为主。

(三)分类

1.溶血性 PNH

溶血性 PNH 以频繁的或持续的溶血为主要表现。

2.低增生性 PNH

低增生性 PNH 以显著的全血细胞减少或骨髓增生低下为主要表现,可见正常的造血细胞增生不良。

三、实验室检查

(一)血常规

全血细胞减少,网织红细胞轻度升高,血红蛋白尿频繁者,呈小细胞低色素性贫血。

(二)骨髓常规

增生活跃或异常活跃,髓象显示红系、粒系和巨核系细胞增生明显,多数幼红细胞增高,部分骨髓增生低下,中性粒细胞碱性磷酸酶(NAP)降低。

(三)尿液检查

根据血红蛋白尿的发作与否,尿潜血呈阳性或阴性。多数患者尿中含铁血黄素(Rous 试验)呈持续阳性。临床上,如果 Rous 试验呈阴性,PNH 的可能性不大。

(四)补体敏感性增高试验

1.酸溶血试验

酸溶血试验也称 Ham 试验。PNH 病态红细胞在 pH 6.4 的条件下易被替代途径激活的补体溶破。特异性高,敏感性低,本病患者中约 79% 本试验阳性。

2.蔗糖溶血试验

蔗糖溶血试验也称糖水试验。当红细胞与少量血清在等渗低离子溶液中进行温育后,PNH红细胞即被溶解破坏,而正常红细胞则否。本试验的溶血程度较酸溶血试验为高,故可作为PNH 红细胞的简单筛选试验。敏感性高,特异性差。

3.菊糖溶血试验

菊糖是一种补体活化剂,当在患者的血液中加入菊糖后,即可表现溶血的增强。本试验对PNH 红细胞也具一定的特异性。

4.热溶血试验

热溶血试验为本病的简单筛选试验。利用患者的红细胞在自身血清中(含补体)于 37 ℃下温育,葡萄糖分解产酸,使血清酸化,从而导致溶血。PNH 患者本试验均阳性,但敏感性较差。

5.蛇毒因子溶血试验

蛇毒因子是从眼镜蛇毒中提取出一种物质,它本身没有溶血作用,但可在血清成分的协同下通过替代途径激活补体,使 PNH 红细胞溶破,正常红细胞则否。特异性高,敏感性略低。

(五)CD$_{55}$、CD$_{59}$ 单抗

CD$_{55}$、CD$_{59}$ 单抗是检查诊断 PNH 最特异、最敏感指标。PNH 患者红细胞 CD$_{55}$ 阳性率明显降低,PNH 粒细胞、淋巴细胞 CD$_{55}$、CD$_{59}$ 表达亦不同程度降低。CD$_{59}$ 单抗比 CD$_{55}$ 单抗在诊断室更敏感。

(六)抗人球蛋白试验(Coombs 试验)

抗人球蛋白试验(Coombs 试验)阴性。

(七)冷凝集素试验

冷凝集素试验阴性。

四、诊断

(一)诊断

(1)有 PNH 临床表现。

(2)实验室检查:Ham 试验、糖水试验、蛇毒因子试验、Rous(或尿潜血)试验 4 项试验中有2 项阳性;或 1 项连续 2 次阳性,或只一次阳性而结果可靠(操作正规、有阳性及阴性对照、即时重复仍阳性);或有肯定的血红蛋白尿发作或有血管内溶血的直接或间接证明;能除外其他溶血,特别是遗传性球形红细胞增多症、自身免疫溶血性贫血、G-6-PD 缺乏、阵发性冷性血红蛋白尿等。

（3）Coombs 试验/CA 试验阴性。

（4）有条件可直接做红（白）细胞 CD55/CD59，阳性细胞＞10％。

凡具备（1）（2）（3）或（1）（3）（4）项即可确诊。仅具备 4 提示有 PNH 克隆或可能为早期 PNH。

（二）PNH-再障综合征的诊断

1.再障-PNH

再障-PNH 指原有肯定的再障后转变为 PNH，而再障的表现不存在。

2.PNH-再障

PNH-再障指原有肯定的 PNH 后转变为再障，而 PNH 的表现不存在。

3.PNH 伴再障

PNH 伴再障以 PNH 为主，但伴有一处或一处以上骨髓增生低下，巨核细胞减少，网织红细胞计数不高等再障表现。

4.再障伴 PNH

再障伴 PNH 以再障为主，但出现 PNH 异常血细胞。

五、鉴别诊断

本病需与再生障碍性贫血，其他原因引起的慢性溶血性贫血，如遗传性球形红细胞增多症、自身免疫溶血性贫血、G-6-PD 缺乏、阵发性冷性血红蛋白尿等相鉴别。

六、治疗

（一）骨髓移植

骨髓移植是唯一可以治愈本病的方法，但骨髓移植有一定的风险。

（二）免疫抑制剂治疗

其目的主要为消除异常造血干/祖细胞。单独或联合应用 ATG、ALG、环孢素等同再障的治疗，对伴有骨髓增生不良的患者有一定疗效，对以溶血为主的 PNH 无效。

（三）减轻溶血发作

1.肾上腺皮质激素

于溶血期间给予肾上腺皮质激素可使溶血改善。以泼尼松为常用，30 mg/d，分次口服。病情缓解后减量，维持用药 2～3 个月。

2.维生素 E

维生素 E 能与红细胞膜结合，从而有稳定与保护红细胞膜、抑制溶血的作用。每天 300 mg，分 3 次服用。

（四）贫血的治疗

（1）雄激素：雄激素不仅能刺激红细胞的生成，且对溶血有抑制作用。主要药物有司坦唑醇、丙酸睾酮和达那唑等。应用雄激素后贫血可获显著改善，对输血的需求也明显减少。雄激素不仅能刺激红细胞的生成，且对溶血有抑制作用。治疗期间需注意肝功能变化。

（2）铁剂：若有缺铁的实验室证据，可给予小剂量的铁（普通剂量的 1/10～1/5）。不能应用大剂量，原因与铁能刺激骨髓产生大量的补体敏感红细胞有关，并尽量避免肌内注射给药法。如于补充铁剂的同时，酌情给予输注经生理盐水洗涤的红细胞，赖以阻抑红细胞的生成，即可防止溶血的加重。

（3）缺乏叶酸应及时补充。

（4）促红细胞生成素：重组人促红细胞生成素可选择性刺激红系祖细胞,提高 PNH 患者的血红蛋白浓度。剂量为 100～150 U/(kg·d),疗程为 2～4 周。也有用大剂量重组人促红细胞生成素,剂量为 500 U/kg,每周 3 次,用药半年,疗效不肯定。

（5）输血：本病输血的目的一是提高 Hb 浓度;二是输血能抑制红细胞的生成,间接减少补体敏感红细胞的形成。

（五）并发症的处理

1.抗凝治疗

口服双香豆素对防止血栓形成具有一定效果。尤其是在外科手术或分娩时,给予双香豆素可预防血栓形成和痛性危象的发作。

2.深静脉血栓形成

急性期需使用肾上腺皮质激素和抗凝药物或溶栓药,常用低分子量肝素。经 3～5 d 改用双香豆素口服。溶栓剂可选用尿激酶。

七、预后

本病属良性慢性病,进展缓慢,病情轻重及其预后不一。10% 的患者最终获缓解或治愈。少数 PNH 患者可向急性髓细胞性白血病转化。PNH 患者主要死于并发症,在国内首位死因是感染,其次是血管栓塞,而欧美国家本病的首位死因是重要脏器静脉栓塞。

（王　慧）

第十四节　原发性肺含铁血黄素沉着症

原发性肺含铁血黄素沉着症又名 Ceelen-Gellerstedf 综合征,是一种较少见的铁代谢异常疾病,特点为广泛的肺毛细血管出血,肺泡内巨噬细胞吞噬大量含铁血黄素,引起含铁血黄素沉着,并伴有缺铁性贫血。临床主要表现为反复发作的咯血、气促和贫血,主要发生于儿童,散发,非家庭式发病。

一、病因与发病机制

（1）病因目前尚不清楚,可能是吸入或摄入某些物质所致的变态反应,也可能是自身免疫性疾病,或由于肺泡上皮弹力纤维结构异常影响了肺泡毛细血管的机械稳定性。

（2）一些病例并发或继发于自身免疫性疾病,包括系统性红斑狼疮、免疫性血小板减少性紫癜。韦格纳肉芽肿及类风湿关节炎。肾病、特别是肾小球肾炎时可并发本病,称为肺肾综合征（Good pasture 综合征）。

（3）还有学者认为本病是由过量接触杀虫剂及过氧化物酶缺乏所致。

（4）由于反复肺出血和肺巨噬细胞吞噬的大量含铁血随痰排出导致缺铁性贫血。

二、临床表现

(1)本病多见于儿童,偶见于成人。儿童中两性发病无异,成人中男性稍多于女性。

(2)主要症状为咳嗽、咯血、乏力、苍白及肝大。咯血是最突出的症状,量多少不一。晚期可因肺动脉高压,而致心力衰竭。

(3)缓解期和急性期交替反复出现。

(4)肺功能低下,出现呼吸困难、杵状指。

(5)肝、脾大。

(6)贫血:多为缺铁性贫血。

三、实验室检查

(1)血常规:血常规与慢性缺铁性贫血相同,有10%～15%的病例出现中度的嗜酸性粒细胞增多。

(2)血液生化和骨髓检查:血液生化和骨髓检查与缺铁性贫血相同。

(3)痰涂片或肺泡灌洗液:经铁染色后可见大量巨噬细胞中充满含铁血黄素颗粒,有重要的诊断价值。

(4)肺功能:肺活量和最大呼吸量减少、氧弥散障碍及肺顺应性下降。

(5)心导管检查:肺动脉高压。

(6)肺部X线:疾病早期出现双肺小片状、易消散的渗出性病变阴影。晚期时,因肺及肺门周围纤维增生,肺部可见粟粒样点状阴影及肺门淋巴结肿大。

(7)肺组织活检:可见肺泡中出现有含铁血黄素颗粒的巨噬细胞及间质纤维组织增多。

四、诊断

凡缺铁性贫血伴咯血的病例均应考虑本病的可能,诊断主要依据:①临床表现。②缺铁性贫血的各种表现。③反复咯血,痰中有大量吞噬含铁血黄素颗粒的巨噬细胞。肺部X线检查可作为参考。④有条件应进行肺组织活检。

五、鉴别诊断

(1)继发性肺含铁血黄素沉着症多见于成人风心病二尖瓣狭窄,二尖瓣狭窄的体征可助鉴别。

(2)该病与肺肾出血综合征(又名Goodpasture综合征)不难鉴别,后者除肺出血、贫血外同时有肾损伤。

(3)与其他伴有贫血和咯血的疾病相鉴别,特别是支气管扩张症和肺结核,后两种病骨髓可染铁非但不消失,还往往增多。

六、治疗

(1)尚无特异的治疗方法。

(2)肾上腺糖皮质激素治疗:泼尼松1～2 mg/(kg·d),2周后剂量递减,持续用药半年以上。

(3)免疫抑制剂,如环磷酰胺1～2 mg/(kg·d),硫唑嘌呤2.5 mg/(kg·d),6周后减半,持续用药半年,注意血常规变化。

（4）纠正缺铁性贫血。

（5）血浆置换：有报道与免疫抑制剂及皮质激素联合可加速症状改善。

（6）避免摄入牛奶、奶制品和谷蛋白,可使有些病例症状缓解。

七、预后

本病的病程变异很大,诊断后生存期可从 1 周到数年不等;也有长期缓解的报道,但能否永久性缓解或治愈尚不能肯定。一些证据表明患者虽可无明显症状,但处于临床缓解期时,其肺内出血仍在继续。治疗可改善症状,但对生存期似无影响。近年来有人报道出现中性粒细胞胞质抗体者预后较差,认为对该抗体的检测有预后价值。本病可在妊娠晚期加重,终止妊娠后则减轻。主要死因是心力衰竭、肺大出血及呼吸衰竭。

（王　　慧）

第七章

出血性疾病

第一节 过敏性紫癜

过敏性紫癜也叫变应性皮肤血管炎,以非血小板减少性皮肤紫癜、腹痛、关节炎、肾炎为临床特征。该病的临床表现由 Schönlein 在 1837 年首先描述;1874 年 Henoch 发现该病还可具有腹痛和血便的临床表现,故过敏性紫癜也称为 Henoch-Schönlein 紫癜。本病主要见于儿童,发病的峰值年龄为 4～11 岁,也有成人患病的报道,发病以冬春季为多;男、女性之比约为 1.4∶1。

一、病因及发病机制

病因尚不完全确定。感染(细菌、病毒、寄生虫等),食物(牛奶、鸡蛋、鱼虾等),药物(抗生素类、磺胺类、解热镇痛药等),花粉,虫咬及预防接种等均可作为致敏因素,使敏感体质者机体产生变态反应,进而引起血管壁炎症反应。然而,除少数患者与食物过敏、虫咬、药物等有直接联系外,大多数病例查不出所接触的具体抗原。多数患者在上呼吸道感染后发病,链球菌感染被认为是过敏性紫癜发生的前驱事件,但没有肯定性的研究证据。

本病的主要病理生理变化系免疫复合物沉积于血管内膜下区域,引起中性粒细胞浸润和解体,释放的蛋白水解酶使血管内膜层损伤并断裂,表现出明显的血管炎性病理特征。免疫荧光染色通常显示受累及的动脉壁有 IgA 沉积,肾脏受累患者可出现局部增殖和坏死性血管炎,肾小球系膜血管 IgA 沉积,70％的患者紫癜发作后短时期内,可检测出含 IgA 的循环免疫复合物,随后出现补体,以及 IgA、IgM、IgG 免疫复合物。有明显血尿的紫癜患者,可检测出抗系膜细胞抗原的 IgG 型自体抗体。

二、临床表现

多数患者发病前 1～3 周有上呼吸道感染史,随之出现典型的临床表现,临床症状及体征如下。

(一)皮肤

皮肤紫癜是本病主要表现。皮疹通常高出皮肤,故称之为"可触性"紫癜,可为小型荨麻疹样或出血性皮疹,大小不等,呈深红色,压之不褪色,可融合成片,最后呈棕色,一般 1～2 周消退,紫癜累及的部位以四肢远端和臀部多见,躯干部少见,在膝、踝和肘关节周围皮肤紫癜最为密集,紫癜性皮损常呈对称性分布,分批出现。

(二)消化道症状(腹型或 Henoch 型)

消化道症状见于约 1/3 的患者。腹部症状可在特征性的紫癜出现以前发生,更多的是在皮疹出现 1 周以内,最常见的症状为腹痛,可能因肠系膜血管炎引起。表现为阵发性脐周绞痛;腹痛部位可波及腹部任何部位,伴压痛,反跳痛少见。腹痛的程度可类似于任何急腹症,同时伴有呕吐。约半数患者大便潜血阳性,甚至出现血便或呕血。若腹痛症状出现在皮疹以前,易误诊为外科急腹症,如急性阑尾炎等。

(三)肾脏表现

肾脏受累主要表现为蛋白尿和血尿。在儿童,肾损害基本上属于一过性,但有 10%~20% 的青少年和成人,可出现进行性的肾功能损害,少数病例可演变为肾病综合征和慢性肾炎。

(四)关节症状

见于 40% 的患者。表现为关节及关节周围肿胀、疼痛和触痛。膝、踝关节为最常受累部位,腕、肘关节亦可累及。关节炎症状多为一过性,多在数天内消失而不遗留关节畸形。

(五)其他症状

其他症状包括视神经炎、吉兰-巴雷综合征、视网膜出血、蛛网膜下腔出血等,但很少见。

三、实验室检查

本病缺乏特异性实验室检查。血小板计数、凝血机制正常。抗核抗体、抗中性粒细胞胞浆抗体阴性。部分病例毛细血管脆性试验阳性。约 70% 的病例血沉增快。肾脏受累,可出现血尿、蛋白尿或管型尿,肾活检显示肾小球系膜有 IgA 沉积。有消化道症状者,大多大便潜血试验阳性。其他实验室检查包括部分患者白细胞总数可增高,中性比例增加;半数患者急性期可有血清 IgA、IgM 升高,C 反应蛋白,抗链球菌溶血素可呈阳性。

四、治疗

(一)去除致病因素

去除致病因素包括防治上呼吸道感染,清除局部病灶(咽、扁桃体炎症),驱除肠道寄生虫,避免摄入可能致敏的食物或药物。

(二)一般治疗

对于轻症患者,支持性治疗即可。包括卧床休息,注意水、电解质平衡及营养;大便隐血试验阳性患者,可用流质饮食。

(三)药物治疗

药物治疗包括如下几种:①对症治疗,有荨麻疹或血管神经性水肿者,可用抗组胺药物和静脉注射钙剂;有腹痛者可用阿托品或山莨菪碱解痉止痛;消化道出血者可用西咪替丁治疗。②糖皮质激素对胃肠道血管炎和重型过敏性紫癜有一定效果,可口服泼尼松 0.5～1 mg/(kg·d),总疗程为 2～3 周,对于有肾脏病变者,糖皮质激素疗效不明显。对于有严重肾脏病变者,有人主张用甲泼尼龙冲击疗法,但疗效有待进一步观察。③免疫抑制剂适用于肾型患者。硫唑嘌呤 2～3 mg/(kg·d),或环磷酰胺 2～3 mg/(kg·d),服用数周或数月,用药期间应密切注意血常规变化及其他不良反应。

五、预后

大部分儿童病例通常在2周内恢复,部分患者可复发,复发间隔时间数周至数月不等。约有2%的患者发展为终末期肾炎,预后较差。

（朱翠霞）

第二节　特发性血小板减少性紫癜

一、发病机制

（一）血小板抗体

ITP的发病机制与血小板特异性自体抗体有关。在ITP患者,约75%可检测出血小板相关性自体抗体,自体抗体的免疫球蛋白类型多为IgG或IgA型抗体,少数患者为IgM型抗体。这类抗体通过其Fab片段与血小板膜糖蛋白结合。与血小板自体抗体结合的血小板膜糖蛋白抗原类型包括血小板GPⅡb/Ⅲa、GPⅠb/Ⅸ,少数情况下,也可与GPⅣ和Ⅰa/Ⅱb结合。结合了自体抗体的血小板通过与单核-巨噬细胞表面的Fc受体结合,而易被吞噬破坏。在一些难治性ITP,抗血小板抗体对巨核细胞分化抑制作用可影响血小板的生成。

（二）血小板生存期缩短

用铬-51或铟-11标记ITP患者血小板,测定血小板体内生存期,发现在ITP患者,血小板生存期明显缩短至2～3 d甚至数分钟,并且静脉血血小板计数与其生存期呈密切相关性。血小板生存期缩短的主要原因是脾脏对包裹抗体的血小板的"扣押"。脾在ITP的发病机制中有两方面作用:①脾脏产生抗血小板抗体;②巨噬细胞介导的血小板破坏。由于大部分接受脾切除的ITP患者,血小板计数在切脾后快速上升,因此认为血小板在髓外破坏增加是ITP血小板数量减少的主要原因。

二、临床表现

（一）起病情况

急性型ITP多见于儿童,起病突然,大多是在出血症状发作前1～3周有感染病史。包括病毒性上呼吸道感染、风疹、水痘、麻疹病毒或EB病毒感染等,也可见于接种疫苗后。常常起病急,可有畏寒、发热等前驱症状。慢性ITP起病隐袭,以中青年女性多见。

（二）出血症状

ITP的出血常常是紫癜性,表现为皮肤黏膜瘀点、瘀斑。紫癜通常分布不均。出血多位于血液淤滞部位或负重区域的皮肤,如手臂压脉带以下的皮肤,机体负重部位如踝关节周围皮肤,以及易于受压部位包括腰带及袜子受压部位的皮肤。皮损压之不褪色。黏膜出血包括鼻出血、牙龈出血、口腔黏膜出血以及血尿;女性患者可以月经增多为唯一表现。严重的血小板减少可导致颅内出血,但发生率<1%。急性型ITP病情多为自限性,一般为4～6周,95%的病例可自行缓解。慢性型ITP呈反复发作过程,自发性缓解少见,即使缓解也不完全,每次发作可持续数周或

数月,甚至迁延数年。

(三)其他表现

除非有明显的大量出血,一般不伴有贫血。ITP 患者一般无脾大,脾大常常提示另一类疾病或继发性血小板减少症。

三、实验室和特殊检查

(一)血常规

外周血血小板数目明显减少,急性型发作期血小板计数常$<20\times10^9/L$,甚至$<10\times10^9/L$;慢性型常为$(30\sim80)\times10^9/L$。血小板体积常常增大(直径为 $3\sim4~\mu m$)。当用自动血细胞计数仪测定,平均血小板体积增大,血小板分布宽度增加,反映了血小板生成加速和血小板大小不均的异质程度。红细胞计数一般正常。如有贫血,通常为正细胞性,并与血液丢失程度平行。白细胞计数与分类通常正常。

(二)止血和血液凝固试验

出血时间延长,血块退缩不良,束臂试验阳性见于 ITP。而凝血机制及纤溶机制检查正常。

(三)骨髓

骨髓巨核细胞数目增多或正常,形态上表现为体积增大,可呈单核,胞浆量少,缺乏颗粒等成熟障碍改变。红系和粒系通常正常。

(四)抗血小板抗体

在大部分 ITP 患者的血小板或血清,可检测出抗血小板膜糖蛋白(GP)复合物的抗体,包括抗 GPⅡb/Ⅲa、Ⅰb/Ⅸ、Ⅰa/Ⅱa、Ⅴ、Ⅳ抗体等。抗血小板抗体的检测通常是基于"抗原捕获"(antigen capture)原理。如单克隆特异性捕获血小板抗原试验(monoclonal antibody immobilization of platelet antigen assay,MAIPA)可用于检测抗原特异性抗血小板自身抗体。该方法具有较高特异性,对鉴别免疫性与非免疫性血小板减少有帮助,但仍不能鉴别。特发性(免疫性)血小板减少性紫癜与继发性(免疫性)血小板减少症,即使是采用此类敏感的检测方法,仍有20%的典型 ITP 无法检出抗血小板抗体。而且在继发于其他疾病引起的血小板减少,如系统性红斑狼疮、肝病、HIV 感染等,抗血小板抗体也可阳性。由于血小板抗体分析存在假阴性和假阳性结果,加之现行抗体分析技术复杂、烦琐,临床应用不广泛,故 ITP 的诊断目前仍应以临床排除诊断为主。

四、诊断与鉴别诊断

(1)根据多次化验证实血小板数量减少(技术上排除了假性血小板减少症);脾不增大;骨髓巨核细胞数增多或正常伴成熟障碍,可考虑 ITP 的诊断。

(2)ITP 的诊断做出以前,需仔细排除是否存在使血小板减少的其他疾病或因素,如先天性血小板减少、脾功能亢进、系统性红斑狼疮、甲状腺疾病、炎症性肠病、肝炎、药物性血小板减少症、HIV 感染、淋巴增殖性疾病(淋巴瘤、慢性淋巴细胞白血病)等。在妊娠期妇女,需排除妊娠期血小板减少症及妊娠高血压病合并血小板减少。在老年病例,需慎重排除骨髓增生异常综合征。

(3)少数情况下,ITP 可同时伴有 Coombs 试验阳性的自身免疫性溶血性贫血,称之为 Evans 综合征。总之,ITP 的诊断除了结合该病的自身特点外,仍以排除诊断法为主。

五、治疗

治疗上应结合患者的年龄、血小板减少的程度、出血的程度及预期的自然病情予以综合考虑。

对于出血严重，血小板计数 $<10\times10^9/L$ 甚至 $<5\times10^9/L$ 者，应入院接受治疗。对于危及生命的严重出血，如颅内出血，应迅速予以糖皮质激素、静脉内输入免疫球蛋白、输入血小板作为一线治疗。同时，避免使用任何引起或加重出血的药物，禁用血小板功能拮抗剂，有效地控制高血压以及避免创伤等。

(一)糖皮质激素

为成人ITP治疗的一线药物。可用泼尼松，剂量为 $1\sim2$ mg/(kg·d)，口服；对治疗有反应的患者，血小板计数在用药一周后可见上升，$2\sim4$ 周达到峰值水平。待血小板数量恢复正常或接近正常，可逐渐减量，小剂量($5\sim10$ mg/d)维持 $3\sim6$ 个月。对成人ITP，也可一开始即用小剂量泼尼松[0.25 mg/(kg·d)]，口服，其缓解率与常规剂量相似，而激素的不良反应减轻。当足量的泼尼松应用长达 4 周，仍未完全缓解者，需考虑其他方法治疗。出血严重者，可短时期内使用地塞米松或甲泼尼龙静脉滴注。激素治疗ITP的反应率 $60\%\sim90\%$，取决于治疗强度、期限和所界定的反应标准。皮质激素治疗ITP的作用机制包括：①减少抗体包被的血小板在脾脏和骨髓中的消耗；②抑制脾脏抗血小板抗体的生成；③可能通过抑制骨髓巨噬细胞对血小板的吞噬作用，促进血小板生成；④降低毛细血管通透性，改善出血症状。

(二)脾切除

ITP患者脾切除的适应证包括：①糖皮质激素治疗 $3\sim6$ 个月无效；②糖皮质激素治疗有效，但减量或停药复发，或需较大剂量(15 mg/d)以上维持者；③使用糖皮质激素有禁忌者。由于有些患者对激素的治疗效果呈延迟反应，故判断对糖皮质激素治疗反应应该个体化，以确定脾切除的最佳时间。$>50\%$ 的ITP患者切脾后血小板持续地升高至正常水平。通常在切脾后 $24\sim48$ h，血小板计数快速增加，手术后 10 d 左右，血小板计数可达峰值，甚至达到 $1\ 000\times10^9/L$。约 1/3 的患者脾切除后不久或数年后复发，可能与存在副脾有关。故在脾切除术前，应用 CT 扫描技术确定有无副脾，术中仔细探查副脾存在与否并予切除非常重要。脾切除后的感染发生率极低，尤其是在术前应用了多价肺炎球菌疫苗者。

(三)免疫抑制治疗

该疗法仅仅适用于对糖皮质激素及脾切除疗效不佳或无反应者。常用药物有环磷酰胺，$1.5\sim3$ mg/(kg·d)口服，疗程需要数周，为保持持续缓解，需持续给药，治疗反应率为 $16\%\sim55\%$。不良反应包括白细胞减少、脱发、出血性膀胱炎等。也可用长春新碱每次 $1\sim2$ mg，静脉滴注，每周一次，给药后一周内可有血小板升高，但持续时间较短。也有使用硫唑嘌呤口服者。由于这类药物均有较严重的不良反应，使用时应慎重。

(四)静脉用免疫球蛋白

静脉用免疫球蛋白(intravenous immunoglobulin，IVIG)适用于以下情况。①重症ITP：血小板计数 $<10\times10^9/L$，广泛皮肤黏膜出血和(或)内脏出血者；②难治性ITP：泼尼松和切脾治疗无效者；③不宜用糖皮质激素治疗的ITP，如孕妇、糖尿病、溃疡病、高血压、结核病等；④需迅速提升血小板的ITP患者，如急诊手术、分娩等。其标准方案为 0.4 g/(kg·d)，连用 5 d。起效时间为 $5\sim10$ d，总有效率为 $60\%\sim80\%$。治疗ITP机制是：①封闭单核巨噬细胞 Fc 受体，以及阻

断抗体依赖性细胞毒作用的细胞效应;②增加 IgG 的分级代谢率,因此相应增加了抗血小板 IgG 的破坏率;③通过抗特指型效应,IVIG 可增加抗血小板 IgG 的清除率。

(五)抗 CD-20 单抗的应用

由于抗 CD-20 单克隆抗体-利妥昔单抗具有选择性的免疫抑制作用,已被用于脾切除术后复发的 ITP 或脾切除有禁忌或拒绝脾切除的难治性 ITP 患者。该药治疗效果类似于其他的免疫抑制剂。用药后约有 30% 的病例可达完全缓解,反应率为 63%。

(六)达那唑

多与其他免疫抑制剂合用治疗难治性 ITP,剂量范围为 50～600 mg/d,需较长期给药,不良反应包括头痛、恶心、乳胀、皮疹和肝功能损害等。

(七)促血小板生成素(TPO)

属于"研究性"治疗选择,主要机制是促进血小板生成而抑制血小板破坏。对于内源性 TPO 缺乏或血小板生产率降低的 ITP 可有一定效果,一般用于难治性 ITP 的治疗。

(朱翠霞)

第三节　血栓性血小板减少性紫癜

血栓性血小板减少性紫癜(thrombotic thrombocytopenic purpura,TTP)是一种血栓性微血管病,以血小板聚集所致的弥散性血栓堵塞微循环的小动脉和毛细血管为主要特征。早在 1924 年 Moschcowitz 报道了一名 16 岁女孩死于贫血、瘀斑和镜下血尿的 TTP 病例。在 TTP 中,微血管阻塞可以发生在任何组织而导致相应器官的缺血性功能障碍,最常发生的部位是脑组织,从而发生间歇性神经症状。

一、临床和实验室特征

TTP 表现为典型的五联征:微血管溶血性贫血、血小板减少、发热、肾衰竭和神经系统的异常。关于临床表现,由于发热是非特异性的主诉,如全身不适、疲劳、虚弱及流感样症状,都有可能存在发热症状,因而易于与其他临床病症相混淆。神经障碍可表现为头昏、头痛不适等精神状态改变以至感觉功能丧失、失语症、癫痫发作或昏迷。这些症状的加重和减轻反映了大脑的微循环出血和阻塞情况,局部缺血的体征和症状在视网膜(视力缺陷)、冠状动脉(传导异常)、腹部循环(腹部疼痛)中也存在,接近 15% 的 TTP 偶发病例始于腹部症状。90% 存在肾脏症状的患者具有不同程度的毛细血管微循环障碍,常表现为肉眼血尿合并蛋白尿。关于血液学的改变,特点是血涂片上出现红细胞碎片(裂红细胞),原因是血小板聚集造成了微循环部分阻塞,当血流通过闭塞的微循环时,产生了红细胞碎片。因此,血管内溶血是主要表现,伴随着弥散性局部组织缺血和组织损伤,血清中乳酸脱氢酶(LDH)含量升高。溶血的其他表现包括在外周血中出现有核红细胞、网织红细胞增多、贫血、游离胆红素增高、血红蛋白血症、血浆结合珠蛋白减少。血红蛋白尿有时见于严重的血管内溶血,血小板减少的水平反映了血小板聚集的程度。在 TTP 急性发作期血小板计数常低于 $20 \times 10^9/L$,会伴随有四肢末端出现皮下出血点,其他部位的出血少见,事实上,尽管存在严重的血小板减少,但这种疾病很少见出血,尽管可见 D-二聚体、纤维蛋白降解产物和凝血酶-抗凝血酶(TAT)合成物的轻微增加,常规凝固试验通常是正常的。但是,在特别严重或病程很长的病例中,由于凝血途径的过度活化可以发生继发性弥散性血管内凝血(DIC)。在临床上,大多数成人 TTP 只是单纯的急性发作,如果治疗恰当,一般不会复发。但是约有1/3的成人获得性特发性 TTP 类型会不定期复发,相反,比较少见的遗传性血栓性血小板减少性紫癜,可能会在婴儿或儿童发病,有些个体会成为每隔3周左右复发的"慢性复发性 TTP"。血栓形成性微血管病的类型与以下因素有关:药物(抗生素、奎宁类药物、抗血小板药物、免疫抑制剂和化疗药物),感染(人类免疫缺陷病毒1),妊娠,自身免疫性疾病,肿瘤和骨髓移植。以上因素在作出临床诊断时都应予以考虑。

二、发病机制及研究进展

自1924年首次报道 TTP 以来,人们提出了很多关于 TTP 病因及发病机制的假说。其中,有人认为血管假性血友病因子(vWF)的异常与 TTP 的发生有关。1985 年,Asada 等利用免疫组化技术发现了血管内血栓,血管内皮玻璃样沉积物与 vWF 抗原发生免疫应答反应。vWF 是一种多聚体糖蛋白,存在于血浆、血小板与血管内皮细胞中,介导血小板在血管损伤处的黏附,并且作为凝血因子Ⅷ的载体,是血液循环过程中Ⅷ因子正常存活所必需的。上皮细胞与巨核细胞产生 vWF 多聚体,它们比血浆中正常的凝血因子对血小板糖蛋白受体的亲和性强。通常血浆中的 vWF 金属蛋白酶阻止不常见的大型 vWF 进入血液循环。现在已知这种金属蛋白酶是ADA MTS-13,它主要在肝脏中产生,通过切割 vWF 单体的肽链而降解多聚体。相继报道表明,在 TTP 患者体内持续缺乏此类切割肽链作用的蛋白水解酶,这既包括先天性缺陷的因素也包括自身抗体引起的获得性缺陷的因素。对急性 TTP 的大样本回顾性研究表明,TTP 患者的vWF 蛋白水解酶活性减弱是由于循环中 IgG 的自身抗体抑制了酶的活性。因此,ADA MTS-13金属蛋白酶的发现革新了我们对 TTP 的理解。在 1998 年以前,因对 TTP 病理生理学认识的本质性缺乏,成人自身免疫性 TTP(ITTP)被报道具有获得性自身抗体,后者抑制 vWF 裂解蛋白酶。直到在 2001 年,vWF 裂解蛋白酶有几组被纯化、克隆出来,显示为家族中的一个新成员,并命名为 ADA MTS-13。基于这些发现,我们现在具有对 TTP 病理可解释的模型:自身抗体抑制了 ADA MTS-13 的活性,后者的缺乏可使 vWF 和血小板无限地聚集成微血管血栓,可导致血小板消耗、溶血、微血管梗阻。所以血浆置换是有效的,因为它移掉了病理性的自身抗体并补充了丢失的 ADA MTS-13 蛋白酶,修复了对 vWF 依赖性血小板黏附的正常调节。正如我们所看到的,这是一种合理的治疗模型,但仍不能解释有关 ITTP 问题的全部。

(一)对 TTP 的特异性和敏感性

目前的研究已开始论证 ADA MTS-13 测定的潜在价值及局限性。尽管血浆中 ADA MTS-13 活性的些许下降可在一系列急性和慢性疾病中发生,但活性值极少低于正常的25%。因 ADA MTS-13 主要由肝脏合成,其严重的缺乏(<5%)已被发现发生于各种原因所致的肝衰竭。严重 ADA MTS-13 缺乏更易发生在败血症诱发的 DIC 中。在一组 109 例患者的回顾性研究中发现,ADA MTS-13 水平低于 5% 者 17 例,低于 20% 者 51 例。尽管对其敏感性仍存在争议,但血栓性微血管病患者对照研究证实了 ITTP 严重 ADA MTS-13 缺乏(测不到,或<5%)的特异性。严重的 ADA MTS-13 缺乏极少发生在继发性 TTP(STTP)中,如癌症、造血干细胞或器官移植、癫痫前期、系统性感染、药物中毒或其他体质状况。严重的 ADA MTS-13 缺乏也未发现与腹泻相关性溶血性尿毒综合征有关,该病是由产 Shiga 毒素的 E.coli(D+HUS)或其他合并少尿

性肾衰竭(非典型 HUS)的血栓性微血管病所引起的。Oklahoma 的 TTP-HUS 登记处提供了代表性数据:92 例患者(继发性或 D+HUS)的一系列患者中均未发现严重 ADA MTS-13 缺乏者。相似的报道来自瑞典的一个主要转送实验室:STTP 仅有 3/188 例(1.6%)的严重 ADA MTS-13 缺乏,而 130 例 HUS 中未发现有严重 ADA MTS-13 缺乏者。

另一方面,当特发性 TTP 按血浆 ADA MTS-13 活性水平分级时,有研究结果为严重 ADA MTS-13 缺乏(<5%)的概率为 13%～100%,同时其他研究发现具有中等水平者为 52%～94%。这些研究结果的迥异可能反映了个别对 ITTP 定义的差别或方法学的差异。无论如何,有些诊断为 ITTP 的病例无严重 ADA MTS-13 缺乏,至少体外检测结果如此。对于 ITTP 中有无 ADA MTS-13 缺乏者,其短期预后的差别目前仍不清楚。有一项研究表明,两组患者对血浆置换的初始治疗反应是相似的。

另外,在家族性和特发性 TTP 的最新进展方面,非典型 HUS 的进展是相一致的。在一组包括156 例患者的研究中,证实在 74 例中出现另外的补体途径调节因子(H 因子、I 因子或 MCP)突变。因此,TTP(轻微肾功能不全)和 HUS(严重肾功能不全)的临床区别常常与其不同的病理生理机制有关。因为特发性 TTP 和不典型 HUS 的特征可重叠,故 ADA MTS-13 和补体功能的实验室检查可能很重要,因 ADA MTS-13 缺乏所致的家族性 TTP 对单纯的血浆输注有效,而非典型性 HUS 治疗反应差,若对积极的血浆置换毫无效果的话,则长期预后会更差。

(二)自身免疫性 TTP 的特殊病因

一般地讲,继发性 TTP 与严重 AD A MTS-13 缺失无关,且极少对血浆置换治疗有反应,但存在少数例外。

各种自身免疫病已被描述为与严重 ADA MTS-13 缺乏和血栓性微血管病有关,这些异常与 ITTP 无法区分。相反,ITTP 和严重 ADA MTS-13 缺乏(≤5%的患者)常常具有系统性红斑狼疮或其他自身免疫病(如抗磷脂抗体综合征或自身免疫性甲状腺炎)的表现。许多自身免疫病通过一些机制可引起溶血性贫血、血小板减少和器官功能失调,故 ADA MTS-13 的检测将有助于在这些复合性病例中确认 ITTP。

妊娠相关性血栓性微血管病具有许多难以确诊的病因。先兆子痫或 HELLP 综合征的特征可与 ITTP 重叠,但这些患者无 ADA MTS-13 的缺乏。然而,妊娠可以使那些确实有遗传性或获得性 ADA MTS-13 缺乏的妇女触发 TTP。ADA MTS-13 检测在妊娠期间或产后一系列血栓性微血管病的鉴别方面是有益的。

噻氯匹定所致的血栓性微血管病,发生频率为 1 600～5 000 例治疗的患者中有 1 例,常在应用药物后 2～12 周发生,并且往往与诱导了抗 ADA MTS-13 的自身抗体形成有关,自身抗体诱导的机制仍未知。噻氯匹定相关性自身免疫性 TTP 对血浆置换治疗有反应,可使死亡率由未经治疗的 60%降至治疗后的 14%～20%。TTP 更少含有 Clopidorel,这是一种与血小板 ADP 受体信号转导相关的 thienopyridine 拮抗剂,并且在许多患者中尚未发现与 ADA MTS-13 自身抗体有关。

(三)自身免疫性 ADAMTS-13 缺乏和无 TTP 的血栓形成

理论上,ADA MTS-13 缺乏在无足够的微血管血栓致使微血管病性溶血和血小板减少的情况下,即可引起破坏力极大的重要脏器(如脑或心脏)血栓形成。事实上,有病例报道表现为急性脑血管事件的患者血小板数量正常,LDH 正常或轻微升高。因为这些患者先前有 TTP 史、检测 ADA MTS-13 活性低、合并可检测到的抑制因子,并且血浆置换或利妥昔单抗治疗有效。这些病例增加了可怕事件发生的可能性,ADA MTS-13 缺乏可引起患者卒中或其他栓塞而无任何 TTP 病史。如果证实发生频率高,那么 ADA MTS-13 的测定对于患急性血栓性事件且无明显危险因子(特别是伴血小板减少)的患者将是有意义的。

(四)作为疾病的一个生物学标志

对多数患者而言,如果抑制因子存在,血浆置换的完全反应是与 ADA MTS-13 活性的正常化和 ADA MTS-13 抑制因子的消失相伴随的。有趣的是,1/4～1/3 的有反应者仍持续存在完全的 ADA MTS-13 缺乏,并且这些患者在缓解期也同样无抑制因子滴度的变化。为什么他们的疾病在第一阶段就得以免除,且其复发的危险又是什么?无 ADA MTS-13 缺乏的血栓性微血管病也同样发生于 ADA MTS-13 突变的家族性 TTP。一些先天性 ADA MTS-13 缺乏的患者需要血浆连续的预防治疗以抑制血栓性微血管病,而另一些患者在没有治疗的情况下仍具有持续数年的无病存活期,但可发生与感染、外科手术、妊娠或其他应激相关的急性血栓性微血管病。极少的成人具有完全性 ADA MTS-13 缺乏而从未发生血栓性微血管病。因此,炎症应激会增加先天性 ADA MTS-13 缺乏者 TTP 的发生,外科手术、妊娠等同样加重获得性特发性 TTP。对家族性与获得性 ITTP 两者而言,压力刺激的消除会促使代偿性微血管血栓形成状况的恢复,后者不足以引起明显的疾病,由此可解释不管有无持续的 ADA MTS-13 缺乏,均可应用血浆治疗而达缓解并且以后可因炎症刺激而复发。

几乎所有复发的 ITTP 患者在复发时均可有 ADA MTS-13 的缺乏,尽管预测何时或是否复发是很困难的。然而,急性阶段存活下来的 TTP 患者在 2 年内复发的 TTP 是严重的(至少30%),有时甚至是致命性的。值得关注的是,治疗的终点是否应维持临床上完全反应的成果,或治疗目标是否应包括自身抗体抑制物的清除和正常 ADA MTS-13 水平的恢复。

(五)预后意义

在三组包括 ITTP 和 STTP(除外 D-HUS)的研究中发现,严重 ADA MTS-13 缺乏的患者对血浆置换具有良好的反应率(89%～100%)并且死亡率低(8%～19%),而无 ADA MTS-13 缺失者该治疗反应率低(54%～82%),死亡率高(18%～56%)。不幸的是,对 ADA MTS-13 水平的知晓几无补充,因为多数反应率、死亡率的差别已被 ITTP 和 STTP 之间的临床区别所制约。然而,在特别关注 ITTP 时,ADA MTS-13 试验可提供实用的预后信息。在 Oklahoma 的TTP-HUS登记处,6/14 例(43%)伴有严重 ADA MTS-13 缺乏者后来复发,而不伴有严重 ADA MTS-13 缺乏者中有 2/25 例(8%)复发。在对伴严重 ADA MTS-13 缺乏的特发性 TTP 研究中发现,具有可检测到的抑制因子的患者对血浆置换的反应延迟并且复发的危险性增加。死亡只发生在可检测到抑制因子的病例中,死亡率为 17%～25%。尽管目前只对极少的患者进行研究,但结果提示诊断时严重 ADA MTS-13 缺乏并伴显著升高的抑制因子滴度与早期死亡危险性的增加和疾病复发有关。

三、治疗进展

(一)血浆置换

过去几年研究已为寻求 TTP 新的治疗方法铺平了道路。特发性 TTP(ITTP)的诊断标准最近持续进展,血浆置换仍然是标准治疗。血浆置换使 TTP 的死亡率从 95% 降低到了 20%。其中 Rubenstein 和他的同事首次报道了给 TTP 患者以新鲜血液置换,取得了令人瞩目的疗效,此后,若干研究报道了血浆输注或置换得到了很好的疗效,而且血浆置换对于患者耐受性和敏感度更好些,也能更好地降低死亡率。近年来病理生理学研究发现在 TTP 患者中存在 vWF 蛋白酶的缺乏,由此使得血浆输注和(或)血浆置换的治疗原理也变得明了。血浆输注可以补充先天性 ADA MTS-13 蛋白酶的缺乏,而血浆置换可清除后天性抑制 ADA MTS-13 蛋白酶活性的抑制因子。因此,任何合理诊断为 TTP 的患者均应尽快接受血浆置换,经典的是用每天血浆容量的 1.0~1.5 倍。对于那些在最初几天内初始治疗没有反应的严重病例,或每天一次血浆置换后病情进展者,每天两次的血浆置换可能还是有效的。

选择这些病例的标准包括微血管病性溶血性贫血、血小板减少及其他可解释的疾病如癌症、脓毒症、DIC、组织移植、某些药物和近期血性腹泻等。治疗中出现显著的肾功能不全实质上在 HUS 中更常见,但并无充足理由拒绝血浆置换,因为这有时会发生在因 ADA MTS-13 缺乏所致的 ITTP 中。然而,对于迅速上升的肌酐水平,特别是少尿等症状,需立即积极寻找 TTP 的继发因素,寻找产 Shiga 毒素的病原体,以及在某些病例中要了解补体调节性缺陷。

ADA MTS-13 检测:如快速检测可行,严重 ADA MTS-13 缺乏的发现有助于决定血浆置换治疗的持续时间,特别是 ITTP 的临床表现不典型,或血栓性微血管病与自身免疫病或妊娠相关时。

(二)糖皮质激素

一旦 TTP 的诊断确定(或诊断极度可疑),应紧急行血浆置换,如血浆置换不可行,如在偏远的地点等,那么就以血浆输注和糖皮质激素作为初始治疗,并将患者运送至装配有血浆置换能力的机构。尽管糖皮质激素的效能尚未得到结论性的论证,但许多人将泼尼松与血浆置换结合应用,以期减少自身抗体的产生。此外,ITTP 经验性血浆置换疗法可包含泼尼松 1~2 mg/(kg·d),分次口服。

(三)免疫抑制剂

关于 ITTP 通常是一种自身免疫病的发现已经促进了免疫抑制剂的常规应用。除大剂量的糖皮质激素可以抑制 ADA MTS-13 自身抗体的产生,或通过脾切除术可以清除产生自身抗体的细胞外,另有研究证实,长春新碱可以通过解聚血小板微管或通过在血小板表面改变糖蛋白 Ⅰb-Ⅸ-Ⅴ 和(或)糖蛋白 Ⅱb-Ⅲa 受体而阻碍 vWF 的黏着而发挥一定的疗效。近年来进一步的临床研究发现,对于许多常规血浆置换治疗反应效果不理想的患者,利妥昔单抗已成为难治/复发性 TTP 的一种常用的挽救性治疗。利妥昔单抗是一种人源化的 CD20 单抗,可迅速清除循环中的 B 细胞。多数产生抗体的浆细胞仅存活数天,故 B 细胞的破坏可阻止这些病理性浆细胞的补充。一些个例报道和小系列的报道提示,利妥昔单抗可诱导对血浆置换、糖皮质激素及其他如长春新碱、切脾等治疗无效的大多数 TTP 患者达完全反应。对利妥昔单抗的治疗反应与 ADA MTS-13 抑制物的消失和 ADA MTS-13 水平升至正常范围有关。

难治性疾病治疗的成功表明,利妥昔单抗可能对初诊达到缓解但复发危险高的患者有益。此时评价 rituximab 的疗效可能是困难的,因为大部分患者未经历复发,并且用于预测复发风险的 ADA MTS-13 数据的实用性仍难肯定。这些观点在一项以随机试验性血浆置换治疗(包含或不含利妥昔单抗)作为特发性 TTP 初始治疗的研究中得以阐述。

此外,ADA MTS-13 序列的发现并部分在激活重组体中提纯生产而应用于临床也改善了 TTP 的治疗效果。由于血浆 ADA MTS-13 只需约 5% 的活性就能够阻止或缩短 TTP 的发生,基因治疗可能会诱导遗传性、难治/复发性 TTP 的长期缓解。

四、未来面临的问题

（一）ADA MTS-13 的常规检测

应用 ADA MTS-13 数据以显著控制血栓性微血管病的可能性是以 ADA MTS-13 测定为前提，这些测定实验具有快速、耐用及对多数临床实验室可行的特点。几个这样的实验正在发展之中，例如，一种潜在合适的荧光基因 ADA MTS-13 底物已被描述。应用这一底物的实验可适于测定 ADA MTS-13 抑制因子，但更敏感的抑制物检测仍很需要。一些病理性抗体表现为增加血液中 ADA MTS-13 的清除而并未抑制其活性，检测这些非中和的抗体和 ADA MTS-13 抗原也很有用。

（二）一线与二线免疫抑制治疗的比较

应用利妥昔单抗成功治疗复发性 TTP 提示联合应用利妥昔单抗与血浆置换能够改善新近诊断的 ITTP 的长期预后，特别是对高危型患者的确诊。ADA MTS-13 数据对选择病例立即进行免疫抑制治疗是否有意义尚未知，这种治疗是否真的降低未来的复发率亦不知。一种相关的争论是持续 ADA MTS-13 缺乏的无症状患者是否在缓解期需要治疗以预防复发。这些问题需要临床试验来回答。

（三）无 ADA MTS-13 缺乏的 ITTP

常规检测 ADA MTS-13 水平将使对 ITTP 患者更进一步的研究成为可能，尽管他们具有正常的 ADA MTS-13 活性。不论其血栓性微血管病是由我们目前在体外实验中检测到的 ADA MTS-13 功能缺陷还是由其他机制引起，均需要继续论证。

（四）无 ITTP 的血栓形成

ADA MTS-13 检测的临床应用被证明超出评价 ITTP 患者的范围。具有严重自身免疫性 ADA MTS-13 缺乏的患者可表现为急性中枢神经系统损害，无明显的血栓性微血管病。这种现象可作为那些缺少传统危险因素及 TTP 病史的患者患卒中的潜在因素来研究。最后，非免疫性的 ADA MTS-13 缺乏可发生在肝衰竭或毒血症诱发的 DIC 中，并认为其可能导致微血管血栓形成和肾脏损伤。如果预期的研究证明在这些情况下 ADA MTS-13 缺乏和组织损伤之间具有这种关系，那么增加 ADA MTS-13 水平的替代疗法将被评价。

（朱翠霞）

第四节　继发性免疫性血小板减少性紫癜

一、自身免疫性疾病

很多自身免疫性疾病能引起血小板减少，例如干燥综合征（Sjogren's syndrome）合并血小板减少约占原发病的 23%，且血小板减少被认为是其内脏损害的一个危险因素。多发性肌炎或皮肌炎中血小板减少者占 21%。系统性硬化症中有 25% 的患者血小板减少，但程度较轻，且临床上有部分患者出血程度与血小板数不平行。白塞病合并骨髓增生异常综合征时常伴有血小板减少。荨麻疹性血管炎多见于中年妇女，也会伴有血小板减少。Felty 综合征的患者合并有类风湿关节炎、脾大和白细胞减少三联征,常合并其他症状,如皮肤色素沉着、下肢溃疡、全身淋巴结肿大、贫血和血小板减少。湿疹-血小板减少-免疫缺陷综合征(WAS)是一种少见的 X 连锁相关性疾病。

系统性红斑狼疮(systemic lupuserythematosus,SLE)并发血小板减少者非常多见,国内统计发生率为 20%～40%,严重血小板减少(血小板≤40×10⁹/L)者为 5%～10%。抗磷脂抗体综合征(anti-phospholipid antibody syndrome,APS)是指由抗磷脂抗体(APL)引起的各种血栓症状、习惯性流产、血小板减少等一组临床征象的总称。APL 抗体是一组能与多种含有磷脂结构的抗原物质发生反应的抗体,包括抗心磷脂抗体(anti-car diolipin antibodies,ACA)、狼疮抗凝因子(lupus anticoagulant,LA)、抗磷脂酸抗体和抗磷脂酰丝氨酸抗体等。多数情况下 APS 与 SLE 并存,也有不与 SLE 等自身免疫性疾病合并的原发性抗磷脂抗体综合征。

(一)发生机制

继发免疫性血小板减少的原因可以是血小板生成减少、分布改变或破坏增加。血小板是由巨核细胞生成的,自身免疫性疾病患者免疫抑制剂的使用可导致骨髓抑制,使巨核细胞生成减少,从而使血小板生成减少。在某些有脾功能亢进的自身免疫性疾病中如 Felty 综合征、SLE等,50%～80%的血小板分布于肿大的脾脏中,从而使循环血小板数减少。某些自身免疫性疾病患者如 SLE,血小板减少主要是由于血小板破坏的加速。此型血小板缺乏主要是由于自身抗体(IgG)与血小板表面的相应抗原结合,Fc 受体介导巨噬细胞吞噬血小板。另外,IgG 免疫复合物与血小板 FcγRⅡ非特异性结合而活化补体也可使血小板溶解。有人提出血清血小板生成素(TPO)水平可以用于鉴别血小板减少是由血小板破坏过度还是由血小板产生减少所致。由巨核细胞减少引起血小板产生减少的患者血清 TPO 水平明显升高,而由免疫破坏介导的血小板减少血清 TPO 水平基本正常。

自身免疫因素在继发免疫性血小板减少中占主要地位,但其机制尚未明了,可能涉及抗心磷脂抗体(ACA)、血小板相关抗体、抗巨核细胞抗体等对血小板、巨核细胞或巨核细胞前体细胞的免疫破坏。

(1)抗心磷脂抗体:ACA 与继发免疫性血小板减少之间的关系密切。SLE 伴血小板减少者中 ACA 阳性率达 57.14%;RA 伴血小板减少者中 ACA 阳性率较 RA 整体的 ACA 阳性率明显增高,进一步证实 ACA 与血小板减少密切相关。ACA 有 IgG 和 IgM 两型。IgG ACA 水平升高与血小板减少密切相关。在 LA 阳性的患者中,ACA 水平与血小板计数呈显著负相关,但对于 LA 阴性的患者,ACA 水平与血小板计数无显著相关性,血小板减少严重的患者常 PAIgG 阳性而 ACA 阴性,轻到中度血小板减少的患者 ACA 阳性而 PAIgG 阴性,提示 PAIgG 在血小板减少严重的 SLE 患者中起主要作用。ACA 是一种以血小板和内皮细胞膜上带负电荷的心磷脂作为靶抗原的自身抗体。ACA 与血栓形成密切相关,并被认为是在血栓形成过程中产生的自身抗体。ACA 引起血小板减少的机制:①ACA 与血小板膜磷脂结合,使血小板活化,暴露内膜上大量带负电荷的磷脂,导致 ACA 的进一步结合,增加网状内皮系统对血小板的吞噬和破坏,导致血小板减少。②ACA 促使血小板激活,从而易于形成血栓,同时血小板消耗性减少。

(2)抗血小板自身抗体:抗血小板自身抗体一方面结合血小板膜抗原,活化补体和通过单核巨噬系统介导血小板的免疫破坏,另一方面可以结合巨核细胞,影响其增生和成熟,减少血小板的产生,从而导致循环血小板的减少。GPⅡb/Ⅲa,GPⅠb/Ⅸ是抗血小板自身抗体攻击血小板的主要抗原,其中尤其是抗血小板膜 GPⅡb/Ⅲa 抗体更为多见。血小板相关抗体有 IgG、IgM、

IgA 三种类型,以 PAIgG 为主。

(3)抗巨核细胞抗体:部分自身免疫性疾病患者体内有抗巨核细胞抗体,介导巨核细胞破坏从而导致血小板的减少。但 SLE 患者中是否存在这种抗体或抗巨核细胞前体细胞的抗体,有待于深入研究。

(4)细胞免疫:在继发免疫性血小板减少患者中,IgG 型抗血小板抗体的产生受 T 辅助细胞(Th)和抗原呈递细胞(APC)的共同调节,这些抗体是由依赖于辅助性 T 细胞的 B 细胞产生的,首先由自身反应性 T 细胞识别血小板上的这些抗原表位,进而活化分泌细胞因子并与相应 B 细胞直接作用激活 B 细胞,T 细胞决定自身免疫反应的发生及其强度。而此类患者 Th 细胞和 APC 的活性及相互作用明显升高,从而促进了抗血小板抗体的产生。

(二)治疗

肾上腺糖皮质激素仍是基础治疗手段,对大多数患者有效,但维持时间短且撤药困难。对无效或是难以减量的患者,可以采取大剂量甲泼尼龙、长春新碱、硫唑嘌呤、环磷酰胺、环孢素、大剂量静脉注射丙种球蛋白、脾切除等治疗手段。

美国血液学会提出使用一种新的制剂抗 D(Anti D)治疗免疫性血小板减少,80％以上的患者有效。Anti D 属 IgG,含有丰富的抗红细胞膜 Rho(D)抗体,治疗机制尚未明确,可能是与红细胞结合后优先被单核巨噬系统所吞噬,从而阻碍了附有抗体的血小板被吞噬,避免血小板被破坏。另有报道用重组 IL-11[25 mg/(kg・d)]成功治疗 1 例难治复发性 SLE 免疫性血小板减少,认为 IL-11 可以促进巨核细胞前体细胞的增生,并导致巨核细胞的发育成熟。

二、药物免疫性血小板减少

(一)病因

下列药物可引起药物免疫性血小板减少。

(1)解热镇痛药:地西泮、舒林酸、吡罗昔康、对乙酰氨基酚、布洛芬、双氯酚酸、非诺洛芬、保泰松、阿司匹林、水杨酸钠、吲哚美辛。

(2)降糖药:格列本脲、氯磺丙脲、甲苯磺丁脲、丙硫氧嘧啶。

(3)镇静、安眠、抗惊厥药:苯妥英钠、卡马西平、丙缬草酸、丙烯异乙基乙烯脲、苯巴比妥、甲丙氨酯、氯丙嗪等。

(4)抗生素:头孢菌素、新生霉素、青霉素、链霉素、磺胺类、利福平、异烟肼、乙胺丁醇、红霉素、诺氟沙星、两性霉素 B、万古霉素等。

(5)抗疟药:奎宁、氯喹。

(6)利尿剂:乙酰唑胺、螺内酯、氢氯噻嗪、呋塞米、氯噻嗪等。

(7)H_2 受体拮抗剂:西咪替丁、雷尼替丁、法莫替丁。

(8)抗心律失常药:奎尼丁、普鲁卡因胺、安他唑啉。

(9)其他:铋剂、地高辛、金盐、甲基多巴、百日咳疫苗、破伤风类毒素、干扰素、可卡因、炔孕酮、哌甲酯、硫氮唑酮、卡托普利等。

(二)发病机制

1.半抗原型

此型致病药物常为一半抗原,与血小板表面的蛋白牢固地结合使之具有免疫原性,使体内形成抗体。这种抗体是特异性抗体,可以是 IgG 或 IgM,抗体吸附于药物-血小板复合物上,与抗原结合后被单核巨噬细胞系统吞噬破坏。只破坏有对应药物结合的血小板,而不破坏正常血小板,也不引起补体激活,故通常对血小板只引起轻度破坏,临床往往呈亚急性过程。

2.免疫复合物型

药物首先与抗药物抗体结合成牢固的复合物,抗体以其 Fab 片段与血小板膜上的 GPIb/IX 及 GPⅡb/Ⅲa 结合,然后附着于血小板膜上,药物-血小板-抗药物抗体三重复合物激活补体而导致血小板破坏。这种免疫反应常可突然发病,甚至仅仅服用小剂量的有关药物即出现严重的血小板减少性紫癜。

3.自体免疫型

药物改变了正常血小板的抗原性或直接影响了机体的免疫功能,诱发机体产生 IgG 型的血小板自身抗体,通过单核巨噬细胞系统吞噬破坏血小板。此型血小板减少起病缓慢,病情较轻,与药物剂量及其代谢产物无关。一般是在服用药物数月至 1 年才开始发病;停药后大多在 1～2 周即明显好转。

(三)临床表现

药物所致免疫性血小板减少的发生率较低,表现为皮肤瘀点、瘀斑、鼻出血、牙龈出血等,口腔黏膜上可发生血疱。有时导致消化道和泌尿道出血。骨髓巨核细胞数正常或增多,常有巨核细胞成熟障碍,但组织形态一般正常。体外检测抗血小板抗体通常采用患者血清或血浆、正常人血小板和有关的药物组成混合物,进行凝集试验、溶解试验、补体结合试验和血小板因子Ⅲ释放试验等。

(四)治疗

药物性血小板减少治疗的首要措施是停用一切可疑的药物,如原发病急需治疗可更换其他可替代的药品。多数患者特别是轻型患者,一般停药 1 周左右后可以恢复。对于重型(内脏出血,BPC<10×10⁹/L)应输注浓缩血小板,一般在第 3 天才有好转,故其疗效并不一致。

肾上腺皮质激素对药物性紫癜的疗效并不理想,但可通过减低血管脆性而缓解出血症状。此外,大剂量 IgG 静脉注射,每天 50～400 mg/kg,连用 5～7 d 对奎尼丁、可卡因等免疫机制导致的血小板减少疗效较好。病情演变成人溶血性尿毒综合征(HUS)与血栓性血小板减少性紫癜(TTP)时,血浆置换可除去抗体。

重金属如金盐及砷剂引起血小板减少时,可用二巯丙醇、二巯丁二钠等药物加速致病药物的排泄。

三、肝素相关性血小板减少症

肝素广泛应用于血栓栓塞性疾病、血液透析、体外循环及心血管介入性诊治。可是,某些患者应用肝素后会发生血小板减少和血栓形成,虽然不常见,却常引起严重的后遗症,如肢体坏疽、肺栓塞、偏瘫甚至死亡。临床报道,使用肝素致血小板减少者的发生率为 1%～30%,一般约为 5%。发生率与肝素剂量、用药途径无关。低分子量肝素亦可导致血小板减少,但发生率可能较低。近年来,对本病的发病机制、诊断及治疗等方面的研究取得了较大的进展。

(一)发病机制

肝素诱导的血小板减少症(heparin induced thrombocytopenia,HIT)有两种类型,即Ⅰ型和Ⅱ型,其发病机制各异。

Ⅰ型与免疫无关,可能与肝素本身的血小板前聚效应有关。较常见,可发生于 20% 左右的接受肝素治疗的患者。

Ⅱ型 HIT 起病较缓慢,通常发生在肝素治疗后的 $5\sim14$ d,如患者近 3 个月内曾用过肝素,再次应用时可迅速复发。血小板数量常低于 100×10^9/L,并与血栓形成相关,可发生危及生命的后遗症,除非停用肝素,否则血小板减少不会恢复。血小板计数通常是在停用肝素后的 $5\sim7$ d 恢复正常,但有些患者可能需要 1 个月才能恢复。

1.肝素依赖性抗体

Ⅱ型 HIT 由肝素依赖性抗体介导,抗原主要是肝素/PF4 复合物,PF4 是血小板颗粒中的一种阳离子蛋白,与肝素有很强的结合力,属于 C-X-C 家族。抗体与肝素/PF4 反应形成一种免疫复合物,这种复合物通过血小板表面的 Fcγ 受体(FcγRⅡA)与血小板结合,引导血小板活化和血小板被单核巨噬细胞系统清除的增多,从而导致血小板减少。大约 70% 的 HIT 患者的抗体类型为 IgG,HIT 的致病性主要与其有关,大约 30% 的患者仅 IgA 或 IgM 抗体阳性。血小板表面不存在 IgA 或 IgM 的 Fc 受体,因此 IgA 或 IgM 抗体是否在 HIT 的发病中发挥作用,目前尚未明确。而且在无症状的血小板减少患者中,IgA 或 IgM 抗体的阳性率大于有血栓形成的患者。

2.抗 IL-8 和抗 NAP-2 抗体

一部分有临床症状的Ⅱ型 HIT 患者体内不存在特异性的肝素/PF4 抗体,Amiral 等发现这些患者相应的抗原是 IL-8 和 NAP-2(中性粒细胞活化蛋白肽-2),它们与 PF4 类似,也表达肝素结合位点,但与肝素/PF4 抗体相比,抗 IL-8 和抗 NAP-2 抗体与抗原的结合不依赖肝素。抗 IL-8 和抗 NAP-2 抗体易出现于合并感染或炎症的 HIT 患者,例如自身免疫性疾病、菌血症及创伤等。该类抗体的出现也许能使 HIT 提早发生。但是这些抗体也可出现于未接受肝素治疗的炎症或感染患者中,因此,抗 IL-8 和抗 NAP-2 抗体在 HIT 发病中所起的作用目前仍未明确。

3.基因易感性

肝素-PF4-IgG 抗体复合物与血小板表面的 FcγR 结合是 HIT 致病的关键。FcγR 的类型影响疾病的发展。血小板表面的 FcγR 只有一种亚型,即 FcγRⅡA,FcγRⅡA 在 131 位点易发生突变,由精氨酸(Arg)突变成组氨酸(His),FcγRⅡA$_{His131}$ 对 IgG1 或 IgG2 的亲和力较强,而绝大多数 HIT 抗体属于 IgG1 或 IgG2,因此从理论上讲,FcγRⅡA$_{His131}$ 基因型个体易发生 HIT。目前进行的临床研究尚未完全证实此推论,将来也许可用筛选 FcγRⅡA 的基因型来识别易发生HIT 的高危患者,从而降低与肝素治疗相关的 HIT 的发生率和病死率。

(二)临床诊断

确诊 HIT 的实验分析结果通常不能立即获得,因此,临床医师必须根据临床表现作出初步诊断,确定治疗方案。诊断标准:①肝素使用期间发生血小板减少。②排除能引起血小板减少的其他原因(败血症或其他药物)。③停用肝素后血小板减少症消除。④患者血清可检出肝素依赖性血小板抗体。但实际上无论Ⅰ或Ⅱ型诊断,只需套用①②条标准。③④条标准只是在患者接受众多药物治疗时,为能确定血小板减少确为肝素所致。

HIT 的下列几个特征有助于将它与其他原因引起的血小板减少相鉴别:①血小板减少的开始时间,即肝素治疗后 $5\sim8$ d 出现的血小板减少。②轻~中度的血小板减少,很少低于 15×10^9/L,一般不发生出血。③与血小板减少相关的大静脉或动脉血栓形成,静脉血栓更常见。或出现下列 HIT 的独特表现,即华法林相关的肢体坏疽、双侧肾上腺出血性梗死、肝素导致的皮肤坏死或静脉应用肝素后出现急性全身性反应,如发热/寒战、高血压、短暂失忆等。接受肝素治疗的患者,应定期复查血小板计数,及时发现 HIT,如有条件,应检测 HIT 抗体来明确诊断。

大约 8% 的接受肝素治疗的患者体内可检测到肝素依赖性抗体,多无症状,其中仅 3% 发展成有临床症状的 HIT。抗体阳性对于无症状患者是否会发展成有临床症状的 HIT 的预测价值不大,因此,目前还不建议对无症状的患者进行过筛实验。如果患者血小板严重减少且并发新的血栓时,应考虑到 HIT,并进行实验室检查和分析,以明确诊断。

(三)实验室检查

HIT 的确诊非常重要,它决定患者能否继续应用肝素及将来能否用肝素作抗凝剂。

1.定期复查血小板计数

患者在应用肝素前应查血小板计数作为基础对照,应用肝素后至少每周复查 2 次,有助于及早发现 HIT。

2.确诊Ⅱ型 HIT

目前用于诊断 HIT 的实验有两类:功能分析和免疫分析。

功能分析主要测定体外 HIT 抗体介导的肝素依赖性血小板活化,常用的方法包括^{14}C-5 羟色胺释放、肝素诱导的血小板活化(HIPA)、血小板聚集(PAT)实验等,其中最敏感的实验是^{14}C-5 羟色胺释放,此实验基于在肝素的治疗浓度 0.1 U/mL 时,Ⅱ型 HIT 血清与同位素标记洗涤的血小板共同温育,肝素依赖性抗体可激活血小板并释放^{14}C-5 羟色胺,这种释放可被 100 U/mL 的高浓度肝素抑制。该实验诊断 HIT 的敏感性和特异性均较高,但是,实验技术要求高且实验时间较长,从而限制其实际临床应用。

ELISA 技术分析结合肝素/PF4 复合物的免疫球蛋白,敏感性较高,但是有时可能会出现假阳性结果。

大量的研究表明,^{14}C-5 羟色胺释放和 ELISA 的结果与 HIT 的临床诊断基本符合。但是当实验结果阴性时,应以临床表现为依据确定 HIT 的治疗。

(四)治疗

Ⅱ型患者的处置较为复杂,目前对于 HIT 的治疗尚无一致的看法,多数认为应立即停药,如果需要继续抗凝治疗,应选择其他药物代替肝素。

1.华法林

急性期 HIT 患者应用华法林会导致蛋白 C 水平迅速下降,随后凝血酶-抗凝血酶复合物减少,使促凝和抗凝途径短暂失衡,促进微血管的血栓形成。例如华法林导致的肢体坏疽,由于深部静脉血栓形成引起肢体坏死。因此,只有当 HIT 患者度过急性期,血小板计数恢复正常后,才可应用华法林。

2.肝素及肝素类制剂

(1)低分子量肝素(LMWH):目前较一致的看法是疑诊 HIT 的患者应停用肝素。LMWH 在体外与抗体-PF4 结合引起显著的血小板聚集交叉反应。应用于临床治疗 HIT 的结论也不一致,有些患者有效,血小板减少恢复,而另外一些患者血小板减少仍持续存在。

(2)华法林:是一种低分子量的肝素类化合物,近几年广泛用于 HIT 的治疗,体外引起血小板活化的交叉反应较少见,相对较安全,但仍有一部分患者疗效较差,血小板减少仍存在并出现新的血栓形成。它能否作为 HIT 急性期的理想药物,目前尚无定论。

3.纤溶制剂

纤溶制剂已成功地用于治疗某些 HIT 患者,但它不能抑制凝血酶的产生,不能用于体内存在凝血酶活化的急性期患者。

4.抗栓剂

(1)重组的水蛭素:水蛭素是从医用水蛭的唾液腺中提取的一种抗栓剂,现已经通过生物重组技术生产。水蛭素能特异性地与凝血酶结合,使凝血酶失活。与肝素相比,水蛭素不仅能使溶解状态的凝血酶失活,也能使结合在纤维蛋白血凝块上的凝血酶失活,从而提供重要的抗栓效应。出血的危险性较小。

水蛭素的化学结构与肝素不同,因此不引起血小板聚集的交叉反应,但是,有报道它能刺激机体产生抗水蛭素抗体,抗体类型主要为 IgG。抗体阳性的某些 HIT 患者 APTT 和 Ecarin 凝固时间延长,水蛭素的抗凝活性增强。IgG 抗体也许能降低水蛭素的代谢。水蛭素主要通过肾脏代谢和排泄,肾衰竭的患者药物累积和出血的危险性增加。应用水蛭素的 HIT 患者应定期复查 APTT,预防药物累积造成出血。

(2)阿加曲班:是一种可逆的、直接的选择性凝血酶抑制剂,与水蛭素类似,体外抑制溶解状态的及结合在纤维蛋白血凝块上的凝血酶,抗栓疗效迅速,出血的危险小。终止治疗后凝血系统可迅速恢复正常。它的分子量小,半衰期较短,且可逆性地结合凝血酶,即使应用于严重肾衰竭的患者,也易排泄,因此优于重组的水蛭素。

5.其他

(1)抗血小板药物如阿司匹林、右旋糖酐也可能同样有效,但疗效低、血流动力学不稳定限制了它的应用。

(2)大剂量 IgG 静脉滴注,可暂时封闭抗体。

(3)血浆置换可清除肝素/PF4 抗体。

总之,应用肝素过程中出现血小板减少或血栓形成时,应考虑 HIT 的可能,尽快明确诊断,积极治疗,减少并发症和死亡率。

四、同种免疫性血小板减少

血小板抗原分为自身抗原和同种抗原。后者能够介导同种抗体的产生,引发同种免疫性血小板减少,如新生儿同种免疫血小板减少症(neonatal alloimmune thrombocytopenia,NATP)、输血后紫癜(post-transfusion purpura,PTP)及血小板输注无效(post-transfusion refractoriness,PTR)。

在血小板同种抗原中,有一些抗原成分是其他血细胞或组织共有的,如 ABO 血型抗原、HLA-Ⅰ类抗原;另外一些则仅表达或主要表达在血小板上,由血小板特有的抗原决定簇组成,表现血小板独特的遗传多态性,被称为血小板特异性抗原。血小板特异性抗原系统分布于血小板膜表面的糖蛋白(glycoprotein,GP),目前已知的有 GPⅠa、GPⅠb、GPⅡa、GPⅡb、GPⅢa。随着分子生物学的发展,人们认识到每一个抗原系统有两种不同的表型,其表达互不影响,为双等位基因共显性模式,这是血小板膜糖蛋白的多肽链中某一个氨基酸被替代的结果。例如,当 GPⅢa 的多肽链中第 33 位点的氨基酸为亮氨酸时,表达 HPA-1a,为脯氨酸时,表达 HPA-1b。

(一)新生儿同种免疫血小板减少症(neonatal alloimmune thrombocytopenia,NATP)

NATP 是一种比较常见、病死率较高的新生儿疾病,以母子的血小板血型不合最为常见。发病机制类似新生儿溶血病,可能是免疫介导的胎儿/新生儿血小板被母亲的同种异型抗体破坏。母体产生的抗血小板特异性抗体可以透过胎盘进入胎儿体内,与胎儿相应的血小板特异性抗原结合并导致胎儿或新生儿发病。1%~4%的婴儿出生时血小板计数$<150\times10^9$/L,重症监护病房里的新生儿占20%~40%患有此病。颅内出血(ICH)是新生儿同种免疫血小板减少症最严重的并发症,发生于10%~20%的患儿,约20%治疗后留有神经系统后遗症,死亡率达10%。据报道,在有2个或更多例新生儿患者的44个家庭中,第一胎即发病者占59%,提示胎儿血小板容易进入母体血液循环,HPA-1a可在第一次妊娠时刺激母体形成IgG抗体。凡在第一胎因HPA-1a导致婴儿患病者,第二胎患病率高达97%。

目前发现与本病有关的抗原如下:HPA-1a、HPA-1b、HPA-5b、HPA-2a、HPA-4、HPA-3a、HPA-7a、HPA-8a、HPA-8b、HPA-9b、Gov^a、Gov^b。其中HPA-1a与HLA-DRw52a关系密切,HPA-1a抗体的产生及对HPA-1a的有效应答需要有HLA-DRw52a分子的存在。

对于高加索人群,80%~90%的病例由HPA-1a引起,由于母亲为HPA-1a阴性,父亲为HPA-1a阳性,母亲受到HPA-1a阳性血小板免疫而产生了HPA-1a抗体,从而破坏了胎儿和新生儿HPA-1a阳性的血小板。5%~15%的病例由HPA-5b引起。在个别病例中可以见到多种抗HPA抗体,Kuijpers曾报道过在一名患有严重颅内出血的患儿的母亲体内检测到抗HPA-1b和抗HPA-2a两种抗体。这两种抗体分别作用于纤维蛋白原受体和vW受体,诱发血小板病和血小板减少症的同时发作,致使出血症状极为严重。因HPA-1a抗原在中国人群中属高频率,尚未发现HPA-1a阴性,因此推断新生儿同种免疫血小板减少症在中国人群中的发病抗原与高加索人不同。在日本人中,HPA-4a是主要致病抗原,占80%左右,其次为HPA-3a,占15%。由HPA-1a、HPA-8a、HPA-7a引发的新生儿同种免疫血小板减少症和血小板输注无效十分罕见。在少数病例中也可观察到HPA-8b、HPA-9b和Gova这些频率较低的抗原。

鉴于新生儿同种免疫血小板减少症的病死率较高,及时诊断和有效治疗十分重要。在过去的20年里,免疫学、生物化学和分子生物学研究的发展使抗HPA抗体和父母的HPA基因型的检测技术有了明显的改进。主要通过血小板抗原的分型鉴定(如PCR-RFLP、PCR-ASO、PCR-SSP等)和血小板抗体的检查(如MAIPA法、ELISA、SEPSA等)来进行实验室诊断。在父母杂合性的病例中,可在怀孕前3个月用羊水细胞DNA做产前胎儿HPA基因分型,以预备适当的治疗或密切的产前监护。治疗措施主要是给患者输入母体同种抗体无反应性的血小板,也可对患儿进行换血治疗,纠正患儿的血小板减少。患有严重血小板减少(血小板$<20\times10^9$/L)的新生儿,如果诊断可能是新生儿同种免疫性的,其治疗为紧急提高血小板数目。输注ABO、RhD相容的HPA-1a和HPA-5b阴性的血小板是治疗首选,只有当不能获得HPA相容的血小板时,才可考虑使用HPA不相容的血小板。不建议对新生儿使用糖皮质激素。当血小板计数在$(20\sim50)\times10^9$/L之间时应密切监护,有出血证据时建议输注血小板。预防的方法主要是对母亲作血浆置换治疗,降低母亲血浆中抗体的含量,减少对胎儿和新生儿的影响。大约65%的重症血小板减少患者静脉输注高剂量IgG[1 g/(kg·d)]有效,但和血小板输注相比,达到安全血小板计数的时限明显较长。

(二)血小板输注无效(post-transfusion refractoriness,PTR)

PTR发生于反复输注血小板后,由于患者体内产生血小板同种抗体,当再次输注血小板后,会产生血小板抗原和抗体的免疫反应。患者表现为畏寒、发热等症状,输入的血小板被迅速破坏,血小板计数不仅不升高,有时反而会下降。输血后产生抗体的频率主要决定于输注的次数,次数越多,抗体产生频率越高。一般认为,输注血小板制剂1 h后,要求回收率应大于60%;输注后 24 h 应大于 40％。若是反复多次进行血小板输血,则输注效果就会逐渐减弱。当输注 1 d 后的回收率连续在 10％以下,那么就可推测受血者处于血小板输注无效状态(PTR)。如果没有促进血小板消耗的其他原因,如 DIC、发热、重症感染、活动性大出血、巨脾等,就要考虑受血者是同种免疫引起的 PTR。

1.病因

引起血小板输注无效的病因复杂,目前认为,PTR 发生的原因有两种,一是非免疫因素,另一种是同种异体免疫因素。

(1)非免疫因素:当患者有发热、败血症、脾大、弥散性血管内凝血(DIC)、使用抗生素(尤其是盐酸去甲万古霉素、环丙沙星等)、网状内皮系统被激活使输入的血小板被破坏、造血干细胞移植产生 VOD 及 GVHD 等并发症、增加血小板在循环过程中的黏附聚集等状况时,也可导致发生血小板输注无效状态。

(2)同种异体免疫因素:多次输注血小板,患者血清中可产生血小板的同种抗体,当再次输入血小板后就会产生血小板抗原和抗体的免疫反应,患者出现畏寒、发热等症状,输入的血小板会被迅速破坏,血小板计数不仅不升高有时反而会下降,引起血小板输注无效。导致 PTR 的同种免疫的原因大多数是以 HLA 抗体为主的淋巴细胞抗体及 HPA 抗体,而 PTR 的大多数均是由前者参与的。

(3)HLA 抗体:90％左右的 PTR 主要是由 HLA 抗体引起。血小板表面有 HLA-Ⅰ类抗原,没有Ⅱ类抗原。当多次输入 HLA 不相合血小板时,会诱导受血小板者体内产生 HLA 抗体。而且输入血小板后,供者血小板中混入的抗原呈递细胞(主要为混杂在血小板中的单核细胞、B 淋巴细胞)上的 HLA-Ⅰ类抗原分子与受血小板者 T 细胞 CD8 受体分子相互识别、相互作用,产生细胞因子,引起 CD8 阳性 T 细胞即杀伤性细胞增殖,破坏输入的血小板。另外,还可通过混入红细胞制剂中的淋巴细胞上的不相合 HLA 和输注血浆中的可溶性 HLA 等使受血小板者致敏。

(4)HPA 抗体:至今已被证明的涉及血小板输注无效和输血后紫癜的血小板特异性抗原有 HPA-1a、HPA-1b、HPA-4a、HPA-3a、HPA-3b、HPA-2b 等。欧美国家血小板输注无效多数是由于 HPA-1a 抗体引起。我国与日本相似,HPA-1a 的频率＞99.99％,因此,HPA-1a 抗原对黄种人的临床意义不大。日本人中,HPA-2b 的频率约为 26％,是引起血小板输注无效的主要原因之一。由于供受者血小板特殊抗原不合所致血小板输注无效占 11.70％左右。HPA 的存在,最早是用血小板聚集试验,发现其有含 ZWa 和 ZWb 对立基因的 ZW。但是,以后的补体结合试验,弄清了 ZW 具有与确认的 P1A1(ZWa)/P1A2(ZWb)相同的特异性。

(5)ABO 血型抗原不合:血小板表面的 ABH 量极微,也有报道血浆中的糖脂是把这种 ABH 吸附在血小板上的物质,它的不相合可以成为 PTR 的原因。血小板输注初期 ABO 血型不合对血小板输入效果的影响不太大,随着输入次数的增多,血小板输注无效的发生率将逐渐上升。Heal 等发现两组患者输入血小板 25 次后,ABO 相合的血小板输注无效发生率为 36％,ABO 血型主要和(或)次要不合组血小板输注无效的发生率高达 75％。多次输入 ABO 血型抗原主要和(或)次要不合的血小板后,受者体内产生抗 ABO 血型抗原的抗体,再次输入含有受者体内相应抗体的血小板 ABO 血型抗原时,即可发生抗原抗体反应,破坏输入的血小板。

2.诊断

(1)判断血小板输注无效简单、粗略的方法是直接观察。如果输注足量血小板后出血症状不改善和（或）输注血小板后未见出血倾向的改善或出血趋势加重或输入血小板后血小板计数不增加，则可认为有血小板输注无效。

（2）测定血小板增加修正数（corrected count increment，CCI）：输注血小板 1 h 后若 CCI 在 $700/\mu L$ 以下，连续两次输注血小板如此，则可认为有血小板输注无效。

（3）测定血小板回收率：输注血小板 24 h 后，若回收率在 10％以下，连续两次输注血小板如此，则可判断有血小板输注无效。

（4）查清有无非免疫性因素成为 PTR 诱因的临床状况，如 DIC、重症感染、发热、巨脾、大量出血、药物、病毒感染、TTP 等，以及有无免疫性因素成为 PTR 诱因的同种抗体，如 HLA 抗体和 HPA 抗体。

3.治疗

血小板输注无效的治疗，针对不同原因采用不同的方法，非免疫原因以治疗原发病为主，通过增加血小板的输入量来提高血小板输注的效果。免疫因素为主病例则以预防为主。从血小板输注无效的病因及发病机制来看，ABO 血型、HLA、HPA 等抗原不合是引起血小板输注无效的免疫原因，因此为减少血小板输注无效，尽量输用配型相合的血小板。

（1）输注 HLA 适合的血小板：90％左右以 HLA 抗体为起因的 PTR，要选择 HLA 适合的供血者单采血小板进行血小板输注。这种方法对于大多数 PTR，可提高血小板输注疗效，有效率在 90％以上。在这种 PTR 情况下，为了获得血小板输注效果，选择适合血小板的方法是受血者血清和供血者淋巴细胞之间进行淋巴细胞杀伤试验（LCT）交叉试验。但是，HLA 抗原系统很复杂，要及时找到足够数量的 HLA 完全适合的血小板单采供血者也是很困难的。

（2）输注 HPA 适合的血小板：对 HPA 所致的 PTR 也应考虑应用 HPA 适合性血小板。但是，与 HLA 适合的血小板供给相比要获得 HPA 适合的血小板并不容易。紧急处理时就有困难。

用血小板交叉配血试验选择血小板：为了预防和减少 PTR，应积极提倡用血小板交叉配血试验，为患者选择适合的血小板供体，才能达到有效血小板治疗的目的。由于供给 HLA 完全适合的血小板有困难，所以目前选择的是：HLA 抗原虽有不适合，但与受血者的 HLA 抗体不发生反应的供血者。单采血小板后，输给 PTR 的患者，选择单采的血小板虽然其 HLA 和受血者不一定一致，但由于患者血清中抗体不破坏输入的血小板，故输注效果也较好。

输注 ABO 血型相合的血小板：研究发现，输注血型相合的患者发生血小板输注无效的发病率仅为 18％，而输注 ABO 血型抗原主要和（或）次要不相合的患者血小板输注无效的发病率则高达 53％。

（3）PTR 的其他处理：PTR 的其他处理有血浆交换、免疫球蛋白制剂和环孢素的使用等。但还存在有效性、确实性、安全性等问题。

4.预防

（1）单一供血者采集血小板：由于患者每次接受血小板输注时仅用一个供血者的血小板，从而大大地减少了同种异体免疫的概率，故可减少或推迟受血者的致敏及 PTR 的发生。

（2）去除血小板中的白细胞：使用去除白细胞滤器，可以滤去 99.9％以上的白细胞，可将每单位血小板中混杂的白细胞数目降至 $5\times10^6/L$ 以下，这样可显著减少因输入异体血小板带来HLA 不合所致的输注无效。

（3）紫外线（UV）照射：紫外线照射可以破坏残存在血小板中的白细胞的活性，用波长为 280～

320 nm 紫外线照射血小板,可以减少血小板输注无效的发生。

五、HIV 相关血小板减少

HIV 感染者血小板减少为常见并发症,血小板计数<100×10⁹/L 血清学试验阳性者占3%～8%,发展为 AIDS 者占 30%～45%,CD4⁺淋巴细胞数和血小板计数之间呈负相关。血小板减少可见于无症状的 HIV 感染者,亦可见于急性 HIV 感染,作为急性病毒感染综合征的表现之一。HIV 感染血小板减少程度为轻至中度,平均范围为(43～57)×10⁹/L,严重者可<10×10⁹/L,大多数无显著的自发性出血,1/3 患者有瘀斑、紫癜或出血。不发生意外的威胁生命的中枢神经系统出血的并发症。HIV 感染相关血小板减少,不是 AIDS 进展的指征,与 CD4 细胞数不相关。

(一)发病机制

HIV 感染相关血小板减少的发生机制:①铟标记自体血小板试验发现,HIV 感染相关血小板减少的用或未用 AZT 者,或者无血小板减少的患者与正常人比较,血小板生存期明显缩短。②HIV 感染脾是血小板扣留和(或)破坏的主要场所。③免疫介导 HIV 相关血小板减少患者PAIg 和补体显著增加,循环复合物为 ITP 的 3～4 倍,且发现这种循环复合物为一种抗基因型抗体(anti-idiotypic antibodies),直接作用对抗 HIV-1 外壳糖蛋白 gp120。患者血小板提取的抗体有抗血小板糖蛋白Ⅱb/Ⅲa 抗体。④HIV 相关血小板减少患者骨髓巨核细胞明显增加,巨核细胞有造血异常的特征。已从 HIV 感染的巨核细胞分离出 HIV RNA 和病毒蛋白。这种异常可能为巨核细胞直接被 HIV 感染引起血小板造血无效和相应的免疫反应,导致患者血小板减少。⑤治疗 HIV 感染的药物所致血小板减少。

(二)治疗

经典的 ITP 治疗方案同样对 HIV 感染相关的血小板减少有效,包括糖皮质激素、静脉注射丙种球蛋白、达那唑。泼尼松剂量为 1 mg/(kg·d),4 周反应率为 60%～85%,迅速停药后持续满意反应者为 10%～20%。但 HIV 感染长期或反复使用免疫抑制剂受到限制,90%的患者静脉注射丙种球蛋白能迅速改善血小板计数,这可作为病程中一种紧急或支持措施。少数 AIDS患者血小板减少,长春新碱可改善血小板计数。个别患者接受抗-CD16 单抗治疗,血小板计数可长期得到纠正。对糖皮质激素和丙种球蛋白治疗无效者行脾切除,90%患者血小板计数增加,HIV 感染的患者,脾切除后病死率并不增高,但必须慎重、个体化。对 AZT 和丙种球蛋白治疗差的患者不做脾切除,改用小剂量脾照射。HIV 感染相关血小板减少的患者 50%对 AZT 有反应。亦有报道脱氧次黄苷(DDI)和 γ-IFN 可使 HIV 相关血小板计数减少的患者血小板增加。

(朱翠霞)

第五节　血　友　病

血友病是一组遗传性凝血功能障碍的出血性疾病,包括血友病甲,即因子Ⅷ缺乏症;血友病乙,即因子Ⅸ缺乏症;血友病丙,即因子Ⅺ缺乏症。其发病率为(5～10)/10 万,以血友病甲较为常见(占 80%～85%),血友病乙次之,血友病丙罕见。血友病甲和乙为隐性遗传,由女性传递、男性发病。血友病丙为常染色体不完全性隐性遗传,男、女均可发病或传递疾病。因子Ⅷ、Ⅸ、Ⅺ缺乏均可使凝血过程第一阶段中的凝血活酶生成减少,引起血液凝固障碍,导致出血倾向。血友病甲和乙大多在 2 岁时发病,亦可在新生儿期即发病。血友病丙的出血症状一般较轻。

一、临床特点

(一)皮肤、黏膜出血
皮下组织、口腔、齿龈黏膜为出血好发部位。幼儿亦常见于头部碰撞后出血和血肿。

(二)关节积血
关节积血是血友病最常见的临床表现之一,多见于膝关节,其次为踝、髋、肘、肩关节等。①急性期:关节腔内及周围组织出血,引起局部红肿、热痛和功能障碍。②关节炎期:反复出血、血液不能完全被吸收,刺激关节组织,形成慢性炎症,滑膜增厚。③后期:关节纤维化、强硬、畸形、肌肉萎缩、骨质破坏,导致功能丧失。

(三)肌肉出血和血肿
重型血友病甲常发生创伤或活动过久后,多见于用力的肌群。

(四)创伤或手术后出血及其他部位的出血
如鼻出血、咯血、呕血、黑便和血尿等;也可发生颅内出血,是最常见的致死原因之一。

二、治疗原则

(一)预防出血
减少和避免创伤出血。

(二)局部止血
对表面创伤、鼻或口腔出血可局部压迫止血,或用纤维蛋白泡沫、吸收性明胶海绵蘸组织凝血活酶或巴曲酶敷于伤口处。

(三)替代疗法
(1)凝血因子Ⅷ制剂:凝血因子Ⅷ每 12 h 输注一次,每输入 1 U/kg 可提高血浆凝血因子Ⅷ活性约 2%;每 24 h 输注一次,每输入 1 U/kg 可提高血浆凝血因子Ⅷ活性约 1%。

(2)冷沉淀物:冷沉淀制剂含凝血因子Ⅷ和因子ⅩⅢ各 80～100 U、纤维蛋白原 250 mg 及其他沉淀物,用于血友病甲和血管性血友病等的治疗。

(3)巴曲酶原复合物:含凝血因子Ⅱ、Ⅶ、Ⅸ、Ⅹ,可用于血友病乙的治疗。

(4)输血浆或新鲜全血。

(四)药物治疗
去氨升压素有提高血浆内因子Ⅷ活性和抗利尿作用,常用于治疗轻型血友病甲患者。此药能激活纤溶系统,故需与氨基己酸或氨甲环酸联用。

三、常用药物

(一)凝血因子
1.凝血因子Ⅷ

(1)其他名称:冻干人凝血因子Ⅷ,浓缩第八因子,抗血友病因子。

(2)药效学与药动学:在内源性血凝过程中,凝血因子Ⅷ作为一辅助因子,在 Ca^{2+} 和磷脂存在下,与激活的凝血因子Ⅸ参与凝血因子Ⅹ激活凝血酶原,形成巴曲酶,从而使凝血过程正常进行。输用每千克体重1 U的人凝血因子Ⅷ,可使循环血液中的凝血因子Ⅷ水平增加2%～2.5%。

(3)注射10 min后,凝血因子Ⅷ平均恢复率为$(2.1\pm0.3)\%/(U\cdot kg)$,平均生物$t_{1/2}$为13 h,与从血浆中提纯的抗血友病因子(AHF)$t_{1/2}$相似。

(4)适应证:对缺乏人凝血因子Ⅷ所致的凝血功能障碍具有纠正作用,用于防治甲型血友病出血症状及这类患者的手术出血治疗。

(5)用法用量如下:静脉滴注,给药剂量必须参照体重、是否存在抑制物、出血的严重程度等因素。所需凝血因子Ⅷ单位(IU)/次=0.5×患者体重(kg)×需提升的凝血因子Ⅷ活性水平(正常的%)。①一般推荐剂量如下:轻度至中度出血,单一剂量为10～15 U/kg,将凝血因子Ⅷ水平提高到正常人水平的20%～30%。较严重出血或小手术需将凝血因子Ⅷ水平提高到正常人水平的30%～50%,通常首次剂量为15～25 U/kg。如需要,每隔8～12 h给予维持剂量10～15 U/kg。危及生命的出血如口腔、泌尿道及中枢神经系统出血或重要器官如颈、喉、腹膜后、髂腰肌附近的出血,首次剂量40 U/kg,然后每隔8～12 h给予维持剂量20～25 U/kg。疗程需由医师决定。只有当凝血因子Ⅷ抑制物水平无异常增高时,方可考虑择期手术。手术开始时血液中因子Ⅷ浓度需达到正常水平的60%～120%。通常在术前按30～40 U/kg给药。术后4 d内因子Ⅷ最低应保持在正常人水平的60%,接下去的4 d减至40%。②用法:本品专供静脉输注,用前应先以25～37 ℃灭菌注射用水或5%葡萄糖注射液按瓶签标示量注入瓶内,轻轻摇动,使制品完全溶解,然后用带有滤网装置的输血器进行静脉滴注,滴注速度一般以每分钟60滴左右为宜。制品溶解后应立即使用,并在1 h内输完,不得放置。

(6)不良反应:不良反应包括寒战、恶心、头晕或头痛,这些症状通常是暂时的。有可能发生变态反应。

(7)禁忌证:对本品过敏者禁用。

(8)特别注意:①大量反复输入本品时,应注意出现变态反应、溶血反应及肺水肿的可能性,有心脏病的患者尤应注意。②本品溶解后,一般为澄清略带乳光的溶液,允许微量细小蛋白颗粒存在,为此用于输注的输血器必须带有滤网装置,但如发现有大块不溶物时,则不可使用。③本品对于因缺乏凝血因子Ⅸ所致的乙型血友病,或因缺乏凝血因子Ⅺ所致的丙型血友病均无疗效,故在用前应确诊患者系属凝血因子Ⅷ缺乏,方可使用本品。④本品不得用于静脉外的注射途径。⑤本品一旦被溶解后应立即使用。未用完部分必须弃去。

2.人凝血酶原复合物

(1)其他名称:冻干人凝血酶原复合物,凝血酶原复合物。

(2)药效学与药动学:本品含有维生素K依赖的在肝脏合成的4种凝血因子Ⅱ、Ⅶ、Ⅸ、Ⅹ。维生素K缺乏和严重肝脏疾病均可造成这4个因子的缺乏。而上述任何一个因子的缺乏都可导致凝血障碍。输注本品能提高血液中凝血因子Ⅱ、Ⅶ、Ⅸ、Ⅹ的浓度。

(3)适应证:用于凝血因子Ⅱ、Ⅶ、Ⅸ、Ⅹ缺乏症,包括乙型血友病。

(4)用法用量:静脉滴注:使用剂量随因子缺乏程度而异,一般10～20血浆当量单位/kg,以后凝血因子Ⅶ缺乏者每隔6～8 h,凝血因子Ⅸ缺乏者每隔24 h,凝血因子Ⅱ和凝血因子Ⅹ缺乏者,每隔24～48 h,可减少或酌情减少剂量输用,一般为2～3 d。出血量较大或大手术时可根据病情适当增加剂量。

用前应先将本品和灭菌注射用水或5%葡萄糖注射液预温至20～25 ℃,按瓶签标示量注入预温的灭菌注射用水或 5% 葡萄糖注射液,轻轻转动直至本品完全溶解;用氯化钠注射液或 5% 葡萄糖注射液稀释成 50～100 mL,然后用带有滤网装置的输血器进行静脉滴注。滴注速度开始要缓慢,15 min 后稍加快滴注速度,一般每瓶 200 血浆当量单位(PE)在 30～60 min 滴完。

(5)不良反应:一般无不良反应,快速滴注时可引起发热、潮红、头疼等不良反应,减缓或停止滴注,上述症状即可消失。偶有大量输注导致弥散性血管内凝血、深静脉血栓、肺栓塞等。

(6)禁忌证:在严格控制适应证的情况下,无已知禁忌证。

(7)特别注意:①除肝病出血患者外,一般在用药前应确诊患者是缺乏凝血因子Ⅱ、Ⅶ、Ⅸ、Ⅹ方能对症下药。②本品不得用于静脉外的注射途径。③瓶子破裂、过有效期、溶解后出现摇不散沉淀等不可使用。④有血栓形成史患者接受外科手术时应权衡利弊,慎用本品。⑤滴注时,若发现弥散性血管内凝血或血栓的临床症状和体征,要立即终止使用并用肝素拮抗。⑥不可与其他药物合用。

(二)抗利尿药(去氨升压素)

(1)其他名称:的斯升压素,醋酸去氨升压素。

(2)药效学与药动学:血管升压素衍生物,具有较强的抗利尿作用及较弱的加压作用。其抗利尿作用/加压作用比是升压素的 2 000～3 000 倍,作用维持时间也较升压素长(可为 6～24 h)。对神经垂体功能不足引起的中枢性尿崩症具有良好的抑制作用,可减少尿量,提高尿渗透压,降低血浆渗透压。血友病 A 患者缺乏 FⅧ:C,血管性血友病患者缺乏 vWF 抗原缺乏(或结构异常)。本药可促进内皮细胞释放 FⅧ:C,也可促进 vWF 释放而增加 FⅧ:C 的稳定性,使 FⅧ:C 活性升高,故可用于治疗血友病 A 和血管性血友病。

本药经鼻、舌下、口腔或口服给药均能迅速吸收,皮下或肌内注射吸收迅速而完全。血药浓度达峰时间分别为口服 54～90 min、经鼻给药 30～240 min、皮下给药 87 min。经鼻给药的生物利用度为 10%～20%;口服给药后,大部分药物在胃肠道内被破坏,生物利用度仅为 0.5%,但能产生足够的抗利尿作用,达到临床治疗效果。经鼻给药后的血浆 $t_{1/2}$ 变化较大,为 24～240 min,平均 90 min;静脉注射本药 2～20 μg 后,血浆 $t_{1/2}$ 为 50～158 min,呈剂量依赖性。

(3)适应证:用于治疗血友病 A(FⅧ:C 缺乏症)、血管性血友病(vWD)。

(4)用法用量:静脉注射,一次 0.2～0.3 μg/kg,溶于 20 mL 生理盐水中缓慢注射。

(5)不良反应:①常见头痛、恶心、胃痛。还可见鼻充血、鼻出血、鼻炎、子宫绞痛、低血钾、变态反应。②偶见血压升高、发绀、心肌缺血、面部潮红、皮肤红斑、肿胀、烧灼感等,极少数患者可引起脑血管或冠状血管血栓形成、血小板减少等。③大剂量可见疲劳、短暂的血压降低、反射性心跳加快及眩晕。④此外,注射给药时,可致注射部位疼痛、肿胀。

(6)禁忌证:对本药过敏者,对防腐剂过敏者,B 型血管性血友病患者,习惯性或精神性烦渴症患者,心功能不全者,不稳定型心绞痛患者,因其他疾病需服利尿药的患者。

(7)特别注意:①慎用电解质紊乱者,颅内压易升高的患者,高血压性心血管疾病者,冠状动脉疾病者,婴儿。②用药期间需监测患者的尿量、渗透压和体重,必要时需监测血浆渗透压。用于治疗或控制出血时,需密切观察患者的血压。③辛伐他汀、吲哚美辛增强患者对本药的反应,但不影响本药作用持续时间。④与利尿药、三环类抗抑郁药、氯丙嗪、氯磺丙脲、氯贝丁酯和卡马西平等合用可增加水潴留或抗利尿作用,应避免合用。必须合用时,本药的剂量要从较小剂量开始,逐渐调整至最适剂量。⑤格列本脲可抑制本药效应。

(三)止血药

1.氨基己酸

(1)其他名称:6-氨基己酸,抗血纤溶酸,安命。

(2)药效学与药动学:本品是抗纤维蛋白溶解药。纤维蛋白原通过其分子结构中的赖氨酸结合部位特异性地与纤维蛋白结合,然后在激活物作用下变为纤溶酶。该酶能裂解纤维蛋白中精氨酸和赖氨酸肽链,形成纤维蛋白降解产物,使血凝块溶解。本品能定性阻抑纤溶酶原与纤维蛋白结合,防止其激活,从而抑制纤维蛋白溶解,高浓度(100 mg/L)则直接抑制纤溶酶活力,达到止血效果。

本品分布于血管内外间隙,并迅速进入细胞、胎盘。本品在血中以游离状态存在,不与血浆蛋白结合,在体内维持时间短,不代谢,给药后 12 h,有 $40\%\sim60\%$ 以原形从尿中迅速排泄。$t_{1/2}$ 为 $61\sim120$ min。

(3)适应证:适用于预防及治疗血纤维蛋白溶解亢进引起的各种出血;弥散性血管内凝血(DIC)晚期,以防继发性纤溶亢进症;可作为血友病患者的辅助治疗。

(4)用法用量:静脉给药,每次 $80\sim120$ mg/kg,缓慢静脉注射或静脉滴注。

(5)不良反应:本药有一定的不良反应,剂量增大,不良反应增多,症状加重。①常见的不良反应为恶心、呕吐和腹泻,其次为眩晕、瘙痒、头晕、耳鸣、全身不适、鼻塞、皮疹、红斑、不泄精等。快速静脉注射可出现低血压、心动过速、心律失常,少数人可发生惊厥及心脏或肝脏损害。大剂量或疗程超过 4 周可产生肌痛、软弱、疲劳、肌红蛋白尿,甚至肾衰竭等,停药后可缓解恢复。②本品从尿排泄快,尿浓度高,能抑制尿激酶的纤溶作用,可形成血凝块,阻塞尿路。③易发生血栓和心、肝、肾功能损害。

(6)禁忌证:有血栓形成倾向或过去有血管栓塞者忌用。

(7)特别注意:①尿道手术后出血的患者慎用;肾功能不全者慎用。②本品排泄快,需持续给药,否则难以维持稳定的有效血浓度。③有报道认为本品与肝素并用可解决纤溶与弥散性血管内凝血(DIC)同时存在的矛盾。相反的意见则认为二者并用有拮抗作用,疗效不如单独应用肝素者。近来认为,二者的使用应按病情及化验检查结果决定。在 DIC 早期,血液呈高凝趋势,继发性纤溶尚未发生,不应使用抗纤溶药。DIC 进入低凝期并有继发性纤溶时,肝素与抗纤溶药可考虑并用。④链激酶或尿激酶的作用可被氨基己酸对抗,故前者过量时亦可使用氨基己酸对抗。⑤本品不能阻止小动脉出血,术中有活动性动脉出血,仍需结扎止血。⑥本品静脉注射过快可引起明显血压降低、心动过速和心律失常。

2.氨甲环酸

(1)其他名称:凝血酸,止血环酸,氨甲基环己酸。

(2)药效学与药动学:血液循环中存在各种纤溶酶(原)的天然拮抗物,如抗纤溶酶素等。正常情况时,血液中抗纤溶活性比纤溶活性高很多倍,所以不致发生纤溶性出血。但这些拮抗物不能阻滞已吸附在纤维蛋白网上的激活物(如尿激酶等)所激活而形成纤溶酶。纤溶酶是一种肽链内切酶,在中性环境中能裂解纤维蛋白(原)的精氨酸和赖氨酸肽链,形成纤维蛋白降解产物,并引起凝血块溶解出血。纤溶酶原通过其分子结构中的赖氨酸结合部位而特异性地吸附在纤维蛋白上,赖氨酸则可以竞争性地阻抑这种吸附作用,减少纤溶酶原的吸附率,从而减少纤溶酶原的激活程度,以减少出血。本品的化学结构与赖氨酸相似,因此也能竞争性阻抑纤溶酶原在纤维蛋白上吸附,从而防止其激活,保护纤维蛋白不被纤溶酶所降解和溶解,最终达到止血效果。本品尚能直接抑制纤溶酶活力,减少纤溶酶激活补体(C1)的作用,从而达到防止遗传性血管神经性水肿的发生。

静脉注射后能透过血-脑脊液屏障,脑脊液内药物浓度可达有效药物浓度水平,可使脑脊液中纤维蛋白降解产物降低到给药前的 50% 左右。若静脉注射 10 mg/kg,则血清抗纤溶活力可维持 7~8 h,组织内可维持 17 h。静脉注射量的 90% 于 24 h 内经肾排出。

(3)适应证:用于急性或慢性、局限性或全身性原发性纤维蛋白溶解亢进所致的各种出血。弥散性血管内凝血所致的继发性高纤溶状态,在未肝素化前,一般不用本品。血友病患者发生活动性出血,可联合应用本药。

(4)用法用量:静脉注射或滴注,每次 0.25~0.5 g,每天 0.75~2 g。静脉注射液以 25% 葡萄糖液稀释,静脉滴注液以 5%~10% 葡萄糖液稀释。

(5)不良反应:①偶有药物过量所致颅内血栓形成和出血。②可有腹泻、恶心及呕吐。③较少见的有经期不适。④由于本品可进入脑脊液,注射后可有视物模糊、头痛、头晕、疲乏等中枢神经系统症状,特别是与注射速度有关,但很少见。

(6)禁忌证:对本品过敏者禁用。

(7)特别注意:①有血栓形成倾向者(如急性心肌梗死)慎用,血友病或肾盂实质病变发生大量血尿时慎用。②本品与其他凝血因子(如因子Ⅸ)等合用,应警惕血栓形成。一般认为在凝血因子使用后 8 h 再用本品较为妥当。③本品一般不单独用于弥散性血管内凝血所致的继发性纤溶性出血,以防进一步血栓形成,影响脏器功能,特别是急性肾衰竭时。如有必要,应在肝素化的基础上才应用本品。④慢性肾功能不全时,本品用量应酌减,因给药后尿液中药物浓度常较高。⑤本品与青霉素或输注血液有配伍禁忌。⑥必须持续应用本品较久者,应作眼科检查监护(例如视力测验、视觉、视野和眼底)。

四、误区防范

血友病是一组遗传性出血性疾病,由于血浆中缺乏凝血因子Ⅷ和Ⅸ,导致凝血障碍而终身存在出血的倾向。长期反复发生轻重不同的出血,不仅给患者生理和心理上带来极大的痛苦,甚至可以造成终身残疾或者死亡。目前,唯一有效的治疗方法就是替代治疗。但是,若血友病防护知识宣教到位,预防、护理措施得当,患者早期得到安全、有效的药物治疗,则可以减少出血或避免出血的发生,降低患病率,改善患者的生存质量。因此如何做好血友病的护理、减少出血对血友病患者来说是很重要的。

(一)预防出血的护理

1.宣教

血友病的专业护士应对患者进行血友病护理的专业辅导,包括血友病的概念、血友病是怎样遗传来的、血友病出血时的症状、治疗方法、家庭治疗、血友病最重要的注意事项及适合的体育活动等。尤其要强调增强肌肉及关节的体育锻炼的重要性,也要强调对所有血液制品的安全性的认识。还要传播有关肝炎的知识。血友病高质量的全面治疗通常包括在患者和家庭及血友病专业人员之间建立一种密切关系。同时,通过血友病的社会组织,获得来自其他血友病家庭的帮助也同样重要。

2.尽量消除出血的诱发因素

虽然血友病患者存在出血倾向,但一些诱发因素可以导致或加重患者出血,如过度劳累或跌、摔、碰、扭伤等外力引起身体局部或内脏出血；手术、拔牙、注射、针刺等治疗也可引起出血；饮食不当，如大量饮酒或食用有骨刺、粗糙、坚硬的食物及其他刺激性食物，引起口腔或消化道出血；鼻干舌燥、咽喉肿、牙龈炎等也会引发出血；儿童换牙出血。血友病患者要了解和认识这些诱发出血的因素，在工作、生活中注意排除，就可能减少和避免出血的发生。

3.不要隐瞒病情

隐瞒病情易导致延误治疗。在生活中，患者或患儿的亲人有必要向所在幼儿园、学校、工作单位说明病情、出血的处理及有关防护知识，以便家庭与之协同照顾、关注患者。患者及其家属要牢记：无论在何地、因何种疾病就医，都不要疏忽向诊治的医护人员说明自己存在血友病的实情，以提示选用安全、合理的诊疗方法，防止意外出血。以往的患者知情而未及时说明，造成拔甲、开刀、针刺、注射引发出血，甚至危及生命，要引以为戒，高度重视。另外，对血友病患儿的家长特别一提的是：患儿在每次出血后，其家长不要过分责怪孩子，因为过分的责怪会导致患儿很容易在出血时因怕批评而隐瞒病情，其后果不堪设想。

4.避免过度疲劳和外伤

对于血友病患儿的活动应有约束，不宜爬高、蹦跳、踢球、长跑等剧烈运动，力戒打架斗殴行为。生活起居规律，按时作息，保证充足的睡眠，即使节假日也不要因贪图快乐而熬夜劳神，以免过度疲劳而诱发出血。

5.禁用阿司匹林

在任何情况不要用阿司匹林或含有阿司匹林的药物。阿司匹林的化学名为乙酰水杨酸，这种药物可以阻止血小板聚集，阻止血凝块形成，损伤胃黏膜，引起出血。

6.预防治疗

预防治疗是预防血友病性关节病的最好治疗。对处于儿童及青少年期的重型血友病患者，如果经济条件允许，预防治疗可以使其血液中的凝血因子Ⅷ或Ⅸ保持一稳定水平，阻止血友病性关节炎的发生。

(二)家庭治疗

1.越早治疗越好

早期治疗可减轻出血对周围组织的压迫，防止组织破坏。迅速止血有利于快速恢复正常功能，且不发生长期并发症。早期治疗还可以减少凝血因子的用量。为了更形象的说明出血，我们把出血比喻为火灾。在火势比较小时，一桶水就可扑灭。如果让火势蔓延，就需要更多的水将火扑灭。如果扑灭不及时，发生大面积的森林火灾，往往需要消防人员及专业设备，消耗大量水才能把火扑灭。这也使人们长时间处于危险境地。出血和火灾一样，当少量出血时早期及时治疗，很少量的凝血因子就能止血；如果让出血蔓延，则不容易止血且需要更多的治疗，而且会给患者造成长期的损害。在出血体征出现之前，血友病患者凭经验就知道出血的发生。血友病患者出血的先兆因人而异，一般为发热、发胀感觉。

2.家庭治疗

在提倡早期治疗的同时，不能不提到家庭治疗。作为家庭治疗，早期输注对控制出血非常有效。治疗开始越早越好。在家里治疗的出血较轻，每次出血使用的凝血因子量较小。家庭治疗在医疗卫生设施、人力和资金有限的中国非常重要，甚至更有必要。血友病是要伴随患者一生的疾病，自我注射也是血友病患者走向独立的最重要的一步。一旦学会了家庭治疗，就会发现：出血将不会扰乱患者的日常生活且为早期治疗赢得了时间，也节省了经费。多数重型及有些轻、中型血友病都可采用家庭治疗方法。而那些具有高滴度抑制物的患者,以及一些静脉输注困难的婴幼儿则不适宜家庭治疗。是否适合家庭治疗,应由专业医师与患者及其家庭接触了解情况后作出决定。

(1)家庭治疗对象的选择:家庭内有冰箱,所在地区供电正常,能保证冻干 FⅧ、凝血酶原复合物的有效保存。患者或亲属具备一定的文化知识,通过培训能正确理解和掌握家庭治疗的目的和方法。患者年龄一般在 5 周岁以上,血管条件较好,治疗时较配合。

(2)家庭治疗实施的方法如下:①健康教育,向患者及其亲属宣传家庭治疗的目的和意义,使之树立"我要学,我能行"的信心。把血友病的遗传特点、治疗护理、康复锻炼及相关内容以简明通俗的语言、图文并茂的形式编辑成《血友病防治手册》,患者人手一册,随时指导治疗护理。②注射培训,一名护士全程陪伴患者(或亲属)并指导其注射的方法和技巧,直至其能独立熟练地完成。同时在《血友病防治手册》内,配有自我注射程序图和相关的文字解释,通俗易懂,便于掌握。大多数患者(或亲属)通过 3～5 次培训即可独立完成静脉注射。家庭治疗的培训可以在血友病患儿还很小时就开始。随着患儿的成长,其父母及自己就会知道哪一种出血需要治疗,熟知相应的凝血因子制剂的配置及注射方法。在自信心增强的同时,患者会承担越来越多的实施治疗的直接责任。当他们准备充分后,就可以在家里注射凝血因子制剂。

(刘　龙)

第六节　获得性凝血因子异常

一、严重肝病所致的获得性凝血因子异常症

除钙离子及 TF 外,其他凝血因子几乎都在肝内合成。多种抗凝因子、纤溶酶原及其抑制剂也由肝合成,肝还是上述多种因子的主要灭活器官。重症肝病时,血小板减少、DIC 等也很常见。因此,严重肝病时可产生复杂的止血、凝血功能紊乱,出血也成为其常见而重要的临床表现。止血功能异常的程度通常与肝功能障碍的程度相关,对有出血或需要接受手术治疗的肝病患者,对止血系统进行仔细的实验室检查是非常必要的。治疗止血功能障碍的方法主要包括输注血浆、冷沉淀和血小板,其他的治疗方案还包括凝血因子浓缩物的输注和抗纤溶药物的应用,但二者均有促进血栓形成的风险。

(一)病因与发病机制

肝在止血过程中具有重要作用。肝实质细胞可合成许多凝血因子,也是生理性凝血抑制物(如蛋白 C、蛋白 S 和 AT-Ⅲ)和纤溶系统主要成分合成的场所(如纤溶酶原、抗纤溶酶)。肝还可通过清除循环中的活化凝血因子和纤溶酶原激活物,调节止血和纤溶之间的平衡。当肝功能严重受损时,通常会引起出血倾向,这与促凝因子水平下降而纤溶增强有关。凝血因子抑制物合成下降导致的血栓形成,尽管理论上存在,但实际上非常少见。出血倾向也可归于血小板因子减少、血小板功能障碍、维生素 K 利用下降、异常纤维蛋白原血症及 DIC 引起的继发性纤溶亢进。

急性病毒性或中毒性肝炎患者通常不表现出血倾向,除非是暴发性的,相反慢性肝病患者常常自发性或损伤后出血。

肝病出血的常见机制有毒素作用(如肝解毒能力下降时)或内毒素血症(如肠内毒素经侧支循环直接入血)造成的内皮损伤;脾功能亢进、DIC 等造成血小板减少或血小板功能异常、FDP增多、异常纤维蛋白原形成等;凝血因子原料不足、肝合成能力下降、消耗增加(如 DIC 等)、降解加速等机制造成的凝血因子减少;DIC、纤溶酶灭活减慢、肥大细胞产生肝素增多、肝素酶生成减少、对肝素灭活能力下降等机制形成的纤溶亢进。

(二)临床表现

除肝病本身的表现外,患者的临床表现主要有皮肤、黏膜出血,如紫癜、瘀斑、鼻出血、牙龈出血,可见到月经量过多、血尿等,严重者可因食管静脉曲张破裂而出现呕血、黑便。可见手术、外伤后出血增多,但未见到深部血肿和关节腔出血。新生儿出血多见于出生后 2～3 d 脐带残端及胃肠道出血。轻症者 4～5 d 自愈,重者可发生颅内出血甚至死亡。

(三)实验室检查

有关血管内皮、血小板质与量、凝血、抗凝、纤溶等方面的检查均可能出现异常。

常用检查为 PT、APTT、TT、血小板计数,纤维蛋白原含量,全血或优球蛋白凝块溶解时间,D-二聚体和 FDP。PT、APTT、TT 均可延长,可有血小板减少。进行性血小板减少,PT 延长,纤维蛋白原降低和 3P 试验阳性,均提示并发 DIC,需进一步检查。通过试验结果应可以判断出是否存在纤溶、DIC 或凝血因子缺乏,还可进行更加详细的分析。例如:在血浆纤维蛋白原和 FDP 正常的情况下,TT 延长,提示存在异常纤维蛋白原血症。分析 Ⅴ、Ⅶ 和Ⅷ有助于进一步评估止血异常,Ⅴ 和Ⅶ水平降低伴正常或Ⅷ增加符合肝功能障碍的特点。Ⅴ 水平降低伴 Ⅴ 和Ⅷ水平正常,符合维生素 K 缺乏的特点,而 Ⅴ、Ⅶ、Ⅷ和纤维蛋白水平都降低则提示 DIC 的存在。

(四)诊断与鉴别诊断

严重肝病所致凝血异常主要通过实验室检查诊断。由于这些患者不一定有出血表现,因而在临床上易于被忽略,如果在手术前没有充分了解凝血因子的异常,容易出现严重并发症。

实验室检查应包括血小板计数、凝血酶原时间、活化部分凝血激酶时间,凝血酶时间和纤维蛋白原定量,必要时应检测因子 Ⅴ 的活性和 FDP 含量。

鉴别凝血酶原,因子Ⅶ、Ⅸ、Ⅹ 的缺乏,可用凝血酶原时间纠正试验和蝰蛇毒时间。注射维生素 K_1 5～10 mg 后 24～48 h,测定凝血酶原时间,有助于鉴别肝病及维生素 K 缺乏症。后者凝血酶原时间有明显改善,而前者改善不明显或无改善。一些患者需与 DIC 鉴别。

(五)治疗

1.肝病治疗

慢性肝病引起的多种止血功能缺陷是自发性和损伤相关出血的主要原因,还可加重食管静脉曲张、侵蚀性胃炎及痔的出血。治疗方案要在仔细分析临床出血原因及评估主要止血障碍的基础上制订。因此,对于食管静脉曲张患者,硬化疗法或其他可减低门脉压力的治疗是主要的,而纠正止血功能异常则是次要的。对于自发性出血和创伤后出血及手术后预期会发生出血的患者,纠正止血功能异常则是治疗的首要目标。

2.一般止血治疗

维生素 K 静脉滴注等。当患者有肝内或肝外胆汁淤积,或接受抗生素治疗很长时间,就要考虑维生素 K 利用减少,需要补充维生素 K,静脉注射用的维生素 K,可在 8～24 h 纠正,改善PT 和 APTT,可重复使用直到维生素 K 缺乏完全被纠正。如果缺乏原因未能去除,还需要维持治疗。

3.止血、凝血因子的补充

由于肝病出血涉及血小板及多种凝血因子缺乏,故以补充新鲜冷冻血浆为最佳。输注新鲜冷冻血浆可补充所有缺乏的凝血因子及凝血和纤溶系统中所有正常的生理性抑制因子。但是,这种纠正是短暂的,因为某些因子半衰期很短,因此可重复输注大剂量冷冻血浆以达到能维持止血的目的。

4.其他治疗

(1)有纤溶亢进者,进行纤溶抑制剂治疗。

(2)有肝素样物质过多者,可用鱼精蛋白静脉注射。

(3)并发 DIC 者,应行相关治疗,但肝素抗凝治疗需慎用。

二、获得性依赖维生素 K 凝血因子异常症

(一)病因与发病机制

维生素 K 在凝血过程中起重要作用,缺乏时可引起维生素 K 依赖性凝血因子(凝血酶原、因子Ⅶ、Ⅸ和Ⅹ)缺乏,这些因子,需有维生素 K 参与,在肝合成,通过细胞膜释放至细胞外。严重缺乏时常出现自发性出血。

维生素 K 可分为 K_1(天然产物,来源于绿叶蔬菜)、K_2(由寄生于小肠或结肠内的细菌合成)和 K_3(人工合成)。人体对维生素 K 的需要量每天约 $1 \mu g/kg$,婴儿每天仅需 $1 \mu g$。维生素 K 在肠道吸收需要胆盐的帮助,吸收后的维生素 K 在肝细胞微粒体环氧化酶作用下转化为活化的环氧化物(环氧化叶绿醌),又在微粒体还原酶作用下还原为维生素 K;此氧化还原过程有助于微粒体内羧基化酶将维生素 K 依赖因子前体中的谷氨酸转化为 γ 羧基谷氨酸,促使依赖维生素 K 凝血因子的生成。故当维生素 K 缺乏时将影响维生素 K 依赖因子的合成。

维生素 K 缺乏有三个主要原因:①食物摄入不足;②胆盐缺乏所致吸收不良见于完全阻塞性黄疸,胆道手术后引流或瘘管及长期口服抗生素使肠道细菌群受抑制等;③口服与维生素 K 有拮抗作用的抗凝剂,如香豆素类可使环氧化叶绿醌积聚,不能还原为维生素 K。或长期口服抗生素使肠道细菌群受抑制致维生素 K 合成减少。

(二)临床表现

(1)原发病的症状、体征。

(2)出血:维生素 K 缺乏累及凝血因子异常者,临床上不一定有出血倾向。实验研究表明,凝血因子的止血水平不一,凝血酶原为 30%,因子Ⅶ和因子Ⅹ为 10%。①皮肤、黏膜出血:如皮肤紫癜、瘀斑、鼻出血、牙龈出血等,程度一般较轻。②内脏出血:如呕血、黑便、血尿及月经量过多等,严重者可致颅内出血。③外伤或手术后渗血。④新生儿出血症:多见于出生后 2~3 d,常表现为脐带出血、消化道出血等。本病出血一般较轻,罕有肌肉、关节及其他深部组织出血的发生。

(三)实验室检查

(1)筛选试验:PT 延长、APTT 延长。

(2)确诊试验:FⅩ、FⅨ、FⅦ、凝血酶原抗原及活性降低。

(四)治疗

治疗首先应解除引起维生素 K 缺乏的各种原因或治疗原发病,积极补充维生素 K。

补充维生素 K:①出血较轻者,维生素 K_1 25~50 mg/d,分次口服,持续半个月以上;②出血

严重或有胆道疾病者,维生素 K_1 120～140 mg/d,加入 250～500 mL 葡萄糖溶液中静脉滴注,过 3～5 d 改用口服制剂。

本病如出血严重,维生素 K_1 难以快速止血。可用冷沉淀物 10～20 U/kg。静脉滴注,每4 h 一次,连用 2～3 d。亦可输注新鲜冷冻血浆。对凝血功能明显障碍有出血症状,或做外科手术前准备时,可输凝血酶原复合物,以补充凝血因子不足。

新生儿出血症并发出血时,可肌肉或静脉注射维生素 K_1 0.5～1.0 mg,每天一次,连续 3～4 d。对出血严重的病例应立即输新鲜血浆或凝血酶原复合物 10 U/kg,每 4～6 h 输注一次。

对于双香豆素类药物过量引起的出血者,应立即停用抗凝剂,静脉或肌内注射维生素 K_1 10～15 mg/d,至出血控制为止。严重出血者,应输新鲜血浆和凝血酶原复合物,以迅速止血。

三、获得性凝血因子Ⅷ抑制物

获得性凝血因子抑制物也称为循环抗凝物质,指一些出现于血液中的病理性大分子,可直接作用于某一特异的凝血因子,影响血液凝固反应。这些抑制物通常属于 IgG 属的抗体,可以中和某个凝血因子的凝血活性。由于多次接受异体血制品所产生的特异性抗凝血因子抗体,称异型抗体;而由于某些免疫异常患者体内所产生的抗凝血因子,称自身抗体。常见的有因子Ⅷ抑制物,少数报道还有Ⅸ、Ⅺ、Ⅴ和Ⅻ等抑制物。

获得性因子Ⅷ抑制物是一种可以中和凝血因子Ⅷ凝血活性的同种抗体或自身免疫抗体。同种抗体多见于血友病 A 患者输血治疗后,发病率占血友病患者的 5％～10％,多是替补疗法的并发症;自身免疫性抗体见于非血友病患者,发病率为 1/10 万。发病患者中 8％～15％见于产后或妊娠妇女、类风湿关节炎、系统性红斑狼疮、药物变态反应、皮肤疾病及不同类型的肿瘤患者。而约 50％的患者发病为特发性,没有其他基础疾病存在的证据。其中约 38％的患者其抑制物会自行消失,尤其是产后妇女。总死亡率约为 22％。

(一)病因及机制

因子Ⅷ缺乏和输注含有因子Ⅷ的血制品,是导致血友病患者因子Ⅷ抑制物形成的主要原因,与抑制物形成相关的因素还包括患者因子Ⅷ基因变异情况、免疫反应状态、血制品的纯度和输注治疗的强度等。有 20％～25％的重症血友病 A 患者产生因子Ⅷ的抗体,这是替补疗法的并发症。

(二)临床表现

当血友病患者接受因子Ⅷ输注治疗后,如果疗效维持时间缩短或出血症状没有减轻时,尤其是出现严重的关节出血时,应当考虑有因子Ⅷ抑制物存在的可能。而自发获得性因子Ⅷ抑制物患者常表现为自发的血肿和瘀斑,较少出现关节出血,但也有些患者即使受到轻微创伤都可能导致严重的肌肉内出血,因此对既往无出血性疾病的患者,更应怀疑自发获得的因子Ⅷ抑制物的可能。

(三)实验室检查

一般患者初次出血的年龄偏大,若出现不可解释的活化部分凝血酶原时间(APTT)延长,而血小板计数、凝血酶原时间(PT)、凝血酶时间(TT)、纤维蛋白原(FIB)常正常,对常规治疗反应差,应怀疑是否有因子Ⅷ抑制物存在。若用于 FⅧ:C 活性低下,vWF 抗原活性(vWF:Ag)正常,抑制物筛选试验阳性基本可确定诊断。有报道抑制物滴度与 FⅧ:C 活性非线性相关。

（四）治疗

对血友病 A 中的获得性凝血因子Ⅷ抑制物患者和自发获得的凝血因子Ⅷ抑制物患者的治疗原则,均是控制出血和降低抑制物水平。

伴有抑制物 HA 的治疗原则为迅速止血＋去除抗体。

自发获得的凝血因子Ⅷ抑制物患者接受因子Ⅷ治疗时,不同于血友病患者的是它不具有免疫记忆反应,常常表现为"低反应者",因此因子Ⅷ达到相对较低浓度时就能取得有效止血。

四、获得性其他凝血因子抑制物

（一）凝血酶原抑制物

该抑制物非常少见,抑制物为 IgG。临床表现可有小手术后伤口出血和胃肠道出血。实验室检查凝血酶和凝血酶原时间均延长,抗凝血酶Ⅲ:Ag 正常。泼尼松和硫唑嘌呤治疗有效,疗程大约 6 周。

（二）获得性因子Ⅴ抑制物

获得性因子Ⅴ抑制物有三种主要的产生方式:自发产生,输入因子Ⅴ缺乏症患者血后,接触牛凝血酶抑制剂后。第一种方式产生的是自发出现的抑制物,原因不明,这种方式产生的抑制物是 IgG 型或IgM 型的。具有这种抑制物的患者不是表现为临床症状,就是表现为严重的出血倾向。大多数病例中这些抑制物会自然消失。第二种方式产生的抑制物在两例遗传性因子Ⅴ缺乏症患者中有报道,是在输血浆后产生的,其中一例患者的抑制物消失,而另外一位患者持续存在低滴度的抑制物。第三种方式产生的抑制物由局部接触牛凝血酶患者产生的抗体组成。

实验室可见凝血酶原时间延长,正常血浆不能纠正。

治疗可输新鲜血浆或血小板,应用免疫抑制剂环磷酰胺和激素可能有效。据报道,因子Ⅴ抑制物的存在仅 8~10 周。

（三）因子Ⅸ抑制物

研究者认为,其发病机制与血友病 B 接受外源性因子Ⅸ有关,抑制物的形成可能与因子Ⅸ基因的缺失有关。偶见于系统性红斑狼疮及其他自身免疫性疾病。临床表现与血友病 A 相似。实验室检查可见部分凝血活酶时间延长,正常血浆不能纠正。治疗应输凝血酶原复合物或冷藏的新鲜血浆。抑制物滴度非常高的可用葡萄球菌 A 蛋白体外吸附治疗;同时可用免疫球蛋白、环磷酰胺和因子Ⅸ联合治疗。

（四）因子Ⅹ抑制物

因子Ⅹ抑制物目前仅见于淀粉样变的患者。当抑制物使因子Ⅹ活性严重减少时可有出血症状,切脾治疗可能有效。

（五）获得性因子Ⅺ抑制物

获得性因子Ⅺ抑制物见于先天性因子Ⅺ缺乏症患者在外伤或手术时接受外源性因子Ⅺ输注而引起因子Ⅺ抑制物,或继发于系统性红斑狼疮等自身免疫性疾病。实验室检查可见部分凝血活酶时间延长,正常血浆不能纠正,凝血酶原时间正常。治疗多输新鲜血浆或凝血酶原复合物浓缩制剂。

（六）因子Ⅻ抑制物

因子Ⅻ抑制物极少见,曾有关于肾病综合征及白血病患者发生因子Ⅻ抑制物的报道。泼尼松治疗可能有效。

(七)获得性因子 ⅩⅢ 抑制物

获得性因子 ⅩⅢ 抑制物可发生于先天性因子 ⅩⅢ 缺乏症患者接受外源性因子 ⅩⅢ 者,以及用异烟肼、青霉素和普鲁卡因胺者。特点是可发生自发性出血,特别是外伤和手术后的切口。容易反复出血。抑制物滴度往往较高。治疗困难。对因可用环磷酰胺治疗,对症可用新鲜血浆止血。

(刘 龙)

第七节 遗传性凝血因子异常

一、遗传性凝血酶原缺乏症

遗传性凝血酶原缺乏症或因子 Ⅱ 缺乏症,指凝血酶原合成障碍所致数量的减少或缺乏。由 Quiek 于 1955 年首先报道。本病因功能正常的蛋白质合成降低所引起者又称低凝血酶原血症,因异常蛋白质分子合成引起者称为异常凝血酶原血症。目前认为异常凝血酶原血症的病例多于低凝血酶原血症。

(一)临床表现

本症为常染色体(不完全性)隐性遗传疾病,男女均可遗传,也均可发病,近亲婚配的家族中发病率高。临床表现为程度不同的出血症状,出血倾向的严重性和血浆凝血酶原活性含量相关。凝血酶原活性在 50% 左右的杂合子型者,一般无临床出血表现,少数患者偶有鼻出血,拔牙后出血略多于正常人等症状。凝血酶原活性在 2%～10% 的纯合子型者有较严重的出血倾向。鼻出血、月经量过多、皮肤瘀斑、血尿、拔牙后出血、创伤或手术后出血较常见。可发生血肿、脐带出血及关节出血,但少见。

(二)实验室检查

典型实验室检查结果为 PT 延长、APTT 延长、蛇毒时间延长,但凝血酶时间(TT)正常。PT 延长和 APTT 延长用血清或吸附血浆均不能纠正,用正常新鲜血浆或贮存血浆均能纠正。用特殊的实验进行凝血酶原活性测定(凝血酶原时间二期法)具有诊断意义。纯合子患者 FⅡ:C 水平为正常人水平的 2%～20%,杂合子患者 FⅡ:C 为 40%～75%,其 PT、APTT 正常。用免疫学方法测定抗原,FⅡ:Ag 和 FⅡ:C 平行明显降低者为低凝血酶原血症;FⅡ:Ag 正常或略低,而 FⅡ:C 显著降低者为异常凝血酶原血症。

(三)诊断

本病的诊断应根据病史包括家族史、临床表现和实验室检查结果,除凝血酶原外的其他维生素 K 依赖因子均应正常。一期法 PT 延长,APTT 延长。PT、APTT 的纠正试验敏感性及特异性较差,故不能作出精确可靠的诊断和鉴别诊断。目前可应用 FⅡ:C 和 FⅡ:Ag 的检测,纯合子型 FⅡ:C 多数在 10%～20%,杂合子型多数在 20%～50%。这不仅有助于诊断,而且有助于与其他依赖维生素 K 因子缺乏症的鉴别。

(四)鉴别诊断

在诊断本病前,应排除由维生素 K 缺乏引起的获得性凝血酶原缺乏,肝病、双香豆素类药物及长期使用抗生素等。其他可能导致维生素 K 缺乏的疾病所引起的凝血酶原缺乏应与本病鉴别。系统性红斑狼疮(SLE)引起的获得性循环抗凝血酶原抗体也需与本病区别,此种抗体和凝血酶原形成的复合物从循环血液中清除快速,可导致获得性低凝血酶原血症,但根据 SLE 的其他临床表现和实验室检查,与本病鉴别并不困难。

(五)治疗

对出血患者用替代治疗。凝血酶原在体内半衰期约为 60 h。

1.新鲜血浆

对出血不严重的病例可输注新鲜冰冻血浆或 4 ℃保存血浆。

2.凝血酶原复合物

严重出血或手术患者可用凝血酶原复合物。应注意凝血酶原复合物可能引起血栓和 DIC 并发症,在达到有效止血条件下剂量宜小。一般输注凝血酶原复合物 20 U/kg 或血浆 20 mL/kg,可使凝血酶原水平达到正常人的 40%～50%。由于半衰期长,偶尔使用血浆的患者常可达到预防的目的,但一般不需要预防治疗。对严重创伤或手术的患者,血浆凝血酶原水平应提高并维持在40%以上,直到伤口愈合。维生素 K 对本病无治疗作用。预后取决于出血倾向的严重性,以及是否发生输注治疗引起的并发症,如肝炎和艾滋病等。

二、遗传性因子 V 缺乏症

Owren 于 1947 年首先报道此病。有时被称为副血友病。本病罕见。

(一)病因与发病机制

人血浆因子 V 是一种高分子量(M,约 300 000)的单链糖蛋白,因子 V 缺乏症以常染色体隐性方式遗传。杂合子的血浆因子 V 活性范围为正常值的 26%～60%,通常无临床症状。

(二)临床表现

遗传性因子 V 缺乏症仅纯合子患者有出血症状,其 FV:C 常小于 10%,表现为皮肤瘀斑、鼻出血、牙龈出血,月经量过多、创伤或拔牙后出血、局部肌内注射后出现血肿,手术后可出现严重出血,血尿和消化道出血也有发生。肌肉和关节出血少见,但也有发生,脑出血罕见。部分患者的出血症状随年龄增加而减轻。杂合子患者无明显出血症状。

(三)实验室检查

约 1/3 的患者出血时间延长,凝血酶原时间延长,部分凝血活酶生成时间延长,蛇毒及正常血清不能纠正凝血缺陷,但能被正常硫酸钡吸附新鲜血浆纠正。诊断需测定其促凝活性(FV:C)。出血严重的纯合子常低于正常人的 1%,有出血症状者常低于 10%,纯合子 FV:C 可达 20%。杂合子 FV:C 常为 30%～60%。

(四)诊断与鉴别诊断

根据病史,临床表现和实验室检查可诊断本病,FV:C 测定具有诊断意义。

本病应与联合 FV 和 FⅧ 缺乏症鉴别。获得性因子 V 抑制物可发生于手术后和用抗生素治疗的患者中。常呈暂时性,但可引起出血症状。在严重肝病和 DIC 的病例也可发生 FV 缺乏,也需与遗传性 FV 缺乏症鉴别。

(五)治疗

出血严重的病例需进行替代治疗。目前尚不明确血浆 FV 水平需多少才能维持正常止血机制。一般认为 FV 达到 25%可进行手术。

三、遗传性因子Ⅶ缺乏症

遗传性因子Ⅶ缺乏症,指血浆凝血因子Ⅶ合成障碍所致的数量减少(因子Ⅶ减少症)和缺乏症(因子Ⅶ缺乏症);于1951年被首次报道。本病罕见,发病率估计为1/50万。

(一)临床表现

本病呈常染色体隐性遗传,男、女均可患病,约有18%的病例其双亲有血缘关系。纯合子患者FⅦ:C常小于10%,杂合子接近正常的一半。杂合子患者一般无出血症状,出血严重程度常与FⅦ水平成比例。

临床上有无出血表现取决于血浆因子Ⅶ:C的水平。①轻症患者,因子Ⅶ:C常小于10%,可无出血倾向。②重症患者,因子Ⅶ:C常大于10%且有出血表现,尤其是纯合子型患者。

(二)实验室检查

本病患者的活化部分凝血活酶时间(APTT)和凝血酶时间(TT)均正常;凝血酶原时间(PT)延长,可被正常血清纠正,蛇毒时间(RVVT)正常,FⅦ:C测定可明确诊断,并可区别纯合子与杂合子。患者因子Ⅶ:C水平减低,纯合子型患者常在5%~10%。

(三)诊断与鉴别诊断

根据出血病史,临床表现和实验室检查,诊断并不困难。FⅦ:C测定具诊断意义。

应排除获得性FⅦ缺乏症、肝病、香豆素类药物、继发于吸收障碍或长期使用抗生素引起的维生素K缺乏。

(四)治疗

治疗原则与血友病B相似。目前治疗可首选凝血酶原复合物(PCC)或新鲜冷冻血浆。由于因子Ⅶ止血水平为10%左右,故一次输注PCC 5~10 U/kg即可使血浆FⅦ维持在15%以上,足以达到有效止血的目的。但由于因子Ⅶ的生物学半衰期为4~6 h,所以需每4~6 h进行1次替代治疗。应选择病毒灭活的制剂进行替代治疗。国外已有重组FⅦ和FⅦa浓缩物。维生素K治疗无效。

四、遗传性因子Ⅹ缺乏症

(一)临床表现

本病为常染色体隐性遗传,男、女性均可患病,部分病例双亲有血缘关系。因子Ⅹ缺乏症与因子Ⅶ相似,在临床上很难鉴别。因子Ⅹ:C大于15%,一般无临床出血表现;因子Ⅹ:C小于10%,可见程度不一的出血倾向。常见有脐带、消化道、泌尿道、阴道等出血。成人多为创伤、手术后渗血、鼻出血、牙龈出血、皮肤瘀斑和月经量过多等,偶见关节腔、肌肉和颅内出血。

(二)实验室检查

APTT和PT均为延长,它们均可被正常血清纠正,但不被蛇毒纠正,FⅩ:C测定水平降低,纯合子型常小于10%,杂合子型多在40%~60%;因子Ⅹ:Ag水平降低。

(三)治疗

本病出血的治疗为替代治疗,首选PCC、新鲜血浆、新鲜冰冻血浆、去冷沉淀上清血浆。由于因子Ⅹ止血水平为10%,所以每天输注血浆15~25 mL/kg或PCC 15 U/kg足以达到止血目的。手术患者应使因子Ⅹ为40%~50%,由于因子Ⅹ的生物学半衰期为24~48 h,所以每天输入1次即可。同样应用维生素K治疗无效。尽管十分少见,但仍应注意PCC已有引起血栓形成和 DIC 的报道。治疗的不良反应主要为血液传播病毒,如各型肝炎和艾滋病病毒等的传染。

(刘　龙)

第八节　弥散性血管内凝血

弥散性血管内凝血(disseminated intravascular coagulation,DIC)是以血管内凝血活化和微血管系统纤维蛋白沉积为特征的一种获得性综合征,导致器官缺血和梗死。在急性 DIC 中,弥散分布的血栓消耗凝血因子和血小板,引起出血倾向,病死率极高。患有败血症、癌症或产科意外的低血压患者若同时存在出血和血栓,应怀疑发生 DIC,需经血涂片和凝血试验检查确诊。近年来,DIC 的发病机制与诊治观念均有重大更新。本节综述如下。

一、DIC 常见病因

急性 DIC 可发生于内毒素血症、广泛性组织创伤及妊娠合并先兆子痫、胎盘早剥或羊水栓塞的患者,也可见于各种原因导致的低血压或休克患者,如复杂手术、大面积卒中或心脏病发作过程中均可发生急性 DIC。

慢性 DIC 与恶性肿瘤、主动脉瘤和巨大血管瘤相关,也见于死胎滞留患者。恶性肿瘤患者主要危险因素是高龄、男性、晚期癌症和肿瘤坏死。多数患者患有肺、乳腺、前列腺或结、直肠等部位的腺瘤。合并 DIC 的癌症患者较不合并 DIC 者生存率降低。

二、DIC 病理生理改变

近年来随着研究的深入,人们对 DIC 的发病机制有了更为准确的理解。现在认为导致 DIC 的始动因素是组织因子(TF)过度表达。败血症患者单核细胞和巨噬细胞表面可见 TF 大量表达,过度表达的 TF 最终导致 DIC 发生。此外,在 DIC 患者中由活化单核细胞合成的促炎细胞因子(如白细胞介素-1 和肿瘤坏死因子 TNF-α)浓度增高,可使血管内皮细胞表达 TF 而介导凝血。严重组织创伤,尤其是颅脑损伤后,TF 释放于血液循环。输血反应或恶性疟疾发作导致的血管内溶血也可引起 TF 释放。胎盘早剥患者子宫内压增高可促使富含 TF 的蜕膜碎片进入母体血液循环。羊水栓塞时,含 TF 的羊水和组织也可进入母体循环。

广泛暴露于 TF 的结果使凝血系统极度活化并产生大量凝血酶,凝血酶过量生成是 DIC 发展的关键环节。凝血酶促使血小板活化聚集,堵塞微血管,致血小板减少。过量的凝血酶还可结合于抗凝血酶和凝血酶调节蛋白,导致抗凝血酶和凝血酶调节蛋白迅速消耗,抗凝活性下降。凝血酶与凝血酶调节蛋白结合后还可活化蛋白 C,造成蛋白 C 耗竭,有利于微血管血栓形成。

此外,凝血系统一旦被激活,炎症和凝血通路就会相互作用,并进一步放大彼此的反应。凝血酶能够与细胞表面的蛋白酶活化受体相互作用,进一步活化细胞并扩大炎症反应;而作为急性炎症反应的一部分,C4B 结合蛋白血浆浓度增高,能结合更多的血浆游离蛋白 S,使蛋白 S 不能作为蛋白 C 的辅助因子,从而导致蛋白 C 抗凝活性降低。炎症反应还可使纤溶酶原激活剂抑制物-1(PAI-1)升高,PAI-1 与组织型纤溶酶原激活剂(tPA)比例失调,从而抑制了纤溶活性。

在这种条件下纤维蛋白形成而纤溶活性下降致其清除受损,导致中、小血管内血栓形成。当红细胞通过部分堵塞的血管及伴随 DIC 出现的巨噬细胞活化,导致红细胞破碎和微血管病性溶血性贫血。

三、DIC 诊断

急性 DIC 时,血小板、凝血因子(尤其是 FV 和 FⅧ)及纤维蛋白原被迅速消耗,并产生纤维蛋白降解产物(FDPs),如 X 碎片和 E 碎片。它们结合于纤维蛋白,增强 tPA 活性,使血凝块快速溶解。血小板和凝血因子的消耗加之纤溶活性增强,引起胃肠道、泌尿生殖道、静脉穿刺部位等持续出血。因微血管或大血管内血栓形成,也可出现器官缺血的征象。

在慢性 DIC 中,某些凝血因子产生增加的速度超过其消耗的速度,致纤维蛋白原和 FⅧ 等浓度不降反而增高,但血小板水平持续减低。纤维蛋白原和 FⅧ 水平增高而凝血因子抑制物及纤溶系统组成成分(纤溶酶原和 tPA)消耗增加,使体内凝血与抗凝血系统的平衡向有利于血栓形成的方向偏移。

目前尚无单一指标可确诊 DIC。任何患有败血症、休克、广泛性组织损伤或产科意外的患者若出现出血征象,应考虑并发急性 DIC,应进行血小板计数、APTT、PT、纤维蛋白原和 FDPs 等检测。基于以上检测指标,国际血栓与止血学会 DIC 分会为显性 DIC 制定了一个评分系统,并为慢性 DIC 制定了一个包括检测抗凝血酶、蛋白 C 及凝血活化分子标志物的评分系统。对于识别早期非显性 DIC,不仅要注意那些异常结果,更要注意那些异常结果的变化趋势。

四、DIC 治疗

DIC 临床表现复杂而多变,应根据 DIC 的性质、患者的年龄、引起 DIC 的原因、出血或血栓的部位及严重度、血流动力学及其他临床参数对 DIC 患者进行个体化治疗。DIC 的治疗最主要的是消除引起 DIC 的基础疾病。

(一)急性 DIC

原发病的治疗是一项根本措施,同时应加强支持治疗。如应用抗生素控制感染,给予休克患者扩充血容量治疗,低氧血症时给予供氧;产科意外患者清除子宫内容物。另外要控制异常的止、凝血状态。急性 DIC 患者常因低纤维蛋白原血症而出现严重出血,给予纤维蛋白原输注以提高纤维蛋白原水平。严重血小板减少及 FDPs 增高导致的血小板功能异常可引起持续出血,输注血小板可提高血小板计数,有利于控制出血。血小板输注也可提供 FV,FV 存在于血小板颗粒中。目前还没有临床或实验室的资料显示血小板和血浆等的替代治疗。

因 DIC 源于凝血系统活化,DIC 时应用抗凝剂是否有益一直是热点问题。最初应用肝素治疗急性 DIC 证实是有害的,它可使出血加重、死亡率增加。然而近年来有实验表明,肝素至少可部分抑制败血症或其他原因导致的 DIC 的凝血系统活化,但对有出血倾向的患者应用肝素治疗的安全性仍存有争议。另有报道指出,肝素虽然可以抑制凝血酶的过度生成,但目前尚无临床对照试验显示它对 DIC 患者的临床转归有益。

一项对伴有多器官功能障碍的败血症患者进行的大规模临床试验证实,应用重组人活化蛋白 C(raPC)24 $\mu g/(kg \cdot h)$ 共 96 h,可将死亡率由 30.8% 降至 24.7%($P=0.005$)。严重出血仅由 2.0% 轻微增加至 3.5%($P=0.06$)。另有报道指出,活化蛋白 C 兼有抗凝和抗炎作用,故对败血症引起的 DIC 效果较好。

一项对败血症合并 DIC 患者应用抗凝血酶浓缩制剂治疗的研究显示,死亡率由 47% 降至 32%。出血率未见报道。

(二)慢性 DIC

慢性 DIC 的治疗首先也在于控制原发病,如对死胎滞留的患者进行宫腔清理。但慢性 DIC 最常见原因是癌症,并且许多肿瘤对治疗反应差。肝素可用来控制 DIC 的某些表现,如移行性血栓性静脉炎、静脉血栓栓塞和肺纤维蛋白沉积。以往普通肝素的用法是 500 U/h 持续静脉输注或每 8 h 10 000 U 皮下注射。最近证实,皮下应用低分子量肝素(LMWH)是安全有效的。用药剂量需根据临床反应及纤维蛋白原和血小板计数的实验室检测结果进行相应调整。

综上所述,DIC 的研究进展主要有以下几点:在发病机制方面强调绝大多数 DIC 的发生是通过组织因子途径实现的,组织因子是启动凝血的主要因素;在诊断上,DIC 专业委员会一致主张 DIC 的诊断应当以血小板及基本凝血指标检查为主,进行量化计分;治疗 DIC 的关键是特异有效地治疗引起 DIC 的基础疾病,控制凝血活化,急性 DIC 时输注血小板、纤维蛋白原等替代治疗是必要的;因无临床对照研究证明肝素对急性 DIC 的确切疗效,故对于急性 DIC 目前不主张应用肝素治疗,或者仅在败血症等引起的 DIC 中试用低分子量肝素。应当强调的是,DIC 的发病机制错综复杂,应根据具体情况,采取综合措施,才有可能达到较满意的效果,提高 DIC 的存活率。

(刘　龙)

第九节　遗传性毛细血管扩张症

遗传性毛细血管扩张症(hereditary hemorrhagic telangiecta sis,HHT)是一种遗传性疾病,又称Rendu-Osler-Weber病,是由于毛细血管和小血管壁先天性变薄和舒张功能欠佳,引起局部血管扩张的遗传性出血性疾病。临床表现为皮肤、黏膜甚至内脏局限性血管扩张,呈成簇的鲜红色或紫红色斑点,以及反复在同一部位自发性出血或轻微外伤后出血不止。

一、病因与发病机制

HHT 系常染色体显性遗传,目前发现的三种与该病相关的基因异常都与 TGF-β 的信号转导相关,该蛋白具有促进血管生长与血管新生的作用。

多数 HHT 患者都有 HHT1(也称为 ORW1)基因位点的异常,该基因定位于 9q3.4,基因产物endoglin 为 TGF-β 的结合蛋白,其质或量的缺陷直接影响 TGF-β 的作用;另一基因位点 ORW2,定位于 12q,含 activin 受体样激酶 1 基因,属于转化生长因子 β 受体家族;3q2.2,含 TGF-βⅡ受体基因。

二、临床表现

(一)症状与体征

1.毛细血管扩张

毛细血管扩张是本病基本表现,具有特征性,见于 74% 的患者,往往突然发生,进行性发展。

全身毛细血管均可受累,但主要是在皮肤、黏膜和内脏。典型病变为皮肤和黏膜上出现鲜红色和紫红色的毛细血管和小血管扩张,扩张的毛细血管有的可聚合成斑片状,一般高出皮面,用玻璃片紧压可使其褪色,轻压可见小动脉搏动。

2.出血表现

出血表现是本病的重要临床表现。凡是有毛细血管扩张的部位均可发生出血,同一部位反复出血是本病特征,常见出血部位:①鼻出血;②外伤后出血不止;③女性患者月经量持续增多,时间延长,有的分娩时大出血,甚至休克;④内脏出血。

(二)其他临床表现

(1)肺内动静脉瘘的症状:表现为反复咳嗽和咯血,伴发肺部感染,严重时出现呼吸困难、发热,继发性的细胞增多症及杵状指等。

(2)中枢神经系统症状:10%的患者可出现脑内动静脉瘘,7%有脑动脉瘤,均能引起致死的脑出血。肺内动静脉瘘所致的并发症,如脑脓肿、脑栓塞也是致死的原因。

(3)肝、脾受累症状:8%的患者有肝、脾受累,表现为肝大、肝硬化、肝血管瘤、黄疸、腹水和摩擦音等。

(4)贫血:若反复大量出血,可造成慢性失血性贫血。

三、实验室检查

(一)一般检查

贫血时呈小细胞低色素性贫血,白细胞及分类一般正常,伴感染时可增高。血小板计数正常,出血严重时可有反应性增多。

(二)出血、凝血机制的检查

1.血管功能检查

30%的患者出血时间延长,76%有束臂试验阳性。

2.血小板功能检查

血小板计数及血块回缩一般正常,部分患者合并血小板功能异常,表现为血小板黏附性降低,对腺苷二磷酸聚集性减低,凝血酶原消耗不佳,但可被红细胞所纠正。

3.凝血因子改变

少数患者可合并凝血因子缺陷,如凝血酶原、因子Ⅶ和因子Ⅴ的减少。

4.纤维蛋白溶解活性检查

优球蛋白溶解时间常缩短,而血浆副凝固试验阴性。

(三)其他检查

X线胸部检查一般正常,许多动静脉瘘患者因此而漏诊,目前有人建议对患者做肺部血管造影以明确病变是否存在。内镜检查有时能在受检部位发现结节或扩张的毛细血管,为本病提供依据。

四、诊断

本病的诊断一般不难,某一个或几个部位反复出血,多部位皮肤、黏膜毛细血管扩张和有家族史,而血小板功能和凝血机制基本正常即可确诊。

国外有人提出如下标准:①鼻出血;②毛细血管扩张;③内脏受累;④有一定的家族史。

符合其中3项或3项以上即可确诊本病。若仅有2项,则不能诊断,但应视为高度疑似对象。若不足2项,不能诊断,其中需说明的是,有家族史的儿童,虽然发病危险与年龄有关,但若无其他表现,亦不能诊断为本病。

五、鉴别诊断

本病应与下述疾病鉴别。

(一)CREST综合征

CREST综合征表现为雷诺现象,指(趾)硬皮病,食管运动失调,皮下钙质沉着和多发性毛细血管扩张。主要累及女性,病损出现较晚,毛细血管扩张以手最常见,极少出血,无家族史。

(二)蜘蛛痣

蜘蛛痣为获得性。多见于肝病、妊娠及营养缺乏等,以腰部以上多见,黏膜和内脏少见,很少出血。

(三)共济失调毛细血管扩张症

共济失调毛细血管扩张症是一种常染色体显性遗传疾病,以早期发生进行性小脑共济失调和眼毛细血管扩张为特征,一般在共济失调后出现球结膜毛细血管扩张。继而向鼻周区扩展,由于胸腺发育不良导致免疫缺陷,常发生呼吸道感染伴淋巴网状系统恶性肿瘤,血中甲胎蛋白水平很高。

六、并发症

(一)肺含铁血黄素沉着

由于肺组织毛细血管、小动脉和小静脉的扩张或由于动静脉瘘及血管瘤形成,受累血管壁舒缩功能减退,脆性增加而破裂出血,表现为长期反复咯血、气促、发绀、肺水肿,肺泡内可有大量含铁血黄素沉着。咯血时X线检查可发现不规则的高密度阴影,有时可呈弥散斑点状,酷似粟粒性肺结核。咯血停止后可迅速消失,少数可留有恒久性病变。

(二)脑脓肿

无确切的发生统计。已报告的病例往往有肺动静脉瘘引起的咯血、肺部感染病史。临床表现为四个方面症状:①感染症状,如发热、倦怠;②颅内压增高症状,如头痛、呕吐、视盘水肿;③脑膜刺激征;④脑局灶性症状,与脓肿发生部位有关而出现感知、运动功能障碍。CT对脑脓肿可作出明确定性、定位诊断,典型图像为密度增强、边界清楚的脓肿壁,以及低密度脓腔。

七、治疗

由于本病系遗传性疾病,所以至今尚无根治方法,出血时可采用下列措施。

(一)局部压迫止血

皮肤、黏膜及可触及部位出血时可用局部压迫止血法,如局部加压或外科缝合;局部应用凝血酶、纤维蛋白原等促凝血制剂;多种止血海绵;或用中药止血粉,如三七粉及白及粉等。鼻止血时用鼻腔填塞止血法,也可用烧灼、电凝术及化学剂止血。

(二)止血药物

(1)垂体后叶激素注射液:内含升压素,能使血管收缩,尤其对于肺血管有强大的收缩作用,使肺循环压降低,也可降低静脉压力。因此对肺、胃肠道,以及其他部位出血有较好的止血作用。

5～10 U 加入 25％葡萄糖注射液 20～40 mL 缓慢静脉注射。若出血仍不止,可用 10～20 U 加入 5％或 10％葡萄糖注射液 500 mL 中静脉滴注。学龄前儿童剂量减半,可以收到速效。

(2)卡巴克络:每次 40～60 mg 加入 5％或 10％葡萄糖注射液 500 mL,静脉滴注,每天 1～2 次,也可每次 10～20 mg,肌内注射,每天 2 或 3 次均有效。但长期大剂量使用可引起头晕、耳鸣、恶心及精神症状。

(3)其他止血药物:巴曲酶、维生素 K₁、抗纤溶制剂、酚磺乙胺等也可应用,但疗效不定。

(三)中药

侧柏叶、土大黄、地榆、蒲黄、血余炭、旱莲草、金樱子、阿胶、三七等煎服,有一定效果。

(四)消化道出血的处理

除可用上述止血药物外,也可口服纤维蛋白原-凝血酶制剂,即以纤维蛋白原 0.5 g 溶于冰水或冷开水 50 mL 中,口服后转动体位,使药物在胃内的接触面尽可能大,10 min 后再口服凝血酶溶液 10 mL,在药物所及范围内止血效果较好。口服冰水加去甲肾上腺素溶液、鞣酸蛋白或果胶等也有效。

(五)雌激素炔雌醇

0.25～1 mg/d 或与孕酮类药物合用,据报道可使鼻出血的发生率及严重程度减低,男性患者可同时服用甲睾酮 2.5～5.0 mg/d,以减轻女性化的不良反应。

(六)对症处理

(1)输血:若有失血性休克、贫血或合并凝血因子减少时,可输血或血浆。输血不宜过多,以防止血容量剧增血压过高而加重出血。

(2)贫血:可用铁剂治疗。

(七)手术问题

手术是否能引起出血尚有争论。

(张 兰)

第十节 纤维蛋白原缺乏症

按纤维蛋白原的量和质异常,可将纤维蛋白原缺乏症分为无或低纤维蛋白原血症和异常纤维蛋白原血症。根据发病机制的不同可分为先天性(或遗传性)与获得性纤维蛋白原缺乏症。本节讲解先天性(或遗传性)与获得性纤维蛋白原缺乏症。

一、先天性纤维蛋白原缺乏症

先天性纤维蛋白原缺乏症是一种罕见的出血性疾病,发病率为 1/1 000 000,呈常染色体隐性遗传,约 50％发生于近亲婚配的家系。根据纤维蛋白原的缺乏程度,可分为低纤维蛋白原血症和无纤维蛋白原血症,前者多为杂合子,后者多为纯合子。

(一)病因与发病机制

血浆纤维蛋白原主要由肝实质细胞合成和分泌。纤维蛋白原 Aα、Bβ、γ 三条多肽链分别由三个独立的基因 FGA、FGB、FGG 编码,集中在 4q28～4q31 约 50 kb 的区域内。遗传性纤维蛋白原缺乏症的发病机制即纤维蛋白原基因缺陷,引起纤维蛋白原缺乏的突变皆为纯合突变或复合杂合突变。

本病的发生主要是由于肝合成纤维蛋白原的功能存在先天性缺陷,无或低纤维蛋白原血症者纤维蛋白原的合成不足或完全缺如,而纤维蛋白原的代谢过程正常。另外,合成的纤维蛋白原在肝细胞中过多积聚也可导致无或低纤维蛋白原血症。部分低纤维蛋白原血症可伴有异常纤维蛋白原血症。

(二)临床表现与实验室检查

1.临床表现

(1)先天性无纤维蛋白原血症:多为纯合子型,血浆中 Fg 缺如。临床表现为终身出血倾向,典型患者生后即有脐部出血不止,可自发性或轻微外伤后出血,表现为鼻出血、腔黏膜出血、皮下出血、血肿、消化道出血、颅内出血、关节腔出血等。约有 20% 的患者有关节腔出血,但关节因积血而畸变的极少见。部分女性患儿成年后月经量过多,自发性流产率较高。颅内出血是致死的主要原因。然而在患者的成年期,出血的严重程度和发作频率有随年龄增长而缓解的倾向。

(2)低纤维蛋白原血症:多为复杂的杂合子型,血浆中纤维蛋白原含量明显减少。患者通常无出血症状,有时也有新生儿脐带出血、皮下血肿等,但出血的严重程度和发作频率较轻。严重的出血多见于外伤和手术中。

2.实验室检查

(1)常规凝血试验:无纤维蛋白原血症患者的凝血时间、凝血酶原时间、凝血酶活酶时间、活化部分凝血活酶时间均延长,但均可被血浆或纤维蛋白原纠正。低纤维蛋白原血症患者常规凝血试验结果可异常,其程度取决于血浆纤维蛋白原含量,凝血酶原生成试验和凝血酶原消耗试验常正常。

(2)血小板功能试验:血小板聚集率降低,加入正常血浆或纤维蛋白原,聚集异常可被全部或部分纠正。

(3)血浆纤维蛋白原含量测定:无纤维蛋白原血症患者纤维蛋白原含量为 0 g/L 或 <0.4 g/L,低纤维蛋白原血症患者含量常为 $0.5 \sim 0.8$ g/L。血浆纤维蛋白原缺乏或浓度降低,小于 150 mg/L,一般小于 50 mg/L,即可发生出血,也有血浆纤维蛋白原极低而长期无自发出血表现。

(4)血沉:在发生本病时可以降低,甚至接近于 0。

(三)诊断

目前,尚无统一诊断标准,一般需符合下述条件:①应注重家系分析,有阳性家族史或遗传史;②自幼有出血倾向;③血浆纤维蛋白原缺乏或浓度降低;④凝血试验延长和血小板聚集率降低;⑤输注血浆或纤维蛋白原制剂有特殊的止血效果。分泌障碍导致的无或低纤维蛋白原血症,肝活检有助于诊断。

(四)鉴别诊断

本病应与血友病、肝病、DIC 等所致的获得性纤维蛋白原缺乏及先天性异常纤维蛋白原血症鉴别;在新生儿早期,发病者应和新生儿出血症鉴别,后者 PT、APTT 延长,纤维蛋白原正常,注射维生素 K$_1$ 后症状改善,据此不难鉴别;注意排除一些药物,如肝素、皮质激素等所致的低纤维蛋白原血症。

(五)治疗

先天性纤维蛋白原缺乏症患者在外伤或手术时可用血浆、新鲜全血、冷沉淀或纤维蛋白原制剂治疗。纤维蛋白原的止血浓度为 $50\sim100$ mg/100 mL,一般输注纤维蛋白原制剂,开始每次 $45\sim50$ mg/kg,以后每次 $20\sim25$ mg/kg。一般输注正常血浆,开始每次 $25\sim30$ mL/kg,以后每次 $10\sim15$ mL/kg。冷沉淀一般输注 $10\sim12$ U,使纤维蛋白原水平达到或超过 1 g/L。对于输注纤维蛋白原后引起血栓形成的无纤维蛋白原血症患者,可以同时应用低分子量肝素。达那唑可以使低纤维蛋白原血症患者的血浆纤维蛋白原含量增高。一般不主张定期输注纤维蛋白原预防出血。

二、获得性纤维蛋白原缺乏症

获得性纤维蛋白原缺乏症较先天性纤维蛋白原缺乏症多见,继发于某些原发性疾病,它不是一种独立性疾病,而是许多疾病并发的一种病理过程。

(一)病因与发病机制

1.纤维蛋白原合成不足

纤维蛋白原合成不足常见于严重的肝病,如重症肝炎、晚期肝硬化、各种梗阻性黄疸并发肝损害等。血浆纤维蛋白原含量一般不低于 1.0 g/L,出血倾向往往是由于其他凝血因子缺乏同时存在。

2.纤维蛋白原破坏增加

纤维蛋白原破坏增加见于终末期恶性肿瘤患者,如急性白血病、恶性淋巴瘤等。由于肿瘤细胞释放大量有促凝作用的蛋白水解酶,可裂解纤维蛋白原使其含量降低。

(二)临床表现与实验室检查

1.临床表现

获得性纤维蛋白原缺乏症的血浆纤维蛋白原水平的降低一般不如先天性者严重,但往往由于原发病而表现较为复杂和严重。常见的临床表现有出血、休克、栓塞、溶血等。除原发病征象外,可有严重的出血症状。出血为本病最常见和主要的临床表现,血液可以完全不凝固或仅凝固成很细小疏松的血块,出血常为多发性,除皮肤出血外,还可发生广泛内脏出血。休克、栓塞、溶血则多见于 DIC。

2.实验室检查

(1)纤维蛋白原缺乏症:①凝血时间延长或完全不凝固,活化部分激酶时间及凝血酶原时间显著延长;②纤维蛋白原定量测定含量减少。

(2)纤维蛋白原溶解症:①血块溶解法,正常人血浆凝块 48 h 也不溶解,纤维蛋白原溶解症中血块溶解或缩小;②优球蛋白溶解试验,优球蛋白溶解时间明显缩短,纤维蛋白原极度减少时,可呈假阴性;③纤维蛋白原溶解酶原定量测定,纤维蛋白原溶解酶原降低,是纤维蛋白原溶解症的一项重要指标;④纤维蛋白原降解产物(FDP)测定,血及尿中 FDP 增高。

(三)治疗

(1)积极治疗原发病。

(2)对症治疗。纤维蛋白原缺乏症的治疗:可输入新鲜全血或血浆。每输入全血 200 mL 或血浆 100 mL,可提高血浆纤维蛋白原约 10 mg/dL。严重纤维蛋白原缺乏者以输入纤维蛋白原精制品为宜,因血液中含有纤维蛋白原,输入后可加剧纤维蛋白原溶解。

(李 颖)

第十一节 遗传性血小板质量与功能异常

血小板在正常止血过程中起重要作用,血小板功能异常是出血的重要原因。自1918年Glanzmann首先报道先天性血小板无力症以来,各种先天性血小板功能缺陷性疾病逐渐被人们所认识。血小板止血功能与血小板质膜、血小板贮存颗粒、花生四烯酸代谢、磷脂酰肌醇代谢及钙离子动员等因素密切相关,其中任一环节出现异常均可能引起血小板功能障碍而导致出血。内皮下结缔组织异常(如爱-唐综合征)、血浆vWF异常(如vWD)和血浆纤维蛋白原质或量的改变(如无纤维蛋白原血症)也可影响血小板功能。

一、血小板无力症

血小板无力症(Glanzmann thrombasthenia,GT)是一种常染色体隐性遗传性疾病,近亲婚配人群中较为常见。基本特点是血小板膜糖蛋白GPⅡb或GPⅢa基因缺陷,从而GPⅡb/Ⅲa复合体的质或量异常,导致血小板聚集功能异常,表现为终身出血倾向。瑞士儿科医师Glanzmann于1918年首先报道了本病。20世纪90年代以后利用分子生物学技术可成功地进行GT携带者检测及产前诊断。迄今国外已报道300多例,国内苏州、天津、上海、湖南等地报道近百例。

(一)病因与发病机制

本病的基本缺陷是血小板膜糖蛋白GPⅡb/Ⅲa复合体数量减少或结构异常。GPⅡb/Ⅲa复合体是血小板与纤维蛋白原结合的位点,血管内皮受损后,GT患者的血小板可正常黏附于裸露的内皮下组织,并发生变形和释放颗粒,但血小板之间的聚集作用及血小板结合纤维蛋白原的能力却显著减弱或消失,难以形成血栓故而导致出血倾向。

(二)临床表现

杂合子往往无出血表现,实验室检查多正常;但也有个别报道杂合子个体有出血时间的延长。纯合子有出血表现。

大多数患者起病于婴幼儿期,多于5岁以前得到确诊。临床上常见自发性皮肤黏膜出血,包括皮肤紫癜或瘀斑、鼻出血、牙龈出血、女性月经过多等,重者可内脏出血;自发性中枢神经系统出血很少见;外伤或手术后可出血不止;深部血肿和关节积血很罕见,这使得GT可与血友病及其相关疾病区别开来。妊娠和分娩会带来很高的出血风险,极易发生产后大出血。出血症状可随年龄增长而减轻。

本病的显著特点是患者出血的严重程度轻重不一、不可预测,且与GPⅡb/Ⅲa复合体缺乏的严重程度无相关性。并且同一患者在一生中出血的严重程度也可有变化。

(三)实验室检查

(1)血小板计数和形态正常,血片中血小板散在不聚集。

(2)出血时间延长。

(3)血块回缩不良或无回缩。

(4)血小板聚集试验:多种生理性诱聚剂包括二磷酸腺苷(ADP)、肾上腺素、凝血酶、胶原诱导的聚集反应严重减低甚至消失,而瑞斯托霉素和 vWF 诱导的聚集反应正常。

(5)血小板在加 ADP、凝血酶或胶原时均出现正常的形态改变。

(6)全血的血小板玻珠柱滞留试验异常。

(7)血小板释放试验:肾上腺素、低浓度的 ADP 或凝血酶或胶原诱导下减低,高浓度凝血酶或胶原诱导下则正常。

(8)在去内皮的血管中白色血栓形成不良,血小板伸展不良。

(9)血小板膜表面糖蛋白 GPⅡb 和(或)GPⅢa 的数量减少、缺如或结构异常。

(10)血小板纤维蛋白原含量降低。

(11)血小板与纤维蛋白原及其他针对 GPⅡb/Ⅲa 的黏附性糖蛋白的结合降低或消失。

(四)诊断与鉴别诊断

1.临床表现

国内诊断标准:①常染色体隐性遗传;②自幼有出血症状,表现为中度或重度皮肤、黏膜出血,可有月经过多、外伤手术后出血不止。

2.实验室检查

(1)结果:①血小板计数正常,血涂片上血小板散在分布、不聚集成堆。②出血时间延长。③血块回缩不良,也可正常。④血小板聚集试验,加 ADP、肾上腺素、胶原、凝血酶、花生四烯酸均不引起聚集,少数加胶原、花生四烯酸、凝血酶有聚集反应,而加瑞斯托霉素聚集正常或减低。⑤血小板玻珠柱滞留试验减低。⑥血小板膜糖蛋白 GPⅡb/Ⅲa 减少或有质的异常。

(2)快速诊断:在需迅速确定患者是否为 GT 的情况下,可根据血小板计数正常、血块回缩不良或无回缩、出血时间延长,以及用非抗凝血做血涂片时血小板分散不聚集成堆等条件进行初步诊断。有报道采用流式细胞术可快速确诊本病。

(五)治疗

本症无根治方法,治疗主要包括出血的预防和处理两方面。

(1)预防出血:口腔保健可减少牙龈出血;避免使用影响血小板功能的药物(如阿司匹林、肝素等);避免外伤;对患者进行有创操作前可预防性输注血小板。

(2)止血措施:主要是输血小板。为了预防同种免疫所致的血小板输注无效,最好输注去白细胞的 ABO 及 HLA 配型一致的单采血小板。脾切除、皮质类固醇及去氨基-D-精氨酸血管升压素(DDAVP)常无效。

局部止血措施包括局部压迫止血、局部止血药物的使用(包括凝血酶、吸收性明胶海绵等)、抗纤溶药物的应用等。鼻出血有时不易控制,鼻腔填塞、柯氏区烧灼及输血小板无效的严重出血可考虑结扎或栓塞颌内动脉。月经过多的患者可应用性激素治疗。

(3)长期慢性失血者应补充铁剂和叶酸。

(4)必要时可进行异基因干细胞移植。

(5)临床试验:包括重组因子Ⅶa、尝试修正患者基因缺陷的基因治疗等。

(六)预后

通过支持治疗,GT 预后良好。大多成年患者日常生活不受影响,死亡率低于 5%,患者很少由于出血而死亡。

(七)预防

避免近亲婚配,开展遗传咨询和产前检查。

二、巨大血小板综合征

巨大血小板综合征（BSS）是一种常染色体不完全隐性遗传性疾病，患者父母近亲结婚多见。其基本特点是由于基因缺陷引起血小板膜表面糖蛋白 GP I b/IX/V 复合体异常，导致血小板黏附功能异常，表现为终身出血倾向。BSS 特征为出血时间延长，轻中度血小板减少伴巨大血小板、血小板黏附功能缺陷、凝血酶原消耗不良，血块回缩正常，其中血小板形态巨大最具特征。1948 年 Bernard 和 Soulier 首先报道本病，故亦称为 Bernard-Soulier 综合征。他们发现一近亲结婚家庭的两个孩子都出现严重的、以皮肤黏膜出血为特征的出血症状，血液检查表明均有血小板减少和巨大的血小板。至今已报道 100 多例。

（一）病因与发病机制

本病的基本缺陷为血小板膜表面的膜糖蛋白 GP I b/IX 复合物及 GP V 出现质或量的异常。GP I b 是一种膜表面异二聚体，由 α、β 两条多肽链通过二硫键共价连接而成，GP I b 与 GP IX 和 GP V 进而形成非共价复合物——GP I b/IX/V 复合体，分布于血小板表面，是 vWF 的受体，是血小板的主要黏附受体，血小板通过 GP I b/IX/V 复合体与 vWF 结合而黏附于内皮下组织，这对于原发性止血早期阶段血小板的正常黏附起至关重要的作用。所以 BSS 患者血小板黏附功能缺陷，瑞斯托霉素和 vWF 诱导的聚集反应也降低甚至消失。由于缺乏黏附受体，在高、低切应力下血小板均不能黏附于内皮下组织，导致止血障碍。

GP IX 和 GP V 在 BSS 血小板中含量降低与 GP I b 下降相平行，提示 GP IX（CD42a）、GP I bα（CD42b）、GP I bβ（CD42c）和 GP V（CD42d）四种蛋白基因的表达可能有协同作用。细胞表面完整的 GP I b-IX 复合物表达，必须有 GP I bα，GP I bβ 和 GP IX 三种 cDNA 同时存在。其中任何一种基因异常（不包括 GP V）都可能导致 BSS。

用凝血酶刺激血小板后进行凝胶电泳，结果表明，尽管 GP V 不是凝血酶受体，但参与凝血酶与血小板的相互作用，所以 BSS 血小板 GP V 减少可能引起凝血酶诱导的血小板聚集异常及凝血酶原消耗缺陷。

关于 BSS 巨大血小板的产生机制，目前尚无定论。可能是由于缺乏 GP I b-IX，使血小板质膜与细胞骨架失去联系而导致变形，也可能是由于巨核细胞分界膜系统发育不正常而释放巨大血小板。电镜发现 BSS 血小板细胞膜系统明显异常，细胞内空泡、表面连接系统、致密管道系统、微管系统及膜复合物增多，巨大血小板内蛋白及致密颗粒也增多。

（二）临床表现

杂合子无临床症状，但实验室检查有异常，如血小板 GP I b-IX 为正常的一半，血小板也较正常大。纯合子常有中至重度出血，出生后数天就可有出血表现，多为程度不等的紫癜型出血，包括皮肤瘀斑、鼻衄、女性月经过多及牙龈出血等，也可有内脏出血。自发性出血很少见，但外伤后或手术后出血可以非常严重。出血严重程度难以预测，不同患者或同一患者不同时期出血程度差异很大。随年龄增长出血症状可逐渐减轻。

（三）实验室检查

（1）血小板计数减少，从 20×10^9/L 至接近正常水平不等，少数患者可正常。

（2）外周血涂片血小板巨大，这是 BSS 最突出的特点之一，30% 以上的血小板直径 $\geqslant 3.5$ μm，有的可为 $20 \sim 30$ μm，达到或超过淋巴细胞的大小，血小板膜变形性大。

（3）与血小板减少程度不平行的出血时间延长。

（4）血块回缩实验正常。

（5）血小板聚集试验。对多种生理性诱聚剂包括 ADP、肾上腺素、胶原等诱导的聚集反应正常或增强，而对瑞斯托霉素诱导的聚集反应消失，且加入正常 vWF 或正常血浆无法纠正；凝血酶诱导的聚集反应呈剂量依赖性，即高浓度凝血酶诱导的聚集反应正常，而低浓度凝血酶诱导的聚集反应减低并且延迟相延长。

（6）血小板黏附试验：黏附功能减低。

（7）凝血酶原消耗减少。

（8）血小板寿命缩短。

（9）血小板膜的可变形能力异常增高。

（10）血小板膜表面糖蛋白 GPⅠb、GPⅨ和 GPⅤ的数量减少或缺如，这是确诊依据。

血小板无力症杂合子（携带者）血小板计数和血小板功能实验常无任何异常，但血涂片中血小板体积明显增大，血小板膜 GPⅠb/Ⅸ/Ⅴ复合体数量减少。

（四）诊断与鉴别诊断

1.国内诊断标准

（1）临床表现：①常染色体隐性遗传；②轻至中度皮肤、黏膜出血，女性月经过多；③肝、脾不肿大。

（2）实验室检查：①血小板减少伴巨大血小板；②出血时间延长；③血小板聚集试验：加瑞斯托霉素不聚集，加其他诱聚剂聚集基本正常；④血小板玻珠柱滞留试验可减低；⑤血块回缩正常；⑥vWF 正常；⑦血小板膜缺乏 GPⅠb；⑧排除继发性巨大血小板综合征。

2.鉴别诊断

与其他先天性血小板减少症及伴有巨大血小板的疾病相鉴别。

（1）May-Hegglin 异常：是一种罕见的常染色体显性遗传性疾病，突出特点是患者粒细胞中具有与 Dohle 小体形态类似的外形巨大（直径为 2～5 μm）、边界清晰、嗜碱性和嗜派若宁性的特殊包涵体，同时也有血小板增大和不同程度的血小板减少。但血小板功能和血小板膜糖蛋白正常，出血症状较少见。最新研究发现，本病具有 *NMMHC-A* 基因突变。

（2）Epstein 综合征：是一种常染色体显性遗传性疾病，临床表现为肾炎、神经性耳聋伴血小板减少和巨大血小板，出血时间延长，部分患者的血小板对胶原和肾上腺素诱导的聚集反应异常。

（3）灰色血小板综合征：是一种少见的常染色体隐性遗传性疾病，表现为轻度血小板减少伴巨大血小板。血小板膜糖蛋白正常，但血小板 α 颗粒缺乏及 α 颗粒内容物减少，特别是内源性合成的蛋白质（包括 PF4、β 血小板球蛋白、纤维蛋白原、vWF、P-选择素、凝血栓蛋白等）减少是本病的特点。在染色血涂片中，患病血小板呈灰色或蓝色，外形巨大，内有空泡，呈褪色样或残影样改变。

（4）获得性/继发性巨大血小板综合征属获得性自身免疫性疾病，多次输注血小板者可发生（可为一过性），也有报道伴发于自身免疫性肝炎、急性白血病、幼年骨髓增生异常综合征等疾病。患者体内出现抗血小板 GPⅠb/Ⅸ/Ⅴ的自身抗体，可具有与血小板无力症相同的临床症状及实验室表现，用此类患者的血浆与正常人血小板混合孵育，可使后者功能出现障碍，据此可与本病鉴别。

（5）血管性血友病（vWD）是 vWF 的质或量异常引起的一种遗传性出血性疾病。vWD 患者血小板计数和形态均正常;血小板在瑞斯托霉素诱导下不能发生聚集反应的现象可通过加入正常 vWF 或正常血浆来纠正,而 BSS 则不能纠正。

(6)其他:另如 Fechtner 综合征、Montreal 血小板综合征及地中海巨大血小板减少症等的鉴别。

(五)治疗

无特效治疗,基本与血小板无力症相同。

(六)预后

与血小板无力症相似。由于单采血小板输注的日益普及和各种支持疗法的不断完善,BSS 患者的预后已有很大改善,病死率也显著降低。

三、贮存池病

血小板胞质内有四种颗粒:①致密颗粒,含有 ADP、ATP、Ca^{2+}、5-HT 及焦磷酸盐。②α 颗粒,内有多种蛋白,有些是血小板特有的,由巨核细胞合成,还有一些来自血浆。③溶酶体,内有多种酸性水解酶。④微过氧酶小体,有过氧化酶活性。血小板活化后,释放出颗粒内容物。一种或几种血小板颗粒缺乏,或由于血小板分泌机制缺陷(如花生四烯酸代谢异常),均可引起遗传性分泌功能缺陷。

贮存池病(storage pool disease,SPD)又称先天性血小板病。为常染色体显性遗传,亦可原因不明,男、女性均可发病。基本缺陷是血小板的致密颗粒缺乏和(或)α-颗粒缺乏,血小板释放反应异常,聚集功能异常。表现为易出现皮肤青斑、月经过多及外伤、产后出血过多等。实验室特点为出血时间延长,ADP、肾上腺素诱导的血小板聚集缺失第二相波,胶原诱导的聚集减低。

(一)α 颗粒缺乏

α 颗粒缺乏(α-SPD)又称灰色血小板综合征,可能是一种常染色体疾病,主要是血小板缺乏形态学可识别的 α 颗粒。

1.病因和发病机制

电镜显示患者巨核细胞及血小板中其他颗粒正常存在,只缺乏正常 α 颗粒,但存在含 vWF 及纤维蛋白原的空泡及小 α 颗粒前体。这些空泡及颗粒前体膜上含有 P-选择素(P-selectin)及 GPⅡb/Ⅲa,在凝血酶刺激下,血小板活化时可在血小板表面表达。这些发现表明血小板并不真正缺乏 α 颗粒,提示本病的主要异常是不能将 α 颗粒内容物定位于 α 颗粒中。由于 α 颗粒不能包装及保留 PF4、β-TG 和血小板衍生生长因子(PDGF),导致血浆 PF4、β-TG 浓度升高,PDGF 直接释放进骨髓基质,出现骨髓纤维化。

2.临床表现

主要表现为轻度皮肤黏膜出血,如鼻衄、皮肤瘀斑等,外伤后可能出现过度出血。

3.实验室检查

(1)血小板中度减少,范围多在$(25\sim150)\times10^9/L$;血小板体积增大,瑞特染色涂片见灰色血小板,故称为灰色血小板综合征。

(2)出血时间延长。

(3)骨髓网状蛋白纤维化。

(4)ADP、肾上腺素、花生四烯酸、瑞斯托霉素及 A23187 诱导的血小板聚集基本正常,对胶原反应有的减低或缺如,有的正常,对低浓度凝血酶反应减低。

（5）血小板 α 颗粒内容物 PF4、β-TG、纤维蛋白原、vWF、凝血因子 V、纤连蛋白及 TSP 明显减少，致密颗粒内容物 5-HT、ATP、ADP 正常。

（6）血浆 PF4 及 β-TG 浓度正常或升高。

4.治疗

DDAVP 对部分患者可缩短出血时间，增强止血功能。严重出血患者输注血小板有效。

（二）致密颗粒缺乏

致密颗粒缺乏（δ-SPD）是常染色体显性遗传性疾病。基本缺陷为血小板致密颗粒及其内容物减少或缺乏。

1.病因和发病机制

正常血小板致密颗粒内 ATP 与 ADP 的比值为 2∶3，而代谢池内该比值为 8∶1～10∶1，整个血小板 ATP/ADP 为 2.5∶1。δ-SPD 由于致密颗粒缺乏内容物，ADP 减少较 ATP 减少更为显著，故总的 ATP/ADP≥3∶1，这是 δ-SPD 的突出特点，对诊断该病价值很大。电镜几乎见不到致密颗粒，提示可能存在致密颗粒包装内容物缺陷。

2.临床表现

本病患者多有轻中度出血，表现为皮肤瘀斑、牙龈出血、月经过多、鼻出血等，外科手术或创伤后可出现过度出血或出血不止。服用抑制血小板功能的药物后出血会加重。

3.实验室检查

（1）血小板数目及形态正常。

（2）出血时间常延长。

（3）血小板聚集试验：对 ADP 或肾上腺素第一聚集波正常，第二聚集波减弱或消失，即无继发聚集。对低浓度胶原反应减低或缺乏，而高浓度时正常或接近正常。对瑞斯托霉素聚集正常。

（4）血小板致密颗粒内容物 ATP、ADP、5-HT、Ca^{2+} 等明显减少，整个血小板 ATP/ADP ≥3。

4.伴发其他先天性疾病

（1）Hermansky-Pudlak 综合征（HPS）：Hermansky 和 Pudlak 首先报道本病，呈常染色体隐性遗传，血小板贮存池缺陷性出血伴白化病。致密颗粒有数量或质量异常。其特点为酪氨酸酶阳性，眼、皮肤白化病，骨髓及其他组织的网状内皮系统有脂质样色素沉着，血小板数量正常，出血时间延长，有中度出血症状。杂合子无症状，但血小板 5-HT 减低。可出现肺纤维化，也可伴炎症性肠病，这是由于肺和小肠的巨噬细胞受累所致。

（2）Chediak-Higashi 综合征（CHS）：为常染色体隐性遗传性疾病。特点：①眼、皮肤部分白化病。②粒细胞吞噬功能障碍，溶酶体酶释放至吞噬体内的过程延缓或不完全，所以患者反复出现严重细菌或真菌感染。③肝、脾、淋巴结肿大，可伴眼球震颤。④除急性发作期外，出血较轻，血小板可轻度减少。⑤色素细胞、中性粒细胞、单核细胞、巨噬细胞及成纤维细胞中可见异常颗粒，其中中性粒细胞中可见大的过氧化物酶阳性颗粒，但血小板中没有，巨核细胞内也罕见。⑥本病患儿大多在幼年死于淋巴瘤样疾病或感染。⑦发病机制可能是颗粒形成时不正常的融合，溶酶体膜可能存在缺陷。

（3）Wiskott-Aldrich 综合征（WAS）：本病呈伴性隐性遗传。其主要特点为广泛湿疹，严重 T 细胞免疫缺陷引起的反复感染及血小板明显减少导致严重出血。出生后 6 个月常有出血症状，此后可减轻。大多死于婴儿期。血小板数量减少，原因是破坏过多，寿命缩短。血小板只相当于正常的 1/3 大小。血小板内致密颗粒减少。ADP、胶原或肾上腺素诱导的血小板聚集反应减低,可能是由于致密颗粒减少、ADP 代谢异常或糖酵解异常所致。IgM 减低,IgE 增加。

(4)αδ 颗粒联合缺陷(αδ-SPD):是一种异质性疾病,血小板 α 颗粒及 δ 颗粒存在不同程度的缺陷。δ 颗粒常严重减少,而 α 颗粒中度减少。临床表现及实验室检查类似于 δ-SPD,出血时间及血小板聚集存在不同程度异常。

(5)血小板减少伴桡骨缺如综合征(TAR 综合征):呈常染色体隐性遗传。特征为巨核细胞减少伴双侧桡骨缺失。常有多发性骨髓、肾脏和心脏异常,血小板减少但寿命正常。可伴有贮存池病样血小板功能缺陷。

5.治疗

局部出血可采用压迫止血,或局部应用吸收性明胶海绵、凝血酶等,避孕药可控制月经过多。肾上腺糖皮质激素、DDAVP、新鲜血浆及冷沉淀可缩短出血时间,改善出血症状,出血严重时必须输血小板。忌服阿司匹林类抑制血小板功能的药物。

四、对胶原反应缺陷性疾病

在低切应力时,血小板通过其相应的受体黏附于胶原、纤连蛋白及层粘连蛋白。胶原不仅促进血小板黏附,还是一种血小板诱聚剂。血小板 GPⅡb、GPⅠa/Ⅱb 复合物、GPⅣ及 GPⅥ参与血小板与胶原作用。GPⅠb/Ⅱa、GPⅣ及 GPⅥ缺乏均可引起血小板对胶原反应缺陷。

(一)GPⅠa/Ⅱa 异常

GPⅠa/Ⅱa 是多种细胞的胶原受体。不同个体血小板 GPⅠa/Ⅱa 分子数差异很大,可从900 至 3 000。血小板表面 GPⅠa/Ⅱa 减少可导致胶原不能诱导血小板聚集,血小板在胶原上伸展、黏附缺陷等。迄今共有 2 例出血患者伴 GPⅠa/Ⅱa 减少的报道。

(二)GPⅣ异常

GPⅣ主要介导血小板与胶原、TSP 及单核细胞作用。1990 年 Yamamoto 等报道首例血小板输注无效的患者缺乏 GPⅣ(CD36)。不少缺乏 GPⅣ的个体没有出血表现。缺乏 GPⅣ的患者可由于怀孕或输注血小板而产生抗 GPⅣ抗体,导致血小板输注无效和新生儿同种免疫性血小板减少症。

(三)GPⅥ异常

至今已发现 2 例皮肤紫癜及鼻衄患者缺乏 GPⅥ,而 GPⅠa/Ⅱa 含量正常,血小板对胶原的黏附聚集反应均有缺陷。还发现 1 例存在抗 GPⅥ抗体的 ITP 患者,胶原诱导的血小板功能缺乏。

五、花生四烯酸代谢障碍性疾病

花生四烯酸代谢包括磷脂酶 A_2 或磷脂酶 C、二酰甘油酯酶引起花生四烯酸释放,在环氧化酶作用下形成环内过氧化物 PGG_2 和 PGH_2,随后在血栓烷合成酶作用下生成及释放 TXA_2,然后与血小板上 TXA_2 受体结合,促进血小板聚集。ADP、肾上腺素及低浓度的胶原、凝血酶引起的血小板释放,必须有 TXA_2 合成。TXA_2 合成先天缺陷的患者有明显出血倾向。

先天性花生四烯酸代谢障碍的患者往往有出血倾向及出血时间延长,血小板对某些聚集诱导剂反应异常,表现为对 ADP 或肾上腺素有二相聚集缺陷,对胶原与凝血酶的聚集减弱,特别是对花生四烯酸无聚集反应。因类似阿司匹林的药理作用,故最初称为"阿司匹林样缺陷"。现已发现花生四烯酸释放缺陷、环氧化酶缺陷、TXA_2 合成酶缺陷及对 TXA_2 反应缺陷、钙离子动员缺陷等异常。

本类疾病患者多因服抑制血小板功能的药物继发出血或出血加重,因此疑及此类疾病时应停服这类药物,包括阿司匹林类退热剂、非甾体解热镇痛药、巴比妥类、右旋糖酐及抗组胺类药物、阿托品和氯丙嗪等。出血重者可输血小板。

(一)花生四烯酸释放缺陷

膜磷脂释放花生四烯酸是 TXA_2 合成的起始与限速步骤。1984 年 Rao 报道了 4 例患者,ADP、肾上腺素、胶原及 PAF 引起的血小板聚集及分泌缺陷,而对花生四烯酸聚集正常。进一步研究表明凝血酶刺激后血小板膜磷脂不能释放花生四烯酸,TXA_2 合成减少,而花生四烯酸刺激后 TXA_2 生成正常,推测为原发性花生四烯酸释放异常。1990 年 Rao 又发现此类患者磷脂酶 A_2 正常,但存在钙离子动员缺陷,因磷脂酶 A_2 是一种钙依赖性酶,所以钙离子动员缺陷可能是其真正的原发异常。该组患者确切的病理机制有待进一步研究。

(二)环氧化酶缺乏症

先天性环氧化酶缺陷患者有典型的阿司匹林样缺陷的特征,但加入 PGG_2 后血小板就能聚集并有正常的释放反应。本病可能系常染色体显性遗传。1975 年 Malmsten 等报道首例患者,^{14}C 标记花生四烯酸研究发现血小板环氧化酶缺乏,患者的血小板不能将花生四烯酸合成为 TXA_2,但能将环内过氧化物转变成 TXA_2。本病患者从小就有出血倾向,一般程度较轻。也有的患者因手术后出血较多才被发现,女性患者月经一般正常。患者出血时间轻度延长,血小板数量正常,黏附试验也正常。血小板超微结构正常,但颗粒的体积可能较小,血小板被凝血酶刺激后不发生收缩反应。各种刺激,包括花生四烯酸、不同浓度的胶原、凝血酶都不能使患者的血小板生成 TXA_2。患者血清中的 TXB_2 浓度也明显降低。有人证实患者的血小板也不能生成 PGE_2,血管内皮不能合成 PGI_2。这说明患者的血小板与内皮细胞环氧化酶都有缺陷。但患者尿中仍有 PGE_2、6-酮-$PGF1\alpha$ 与 TXB_2。由于尿中的前列腺素产物主要来自肾脏而不是来自血液,表明肾组织环氧化酶仍有功能。可能机体不同组织有不同的环氧化酶同工酶,并非患者体内所有的环氧化酶都有异常。Roth 和 Machuga 用放射免疫方法定量测定 6 例拟诊为环氧化酶缺陷患者的环氧化酶水平,5 例正常,仅 1 例减少。提示有两种类型的环氧化酶缺陷,一种为酶的数量减少,另一种为酶的结构异常,导致功能缺陷。

(三)TXA_2 合成酶缺乏症

1980 年 Mestal 等首先报道本病。患者有不同程度出血,出血常较严重,甚至因胃肠道大出血而发生失血性休克。患者可有阳性家族史,男、女性都可发病,提示遗传方式为常染色体显性遗传。实验室检查除有典型的阿司匹林样缺陷外,突出的特征如下:①出血时间明显延长,超过 30 min。②前列腺素内过氧化物不引起血小板聚集或只引起可逆性聚集。③血小板生成 12 羟-二十碳四烯酸正常,TXB_2 与十七碳羟酸明显减少,而 $PGF_{2\alpha}$、PGE_2 与 PGD_2 高于正常。④血小板用 PGH_2 孵育后不产生 TXB_2。⑤血浆 6-酮-$PGF_1\alpha$ 高于正常。这些特征说明患者的血小板环氧化酶是正常的,但 TXA_2 合成酶缺陷。在正常情况下血小板的花生四烯酸代谢产物主要是 TXA_2 与十七碳三烯酸,而 PGD_2、PGE_2、$PGF_{2\alpha}$ 的含量很低。当 TXA_2 合成酶有缺陷时,HHT 与 TXA_2 的生成明显减少,血小板产生的内过氧化物都将转变成 PGD_2、PGE_2、$PGF_{2\alpha}$,也可以被内皮细胞利用合成 PGI_2,从而使这些成分在血液中的浓度升高。

上述两种酶缺乏症的诊断主要依靠实验室检查。患者的血小板表现为阿司匹林样缺陷的特征,花生四烯酸与其他诱导剂不能刺激血小板生成 TXA_2 时,即应考虑先天性花生四烯酸代谢障碍性疾病的诊断。诊断时需注意以下问题。①引起花生四烯酸代谢障碍的最常见原因是服用阿司匹林或其他非甾体抗炎药物。阿司匹林对血小板环氧化酶的抑制是不可逆的,因此诊断本病时首先要排除患者在 10 d 内服用过阿司匹林等药物。②对环氧化酶缺陷与 TXA_2 合成酶缺陷的鉴别一般可通过对前列腺素内过氧化物的聚集反应区别开来。如果患者的血小板对花生四烯酸无聚集反应,但对内过氧化物有聚集反应,提示为环氧化酶缺陷。如果对二者均无聚集反应,则可能为 TXA_2 合成酶缺陷。但有人认为内过氧化物本身也是诱聚剂,可引起血小板聚集,不一定需通过转变成 TXA_2 才发挥作用。最肯定的方法是直接测定 PGD_2、PGE_2、$PGF_2\alpha$ 的生成。如果在 TXA_2 生成障碍的同时 PGD_2、PGE_2、$PGF_2\alpha$ 生成也减少,说明为环氧化酶缺陷。TXA_2 合成酶缺陷患者的这类前列腺素生成正常。

(四)对 TXA_2 反应性及 Ca^{2+} 动员缺陷

近年来发现一些患者的血小板对 TXA_2 的聚集和(或)释放反应异常,但用花生四烯酸温育后能正常合成 TXA_2。这类患者可能存在对 TXA_2 反应性或 Ca^{2+} 动员缺陷。根据患者血小板对钙离子载体 A23187 的反应性不同可分为两类。如果 A23187 可引起聚集反应,则提示患者血小板 TXA_2/PGH_2 受体有异常;如果患者的血小板对 A23187 反应减少,则表明血小板内 Ca^{2+} 的运转或利用障碍。由于 Ca^{2+} 是血小板激活不可缺少的辅因子,当细胞内 Ca^{2+} 转运或利用失调时就导致血小板聚集障碍。至今已有多篇关于 TXA_2 反应性缺陷或 Ca^{2+} 动员异常的报道。

六、血小板凝血活性缺陷性疾病

血小板通过加速凝血因子 X 及凝血酶原的活化而促进凝血酶生成,而血小板活化又能大大提高其促凝活性。多种因子参与血小板的凝血作用,包括血小板因子Ⅲ(PF3)、与接触因子的特异性作用、血小板表面磷脂酰丝氨酸的暴露、活化凝血因子特异受体的产生、血小板内因子Ⅴ的活化、释放及特别能加快凝血过程的血小板微颗粒的产生等。血小板聚集或释放缺陷患者常存在 PF3 活性异常。但单纯的 PF3 缺陷极少见,迄今只有数例报道。

(一)临床表现

单纯 PF3 缺陷所致的出血常较严重,以皮肤黏膜出血为主,可有外伤、手术后出血过多。还可有自发性腹膜出血及外伤后关节积血、严重肌肉出血等。

(二)实验室检查

(1)血清凝血酶原时间缩短是最恒定的实验室检查异常,凝血酶原消耗减少是本病的筛选试验。

(2)多种诱导剂(最常用白陶土)测定 PF3 有效性均降低,提示活化血小板加速凝血过程的能力减弱。

(3)出血时间正常,说明只有凝血缺陷,初期止血正常。

(4)在 1 例患者发现血小板膜磷脂正常,但当血小板活化后,Ⅴa、Ⅶa 结合位点、促进因子 X 及凝血酶原活化的能力、表面磷脂酰丝氨酸的暴露及血小板微颗粒的产生明显减少。

(5)其他:血小板计数、形态及黏附、聚集、释放功能均正常。

(三)治疗

输注血小板可有效防止出血。有的患者输注凝血酶原复合物有效,说明部分活化的凝血因子不依赖 PF3 发挥作用。

七、遗传性血小板减少症

(一)分类

遗传性血小板减少症是一类少见病,对这类疾病的研究加深了对人类血小板产生的调节方面的认识。遗传性血小板减少症有多种分类方式。根据不同的基因缺陷可作出精确分类,有利于提高诊断水平,但迄今尚有许多疾病的基因缺陷未知,且基因分析技术尚未在全球普及,故此分类方法还难以推广。对于临床诊治更具实用价值的分类方法还有根据遗传方式(显性遗传、隐性遗传、伴性遗传)分类、根据血小板动力学(生成减少、破坏增加或二者兼有)分类、根据血小板体积(减小、正常、增大)分类或伴随的临床症状分类,各有利弊。

1.*MYH9* 基因相关性疾病

MYH9 基因相关性疾病包括 May-Hegglin 异常(MHA)、Sebastian 综合征(SBS)、Fechtner 综合征(FTNS)和 Epstein 综合征(EPTS),是 *MYH9* 基因(非肌性肌球蛋白重链 9 基因)突变引起的一组常染色体显性遗传性疾病,该基因编码非肌肉肌球蛋白重链ⅡA(NMMHCⅡA)。该组疾病的共同特征为血小板减少伴巨大血小板(血片中 5%~40% 的血小板大于红细胞),白细胞内有 Döhle 样包涵体。但是后来发现,经过仔细的临床和实验室检查,既往诊断为 MHA-SBS 的许多患者实际上也有镜下血尿、耳聋、白内障等症状;而某些 FTNS 患者的亲属虽具有 *MYH9* 基因突变,但并无肾脏、听力或视力异常。故现在认为,上述四种疾病并非四种不同的疾病,而是一种疾病的不同表现,轻者可仅仅表现为血小板减少伴体积增大,白细胞内有包涵体,重者可出现耳聋、白内障、镜下血尿甚至肾衰竭。此外,巨核细胞数量正常,切脾不能提高血小板计数。虽然血小板体积增大,但形态正常。分析血小板免疫表型发现,NMMHCⅡA 分布不均匀。*MYH9* 基因相关性疾病患者血小板的基本缺陷为细胞骨架异常。体外实验显示血小板的聚集和释放功能正常,但变形能力(需要 NMMHCⅡA 功能正常)丧失。

足突状细胞的细胞骨架异常破坏了肾小球的滤过屏障,从而出现血尿,重者出现肾衰竭。耳聋和白内障的发病机制尚不清楚。

发生频率由高到低依次为出血倾向、高调性耳聋、肾脏受累、白内障。出血症状大多较轻,少数可出现致命性出血或无出血倾向。有出血症状者多在幼年即出现,以皮肤易青紫、经期延长和鼻衄最常见,且程度终身不变。眼、耳、肾的表现可在幼年出现,也可成年后再出现。

2.灰色血小板综合征(GPS)

见"遗传性血小板质量与功能异常"中相关内容。

3.腭心面综合征(VCFS)

血小板数量减少,体积增大。临床症状包括腭裂,心脏异常,特殊面容和认知能力低下。多无出血表现或仅有轻度出血,血小板功能正常。

4.先天性无巨核细胞性血小板减少伴桡-尺骨联合综合征(CTRUS)

常染色体显性遗传性疾病。特点为全血细胞减少,无巨核细胞,桡-尺骨近端联合,手指弯斜,并指(趾),髋骨发育不良,感觉神经性耳聋等。

5.家族性血小板异常伴易患急性髓细胞性白血病(FPD/AML)

也有人称之为显性遗传性血小板减少症,是常染色体显性遗传性疾病,特点为血小板数量减少,出血时间延长,阿司匹林样血小板功能缺陷,易患急性髓细胞性白血病(AML)。基本病因是 CBFA2 基因(编码造血转录因子 RUNX1)缺陷。

6.血红蛋白 Koln 病（HbKoln）

这是一种 β 链缺陷性血红蛋白病，β 链 98 位上的缬氨酸被蛋氨酸所取代，属于不稳定性血红蛋白。Hutchison 于 1964 年报道了一个家族中有 10 个成员患该病，血小板减少伴出血症状，有轻度溶血表现，伴脾大。血小板减少的机制是由于脾脏破坏过多所致。切脾后症状可明显减轻，但外周血红细胞中出现变性血红蛋白——海因茨小体。

7.伴肌病的家族性血小板减少症

Carrington 于 1989 年报道一组常染色体显性遗传 3 代的伴发肌病的 3 例血小板减少症患者（外祖父、母亲、孩子）。肌病的组织学表现为巨核细胞成熟障碍导致血小板减少，血小板形态和功能正常。肾上腺皮质激素及切脾治疗无效。未监测到血小板特异性抗体，染色体核型分析正常。3 例患者的肌无力均进展缓慢、不对称分布，以上肢远端和下肢近端为著，肌肉活检为广泛非特异性Ⅱ型纤维萎缩并有空泡形成，提示肌纤维内细胞膜缺陷。

8.巨大血小板综合征（BSS）

见本节中相关内容。

9.血小板减少伴桡骨缺如综合征（TAR 综合征）

这是一种少见的常染色体隐性遗传性疾病。特征为巨核细胞减少伴双侧桡骨缺失。其他表现：①患儿可在出生后 1 周左右即出现皮肤黏膜出血症状，包括皮肤紫癜、鼻出血、呕血、黑便、咯血等。②常有肝大、脾大（髓外造血表现）。③常有多发性骨髓、肾脏和心脏异常。④白细胞计数明显增多。⑤血小板数量显著减少，但寿命正常，可伴有贮存池病样血小板功能缺陷。⑥巨核细胞形态异常，数量减少或缺乏。⑦拇指多仍存在，可伴有短肢畸形，如臂和腿缺失、手足直接与躯干相连等。

本病预后较差，无特殊治疗措施，约 2/3 患儿在出生后 1 岁内死亡。肾上腺皮质激素可改善出血症状，输血小板可减轻出血症状，切脾无效。

10.先天性无巨核细胞性血小板减少症（CAMT）

患儿出生时外貌正常，但血小板计数显著减少。呈常染色体隐性遗传，基本病因是血小板生成素受体基因——c-mpl 变异。现已发现两种类型：一种为重型，受体功能缺失；另一种为轻型，体内尚残留部分受体活性。重型患儿多在出生后几年内出现全血细胞减少，造血干细胞移植是唯一可治愈本病的治疗方法。该病须与血小板减少伴桡骨缺如综合征（TAR 综合征）及血小板减少伴桡-尺骨联合综合征相鉴别。TAR 综合征的基因缺陷尚未知，血小板减少症状可随年龄增长而减轻。血小板减少伴桡-尺骨联合综合征的基因缺陷位于同源框基因 *HOXA11*。

11.Chediak-Higashi 综合征

见"贮存池病"中相关内容。

12.范科尼（Fanconi）贫血（先天性全血细胞减少症）

遗传性骨髓造血功能不全所致的全血细胞减少症。多在幼年期发病，可散发，20％～50％有家族史，20％～25％其父母有近亲结婚史。全血细胞减少，其中血小板减少在新生儿期就可为突出表现，数年后逐渐发展为全血细胞减少。骨髓穿刺见脂肪较多，有核细胞少，但也可正常，甚至增生明显活跃，粒细胞成熟障碍和（或）红系增生。常伴其他先天性畸形，如皮肤色素沉着、身材矮小、小头畸形、性腺发育不全、斜视、无大拇指或多指、肾畸形、智力发育不全、特殊面容等。

13.Schwachman 综合征

1964 年由 Schwachman 首先报告。特点为有家族性，发病于小儿期，表现为皮肤瘀点、瘀斑、鼻出血等皮肤黏膜出血症状，腹泻、体重不增或减少、生长发育迟缓、慢性胰腺功能减退、贫血、粒细胞减少、血小板减少、骨髓增生低下、巨核细胞明显减少、胎儿血红蛋白增高、不恒定性半乳糖尿症。胰腺活检可见腺体萎缩，核内及细胞质内有包涵体。

14.Sidbury 综合征

先天性短链脂肪酸代谢障碍所引起的综合征。可能是常染色体隐性遗传。由 Sidbury 等于1967 年首先报告，特点为神志不清、严重酸中毒、脱水、惊厥、最后发生败血症。骨髓呈抑制状态，血小板减少。血及尿中有脂肪酸代谢产物丁酸及己酸。出生后数月死亡。

15.Wiskott-Aldrich 综合征(WAS)和 X 连锁血小板减少症(XLT)

WAS 和 XLT 是血小板细胞骨架异常引起的血小板减少性疾病。特点为血小板的体积缩小(平均血小板体积小于 5fl)伴数量减少(44%患者血小板计数低于 20×10^9/L)，是 X 连锁伴性遗传性疾病。发病原因是 WAS 基因突变。现在已知 WAS 基因产物——Wiskott-Aldrich 综合征蛋白(WASp)在肌动蛋白的聚合中发挥着关键性作用。WASp 阴性患者临床症状严重，而WASp 阳性患者可以只表现为血小板减少(X 连锁血小板减少症)。WAS 因重度免疫缺陷而表现为反复感染、过敏、湿疹、自身免疫性疾病和淋巴系统恶性疾病等，而 XLT 患者此类表现极少。重型患者应行干细胞移植。

16.双清蛋白血症

这是一种家族性疾病，两种清蛋白之间有肽链连接。同时有血小板减少，少数患者伴血小板功能障碍。同种异体血小板输给患者后，供者血小板寿命仍正常，而患者自身血小板寿命可有缩短。骨髓巨核细胞数量正常或减少。

17.血小板减少伴间歇性微血管病性溶血性贫血

发病年龄不一，可在婴儿期或青春期发病。特征为反复发作性血管内溶血和血小板减少，同时伴有发热、腹痛和短暂的神经症状。患者血内含有因子Ⅷ多聚体，在疾病发作时多聚体的含量减少。输注正常血浆可以缓解症状。

18.伴有抗血小板抗体的血小板减少症

1965 年 Har ms 等报告一个家族，三姐妹、母亲和外祖母均患慢性原发性血小板减少性紫癜，抗球蛋白消耗试验发现血清中都有自身抗血小板抗体，伴因子Ⅸ缺乏。

(二)治疗

遗传性血小板减少症最佳治疗方案的选择依赖于血小板减少的严重程度(颅内出血等致命性出血事件危险度的评价标准)和疾病的预期自然病程。据此，临床医师可权衡利弊，适时对患者进行输血小板、其他支持性止血治疗措施(如抗纤溶药物)、造血干细胞移植和巨核细胞生长因子等治疗。

1.一般治疗

对于遗传性血小板减少症患者，最重要的治疗措施是预估出血的危险性和预防出血。忌用阿司匹林等破坏血小板的药物。手术或创伤性诊治操作前应根据患者出血的严重程度选用输血小板、血管升压素、抗纤溶药物等预防出血。口服避孕药可防治月经过多，局部出血可行局部压迫止血等。

2.血小板输注

对于遗传性血小板减少症患者，血小板输注主要用于手术或创伤性诊治操作前预防出血或者其他措施无效的活动性出血，并且有条件者最好输 HLA 相合供者的血小板。

3.血管升压素(DDAVP)

可缩短 BSS、MHA、GPS 患者的出血时间。血小板型血管性血友病患者禁用该药,因血管内皮细胞释放大的 vWF 多聚体可引起血小板体内聚集,从而加重血小板减少。

4.造血干细胞移植

理论上,遗传性血小板减少症患者均应行造血干细胞移植,但实际上,移植的风险常常高于出血倾向的风险,所以较少施行此治疗。但 WAS 除外,尤其对于 5 岁以下的患儿,80％有效,5 岁以上者的有效率则不到 50％。所以,对于重型遗传性血小板减少症患者及反复输注血小板产生抗血小板抗体者应考虑行造血干细胞移植。

5.切脾

只对 WAS 有效。有研究显示,切脾后中位生存期为 25 年,而未切脾者只有不到 5 年。

(许　蕾)

第十二节　药物与其他血小板减少

一、药物性血小板减少性紫癜

药物性血小板减少性紫癜是由药物直接导致的血小板减少或血小板功能障碍,可能是由于药物直接对血管壁的损伤或通过免疫机制使血管通透性增加,引起紫癜。

(一)病因与发病机制

1.骨髓抑制

抗肿瘤药物通过其烷化基因结合 DNA 链中的碱基对抑制 DNA 复制,阻碍造血细胞的分裂与增生,致骨髓再生障碍;抗代谢药通过各种不同的核苷酸(核苷)或叶酸相竞争抑制,阻碍核酸代谢和 DNA 的合成;氯霉素可能对某种致敏者骨髓中造血干细胞起抑制作用;噻嗪类利尿剂和雌激素己烯雌酚通过巨核细胞的作用导致血小板减少,其确切机制尚不明确,可能是通过形成血小板抗体和抑制巨核细胞生成血小板;乙醇可能是通过对外周血小板有直接损害作用和对巨核细胞的毒性作用引起血小板减少。

2.免疫性血小板减少

血小板、药物、药物依赖性抗体混合存在;血小板与药物结合,形成血小板-药物混合物;药物与抗体结合,形成药物-抗体混合物;上述复合物与血小板结合后,破坏血小板。

(二)临床表现

本病前驱症状有发热、寒战、嗜睡、瘙痒、荨麻疹等过敏样反应,伴突然发生的皮肤、黏膜出血,出血症状发生前有潜伏期,短者可于服药后数小时内发病。长者可数月后发病,一般 5～10 d。极少数患者出现溶血-尿毒症综合征或弥散性血管内凝血。

(三)实验室检查

血小板数小于 $10 \times 10^9/L$,骨髓巨核细胞数正常或增多,产生血小板的巨核细胞减少或缺如,出血时间延长。

（四）诊断

若患者有明确的服药史，伴有以下表现：①起病急，出血较重，往往有口腔血疱；②有前驱症状，一般在重复用药后发病，而停用有关药物后数天出血消失。以及实验室检测到抗体，可以确定诊断。

（五）鉴别诊断

需与其他原因所致的血小板减少，特别是免疫性药物性血小板减少性紫癜鉴别，后者骨髓中的巨核细胞数减少或增多，成熟障碍，外周血中可见大量的大血小板，反映骨髓制造血小板的功能旺盛。

（六）治疗

及时停用一切可疑的药物，如果因病情关系不宜停止治疗者，可给予分子结构与原来药物无关的药物继续治疗。症状轻者停药后3～7 d血小板开始上升，2周内完全恢复正常，对于血小板重度降低及出血严重危及生命者，应考虑输注血小板。肾上腺皮质激素对药物性紫癜的疗效并不理想。此外，血浆置换及静脉滴注丙种球蛋白治疗也有一定益处。

二、肝素相关的血小板减少性紫癜

肝素相关的血小板减少性紫癜（HIT）备受关注，因为其发生率及临床表现呈多样性。由Gollub和Lin于1962年首先报道，可分为两型。Ⅰ型HIT，即轻型HIT，于应用肝素后1～4 d发生，血小板计数一般不低于$100 \times 10^9/L$；Ⅱ型HIT，于应用肝素后至少5 d出现血小板计数降至$50 \times 10^9/L$以下，用灵敏的^{14}C血清素释放试验测定肝素依赖性的抗血小板抗体阳性。

（一）发病机制

发病机制尚未清楚，近期研究表明，大部分患者血小板可以发生自然凝集，血中PAIgG浓度增高，部分患者血中IgG可与肝素相结合。患者血浆或血清与肝素混合可以使血小板释放5-羟色胺和血小板3因子，提示肝素诱发HIT与免疫机制有一定联系。

（二）临床表现

Ⅰ型血小板数不少于$50 \times 10^9/L$，表现为无症状性轻度血小板减少，多于最初几天发生；Ⅱ型病情危重，于首次用药5～14 d出现血小板进行性减少，少有出血表现，多有血栓形成或DIC，静脉血栓比动脉血栓更常见，表现为肢体末端肿胀或局部缺血，呼吸困难、心肌梗死、心脏停搏、皮肤坏死、腹痛等，有时发生双侧肾上腺血栓而出血坏死，致严重的低血压发生。

（三）诊断

若无其他病因，接受肝素治疗的患者连续2 d血小板计数低于$100 \times 10^9/L$应考虑为HAT。对于疑难病例，应在停用后6～12 h再计数血小板。若血小板数开始上升且有肝素依赖抗体，则诊断可以成立。

（四）实验室检查

检测肝素依赖性抗体的常用方法是将患者血清及肝素与血小板一起孵育，然后检测血小板的聚集和分泌反应。目前，肝素依赖性抗体检测主要用于实验研究，尚不能广泛用于临床。

（五）治疗

若血小板数大于$50 \times 10^9/L$，停用肝素应慎重，因为部分患者血小板可自行恢复正常，且停用肝素后可使血栓症状加重或复发。若血小板数小于$50 \times 10^9/L$，应立即停用肝素，因为这极有可能为诱发DIC所致。停用肝素后数天之内血小板数可恢复正常。并且常常在停用肝素6～

12 h后血小板即开始升高。Ⅰ型HAT患者不需治疗,对Ⅱ型HAT患者除进行上述治疗外,应积极抗血栓,可用低分子量肝素和类肝素药物(但应注意可能与肝素有交叉反应),以及维生素K拮抗剂或溶纤维素蛋白药蛇毒蛋白治疗。Ⅱ型HAT死亡率为30%,20%的患者需截肢。

三、新生儿同种免疫性血小板减少性紫癜(NAT)

(一)病因与发病机制

本病发生率较低,因母婴血小板抗原不同,母亲产生抗胎儿血小板抗体引起胎儿及新生儿严重血小板减少。不同于先天性ITP,本病患儿母亲不受影响,却导致30%的NAT患者颅内出血死亡或发生神经系统后遗症。由于母亲缺少胎儿血小板抗原,胎儿的血小板特异性抗原刺激母体产生同种抗体,而抗体通过胎盘进入胎儿体内导致血小板减少。白种人引起本病的血小板抗原以PLA1最常见,占80%~90%,其次为Bra,占14%~20%,而亚洲人以Pen/Yuk系统抗原不合最常见。

(二)临床表现

多数情况下,首次妊娠的新生儿即发病,患儿通常出生时正常,但分娩后不久即出现全身散在的出血点及瘀斑,甚至胃、肠道、颅内出血,出生后1周常出现黄疸。

(三)实验室检查

1.血小板

有症状的患儿,其血小板数一般低于30×10^9/L,出生后数小时,血小板数进一步降低,约在出生后48 h,近半数的患儿血小板数低于10×10^9/L(Bra致敏者只有3%)。

2.骨髓

多数患儿骨髓巨核细胞数正常或增多,少数减少,这可能是抗体直接作用于巨核细胞之故。

3.其他

少数患儿间接胆红素可上升至引起核黄疸的水平。出血过多可引起贫血。用血小板聚集、抗球蛋白消耗、补体结合、免疫荧光试验,可从20%~70%的母体血清中检测出同种抗体,用更敏感的方法,如Western blot阳性率更高。

(四)鉴别诊断

本病需与先天性原发性血小板减少性紫癜、先天性巨核细胞生成不良、母亲服药引起的先天性免疫性血小板减少性紫癜、病毒或细菌感染引起的血小板减少、巨大海绵状血管瘤引起的血小板减少鉴别。

(五)治疗

治疗的目的是防止在宫内及出生时颅内出血的发生。有学者对妊娠妇女从23周开始给予泼尼松10 mg/d,认为可以增加胎儿的血小板数,也有每周给予孕妇IVIg 1 g/kg,共用5周,认为能使胎儿血小板数增加,但IVIg低剂量无效。上述两种治疗对胎儿的疗效,其他研究者未证实。对已分娩过NAT患儿妇女再妊娠多数主张剖宫产,但其疗效未证实。近年来,对孕妇产前在超声引导下经皮脐静脉穿刺采血进行血小板计数,如果低于20×10^9/L,进行宫内输注患儿母亲洗涤和照射了的血小板或其他供者与其母亲抗原结合的血小板,或宫内输注IVIg,可使宫内颅内出血的发生率明显降低,初步结果令人满意。

出生后的治疗主要依据出血程度和血小板数,患儿出生时血小板数大于30×10^9/L,无出血症状,可不给予治疗,而先进行仔细观察。如果出血症状轻微,可以给予泼尼松2 mg/kg,以减少出血。如果出生时血小板计数小于 $30 \times 10^9/L$,出生后数小时内进一步降低或发生广泛性出血,必须立即给予患儿输注其母亲洗涤和照射了的血小板或与其母亲抗原相结合的供体的血小板,或进行置换输血,同时给予 IVIg,对于防止颅内出血明显有效。大多数患儿治疗后 1 周内恢复正常。

四、输血后紫癜

输血后紫癜(PTP)相当少见,其特征是输注含血小板成分血液后约 1 周,患者突发血小板减少。通常是血小板 PLA1 阴性的妇女曾因有过一次 PLA1 阳性妊娠,或将 PLA1 抗原阳性的血小板输给了 PLA1 阴性患者而致敏,当再次妊娠 PLA1 阳性胎儿或输注 PLA1 阳性血小板,引起紫癜的发生。

(一)病因与发病机制

本病的发生与血小板特异性抗原的同种免疫有密切关系,导致本病的致敏抗原 90% 以上是 PLA1,少数为 PEN[a]、PLA2、BaK[a]、BaK[b]、Bra 等。但针对供体血小板产生的同种抗体是如何引起患者自身血小板破坏的,其机制尚不十分清楚。可能是输注的 PLA1 阳性血小板释放 PLA1 抗原(GPⅡb/Ⅲa),黏附到患者的 PLA1 阴性血小板上,使它成为抗 PLA1 抗体作用的靶或引起自身抗体的产生,导致血小板在单核-吞噬细胞系统破坏增加。

(二)临床表现

患者输注含有血小板的血制品 5～8 d,突发血小板减少,约 1/3 的患者输血时伴有寒战。起病急骤,血小板数在 24 h 内由正常迅速降至 $10 \times 10^9/L$ 以下,出血表现除有皮肤紫癜外,一般有黏膜出血,常有危及生命的出血,死亡率约为 10%。只给予支持治疗者出血症状一般持续 1～35 d,血小板恢复正常需 6～70 d。

(三)实验室检查

血小板数常小于 $10 \times 10^9/L$,骨髓巨核细胞数正常或增加,凝血筛选试验正常,用经氯喹处理的血小板免疫荧光试验(PIFT),免疫印迹与 SDS-PAGE 同时应用及基于血小板抗原单克隆抗体免疫固定(Mal-PA)的固相 ELISA 法等可以检测到特异的血小板同种抗体。

(四)诊断

通过临床表现,结合血清学检查,本病的诊断并不困难。

(五)鉴别诊断

本病需与慢性 ITP、弥散性血管内凝血、药物引起的血小板减少性紫癜鉴别。

(六)治疗

PTP 患者病情往往较重,一旦明确诊断,应迅速开始治疗,最有效的两种治疗方法是血浆置换与静脉滴注。

五、人类免疫缺陷病毒引起的血小板减少性紫癜

本病可以发生于婴儿、儿童、成人。既可发生于抗 HIV 阳性的无症状携带者,也可以发生于 HIV 感染的各阶段。本病国内无报道,血小板减少可以是人类免疫缺陷病毒(HIV)感染的首发症状,血清抗 HIV 阳性而无症状的患者血小板减少的发生率为 5%～13%,而有症状者则高达 49%。

（一）发病机制

本病的发生可能与血小板循环免疫复合物（CIC_5）的沉积和抗 HIV 糖蛋白抗体与血小板膜 GPⅡb/Ⅲa 的交叉反应有关；有些患者血小板减少可能是 HIV 对巨核细胞的直接作用引起。此外，有研究表明本病患者骨髓 GPⅡb/Ⅲa＋巨核细胞凋亡明显高于 ITP 及正常人。提示巨核细胞受损也可能是本病的机制之一。

（二）临床表现

本病不同于 ITP，经常伴有其他血液学异常，8％的患者可发生贫血，36％的患者粒细胞减少，16％的患者全血细胞减少。

（三）实验室检查

血小板减少的程度轻重不一，血清抗 HIV 抗体阳性，PAIgG 升高，通常高于慢性 ITP，抗血小板抗体间接试验阳性，2/3 的患者有循环免疫复合物，骨髓巨核细胞数正常或增加。由于 HIV 感染，本病患者 CD4$^+$ 淋巴细胞减少，粒细胞减少和全血细胞减少常见。

（四）鉴别诊断

本病需与继发性免疫性血小板减少性紫癜、细胞毒性药物对骨髓的抑制、药物性免疫性血小板减少性紫癜、脾功能亢进、淋巴瘤结核、真菌等对骨髓的侵入性损害引起的血小板减少鉴别。在排除上述疾病后，结合临床及实验室检查血清抗体。HIV 抗体阳性，诊断并无困难。

（五）治疗

尽管 HIV 引起的免疫性血小板减少与 ITP 相似，对各种治疗同样有效，但免疫抑制剂治疗会导致 HIV 相关性疾病恶化。其治疗与 ITP 类似，以出血症状为依据。

六、周期性血小板减少症

周期性血小板减少症是一种原因不明的周期性血小板减少所致的出血性疾病。该病比较少见，国内有个别报道，病因不明。

本病的特点是周期性发生血小板减少，多见于女性，多数患者血小板数的周期性波动与月经周期有关，发作与间隔时间有规律性，周期为 20～40 d，平均为 30 d。发作时血小板明显减少伴有不同程度的出血症状，在恢复期血小板恢复正常，甚至发生血小板增多。以致血小板减少与血小板增多或正常以规律的间隔交替出现。

本病可以分为两类：其一是周期性血小板生成减少，以男性居多，也可见于绝经前及绝经后妇女。发作期巨核细胞明显减少，甚至缺乏；血小板生成减少，导致血小板减少，而血小板寿命及 PAIg 正常。另一类是周期性出现免疫介导的血小板破坏增加，主要发生在绝经前妇女，少数也可见于男性及绝经后妇女。研究表明，这可能与单核-吞噬细胞系统识别与破坏自身抗体包被的血小板的能力周期性波动或自身抗体产生的周期性波动有关。这种自身抗体多为 IgG，也可以是 IgM，主要针对血小板 GpⅡb/Ⅲa 或 GpⅠb/GpⅢa。

对本病的治疗，泼尼松、甲泼尼龙、脾切除术、IVIg 等疗效不佳，有以环孢素、硫唑嘌呤、达那唑治疗获成功的个别病例报道。

（李录克）

第八章

白 血 病

第一节 白血病的分子机制

　　恶性肿瘤是造成我国儿童因病致死和患病家庭因病致贫的首因。当前虽然还没有全国范围内的发病学统计资料,但据上海市疾病控制中心报告,上海市儿童恶性肿瘤仍有高达50%的死亡率,为各系统疾病之首,这对患者本身及社会和家庭造成了极大的精神痛苦和经济负担。急性淋巴细胞白血病(acute lymphoblastic leukemia,ALL)是儿童期最常见的血液系统恶性肿瘤,是一种源于造血干细胞及其定向分化过程中受到一次或多次打击,导致癌基因激活和(或)抑癌基因失活,引发凋亡受阻、增殖加速和分化异常的造血系统恶性增殖性疾病。长期以来,世界各国的科学家在儿童白血病发病机制的研究方面做了大量的工作,截止到目前已发现 del(1)(p32)、t(12;21)(p13;q22)、t(1;19)(q23;p13)、t(9;22)(q34;q11)、t(4;11)(q21;q23)、t(11;19)(q23;p13.3)、t(11;19)(q23;p13.1)、t(15;17)(q22;q21)、t(8;21)(q22;q22)、t(6;9)(p23;q34)、inv(16)(p13q22)、t(7;11)(p15;p15)、t(8;14)(q11;q32)、t(7;9)(q11.2;p13.2)、del(1)(p32)、t(7;10)(q34;q24)等 400 种染色体转位(其中 MLL 的伙伴基因就多达 160 种以上),*IKZF1*、*NPM1*、*NF1*、*TEL* 等基因的微缺失,ASXL1、ABL1、CREBBP、C/EBPA、ckit、CRLF2、DNTM3A、EPOR、FBXW7、GATA1、GATA3、GCSFR、GNAS、IDH-1、IDH-2、JAK2(V617F)、KRAS、MLL-PTD、NOTCH1、NPM1、NRA,以及低二倍体、超二倍体、复杂核型等多种遗传学异常与儿童白血病的发病相关。以融合基因为例,t(12;21)(p13;q22)造成的 *ETV6-RUNX1* 融合基因是儿童 B 系 ALL 最常见的一种分子遗传学异常,其发生率占所有 B 系 ALL 的 25%,而t(15;17)(q21;q22)造成的 *PMLRARα* 是 APL 中特异的融合基因、t(8;21)(q22;q22)形成的 *AML-ETO* 是儿童髓细胞白血病 M2 中最常见的融合基因。

　　和其他很多肿瘤一样,白血病中会出现很多的分子遗传学方面的变异。受限于不同的检测技术,遗传学异常的检出率不同。如在下一代测序技术之前,常规采用染色体核型分析、荧光原位杂交(FISH)、Sanger 测序、实时定量 PCR 等方法,在 75% 的样本中可以检测到各种类型的染色体和基因异常。随着高分辨全基因组关联分析(genomewide association study,GWAS)和下一代测序技术(next generation sequencing,NGS)的逐步发展成熟,使得在基因组水平、外显子组水平、转录组水平及表观遗传学水平可以发现更多的遗传学异常。上述比例达到 100%,即任何一个白血病细胞中均可以检测到大量的白血病细胞特异性变异。众多遗传学异常的发现为深入理解白血病细胞如何发生、如何检测和后续治疗过程中的精确监测,以及早期判断治疗预后和开展动态治疗干预提供了坚实的基础,从而也成为白血病诊治历史上的一次巨大的变革。白血病中常见的分子遗传学异常如下。

一、t(12;21)(p13;q22)/*ETV6-RUNX1*

染色体 12 号和 21 号分别发生断裂,位于 12 号染色体上的 *ETV6* 基因与位于 21 号染色体上的 *RUNX1* 基因发生转位形成的融合基因,*ETV6-RUNX1*(之前称为 *TEL-AML1*)是急性淋巴细胞白血病中最常见的一种遗传学变异类型,占儿童急性淋巴细胞白血病的 25% 左右(由于各地收治患儿并非和疾病的自然分布吻合,不同机构报道不一)。

ETV6 和 *AML1* 基因编码的蛋白都是转录因子,对于正常造血发育至关重要。上述融合蛋白通过阻断 *ETV6* 的正常功能和(或)通过转录抑制子 ETV6-RUNX1 蛋白抑制 *AML1* 靶基因的转录而发挥白血病转化的作用。*ETV6-RUNX1* 融合基因具有两种常见的转录本,最常见的转录本为 *ETV6* 的 5 号内含子区和 *RUNX1* 的 1 号内含子区进行融合形成,此转录本较长。另外不太常见的转录本为 *ETV6* 的 5 号内含子区和 *RUNX1* 的 2 号内含子区进行融合形成,其编码的蛋白稍短一些。非常少见的类型还有 *ETV6* 的 4 号内含子与 *RUNX1* 的 2 号或者 3 号内含子融合的情况。

ETV6-RUNX1 阳性白血病的临床预后情况非常有意思,多项临床研究均证实 *ETV6-RUNX1* 融合基因阳性是预后好的标志,其 5 年无事件生存率要显著高于无特定融合基因的白血病及其他诸如 BCR-ABL1 阳性、MLL 断裂阳性等白血病。另外,也有多数研究结果提示,*ETV6-RUNX1* 阳性白血病患者容易发生远期复发。其具体的机制目前尚未有定论,可能的原因有 *ETV6-RUNX1* 阳性白血病患者多被分配到标危组。该组患者的化疗强度相对较轻,是否由于白血病细胞没有在治疗过程中被清除干净导致了结果化疗后的复发,抑或 *ETV6-RUNX1* 阳性白血病细胞并非一个完全一致的群体,其 *ETV6-RUNX1* 存在的基础上,不同个体还具备其他遗传学方面的变异,后者介导了部分细胞虽然对化疗药物非常敏感,但化疗药物并不能将之完全杀死,在化疗结束后而增殖和复发。

(二)t(1;19)(q23;p13)/*E2A-PBX1*

E2A-PBX1 融合基因是位于 1 号染色体上的 *PBX1* 基因与位于 19 号染色体上的 E2A 基因发生融合形成,占儿童急性淋巴细胞白血病的 3%~5%,占成人急性淋巴细胞白血病的 3%。*E2A-PBX1* 阳性白血病细胞中胞质免疫球蛋白 cμ 基本上都可以检测到阳性表达,免疫学上为前 B 细胞白血病类型。并非 t(1;19)(q23;p13)阳性白血病均转录并表达 E2A-PBX1 蛋白,其中 5% 病例并无相应的 mRNA 可以被检测到。

E2A 基因位于 19 号染色体上,编码一个"螺旋-环-螺旋"免疫球蛋白增强结合因子 E12 和 E47,*PBX1* 基因位于 1 号染色体上编码一个 DNA 结合同源盒蛋白。*E2A* 基因的断裂通常发生在长度约为 3.5 kb 大小的 13 号内含子区,而 *PBX1* 基因的断裂点变动范围较大,一般位于 1 号外显子和 2 号外显子之间 50 kb 的范围内,因此绝大多数的 E2A-PBX1 融合蛋白是由 *E2A* 的 1~13 号外显子与除外 1 号外显子的几乎整个 *PBX1* 基因组成。尽管上述两个基因的断裂后再融合位置相对固定,但具体的融合基因与 *PBX1* 的 1 号内含子中断裂点的具体位置有关,通过选择性剪切,在 *E2A* 和 *PBX1* 的结合部可出现 27 个核苷酸的插入序列,该插入序列是由于 *PBX1* 基因的选择性剪切造成的。

由于 E2A-PBX1 融合蛋白的特殊构成,其氨基端为 E2A 的转录激活功能域,而羧基端为 *PBX1* 基因的 DNA 结合同源盒结构域,上述结构决定了 E2A-PBX1 融合蛋白的功能与 PBX1 转录激活靶基因有关。由于 E2A-PBX1 蛋白保留了 E2A 氨基酸的反式激活结构域,但其"螺旋-环-螺旋"免疫球蛋白增强结合因子结构域被 PBX1 的 DNA 结合结构域取代,所以,E2A-PBX1 的靶基因可能与 PBX1 的靶基因相同。研究表明,PBX1 获得 E2A 的反式激活结构域后转变为对淋巴细胞基因转录的正向调节剂,后者在正常情况下并不表达这种蛋白质,E2APBX1 与人类疾病的关系仅限于前 B 细胞急性淋巴细胞白血病。Kamps 等通过使用反转录病毒过表达 *E2A-PBX1* 融合基因,将其转染到小鼠骨髓干细胞后移植到经亚致死性辐射的小鼠体内,并没有诱导出前 B 细胞急性淋巴细胞白血病模型,相反,诱导出了急性粒细胞白血病。通过对这些小鼠的淋巴细胞分析发现,在发生白血病转化前,小鼠体内淋巴细胞反而减少,提示 *E2A-PBX1* 融合基因诱导小鼠淋巴细胞发生了凋亡。上述结果提示,E2A-PBX1 的白血病转化能力取决于 B 淋巴细胞的发育状态,推测胞质免疫球蛋白 cμ 是 E2A-PBX1 诱导前 B 细胞白血病的原因,而非结果。

三、11q23 断裂/MLL 断裂

MLL 基因位于人类 11 号染色体的 q23,其基因全长 90.3 kb,编码的蛋白为 4.2 kb,由 35 个外显子组成。*MLL* 基因的 6~14 号外显子区域非常容易发生断裂,可以与任何一条断裂的染色体及其自身形成融合,组成种类繁多的 MLL 融合基因家族。最近有 1622 例来自欧洲各个研究中心的样本被筛选后送到德国法兰克福急性白血病诊断中心(Frankfurt Diagnostic Center of Acute Leukemia,DCAL)进行反向 PCR 检测和鉴定。研究人员从中找到了 79 种新的 MLL 直接转位伙伴基因(translocation partner genes,TPGs),从而使得当前 MLL 相关的伙伴基因数目大大增加。当前,MLL 断裂后氨基端伙伴基因有 121 种,而羧基端伙伴基因有 182 种,还有极少数病例的 MLL 基因发生内部缺失后重组。由于氨基端伙伴基因和羧基端伙伴基因之间存在部分重复,目前已知 MLL 断裂后可与之发生融合的基因(伙伴基因)多达 160 多种,是白血病中最为复杂的融合基因类型。MLL 断裂后常见的融合基因有 t(1;11)(p32;q23)/*MLL-AF1p*、t(1;11)(q21;q23)/*MLL-AF1q*、t(4;11)(q21;q23)/*MLL-AF4*、t(6;11)(q27;q23)/*MLL-AF6*、t(9;11)(p22;q23)/*MLL-AF9*、t(10;11)(p12;q23)/*MLLAF10*、t(10;11)(q22;q23)/*MLL-TET1*、t(11;17)(q23;q21)/*MLL-AF17*、t(11;16)(q23;p13)/*MLLCREBBP*、t(11;19)(q23;p13.1)/*MLL-ELL*、t(11;19)(q23;p13.3)/*MLL-ENL*、t(X;11)(q13q23)/*MLL-AFX* 等,其中 t(4;11)(q21;q23)/*MLL-AF4*、t(9;11)(p22;q23)/*MLL-AF9* 和 t(10;11)(p12;q23)/*MLL-AF10* 最为常见,而其他类型均相对罕见。

据国外报道,MLL 融合断裂占所有儿童和成人白血病的 10% 左右,其中儿童急性淋巴细胞白血病中 MLL-AF4 最为常见,而在使用拓扑异构酶 II 抑制剂治疗而发生的继发性白血病患者中,85% 病例可见 MLL 基因的断裂。为探讨中国儿童急性白血病中 MLL 断裂的特点,我们从 2010 年 5 月至 2014 年 3 月间在上海儿童医学中心诊治的儿童白血病患儿中随机选取了 283 例初发时的骨髓样本进行了基于荧光原位杂交(fluorescence in situ hybridization,FISH)的 MLL 断裂检测,探针采用雅培公司的 11q23 断裂重排探针——Vysis LSI MLL Dual Color Break Apart Rearrangement Probe(货号:05J90-001)。该组患儿年龄跨度从生后 1 个月到 17.9 岁,平均年龄为 4.83 岁,其中,男孩 165 例,女孩 118 例。检测结果发现:该组 283 例样本中 36 例出现

MLL 断裂,总的发生率为 12.7%（36/283）,其中急性淋巴细胞白血病（ALL）MLL 基因断裂的阳性率为 11.9%（24/201）,急性髓细胞白血病（AML）中 MLL 基因断裂的阳性率为 14.3%（11/77）,混合系白血病 MLL 基因断裂点阳性率为 20.0%（1/5）。36 例 MLL 断裂阳性患儿平均年龄 2.17 岁,绝大多数年龄小于 1 岁（69.4%,25/36）,年龄最小者为生后 1 个月,最大者为 16.2 岁。在所有 36 例存在 MLL 断裂的样本中,30 例进行了 MLL-AF4 融合基因的检测,其中阳性为 6 例（20.0%）。而无 MLL 基因断裂的 247 例样本中,无一例 MLL-AF4 阳性。因此,我们认为,无论是急性淋巴细胞白血病还是急性髓细胞白血病,MLL 基因断裂均好发于小年龄患儿,尤其是年龄小于 1 岁的患儿。基于 FISH 技术的 11q23 染色体原位杂交技术可以明确地筛选出所有 MLL 基因断裂的婴儿白血病,而 MLL-AF4 融合基因阳性在所有 MLL 断裂中只占很少部分,单纯检测 MLL-AF4 融合基因会导致绝大部分婴儿白血病漏诊。有 4/5 的患儿并非国外报道的最常见的 MLL-AF4 融合。进一步通过下一代测序技术的研究发现,中国儿童最常见的 MLL 断裂类型为 MLL-AF9。DCAL 的研究结果也提示,MLL 断裂在小年龄阶段,尤其是年龄小于1岁的儿童中多见。

MLL 基因断裂后与伙伴基因融合的方式远较 ETV6、E2A 等复杂,但就 MLL-AF4 而言,其融合方式至少有 6 种,常见的 MLL 断裂点发生于 9～11 号内含子区,分别位于 AF4 基因3 号和 4 号内含子区的断裂点形成融合,组成编码蛋白长度不同的融合基因转录本。

MLL-AF4 阳性白血病细胞容易发生原发和继发性耐药,即使给予强烈的化疗方案,其临床预后极差,是目前已知最为危险的白血病类型之一。MLL 断裂是如何导致白血病的转化问题目前还没有令人信服的结论,一般认为 MLL 基因编码蛋白作为转录因子参与淋巴系的分化调控,MLL 断裂后的蛋白截断体失去了与其互作蛋白 Menin1、LEDGF 及 MYB 等的结合能力,但仍然保留了 H4K16 乙酰化酶的活性。与累及儿童白血病的其他众多融合基因不同,MLL 断裂不仅发生于急性淋巴细胞白血病,也见于髓系白血病,尤其是 t（4;11）（q21;q23）/MLLAF4、t（6;11）（q27;q23）/MLL-AF6、t（9;11）（p22;q23）/MLL-AF9、t（10;11）（p12;q23）/MLL-AF10 和 t（11;19）（q23;p13.1）/MLL-ELL 等融合基因,在髓系白血病中具有一定程度的发生率,从而体现其受累细胞具有多向分化性能。另外,具有 MLL 断裂的急性淋巴细胞白血病体外诱导可出现单核细胞的表型特征,从而提示 MLL 基因断裂可能多发生于处于定向分化前的干细胞阶段,或者是 MLL 断裂可能干扰了骨髓造血干细胞分化调控的基因。

四、t(9;22)(q34;q11)/BCR-ABL1

染色体核型分析中由于 t（9;22）（q34;q11）的转位导致出现了 22 号染色体的衍生染色体,后者被称为费城染色体（Ph$^+$）,具有此类染色体转位的白血病被称为 Ph$^+$ 白血病,相关的融合基因为 BCR-ABL1。BCR-ABL1 融合基因是白血病中最常见的融合基因之一,成人急性淋巴细胞白血病中 BCR-ABL1 的阳性率高达 25%～30%,儿童急性淋巴细胞白血病中的阳性率介于 2%～5%,非常少见的情况,BCR-ABL1 也见于急性髓细胞白血病。除急性白血病之外,BCR-ABL1 融合基因还见于超过 95% 的慢性粒细胞白血病（chronic myelogenous leukemia,CML）,并且是 CML 最主要的遗传学特征。从分子水平层面,BCR-ABL1 融合基因是由位于 22 号染色体的 BCR 基因的 5' 区与位于 9 号染色体的 ABL1 基因的 3' 区发生断裂并重组形成。ABL1 基因的断裂点主要位于其 1 号内含子区域,由于这个 1 号内含子太大,有 150 kb,其基因组中的断裂点非常难以确定,然而参与组成融合基因编码区域的 ABL1 却是相对稳定的。在绝大多数病例中,*BCR* 基因在基因组中的断裂点相对固定:①位于 *BCR* 基因的 1 号内含子区,长度跨越 55 kb,称为"小断裂聚集区"(minor breakpoint cluster region,m-bcr)。②位于 12～16 号外显子之间,长度为 5.8 kb 的区域,叫作"主要断裂聚集区"(major breakpoint cluster region,M-bcr)。③位于 *BCR* 基因的 19 号内含子区,称为 μ-bcr。因此,对于 m-bcr 而言,融合蛋白是由 BCR 的 1 号外显子与 *ABL1* 基因的 2 号以后的所有外显子编码形成(BCR-ABL1,e1～e2),其蛋白大小为 190 kDa,通常也被称为 P190;对于 M-bcr 而言,融合蛋白是由 *BCR* 的 13 或者 14 号外显子与 *ABL1* 基因的 2 号以后的所有外显子编码形成(BCR-ABL1,e1～e13/14),其蛋白大小为 210 kDa,通常也被称为 P210。P190 融合蛋白见于 Ph⁺ 的 65% 的成人和 80% 儿童急性淋巴细胞白血病中,只有极少数散发的 CML 中可以见到 P190 阳性,而 P210 见于 Ph⁺ 的 35% 的成人急性淋巴细胞白血病和绝大多数 CML。

BCR-ABL1 造成白血病的机制一般认为是 BCR-ABL1 蛋白表现为酪氨酸激酶活性增加,该活性使得细胞自身的细胞因子依赖性信号转导通路失调,导致细胞凋亡受阻和不依赖细胞因子的增殖加速。阳性急性白血病的预后极差,尽管采用高强度的化疗方案也难以将 *BCR-ABL1* 阳性白血病细胞清除干净,这已经成为国内外的共识。酪氨酸酶抑制剂靶向治疗对于 Ph⁺ 白血病取得了非常好的临床疗效,针对耐药的发生,相应的二线替代药物也逐步成熟。

五、Ph-like 白血病

BCR-ABL1 阳性白血病是一组以 Ph 染色体、白血病恶性程度极高、临床联合化疗预后极差和酪氨酸酶抑制剂治疗有效为特征的白血病亚型。在临床治疗中,我们也会发现有些白血病病例,虽然在细胞遗传学方面无 Ph 染色体,但其临床治疗中早期反应差,1 个疗程不缓解或者缓解不彻底,表现为微小残留病(MRD)检测难以达到分子缓解,或者即使缓解,也非常容易再次升高,其临床复发率高,预后非常差。Den Boer ML 等在 2009 年对德国急性淋巴细胞白血病协作组(COALL)的 190 例新诊断的儿童急性淋巴细胞白血病样本进行基因表达谱的聚类分析时发现,有 44 例 BCR-ABL1 阴性样本的基因表达谱和 *BCR-ABL1* 阳性急性淋巴细胞白血病非常接近,被称为 BCR-ABL1 like,也称 Ph-like。他们同时又对荷兰儿童肿瘤组织(DCOG)的 107 例新诊断的儿童急性淋巴细胞白血病样本进行了基因表达谱的聚类分析,发现其中 33 例也具有相似的特征。在与 BCR-ABL1 阳性患者的临床预后进行比较分析发现,COALL 中的 44 例 BCR-ABL1 like患儿的 5 年无病生存率为 59.5%(95% 可信区间为 37.1%～81.95),且与 *BCR-ABL1* 阳性 ALL 没有显著差异,后者的 5 年无病生存率为 51.9%(95% 可信区间为 23.1%～80.6%),而 *BCR-ABL1* 阴性,且基因表达谱与 *BCR-ABL1* 阳性急性淋巴细胞白血病不一致的患儿的 5 年无病生存率为 84.4%(95% 可信区间为 76.8%～92.1%,$P=0.012$)。在 DCOG 的患者中,33 例 BCR-ABL1 like 的 5 年无病生存率为 57.1%(95% 可信区间为 31.2%～83.1%),与 *BCR-ABL1* 阳性儿童的预后没有显著差异,后者为 32.5%(95% 可信区间为 2.3%～62.7%)。在对这类 BCR-ABL1 like 病例的基因检测发现,这组患儿中 82% 的病例可见多种参与 B 细胞发育的基因出现异常,包括 *IKZF1*、*TCF3*、*EBF1*、*PAX5* 和 *VPREB1* 等。通过药敏实验发现,这组患儿的白血病细胞对门冬酰胺酶的耐受性增加了 73 倍,对柔红霉素的耐受性增加了 1.6 倍,对泼尼松和长春新碱的耐受性没有发生变化。

在 BCR-ABL1 like 急性淋巴细胞白血病这个概念被提出后,多家研究机构对此进行了更为深入的研究。2012 年,Roberts KG 等对 15 例 Ph-like 儿童急性淋巴细胞白血病样本进行了转录子组和全基因组测序,发现 *ABL1*、*JAK2*、*PDGFRB*、*CRLF2* 和 *EPOR* 等基因的重排,*IL7R* 和 *FLT3* 等基因的激活突变,以及编码 JAK2 阴性调节子 LNK 的 SH2B3 基因缺失等一系列遗传学变异。这些变异可导致白血病细胞中酪氨酸激酶活性增加,造成细胞因子受体信号通路持续激活。他们由此认为 Ph-like 急淋患者与 *BCR-ABL1* 阳性患儿一样,对酪氨酸酶抑制剂治疗有效。2014 年,Roberts KG 等又对 1725 例前 B 细胞儿童 ALL 进行了基因表达谱的分析,同时对其中 154 例 Ph-like ALL 样本进行了基因组测序分析,并在小鼠模型中检测酪氨酸酶抑制剂是否可以治疗这类疾病。结果发现,Ph-like 儿童 ALL 占总的 ALL 病例的 10% 左右,在青少年和成人 ALL 中占 27%,且预后极差。这类疾病共有的遗传学损伤包括 *ABL1*、*ABL2*、*CRLF2*、*EPOR*、*JAK2*、*NTRK3*、*PDGFRB*、*PTK2B*、*TSLP* 或者 *TYK2* 基因的重排,*FLT3*、*IL7R* 或 *SH2B3* 等基因的突变。上述基因变异导致不依赖细胞因子的细胞增殖加速和 STAT5 磷酸化激活。体外实验发现,表达 *ABL1*、*ABL2*、*CSF1R* 和 *PDGFRB* 等融合基因的细胞株和人原代肿瘤细胞对酪氨酸酶抑制剂达沙替尼敏感,*EPOR* 和 *JAK2* 重排对鲁索替尼敏感,而 *ETV6-NTRK3* 融合对克唑替尼敏感,后者是治疗有 *ALK* 基因转位等异常的小细胞肺癌敏感药物。

由于 Ph-like ALL 提出的时间不长,相关的遗传学损伤也在不断被发现和认识,到目前为止,大致可以确定与 Ph-like 相关的遗传学损伤。

六、del(1)(p32)/*SIL-TAL1*

1p32 的微缺失是儿童 T 系 ALL 最常见的遗传学异常,该区域内的微缺失受累基因有 T 细胞急性白血病 1(*TAL1*,也叫作干细胞白血病 SCL)或 T 细胞白血病基因 5(*TAL5*)和 SCL 中断位点基因。在 1 号染色体中,*SIL* 基因位于 *TAL1* 基因上游 90kb 处,发生 1p32 微缺失后,*TAL1* 基因编码序列正好位于 SIL 基因启动子下游。由于 SIL 基因只在 T 细胞中表达,从而导致 *TAL1* 基因也在 T 细胞中表达,调节 T 系 ALL 的病理学过程。*TAL1* 基因的 4～6 号外显子编码一个 42 kDa 的蛋白,是具有碱性"螺旋-环-螺旋"结构的转录因子。它可以与其他具有类似结构的转录因子形成异源二聚体,如 E2A 家族蛋白等,调控造血细胞的发育过程。*SIL* 是一个立早基因家族成员,其在造血发育中的作用未知。一般认为,正常情况下 *TAL1* 基因并不在 T 细胞中表达,由于 1p32 的微缺失导致 SIL 可以直接调控 *TAL1* 基因的转录和表达,从而导致 T 细胞在未受到外源信号调控时发生恶性增殖。

SIL-TAL1 融合基因在儿童 ALL 中更为常见且只发生于 T 系 ALL,占病例总数的 5%～25%,受累细胞的免疫表型非常有特征性,表现为 CD3$^-$/TCRαβ$^+$ 且伴有 TCRδ 表达缺失。1p32 的微缺失可导致 3 种常见类型的 *SIL-TAL1* 融合基因转录本产生,其中 type2 型的发生率超过 95%,但当前并未发现不同类型之间在预后方面的差异。

七、t(15;17)(q22;q21)/*PML-RARα*

急性早幼粒细胞白血病(acute promyelocytic leukemia,APL)是 AML 中的一种独特类型-M3。其特征性的分子遗传学转位为位于 15 号染色体的 PML 基因与位于 17 号染色体上的 *RARα* 基因发生断裂和重组,形成 *PML-RARα* 融合基因。APL 在成人 AML 中大概占 10%～15%,而在儿童 AML 中比例较低(3%～9%),不过根据某些国家报道,儿童 APL 和成人 APL 的发生率没有显著差异。APL 中很少见到的情况是,形态学上表现为 M3,但 *PML-RARα* 检测为阴性,研究发现,APL 中除 *PML-RARα* 外,其他一些基因也发现与 *RARα* 融合形成诸如 *PLZF-RARα*、

NPM-RARα、*NUMA-RARα* 和 *STAT5B-RARα* 等,从中也可以看到 *RARα* 对于 APL 的形成非常重要。

研究证明,RARα 蛋白与其配体-视黄酸配体(retinoic acid,RA)结合,通过蛋白上的锌指结构与 DNA 结合,发挥转录调控作用。PML-RARα 蛋白是一个转录抑制子,同样可与视黄酸配体结合,但结合 DNA 的锌指结构位于 PML 蛋白上。另外,PMLRARα 蛋白是一个转录抑制子,在其视黄酸配体缺失的情况下,PML-RARα 蛋白与其他共抑制子,如 SMRT 和 N-CoR 结合,阻碍染色质变构暴露激活位点,使得粒细胞发育停滞到早幼粒阶段。全反式维 A 酸可以与 PML-RARα 蛋白结合,阻断其对细胞分化的抑制作用,从而可以促进早幼粒细胞分化成熟。另外,RARα 的不同融合基因阳性 APL 白血病细胞对全反式维 A 酸的敏感性不一。

PML-RARα 融合基因中,RARα 的断裂点总是发生于 2 号内含子区,范围涉及 17 kb 的基因组序列。而 *PML* 基因的断裂点比较多,最常见的是位于 6 号内含子区,占 55% 左右;位于 3 号内含子区,占 40% 左右和位于 6 号外显子区,占 5% 左右。因此,有 3 种大小不完全一致的 PML-RARα 异构体,依次为长型(L 型,或者 bcr1)、短型(S 型,或者 bcr3)和变异型(V 型,或者 bcr2)。后者由于外显子 6 中的断裂点位置不固定,产生的融合蛋白长度也不完全一致,称为变异型。除了 PML-RARα 外,还可以见到 15 号和 17 号断裂后剩余的断端形成的反向 RARα-PML 融合蛋白,RARα-PML 的发生率比 PML-RARα 要低一些。

八、t(8;21)(q22;q22)/*AML1-ETO*

位于 21 号染色体的 *AML1*(也称为 *RUNX1* 或者 *CBFA2*)基因,与位于 8 号染色体的 *ETO*(也被称为 *MTG8*)基因发生融合,产生的融合基因叫作 *AML1-ETO*,是急性髓细胞白血病中最常见的融合基因之一,占儿童和成人急性髓细胞白血病的 8% 左右。*AML1* 基因编码一个异二聚体转录因子核心结合因子(CBF)的 α2 亚单位,参与造血调控。CBF 蛋白的 β 亚单位与 *MYH11* 基因结合形成 *CBFβ-MYH11* 融合基因。

与 *ETV6-RUNX1* 中不同,在 *AML1-ETO* 融合基因形成过程中,位于 21 号染色体的 *AML1* 基因常发生 5 号内含子的断裂,而 ETO 的断裂位置也非常固定,常位于 1 号内含子区,从而形成的比较稳定的融合蛋白。

九、inv(16)(p13q22)/*CBF -MYH11*

与 1p32 的微缺失形成的 *SIL-TAL1* 融合基因不同,16 号染色体的长臂和短臂之间可以发生臂间转位,形成 inv(16)(p13q22),相应的融合基因为 *CBFβ-MYH11*,占所有急性髓细胞白血病的 8%~9%。由于 *AML1-ETO* 和 *CBFβ-MYH11* 两种融合基因均涉及 CBF 基因的异常,因此二者均被称为 CBF 白血病。据国外报道,CBF 白血病的预后一般较好。

CBFβ-MYH11 融合基因组成复杂,目前已知有 10 种不同的融合方式,其中大约 88% 的融合发生在 *CBFβ* 的 5 号内含子和 *MYH11* 的 11 号内含子之间,其余较为常见的两种融合方式是发生在 *CBFβ* 的 5 号内含子和 *MYH11* 的 6 号和 7 号内含子之间,分别占 5% 左右,其余不足 5% 的融合方式均只在散发病例中可以见到。

十、早前 T 细胞白血病(ETPs-ALL)

T 系急性淋巴细胞白血病(T-ALL)的远期疗效不如急性淋巴细胞白血病,原因未知。早前

T 细胞(early T-cell precursors,ETPs)是一群从骨髓中新近迁移至胸腺的 T 细胞,其保留了早期 T 细胞的多向分化潜能,说明其起源于造血干细胞。为探讨 T 淋巴细胞白血病疗效差的原因,美国 St.Jude 儿童研究医院的 Elaine Coustan-Smith 和 DarioCampana 对 239 例 T-ALL 样本进行了基因表达谱系、细胞免疫表型和单核苷酸多态性的研究,提出了"早前 T 细胞白血病"的概念。他们的研究发现,入组的 239 例患者中 30 例(12.6％)患者具有独特的基因表达谱系,且其免疫表型具有相似的特征。这类患者的临床预后极差,其治疗后 2 年的复发率达到 57％(95％可信区间为 25％～89％),而非 ETP 白血病患儿治疗后 10 年的复发率只有 14％(95％可信区间为 6％～22％),其治疗后 10 年的复发率达到 72％(95％可信区间为 40％～100％),而非 ETP 白血病患儿治疗后 10 年的复发率只有 10％(95％可信区间为 4％～16％)。Elaine Coustan-Smith 和 DarioCampana 的研究结果发现,这群细胞中 CD44、CD34、KIT、GATA2、CEPBA、SPI1、ID2 和 MYB 等基因表达显著升高,而 CD1、CD3、CD4、CD8、RAG1、NOTCH3、PTCRA、LEF1、TCF12、LAT、LCK、TCF7 和 ZAP70 等基因表达显著降低;免疫表型方面,这群细胞 CD1a 和 CD8 不表达,而 CD5 表达呈连续分布且表达程度较低,一般不超过 75％。另外,这群细胞中至少有 25％ 的细胞还表达一些髓系抗原和早期抗原,如 CD117、CD34、HLA-DR、CD13、CD33、CD11b 和(或)CD65 等。

上述 ETPs-ALL 的概念经过了许多其他治疗中心的检验,国内上海儿童医学中心对 2002—2010 年收治的 74 例 T-ALL 的分析结果表明,其中 12 例患者符合上述 ETPs-ALL 的诊断标准,占总的 T-ALL 患者的 16.2％。该组患者的无事件生存率和总生存率(66.8 个月)分别是 11.1％±10.1％和 13.3％±11.0％,而非 ETPs-ALL 患者的无事件生存率和总生存率(66.8 个月)分别是 57.6％±5.6％和 64.7％±6.3％。参考其他机构的研究报告,这类疾病的发生率一般占总的 T 系 ALL 的 5.5％～16％,其基因表达谱更接近于造血干细胞和髓系早期细胞,其预后非常差,5～10 年的总生存率在 10％～19％。

（王　慧）

第二节　急性淋巴细胞白血病

急性淋巴细胞白血病(简称急淋)是原始与幼稚淋巴细胞在造血组织(特别是骨髓、脾和淋巴结)无限制增生的恶性疾病,后期可累及其他器官与组织。急淋虽可发生在任何年龄,但多见于儿童和青少年。临床表现有发热,贫血,出血,以及肝、脾、淋巴结肿大等。急性淋巴细胞白血病多见于儿童;发病率男性多于女性,男、女性比例为 5:4;城市发病率高于农村。

一、病因与发病机制

急性淋巴细胞白血病的病因及发病机制与造血系统其他恶性肿瘤一样复杂,至今尚未完全阐明。但绝大多数学者认为与病毒、化学物质、放射线及遗传因素有关。

二、临床表现

(一)起病可急骤或缓慢

急骤者常以高热、贫血、显著出血倾向及全身酸痛为主要症状。起病较缓慢者先有一段时期的进行性乏力、贫血、体重减轻,甚至局部疼痛,然后表现为上述急骤症状。

(二)贫血

贫血往往是首发表现,呈进行性发展。

(三)发热

半数的患者以发热为早期表现。可低热,也可高热达 40 ℃ 以上,伴有畏寒、出汗等。虽然白血病本身可以发热,但较高发热往往提示有继发感染。

(四)出血

出血的轻重不一,部位可遍及全身,但以皮肤、口腔、鼻腔黏膜的出血较为常见。血液中白血病细胞急骤增多时,脑部血管内由于大量白血病细胞淤滞并浸润血管壁,极易发生颅内出血而致命。

(五)淋巴结肿大和肝大、脾大

急淋的淋巴结肿大较急性非淋巴细胞白血病(急非淋)常见。多数为全身淋巴结肿大,少数仅表现为局部淋巴结(颌下、颈部、腋窝或腹股沟淋巴结)肿大。一般呈轻至中度肿大,质地中等,无压痛,与周围组织无粘连。有的病例还有纵隔淋巴结肿大,偶尔有胸腺肿大。

(六)骨和关节疼痛

白血病细胞浸润破坏骨皮质和骨膜时可引起疼痛,以酸痛、隐痛较常见,有时呈现剧痛,病理上可能为骨梗死。临床上常见胸骨压痛,对诊断有意义。

(七)神经系统表现

由于化学治疗药物不易透过血-脑屏障,因而成为白血病细胞的庇护所。脑局部浸润的表现可与脑瘤相似,可有颅内压增高症状,如头痛、恶心、呕吐、视盘水肿等,严重的可出现抽搐、昏迷等。脑脊液检查发现压力增高,白细胞数、蛋白增加,而糖可减少;可检测到白血病细胞。

(八)其他

少数急淋患者可发生绿色瘤、异常肿块,也可发生胸腔积液,其渗出液可为血性。化学治疗后还可引起尿酸性肾病等。

三、实验室检查

(1)血常规:典型病例血常规显示贫血、血小板减少,白细胞中淋巴细胞质与量的变化。

(2)骨髓象:有核细胞的增生程度为明显活跃甚至极度活跃,淋巴细胞呈显著增生,以原始淋巴细胞为主,并有部分幼稚淋巴细胞。

(3)细胞化学:急性淋巴细胞白血病除过氧化物酶和苏丹黑染色呈阴性反应外,糖原染色在少数或多数细胞中有阳性粗颗粒,以粗块状为典型的表现。

(4)免疫分型。

(5)细胞遗传学。

(6)生物化学:TdT 是 DNA 聚合酶的一种,在急淋患者,TdT 大多数明显升高,白血病细胞中 Camp 含量较低,缓解时含量则回升。尿中尿酸和 β-氨基异丁酸是嘌呤和嘧啶分解产物,在白血病进展时,特别是经化学治疗后,会有明显增加。血清乳酸脱氢酶在急淋升高明显。血清铁于多数病例中偏高,总铁结合力明显降低,铁蛋白可升高。骨髓含铁血黄素量在正常偏高范围,铁粒幼红细胞百分数增高。

四、诊断

(一)形态学诊断

1. 第 1 型（L$_1$）

原始和幼稚淋巴细胞以小细胞（直径<12 μm）为主;核圆形,偶有凹陷与折叠,染色质较粗,结构较一致,核仁少而小,不清楚;胞质少,轻或中度嗜碱性。过氧化物酶或苏丹黑 B 染色阳性的原始细胞一般不超过 3%。

2. 第 2 型（L$_2$）

原始和幼稚细胞以大细胞（直径可大于正常小淋巴细胞 2 倍以上,或>12 μm）为主;核型不规则,凹陷和折叠可见;染色质较疏松,结构较不一致,核仁较清楚,一个或多个;胞质量常较多,轻或中度嗜碱性,有些细胞深染。

3. 第 3 型（L$_3$）

似 Burkitt 型,原始和幼稚淋巴细胞大小较一致,以大细胞为主;核形较规则。染色质呈均匀细点状,核仁明显,一个或多个,呈小泡状;胞质量较多,深蓝色,空泡常明显,呈蜂窝状。

(二)免疫学分型

急性淋巴细胞白血病分为裸型、纯型、变异型及多表型 4 类,其积分要求如下。①裸型:每个系列（T、B、髓系细胞）的积分均≥2,其他系列积分为 0。②纯型:要求某一系列积分≥2 且其他系列<2。③变异型:要求某一系列积分≥2,其他系列积分≥2。④多表型:要求两个或两个以上系列积分≥2。确定上述分型后,再根据已知系列的分化程度及不同抗原表达进一步分为 21 亚型。

五、鉴别诊断

(1)少数病例因血常规中白细胞减少,分类中未见原幼细胞,需与再生障碍性贫血、粒细胞缺乏症及特发性血小板减少性紫癜相鉴别,但根据骨髓象,鉴别并不困难。

(2)急淋还需与传染性单核细胞增多症鉴别。传染性单核细胞增多症也有发热、浅表淋巴结肿大,血液检查可见异常淋巴细胞。但传染性单核细胞增多症无进行性贫血,一般也无血小板减少和出血,骨髓象中仅有少量异常淋巴细胞。偶见急淋与传染性单核细胞增多症并存。

(3)有些巨细胞病毒、弓形体病、良性病毒感染也可有发热、浅表淋巴结肿大,伴有异常淋巴细胞,但根据临床表现的演变与骨髓象的检查,并不难鉴别。

(4)神经母细胞瘤转移至骨髓可产生类似急淋的临床和血常规表现,但神经母细胞瘤细胞在骨髓中成簇出现或呈玫瑰花结状,有利于二者的鉴别。如果还有困难,则可测定尿儿茶酚胺（神经母细胞瘤患者尿中儿茶酚胺含量升高）。

六、治疗

急淋一旦被确诊,应立即进行化学治疗,急淋治疗目标有两个方面:一方面是尽可能杀灭造血组织与内脏各处的白血病细胞;另一方面是预防和杀灭隐藏在某些部位（药物不易到达）的白血病细胞,特别是中枢神经系统的白血病细胞。

(一)成人 ALL 的治疗学基础

1.预后因素。

(1)年龄:随着患者年龄增加,CR 逐渐下降,缓解和生存时间明显缩短。

(2)白细胞数:外周血 WBC 计数$>30\times10^9/L$,是 B-ALL 的不良预后因素,但对 T-ALL 似乎影响不大。

(3)达完全缓解时间:诱导治疗达完全缓解时间大于 4 周,将不利于长期缓解生存。

(4)免疫表现:Pro-B 和 Pro-T 表型对常规化学治疗方案反应率低,生存较差。成熟 B-ALL 采用短程治疗,实际转归明显改善。无论 T-ALL、B-ALL,共同表达淋系和髓系抗原既不影响 CR 率,也不影响缓解、生存时间。

(5)细胞与分子遗传学:是成人 ALL 最重要的预后因素(尤其对 DFS)。t(9;22)bcr/abl、t(4;11)预后差;t(8;14)、t(2;38)、t(8;22)仅见于成熟 B-ALL(Burkitt 型),以前预后较差,使用新方案后疗效改观;-7 或+8 与不良预后有关;14q11-13 染色体移位加 t(10;14),多见于 T-ALL,常规方案治疗预后良好。

2.成人 ALL 的预后分组(不含成熟 B-ALL)

(1)预后良好组。有下列四项特征:①无提示不良预后的细胞遗传学异常;②年龄<30 岁;③初诊时白细胞计数$<30\times10^9/L$;④达 CR 时间小于 4 周。

(2)中间组:预后特征既不符合预后良好组,也不符合预后不良组。

(3)预后不良组。显示下列特征一项或一项以上:①有提示不良预后的细胞遗传学异常,如 t(9;22)、t(4;11)、+8;②年龄>60 岁;③前体 B,白细胞计数$>100\times10^9/L$;④达 CR 时间>6 周。

(二)成人 ALL 治疗的进展

1.化学治疗的进展

(1)新型抗白血病药物的不断诞生和使用:嘧啶类药物 5-杂氮胞苷;正二十烷阿糖胞苷(BHAC),依托泊苷(etoposide,Et)和替尼泊苷(teniposide,Te),吖啶类物质甲砜-M-甲氧苯酰碘胺(AMSA)能使难治和复发 ALL 缓解。蒽环类的阿柔比星(aclacinomycin,ACM-A)、多柔比星(doxorubicin,Dox)和近年来去甲氧柔红霉素的诞生,其疗效均高于普通药物。

(2)个体化治疗的开展:设计更合理、有效和低毒的化学治疗方案。

(3)强化巩固治疗:广泛利用大剂量多种药物联合的强化治疗,更多地杀伤缓解期体内残留的白血病细胞。

(4)"庇护所"白血病的治疗:清除骨髓外组织,如中枢神经系统、睾丸、卵巢及眼眶等"庇护所"中的白血病细胞,从而防止疾病复发。

2.造血干细胞移植

如果有 HLA 相合或相近的供者,在条件许可时,对成人 ALL 首次诱导缓解后进行骨髓移植(BMT),可以使约半数的移植患者长期存活,为根治 ALL 带来希望。

(三)成人 ALL 的治疗策略

整体治疗分为两个主要阶段,首先是诱导缓解治疗,其次是缓解后的治疗。

诱导治疗的目的,主要是用现代化学治疗大量杀伤患者体内的白血病细胞,使之由$100\times10^9/L$以上降至常规方法不能检测出的水平(通常$\leqslant1\times10^9/L$),从而使患者的临床体征及症状完全消失,骨髓正常造血功能恢复,外周血细胞计数正常。缓解后治疗方案的设计,主要是进一步根治患者体内用常规方法不能检测的白血病细胞,包括用强烈联合化学治疗、清除髓外"庇护所"中残留的白血病细胞、预防和消灭耐药细胞株,从而防止白血病细胞的复燃,使患者能长期存活。缓解后如有条件者,可进行 BMT,如不能进行 BMT 者,可早期用较诱导方案中药物剂量更大更多的强化巩固治疗,然后用较低剂量的多药联合或序贯维持治疗,必要时可再行强化治疗。

(四)成人 ALL 的化学治疗

1.诱导治疗

急淋白血病患者的诱导缓解治疗,常用长春新碱(vincristine,VCR)加泼尼松(prednisone,Pred)(VP 方案),儿童 CR 率高达 80%～90%,成人的 CR 率仅为 50%,而且容易复发。因此成人急淋白血病常需在 VP 的基础上加上门冬酰胺酶(aspar aginase,Aase)(VLP 方案)或 DNR(VDP 方案)或 4 种药物同时应用(VLDP 方案),可使 CR 率提高。目前多数人认为对预后较好的成人 ALL,用 VCR＋Pred＋DNR＋Aase 四种药物的诱导方案最宜,对 B-ALL 或高危组的患者在上述 4 种药物的诱导方案中加 Ara-C 或 MTX,以使更多的患者达到完全缓解。

2.巩固和强化治疗

当患者获得完全缓解后,必须进一步消除体内用常规方法不能检测的残留白血病细胞,防止复发,以延长缓解期,使患者能长期存活。总的原则基本上采用多药联合、交替序贯、大剂量防治 CNSL。

3.维持治疗

强化巩固治疗后,进行维持治疗是成人 ALL 整体治疗策略的重要组成部分。细胞动力学研究显示,在完全缓解和强化巩固治疗后,尽管常规检查不能发现任何白血病细胞的证据,但是细胞基因学检查证实体内仍有残留白血病细胞。因此在诱导及强化巩固治疗后,继续彻底清除体内的残余白血病细胞,对于延长患者缓解期及无病生存期,使患者最终得到根治是十分必要的。此时如果有条件,可以行异体或自体干细胞移植,其余患者应当给予适当的维持治疗。

(五)"庇护所"白血病的防治

白血病的"庇护所"是指常规化学治疗时药物不能达到有效杀伤浓度的盲区部位,除了 CNS 外,尚有睾丸、卵巢、眼眶等。这些部位残留的白血病细胞是造成临床复发的主要原因,因此加强对"庇护所"白血病的防治,是使患者持续缓解,避免复发,甚至治愈的重要环节。成人 ALL 的 CNS 和睾丸白血病的发生率较儿童低,初诊时脑膜白血病的发生率不足 10%。发生 CNSL 的相关因素主要是外周血白血病细胞增高,特别是处于增殖周期的白血病细胞比例较高,还有血清乳酸脱氢酶、碱性磷酸酶增高等。

(王　慧)

第三节　急性非淋巴细胞白血病

一、临床表现

(一)急性粒细胞白血病

急性粒细胞白血病(简称急粒)表现为粒细胞系原始细胞的恶性增生。它包括 M_0、M_1、M_2。

临床表现与急淋相比,无明显区别。但浅表淋巴结肿大和肝大、脾大的程度不及急淋。大多数患者为突然发病,进展很快;常见感染和出血,并常因此致死。约 10% 病例进展缓慢,大部分是老年人,表现乏力、苍白、虚弱等贫血症状,出血和感染也可见到;骨髓象中原始粒细胞不是很多,疾病持续数月,最后仍迅速恶化。绿色瘤在急粒中多见,典型表现为骨膜下绿色肿瘤。

(二)急性早幼粒细胞白血病(M_3)

该类型主要临床表现为发热、出血和贫血。出血较其他类型多见且严重。出血部位主要为皮肤、黏膜,有瘀点、瘀斑;鼻腔、口腔、牙齿、阴道、眼底等处的出血也较常见;特别严重的是颅内出血,是致死的主要原因。本病除出血倾向严重外,感染也多见。

(三)急性粒-单细胞白血病(M_4)

常见起病急骤,贫血与感染严重,可有皮肤损害和齿龈增生。少见的体征有轻度黄疸、胸腔积液等。

(四)急性单核细胞性白血病(M_5)

本病由于细胞具有游走、吞噬的特点,故临床上浸润特征较明显。与急粒相似,但皮肤与黏膜的改变较为突出。

(五)急性红白血病(M_6)

急性红血病的表现为以原红细胞、早幼红细胞的恶性增生为主,可见类巨变。急性红白血病则表现为红白两系的恶性增生,最后可发展为典型的急性粒细胞白血病,成为 Di Guglielmo 综合征。

(六)巨核细胞白血病(M_7)

急性巨核细胞白血病形态学很难诊断,经常是由于骨髓纤维化干抽,需要抗血小板抗体的免疫表型或电镜血小板过氧化物酶分析。

二、实验室检查

(一)血常规

有 10% 的 AML 病例外周血白细胞数超过 $100 \times 10^9/L$,即高白细胞血症,多见于 M_4、M_5 型患者,常伴肺部及中枢神经系统浸润、肿瘤溶解综合征和白细胞黏滞症,属于高危型,预后差。极少数患者外周血白血病细胞大于 20% 而骨髓少于 20%,为达到急性白血病诊断标准,称之为外周血型急性白血病,其中部分病例的骨髓白血病细胞数可能在随后的几个月内升高,对这些患者尤其是老年 AmL 患者,在外周血血小板和粒细胞减少并具有明显危险性时可以暂缓化学治疗。

(二)骨髓象

初治 A mL 患者中,骨髓细胞学检查显示骨髓增生极度活跃。75% 的患者骨髓中白血病细胞占有核细胞数的一半以上。少数患者由于骨髓白血病细胞比例较低的缘故,骨髓增生低下,但至少占有核细胞的 30%。

(三)细胞化学染色

常用的细胞化学染色方法包括髓过氧化物酶染色(MPO)、苏丹黑 B 染色等检查。

(四)细胞免疫表型

常用原髓细胞系抗体为 MPO、CD33、CD13、CD11b、CD15、CD14,其他与髓系相关的抗体是 CD34、HLA-DR 等,抗血型糖蛋白单抗及抗血小板糖蛋白 Ⅰb/Ⅲa、Ⅰb(CD41a、CD41b、CD61、CD42a、CD42b)分别被认为是鉴别 M_6 和 M_7 型 ANLL 敏感而特异的单抗,90% 以上 M_3 型 AN-

LL 以 CD 33＋、HL A-DR 为特点,CD14 是单核细胞特异性抗体,然而敏感性不够高,在 M$_4$ 和 M$_5$ 型 ANLL 中,阳性率约占 70％。

(五)细胞遗传学检查

1.染色体结构异常

(1)t(8;21)(q22;q22)和 inv(16)(p13;q22):是初治 AML 患者中最常见的细胞遗传学异常,主要与异常 M$_2$ 型密切相关。

(2)t(9;22)(q34;q21):在初治 A mL 的发生率占 1％。

(3)t(15;17)(q22;q21):是 M$_3$(APL)的特异性染色体改变,见于 90％以上的 M$_3$ 病例。

(4)11q23 重排:累及 11q23 条带重排形式的多见于 AML(M$_4$)、ALL、MDS 和继发于曾经接受拓扑异构酶Ⅱ抑制而引起的 AML。

(5)inv(3)(q21;q26):伴 inv(3)(q21;q26)的病例、累及 3q 异常的血液病患者预后通常较差。

2.染色体数量异常

(1)＋8:是 AmL 最常见的核型改变,约占 AmL 患者核型异常的 20％。

(2)＋21:有 1％的发生率。

三、诊断

根据贫血、感染、出血和浸润等临床表现,结合血常规、骨髓象及 MIC 分型标准进行诊断及鉴别诊断。

四、治疗

化学治疗是治疗 ANLL 的重要手段。骨髓移植有赖于化学治疗获得完全缓解及大量清除白血病细胞负荷后进行。

(一)诱导治疗

目的是获得完全缓解,还与长期存活有关。初治 AML 的诱导化学治疗方案主要有以下几类。

1.蒽环(醌)类药物联合 Ara-C 为主的方案

DA3＋7 案是 A mL 的标准诱导方案,其具体用法如下:DNR 60 mg/m^2×7d,持续静脉注射或每天分 2 次静脉注射,或每次加 6-TG 100 mg/m^2,每 12 h 一次,连续 7 d 口服。采用标准的 DA 方案大部分患者(50％～70％)1 个疗程获缓解,如 2 个疗程仍未获缓解则预后很差,称为原发耐药。

Ara-C 还常与其他一些蒽环(醌)类药物如 Dox、表柔比星、ACR、伊达比星(IDA)、米托蒽醌(NVT)联合应用。Ara-C 联合 IDA,虽其完全缓解率与 DNR 相似,但 1 个疗程达完全缓解的病例更多,因此可作为 A mL 的一线化学治疗方案。

2.三尖杉碱(Har)或高三尖杉酯碱(Hhar)

我国曾常用的 HOAP 方案其完全缓解率为 27％～68％。

(二)缓解后的治疗

缓解后治疗的方式有两种。

1.传统的缓解后治疗

用原方案巩固 1~2 个疗程后再维持治疗 1~3 年,或不巩固仅维持治疗,在维持治疗中可定期用较强的联合方案再强化,间隔时间不等。

2.近年来的缓解后治疗趋势

近年来,AML 患者的缓解期治疗趋势是采用更强烈而短期的治疗。方式:①用原诱导方案巩固 4~6 个疗程;②ID/HD Ara-C 为主的方案早期强化治疗;③采用一些与诱导治疗无交叉耐药性的药物如 NVT、AMSA 等组成新的联合方案早期强化;④前述几种方式的组合。

(三)特殊类型 AML 的治疗

M_3(急性早幼粒细胞白血病):M_3 的特点是易在诱导治疗阶段发生致命性的出血死亡。一旦出血得到良好控制,其完全缓解率及长期存活率高于其他类型的 AML。目前完全缓解后治疗基本同其他类型 AML。

三氧化二砷(As_2O_3)的发现是 M_3 诱导治疗和复发后治疗的又一大进展,1971 年 3 月某医科大学第一临床医学院率先试用 As_2O_3 治疗 APL 取得临床上的成功,完全缓解率达 76.9%,部分缓解率达 12.1%,5 年生存率达 51.9%,目前认为是治疗急性早幼粒细胞白血病最好的方案之一,有完全缓解率高、长期生存率高、复发率低、与 ATRA 等其他药物无交叉不耐药,尚未发现严重的骨髓抑制和严重的器官损害,可以有效控制弥散性血管内凝血(DIC)。但 As_2O_3 也有如下缺点,如难于透过血-脑脊液屏障及导致高白细胞综合征等。目前我国学者周晋等在临床应用 As_2O_3 缓慢持续静脉注射的方法,有效地控制了高白细胞综合征。另外,As_2O_3 不适用于 APL 伴有严重的肝、肾功能损害者,妊娠伴 APL 者使用砷剂治疗,As_2O_3 已达到或接近中毒剂量时,需要严格监测。

诱导治疗的另一大进展是采用全反式维 A 酸(ATRA)行诱导分化治疗,但仅用 ATRA 诱导及缓解后治疗,多数患者在数月内复发。

(四)难治性及复发性 AML 的治疗

30%~40%的患者经标准诱导化学治疗 2 个疗程后不能达到完全缓解,即原发耐药。且 60%~80%的患者在完全缓解后复发。大多数复发患者最终死于耐药。挽救性化学治疗的方法主要有三种:①晚期或无耐药性复发的患者可能对标准诱导化学治疗有效,故可采用标准的 DA(T)方案;②由一些与一线治疗无交叉耐药性的新药组成的方案,如 NVT、IDA、ACR、AMSA、AZA、Aase 等;③以 ID/HD Ara-C 为主的方案。

尽管上述挽救治疗可提高难治性及复发 AML 的完全缓解率,但大多数报告显示,其中位缓解期在 6 个月以内。仅采用化学治疗,难治性 AML 的长期存活率几乎为 0,复发 AML 的存活率为 10%。如在完全缓解后或第一次早期复发时做 BMT,难治性 AML 的 3 年存活率为 10%,复发 AML 的存活率可达 20%。因此对复发患者,应尽量争取在早期复发或经挽救治疗完全缓解后做 allo-BMT。

（王　慧）

第四节　急性未分化型与微分化型白血病

急性未分化型白血病(acute undifferentiated leukemia,AUL),此型占急性白血病的 5% 以

下,细胞形态学和细胞化学染色不能对其进行分型,髓系标记一般阴性(电镜髓过氧化物酶阴性),常为 CD34、HL A-DR、CD38、CD7、TdT 阳性,可有免疫球蛋白或 T 细胞受体基因重排,说明细胞为淋巴细胞(尤其是 B 淋巴细胞)起源。治疗应以急性淋巴细胞白血病方案为主。

急性微分化型白血病(minimally differentiated acute myeloid leukemia,AML-M_0),1987 年 Lee 等人报道 136 例急性白血病中,有 10 例既不符合急性髓细胞白血病,也不符合急性淋巴细胞白血病,后应用超微结构分析显示这类白血病有 MPO 表达。1991 年 FBA 将其归为 M_0,是 AML 的一个亚型,占 AML 的 2%~3%,是一种少见类型的白血病,细胞形态学和细胞化学染色不能对其进行分型,但免疫分型和电镜组化可证明其属于急性髓系白血病。

一、形态学和细胞化学

骨髓一般增生较活跃,原始细胞一般在 62%~93%,细胞形态类似 ALL-L_2,原始细胞体积较大,胞质较少,透亮或中度嗜碱性,常无特异性颗粒或 Auer 小体,核圆形,核仁清晰。细胞化学染色阴性或 POX/SBB 阳性率<3%(可与 AML-M1 区别),电镜髓过氧化物酶(MPO)阳性。

二、免疫分型

形态学和细胞化学无法分类时,需进行免疫分型。最常用的髓系相关抗原是 CD13 和 CD33,也是诊断 AML-M_0 的关键性单克隆抗体,有文献报道部分患者表现为 $CD13^+$、$CD33^+$ 或 $CD13^-$、$CD33^-$,但所有病例均为 MPO 阳性。因此,在形态学不能分类的白血病患者可进行 MPO 检查,便于与 AUL 区分,AML-M_0 常表达不成熟细胞标记,即 $CD34^+$ 和 HLA-DR 阳性,TdT 和 CD7 表达于 ALL 和较幼稚的髓系白血病。

淋系抗原阴性是 AML-M_0 分型的主要标准之一,Amadori 等分析了 23 例 AML-M_0 患者的淋系抗原表达,发现 $CD2^+$(13%)、CD 10+(9%)、CD 19+(4%),有 5 例患者同时表达 2 种或 2 种以上淋系相关抗原。尽管发现淋系抗原表达,但不足以诊断双表型白血病,借助 MPO 检查仍可诊断为 AML-M_0。

三、细胞遗传学

AML-M_0 染色体核型异常发生率高达 58%~81%,复杂异常发生率可达 42%,均为非特异性异常,常见异常包括 $-7/7q^-$ 和(或)$-5/5q^-$,8、4、13 号染色体三体,但缺乏 t(8;21)、t(15;17)、inv(16),染色体改变的特点预示着预后较差。

四、分子生物学

AML-M_0 的分子生物学研究资料较少,初步研究表明 IgH/TCRα、TCRγ 基因重排可阳性,但未发现 TCRβ 基因重排。这些结果提示了 AML-M_0 的系列混乱,也说明其为起源较早的急性白血病亚型。

五、治疗

AML-M_0 尚无最佳治疗方案,资料表明传统的化学治疗方案效果较差,完全缓解率仅为 20%~54%,中位缓解期为 4~6 个月,中位生存期为 4.5~8 个月,很少有 2 次缓解的可能。如果有可能,应尽早进行骨髓移植。

六、预后

化学治疗效果差,生存期短,儿童患者完全缓解率为 61％,中位生存期为 10～20 个月;成人完全缓解率为 55％,中位生存期为 10 个月;老年人完全缓解率为 34％,中位生存期为 7 个月。其化学治疗效果差与白血病细胞原发耐药有关,可能与白血病细胞起源较早,以及表达 CD34$^+$、p$^-$糖蛋白较高有关。

(王　慧)

第五节　慢性淋巴细胞白血病

慢性淋巴细胞白血病(CLL)属于淋巴系统的恶性增殖性疾病之一,以大量成熟表型、功能不全及体积小、形态类似成熟的淋巴细胞在外周血、骨髓及淋巴组织中堆积为特征。其中 98％为 B 细胞性,不到 2％为 T 细胞性。在西方国家,它是成人发病率最高的白血病,其发病率达 20％～30％,在老年人白血病中是一种主要疾病,男、女性比例为 2∶1。在我国及亚洲地区,本病发病率相对较低,约占白血病总数的 5％,但近年来有增高趋势。

一、病因与发病机制

环境因素尚未被证实会增加 CLL 的患病概率,也没有证据表明其病因与病毒有关。流行病学调查显示,B 细胞性 CLL 发病机制与性别和遗传因素有很大的相关性。部分患者呈家族发病,在亚洲血统人群中该病罕见。

(一)遗传因素

B 细胞性慢性淋巴细胞白血病在西方国家是成人发病率最高的白血病,我国和日本发病率相对较低,移居美国的日本侨民的发病率也低。

许多报告显示 B 细胞性 CLL 有家族发病的现象,患者直系家属患 B 细胞性 CLL 或其他淋巴系统肿瘤的概率比普通人群高 3 倍。

(1)染色体核型异常。

(2)基因异常:BcL-2 基因;P53 基因;多药耐药基因(MDRs)。

(二)细胞动力学

CLL 是单克隆 B 细胞的堆积。大多数白血病细胞不在有丝分裂期,只有一小部分细胞处于增殖期,外形与成熟淋巴细胞类似的白血病细胞的寿命也明显延长。

(三)表面抗原标记

大多数 B 细胞 CLL 肿瘤细胞表面表达 CD19、CD20、CD5。

免疫学异常 CLL 患者常易并发自身免疫性疾病,最多见的自身免疫性疾病为自身免疫性溶血性贫血和自身免疫性血小板减少性紫癜。一小部分患者还可能伴发纯红再障或中性粒细胞减少症。

可引起低丙种球蛋白血症,大部分 CLL 患者存在获得性免疫缺陷,CLL 患者易患感染和第二肿瘤的概率增加。

二、临床表现

(一)通常无明显临床症状

CLL 患者往往因无痛性淋巴结肿大或查血发现不明原因的淋巴细胞绝对值增多而就诊,有的 CLL 患者可以出现对运动的耐受性降低、易疲劳及不适感,但不表现出其他主要器官的累及及贫血。

(二)病情进展后的一般临床表现

病情进展后患者可以出现体重减轻、反复感染、血小板减少所致的出血及贫血,夜间多汗、发热少见。CLL 患者较其他 T 细胞免疫缺陷患者更易并发病毒和细菌感染,特别是带状疱疹。

(三)30% 的 CLL 患者有无痛性淋巴结肿大

经常呈对称性分布,淋巴结可非常大,并有融合。多见于颈部、锁骨上和腋窝淋巴结,病情发展时肿大的淋巴结可引起局部结构变形和器官功能障碍,有的患者可出现上呼吸道梗死。很少出现血管或淋巴管堵塞引起的上肢淋巴管阻塞性水肿,上腔静脉阻塞也少见。

(四)半数以上 CLL 患者有脾大现象

程度不同,早期可出现饱胀感和腹部不适,有时 CLL 患者因脾大而出现脾功能亢进,出现贫血和血小板减少。CLL 患者中出现血细胞计数减少多见于 CLL 细胞的骨髓浸润和(或)自身抗体的出现。少数 CLL 患者可有肝大,罕见淋巴结肿大引起的胆管阻塞、黄疸少见。

(五)白血病细胞可有多部位浸润

白血病细胞在某一局部出现浸润,可出现临床症状,如眼球后浸润所致的突眼或咽部淋巴组织肿胀出现上呼吸道阻塞,肺部浸润在胸片上可以出现结节影或粟粒状的病灶,导致肺功能异常,如果有胸膜浸润可以出现胸腔积液。由于白血病细胞浸润,可以出现消化道黏膜的损伤,甚至导致溃疡形成,消化道出血或吸收障碍,最终导致营养缺乏。

(六)自身免疫现象发生

直接抗球蛋白实验(DAT)的阳性率为 10%～20%,温抗体 AIHA 在 CLL 患者中的阳性率 <50%,自身免疫性血小板减少的发生率为 1%～2%。

三、实验室检查

(一)血液检查

(1)患者血中持续的单克隆淋巴细胞增多,绝对值往往超过 $10 \times 10^9 / L$。典型的形态学特征是小细胞,核染色质致密,没有核仁,血片上常见破损细胞。

(2)红细胞形态一般没有改变,约有 15% 的患者可以出现正细胞性贫血,约有 20% 的患者由于正常 B 细胞产生针对自身红细胞的 IgG 抗体,因而在病程中可以出现 Coombs 试验阳性,但只有 8% 左右的患者可以出现自身免疫性溶血性贫血。

(3)进展期,由于骨髓浸润及脾功能亢进,CLL 患者可以出现血小板减少,在疾病的任何阶段,由于抗血小板抗体的产生,患者可以出现免疫性血小板减少。血小板的形态没有明显异常。

(二)骨髓检查

淋巴细胞在有核细胞中所占比例 >30%。而骨髓浸润有 4 种不同类型:①结节型,占 15%;②间质型,占 30%;③结节与浸润混合型,占 30%;④弥漫型,占 35%。其中结节型预后较好,而弥漫型通常表示疾病进展和预后不良。

(三)淋巴结活检

CLL 患者淋巴结的结构由于受到白血病细胞的浸润而被破坏,通过显微镜观察到小淋巴细胞浸润淋巴结,小淋巴细胞与低度恶性小细胞淋巴瘤相似,随着疾病的进展,淋巴结可以出现融合而形成大的肿块。

(四)免疫学研究

对淋巴细胞的亚群进行分类,Coombs 试验可以揭示患者可能并发免疫性溶血性贫血;患者血浆中免疫球蛋白 IgG、IgA、IgM 的含量有益于临床推测哪些患者更易罹患感染;在疾病进展期,患者更易出现 T 细胞的功能缺陷。

白血病细胞表面所表达的 B 细胞或 T 细胞分化抗原 CD23 和 CD27、CD38 表达水平不一致,CD22 低水平表达,不表达 CD10 和 CD103,表达细胞表面的免疫球蛋白及 κ 或 γ 轻链、CD20、CD19、CD3、CD4、CD5、CD8。

B 细胞 CLL 其细胞表面免疫球蛋白表达较低,而胞质中免疫球蛋白的水平却很高,超过 3/4 的 CLL 患者在其高尔基体和粗面内质网高表达免疫球蛋白轻链。

(五)细胞遗传学检查

FISH 检测＞80% 的病例有异常,$13q^-$(占 55%)、$11q^-$(占 18%)、$12q^+$(占 16%)、$17p^-$(占 7%)、$6q^-$(占 7%),$11q^-$、$17q^-$ 预后非常差,单独 $13q^-$ 或 $6q^-$ 预后较好,随时会发生克隆变化,$11q^-$、$17q^-$ 多与晚期疾病有关。

5% 的 CLL 患者有血清单克隆蛋白,可通过血清蛋白电泳检测。

四、诊断

(一)美国 NCI CLL 协作组(NCI)及 CLL 国际工作会议(IW-CLL)采用的标准

(1)外周血淋巴细胞绝对值增加,$>5\times10^9/L$,经反复检查,至少持续 4 周(NCI);或 $>10\times10^9/L$,持续存在(IW-CLL)。

(2)以成熟的小淋巴细胞为主形态分型。①典型 CLL:不典型淋巴细胞＜10%。②CLL/PLL:外周血幼淋巴细胞占 11%～54%。③不典型 CLL:外周血中有不同比例的淋巴细胞,但幼淋巴细胞＜10%。

(3)B-CLL 免疫分型 $smIg^{+/-}$,呈 κ 或 λ 单克隆轻链型;$CD5^+$、$CD19^+$、$CD20^+$、$CD23^+$,$FCM7^{+/-}$,$CD22^{+/-}$。

(4)骨髓:至少进行一次骨髓穿刺和活检,涂片显示增生活跃或明显活跃,淋巴细胞＞30%;活检呈弥漫或非弥漫浸润。

(二)临床分期

1.国内标准

Ⅰ期:淋巴细胞增多,可伴有淋巴结肿大。

Ⅱ期:Ⅰ期伴肝大或脾大或血小板计数减少($<100\times10^9/L$)。

Ⅲ期:Ⅰ期或Ⅱ期伴贫血(Hb＜100 g/L)。

2.国外标准

目前常用的有两种分期标准。第一个临床分期标准由 Rai 及其同事在 1975 年提出,临床上分为 5 期,处于 0 期和Ⅰ期的患者预后较好。而处于Ⅲ期和Ⅳ期的患者其生存期相对较短。

在 1981 年 Binet 和其同事提出了一种新的分类法,其主要根据总的淋巴结肿大将 CLL 分为 A、B、C_3 期,在疾病的后期即 C 期,由于出现骨髓功能受损,所有患者均可出现贫血和血小板减少。

五、鉴别诊断

(一)继发性(反应性)淋巴细胞增多

(1)淋巴细胞增多:多继发于感染、中毒、细胞因子或其他不明因素的生理病理反应。

(2)传染性单核细胞增多症:淋巴细胞增多是由于对传染性疾病的反应引起,常为病毒感染,以反应性淋巴细胞为形态特征。

(3)急性传染性淋巴细胞增多:以具有正常 T 细胞或 NK 细胞形态标志的淋巴细胞增多为特征,不明原因感染有些与柯萨奇病毒 B_2 型、弓形体病或恶性疟疾急性感染有关。

(4)百日咳鲍氏杆菌感染:以形态正常的 $CD4^+$ T 细胞增多为主,计数 $(8 \sim 90) \times 10^9/L$ 不等。

(5)应激性淋巴细胞增多:淋巴细胞数目超过 $5 \times 10^9/L$,数小时后可恢复正常或低于正常水平。

可能与创伤、手术、急性心力衰竭、癫痫及自身免疫疾病等有关。

(二)幼淋巴细胞白血病(PLL)

幼淋巴细胞白血病是不同于 CLL 的一种亚急性白血病,其血液中超过半数以上的白血病细胞为大淋巴细胞,一般幼淋巴细胞直径为 $10 \sim 15 \ \mu m$,而 CLL 细胞较小,一般为 $7 \sim 12 \ \mu m$。幼淋巴细胞的核仁呈圆形或有凹陷,其染色质比原始淋巴细胞致密,但比典型的成熟淋巴细胞或 CLL B 细胞的染色度疏松,且胞质呈淡蓝色。幼淋巴细胞比 CLL 患者白血病细胞表面具有更多的微绒毛,与 CLL 细胞相比,幼淋巴细胞表面表达更多的免疫球蛋白。

(三)毛细胞白血病(HCL)

实验室检查有助于区分 HCL 与 CLL。HCL 的原始 B 细胞比 CLL 患者的 B 细胞体积大,胞质丰富,边缘有丝样毛发状突起,这些细胞 TRAP(耐酒石酸酸性磷酸酶)染色强阳性,且细胞表面 CD11c 为强阳性。

(四)淋巴瘤

淋巴瘤患者有时在循环血中也可发现原始细胞,这些原始淋巴细胞有时往往被误认为是 CLL。

(五)小淋巴细胞淋巴瘤

恶性程度较低的小 B 细胞淋巴瘤在其生物学与临床特点上与 B 细胞 CLL 非常相似,从受浸润的淋巴结组织学改变上将此类淋巴瘤与 CLL 区分开。CLL 往往淋巴细胞绝对值 $>5 \times 10^9/L$,而小细胞淋巴瘤则往往以淋巴结浸润为主;CLL 患者往往伴有骨髓中淋巴细胞增多,小细胞淋巴瘤在早期则无骨髓浸润,若侵犯到骨髓,其瘤细胞的分布呈结节性,而非间质性和弥漫性。

(六)T 细胞增生紊乱

(1)T 细胞性 CLL 和 T 细胞性幼淋巴细胞白血病易混淆,后者是一种亚急性淋巴细胞白血病,55% 的循环中的白细胞中有幼淋巴细胞形态,25% 的 T-CLL 会出现皮肤侵犯并有严重渗出,可以通过表面免疫标记与 B 细胞 CLL 相区分。

(2)大颗粒淋巴细胞白血病。

(3)成人 T 细胞性白血病/淋巴瘤。

六、治疗

大部分 CLL 呈慢性、惰性过程,早期不需要化疗,治疗指征如下。①Rai 0～Ⅱ期或 Binet A 期患者出现下列症状时:6 个月内体重下降＞10％、极度疲劳、发热(T＞38 ℃)＞2 周且无明显感染证据、进行性贫血和(或)PLT 减少或淋巴细胞增多(2 个月内绝对值增加＞50％或倍增时间＜6 个月)。②Rai Ⅲ～Ⅳ期患者,需提高 Hb 和(或)PLT。③无症状 Rai Ⅲ～Ⅳ期或 Binet C 期患者出现疾病进展。④淋巴结进行性肿大(直径＞10 cm)。⑤脾大(超过左肋缘下 6 cm)。⑥合并 AIHA 或 ITP。

(一)化学治疗

1.烷化剂

(1)苯丁酸氮芥(CLB):最常用的药物。有连续和间断两种用法。连续用药剂量 0.1 mg/(kg·d),每周监测血常规以调整剂量、防止骨髓过度抑制;间断用药,0.4 mg/kg,每 2 周 1 次,每次加量 0.1 mg/kg 直至最大耐受量 0.4～1.8 mg/kg。总反应率 40％～50％,但 CR 率仅 4％～10％。

(2)环磷酰胺(CTX):CLB 耐药时可选用。2～3 mg/(kg·d),连续使用或 20 mg/kg,每 2～3 周1 次。剂量增加或与糖皮质激素联用可提高疗效。

2.核苷酸类似物

氟达拉滨(Flu)每天 25～30 mg/m²,连用 5 d,静脉滴注,每 4 周重复 1 次。未经治疗的患者反应率约为 70％,CR 率为 20％～40％。克拉屈滨(cladribine,2-CdA)抗肿瘤活性与 Flu 相似,两者存在交叉耐药。喷司他丁疗效不如 Flu 和 2-CdA。

3.联合化疗

代表方案有 COP、CAP 及 CHOP 等,疗效并不优于烷化剂单药治疗。烷化剂、糖皮质激素、蒽环类等药物与核苷酸类似物联用,如 FC 方案(Flu＋CTX),可提高后者疗效。

(二)免疫治疗

1.利妥昔单抗

一种人鼠嵌合性抗 CD20 单克隆抗体,作用于靶细胞表面 CD20 抗原。CD20 在 CLL 细胞表面表达较低,而在血浆中水平较高,故 CLL 细胞对本药欠敏感。

2.阿仑珠单抗

一种人源化的鼠抗人 CD52 单克隆抗体,作用于 CLL 细胞表面 CD52 抗原,清除外周血及骨髓/脾脏中的 CLL 细胞。对肿大淋巴结(尤其是直径＞5 cm 者)的回缩效果欠佳。同时输注新鲜冰冻血浆(补体),可提高该药疗效。

(三)化疗联合免疫治疗

目的是在增强抗肿瘤作用的同时不增加骨髓抑制。FR(Flu＋rituximab)、FCR(Flu＋CTX＋rituximab)等降低了 CLL 化疗后发生 AIHA 的风险,且 CR 率及生存率均高于 Flu 单药。Flu 联合阿仑单抗对部分 Flu 或阿仑单抗单药耐药的 CLL 患者有效。伴 P53 突变者预后差,对嘌呤类似物治疗不敏感,推荐阿仑单抗作为该类患者一线治疗药物。

(四)造血干细胞移植(HSCT)

传统化疗不能治愈 CLL,高危组(如存在非突变 IgVH、17p13 缺失等)、年轻患者(年龄＜65 岁)可考虑 HSCT。自体 HSCT 毒性较低、CR 持续时间及 OS 较化疗延长,但复发率高。异基因 HSCT 可使部分患者长期存活甚至治愈,但相关并发症多,采用减低强度预处理(RIC)有望降低移植相关死亡率。

(五)放射治疗

仅用于缓解因淋巴结肿大发生压迫症状、痛性骨病、不能行脾切的痛性脾大患者,或化疗后淋巴结、脾脏等缩小不满意者,但需要与其他治疗联用。

(六)并发症治疗

因低 γ 球蛋白血症、中性粒细胞缺乏及高龄,CLL 患者极易感染,应积极控制。反复感染者可输注免疫球蛋白。合并 AIHA 或 ITP 可用糖皮质激素,治疗无效且脾大明显者考虑切脾。伴痛性脾大者也可考虑切脾。

七、病程与预后

除了少数进行异基因干细胞移植的患者外,目前 CLL 是一个不能治愈的疾病,但多数患者处于无临床症状的早期。多数患者死于其他不相关因素,有症状者多死于感染,晚期可为难治性复发疾病并有骨髓衰竭,可向原始淋巴细胞转化。少数患者(<10%)会发生高度恶性淋巴瘤(Richter 综合征),终末发病时间为诊断后 24 个月,所有阶段都可出现;突然发病及对化学治疗药物耐药患者,中位生存期为 4 个月,此恶性肿瘤的发生率为 20%。

(杨忠文)

第六节 慢性中性粒细胞白血病

慢性中性粒细胞白血病(CNL)是一种少见类型的慢性白血病。临床上以成熟中性粒细胞持续增多、脾大为主要特征。有人认为本病是慢性髓细胞白血病(CML)的一个亚型,由于本病与 CML、不典型 CML、CMmL 有许多不同之处,1994 年 FAB 协作组将其定义为 CNL,最新的 WHO 国际血液肿瘤分类标准已将 CNL 作为慢性骨髓增殖性疾病(MPD)的独立分型。

一、临床表现

本病以老年人多见,发病年龄一般大于 50 岁,国外报道年龄最小者为 15 岁,国内报道为 8 岁,男、女性发病率大致相同。

CNL 起病隐匿,主要表现为全身乏力、消瘦、低热、盗汗、腹胀,少数患者可有出血倾向。患者有皮肤瘙痒和关节疼痛。由于中性粒细胞吞噬功能一般正常,一般无严重感染表现。多无明显贫血表现,少数患者可有轻到中度贫血,浅表淋巴结一般不肿大,可有皮肤、黏膜出血和胸骨压痛,绝大多数患者有肝大、脾大,尤其是脾大。

二、实验室检查

(一)血液检查

本病的主要特征是持续的成熟中性粒细胞显著增多,白细胞计数大多在 $30 \times 10^9 / L$ 以上,80% 以上为中性粒细胞,极少见到幼稚粒细胞。嗜酸性粒细胞、嗜碱性粒细胞和单核细胞不增多,成熟的中性粒细胞可见中毒样颗粒和空泡,偶见分叶过多现象。多数患者无贫血,部分患者可有轻到中度贫血,红细胞形态常大小不均,可有泪滴状红细胞,血小板计数大多正常,少数可减少,个别者可升高,形态一般无异常。

（二）骨髓检查

骨髓增生明显活跃或极度活跃,以单纯粒系显著增生为主,一般占80%以上,粒/红比例明显增多,粒系以成熟中性粒细胞为主,原粒、早幼粒细胞比例不高,嗜酸性粒细胞、嗜碱性粒细胞、单核细胞比例不多,成熟的中性粒细胞胞质内可有中毒性颗粒,无 Auer 小体。红系多数相对受抑,少数增生正常,巨核细胞多数正常,一般无小巨核细胞。NAP 阳性率达80%～100%,积分显著增高。

（三）遗传学检查

大多数 CNL 均为正常核型,Ph 染色体阴性,无 *bcr/abl* 融合基因,少数患者可有异常核型。

（四）病理学检查

肝、脾、淋巴结及其他脏器均有不同程度的中性粒细胞弥漫性浸润,骨髓活检显示明显的粒系增生,以成熟的中性粒细胞为主,脂肪组织一般减少,少数患者有轻度骨髓纤维化。免疫组化染色、粒细胞氧化酶、CD68、CD34 和类胰蛋白酶未见增加,原始细胞、单核细胞、组织嗜碱性细胞不增加。

（五）其他检查

绝大部分 CNL 患者血清维生素 B_{12} 浓度增高,血尿酸也明显增高,少数可并发痛风,文献报道高达32%的 CNL 患者合并单克隆性高丙种球蛋白血症,血清 IgG 或 IgA 明显增高,多数患者合并多发性骨髓瘤（MM）。

三、诊断

（1）目前国内还没有统一的诊断标准。

（2）国内外学者较认同的标准如下。①外周血成熟中性粒细胞持续增多。②脾大。③中性粒细胞碱性磷酸酶积分升高。④骨髓象示粒系极度增生,以成熟中性粒细胞为主。⑤Ph 染色体阴性,无 *bcr* 基因重排。⑥血尿酸及维生素 B_{12} 升高。⑦无感染、肿瘤等引起类白血病反应的疾病。

四、鉴别诊断

（一）慢性粒细胞白血病

CNL 与 CML 很难区分,CNL 的白细胞增高以成熟中性粒细胞为主,分类占80%以上,幼稚细胞少,嗜酸性粒细胞、嗜碱性粒细胞、单核细胞不增加,成熟的中性粒细胞胞质中易见中毒样颗粒及空泡,CML 外周血易见中幼粒、晚幼粒细胞,嗜碱性粒细胞常增高。CNL 的 NAP 积分明显增高;而 CML 的 NAP 积分明显降低或缺乏。CNL 的另一个特征是 Ph 染色体阴性;而95%以上的 CML 有 Ph 染色体或 *bcr* 基因重排。

（二）类白血病反应

二者均有成熟中性粒细胞增多,胞质中有中毒颗粒或空泡,NAP 积分明显增高,Ph 染色体阴性。但类白血病反应常有基础疾病的临床表现,如严重感染、恶性肿瘤、中毒、大量出血、急性溶血、休克或外伤等。类白血病反应的白细胞增多常为一过性,经治疗后血常规可短期内恢复;而 CNL 无明确病因,即使存在轻微感染,但与白细胞数显著增多不相符,且中性粒细胞增高为持续性和渐进性,经一般治疗血常规不易恢复,肝大、脾大也难以恢复,故经过临床观察之后,二者可鉴别。

五、治疗

CML 治疗尚无明显有效的方法,脾区照射和脾切除可以降低肿瘤负荷,减轻腹部不适,但脾切除可导致中性粒细胞进一步增高。此后,开始使用化学治疗药物。如羟基脲、白消安、硫鸟嘌呤(6-TG)等,这些药物对白细胞的降低及脾的缩小有一定的效果,并使病情得到一定的控制,但均不能明显延长存活期。有文献报道用高三尖杉酯碱治疗本病获较好疗效;异基因造血干细胞移植有待于进一步研究。

六、预后

CNL 属于慢性骨髓增殖性疾病,其临床过程具有异质性,一些患者生存期较长,有报道已超过 11 年,但有些患者易急变死亡。

(杨忠文)

第七节　嗜碱性粒细胞白血病

嗜碱性粒细胞白血病(BOL)是一种罕见的造血系统恶性肿瘤,约占急性白血病的 4.5%,占粒细胞白血病及单核细胞白血病的 10%。近 25 年来,本病多为慢性粒细胞白血病急性变,由骨髓增生异常综合征转变而来,且与原发性血小板增多症相关,而原发性急性嗜碱性粒细胞白血病(ABL)少见。嗜碱性粒细胞系多能干细胞分化而来,成熟过程中需有 IL-3、GM-CSF、IL-5 等因子的存在,但嗜碱性粒细胞异常增殖的确切机制尚未阐明。

一、临床表现

本病临床可分为两种类型。

(一)急性型

临床可为原发或继发于其他造血系统恶性疾病。可发生于任何年龄,但总体以青壮年发病居多,男性稍多于女性。起病较急骤,除具有急性白血病一般临床表现外,出血和腹痛、腹泻、恶心、呕吐症状较明显。前者与血小板减少、血管周围嗜碱性粒细胞浸润和细胞内颗粒释放肝素有关,后者则为细胞内组胺释放所致。除由 CML 急性变而来者外,肝脾及淋巴结肿大少见。部分患者有严重的皮肤黏膜溃烂及坏死,本病大部分病程较短,患者往往因颅内出血等原因死亡。

(二)慢性型

既往曾有慢性和亚急性之分,患者多有 Ph 染色体。临床酷似慢性粒细胞白血病。

二、实验室检查

(一)血常规

有贫血、血小板减少,白细胞计数多在 $(28 \sim 144) \times 10^9 / L$,各阶段嗜碱性粒细胞均可增多,可见原始粒细胞和幼稚嗜碱性粒细胞,嗜碱性粒细胞比例多为 20%~80%。

(二)骨髓检查

骨髓检查可见大量嗜碱性粒细胞,主要所见为原始粒细胞与嗜碱性早幼粒细胞,也可见较多中晚幼及成熟嗜碱性粒细胞。原始粒细胞胞质中可见嗜碱性颗粒。甲苯胺蓝(酒精溶液)及闪光蓝反应强阳性,具有一定的特异性。苏丹黑 B 染色、过氧化物酶、酸性磷酸酶及非特异性酯酶反应均为阳性。

(三)电镜检查

电镜下,原始细胞外观类似于淋巴细胞。胞质中主要可见到特征性的溶酶体颗粒。少数颗粒呈髓样变是显著特征之一。细胞表面抗原 CD11b、CD13、CD33 髓系抗原阳性,CD25、TdT 阳性,CD117 阴性。

(四)染色体检查

染色体异常可见于半数以上病例,但无特征性的染色体异常。

三、诊断与鉴别诊断

(一)诊断标准

一般诊断为血常规中嗜碱性粒细胞明显增多,骨髓中原始细胞或嗜碱性粒细胞比例增高,其诊断标准如下。

(1)临床上有白血病的表现。

(2)血常规中嗜碱性粒细胞明显增多。

(3)骨髓中可见大量嗜碱性粒细胞,原始粒细胞＞5％,嗜碱性中幼、晚幼粒细胞也增多,有核左移现象,胞质中有粗大浓密的嗜碱性颗粒。

(4)脏器有嗜碱性粒细胞浸润。

(5)排除其他原因所致的嗜碱性粒细胞增多,如慢性粒细胞白血病、中毒(铅、汞、锌等)、恶性肿瘤、系统性肥大细胞增生症、色素性荨麻疹、霍奇金病等。

(二)鉴别诊断

与 FAB 分类中 AmL-M$_0$ 及 ALL 相鉴别。细胞化学和电镜检查可加以鉴别,本病需与肥大细胞白血病相鉴别。

四、治疗

ABL 对化学治疗不敏感,难以缓解。治疗方案与急性髓性白血病相同,但疗效较差。

对症处理:针对高组胺血症(如面部潮红、心动过速、荨麻疹、哮喘、溃疡病等)及高肝素血症进行处理。

(张　瑞)

第八节　嗜酸性粒细胞白血病

嗜酸性粒细胞白血病(EOL)是一种罕见类型的白血病。至今文献报道仅 100 余例,目前尚无准确的发病率,按嗜酸性粒细胞分化程度分为原始细胞型、幼稚细胞型及成熟细胞型,近来有人将原始细胞型和幼稚细胞型称为急性嗜酸性粒细胞白血病（AEL），将成熟细胞型称为慢性嗜酸性粒细胞白血病（CEL）。本病诊断时，应首先排除其他原因引起的嗜酸性粒细胞增多。

一、临床表现

本病的临床表现与其他白血病类似，常有发热、消瘦、骨骼疼痛，肝脾、淋巴结肿大。但其也有独特的临床表现，主要包括心、肺、中枢神经系统及皮肤嗜酸性粒细胞浸润，并导致相应脏器功能障碍。

（一）嗜酸性粒细胞浸润各脏器的方式
（1）直接浸润脏器实质，导致脏器结构破坏和功能障碍。

（2）浸润该脏器供血的小动脉导致动脉栓塞，造成该脏器缺血、坏死，如皮肤红斑、丘疹、皮下结节形成、肝脾与淋巴结肿大等。

（3）心脏、肺部、中枢神经系统广泛浸润，常成为患者死亡的直接原因。

（二）心脏
由于心肌有嗜酸性粒细胞浸润，30％的患者有心脏小动脉栓塞，致使心肌纤维化、瘢痕坏死、附壁血栓形成。患者呈顽固性心力衰竭，有奔马律、心包摩擦音、腹水、水肿等症状。

（三）血液系统
伴有贫血的患者，心力衰竭更趋严重。

（四）肺
有呼吸系统受累的症状，如咳嗽、呼吸困难等。X线所见为双侧肺野是一过性网状阴影，也可同时继发细菌或病毒感染。

（五）中枢神经系统
有20％～30％的患者可出现中枢神经系统症状，如精神障碍、视物模糊、共济失调、偏瘫等。此时虽无血小板减少所致的颅内出血，患者也可迅速昏迷致死。

（六）其他
出血倾向不明显。

二、实验室检查

（一）血常规
80％的患者可出现贫血，但一般均大于60 g/L。33％的患者有血小板计数减少；白细胞计数总数多＞10×10^9/L，高白细胞综合征较多见。少数病例白细胞数正常，嗜酸性粒细胞高达20％～90％，多数超过60％，仅个别病例低于20％，嗜酸性粒细胞计数＞5×10^9/L以上。50％患者外周血中可见幼稚嗜酸性粒细胞，原始粒细胞、早幼粒细胞少见，以嗜酸性中、晚幼粒细胞增多为主，嗜酸性粒细胞形态学异常。

（二）骨髓象
（1）嗜酸性粒细胞增高、核左移。半数以上患者骨髓象中原始粒细胞百分比增高。

（2）原粒细胞型：血常规和骨髓象均有原粒细胞明显增多。

（3）幼稚细胞型：除骨髓中幼稚嗜酸性粒细胞明显增多外，外周血中也可见到幼稚嗜酸性粒细胞。

（4）成熟细胞型：以成熟嗜酸性粒细胞增多为主，中、晚幼粒细胞稍增多。

(5)按嗜酸性粒细胞成熟程度又可分为急性型(原粒细胞型＋幼稚细胞型)和慢性型(成熟细胞型),后者现归类于骨髓增殖性疾病。

(三)细胞遗传学

染色体核型异常包括 8 三体和 10 三体,其他异常尚有 t(5;12)(q31;q12)、t(5;12)(q31;q12)、t(2;5)(p23;q35)、＋4q 及 45X 等。

三、诊断与鉴别诊断

(一)诊断标准

国内于 1998 年对 EOL 拟订诊断标准如下。

(1)临床上有白血病的临床表现。

(2)血常规中嗜酸性粒细胞增多,并常有幼稚嗜酸性粒细胞。

(3)骨髓中嗜酸性粒细胞增多,形态异常,核左移,有各阶段幼稚嗜酸性粒细胞,甚至早幼粒细胞,可见粗大的嗜酸性颗粒,原幼粒细胞大于 5%。

(4)脏器有嗜酸性粒细胞浸润。

(5)能除外寄生虫病、过敏性疾病、结缔组织病、高嗜酸性粒细胞综合征、慢性粒细胞白血病及其他原因所致嗜酸性粒细胞增多。

(二)鉴别诊断

1.伴嗜酸性粒细胞增多的急性粒-单核细胞白血病($AML-M_4Eo$)

$AML-M_4Eo$ 是急性粒-单核细胞白血病的一种变异型,其嗜酸性粒细胞在非红系细胞中＞5%。与 EOL 不同:①$AML-M_4Eo$ 常有骨髓原幼粒或单核细胞明显增多(＞30%非红系细胞),远高于 EOL 原始细胞增高的程度。②嗜酸性粒细胞＜10%,而 EOL 则＞30%。③$AML-M_4Eo$ 常有 16 号染色体变异,临床预后较好,EOL 临床预后差也无特征性染色体变异。

2.嗜酸性粒细胞增多的骨髓增生异常综合征(MDS)

MDS 多为老年发病,可有嗜酸性粒细胞增高,但骨髓有两系以上明显病态造血;外周血单核细胞比例增高,但绝对值增多不明显,其染色体核型变异常为$-5、-7、5q^-$ 和 $7q^-$ 等。

3.高嗜酸性粒细胞综合征(HES)

高嗜酸性粒细胞综合征是一种以嗜酸性粒细胞持续增高为特征的白细胞增殖性疾病,现认为是自身免疫性疾病的一种类型。其临床特征如下:①嗜酸性粒细胞绝对数在 $1.5\times10^9/L$ 以上,且达 6 个月以上。②患者有器官浸润的症状和体征。③无其他导致嗜酸性粒细胞增多的病因,且 HES 的嗜酸性粒细胞多为反应性增生,为多克隆增生。④CEL 患者常有明显肝大、脾大和贫血、出血的表现,与 HES 相比,病情更为严重。

四、治疗

本病预后恶劣,一般明确诊断后多于 1 年内死亡。糖皮质激素可以使患者的嗜酸性粒细胞降低,但症状改善并不明显。部分 EOL 病例用长春新碱和羟基脲治疗,可获得临床缓解。

(张　瑞)

第九节 低增生性白血病

低增生性白血病(hypocellular acute leukemia,HAL)是临床上少见类型的白血病,合并骨髓中原始细胞数量增多而增生低下,引起外周血细胞三系减少,易与三系低下的其他疾病相混淆。

起病隐袭,多见于老年人发病,女性偏多,女性与男性之比为3∶1,病程演变缓慢。近年来,随着人口老龄化,发病率逐年增高。

一、临床表现

(一)缓进型
该型多见于老年人,起病隐袭,症状较轻,常无肝、脾、淋巴结肿大,半数由 MDS 转变而来。

(二)急进型
该型主要为青壮年,病程进展快,常有肝、脾、淋巴结肿大和胸骨压痛,骨髓中白血病细胞比例高。

二、实验室检查

(一)血常规
三系减低或粒、红两系减低,贫血,外周血可见幼稚细胞。

(二)骨髓涂片及活检
骨髓穿刺困难,需多次穿刺且需不同部位穿刺,可见有核细胞增生减低,可见原始细胞。粒细胞内可见 Auer 小体,胞体大小不等,核型不规则、扭曲折叠,核浆发育不平衡等现象。正常造血细胞受抑,红系减少、可见巨幼样变,巨核细胞及血小板减少。骨髓活检可见造血面积减少,分为三度。①轻度减低:造血面积在30%～40%。②中度减低:造血面积在15%～30%。③重度减低:造血面积<15%。

三、诊断标准

(1)一个以上部位骨髓穿刺增生减低,原粒＋早粒≥30%;有白血病细胞形态学改变。

(2)不同部位骨髓活体组织检查证实为增生低下,并见原始细胞。

四、鉴别诊断

(一)再生障碍性贫血
患者可有骨髓穿刺干抽,血常规见三系减少,骨髓增生减少,表现为贫血、感染及出血等临床表现。易与低增生性白血病相混淆,但前者外周血及骨髓中均见不到原始细胞及幼稚细胞。

(二)骨髓增生异常综合征
低增生性白血病易与 MDS 中原始细胞增多相混淆,MDS 中有骨髓病态造血,且原始细胞<30%,而 HAL 起病隐袭,原始细胞≥30%,骨髓增生低下。

五、治疗

本病化学治疗后 CR 率低,经化学治疗后长期缓解可能性小,且患者对化学治疗的耐受反应个体差异较大,故治疗困难较大。治疗上以抗感染、输血及止血治疗为主。对于老年人,一般多采用减量标准联合化学治疗方案(采用标准方案用量的 1/2 或 1/3)及小剂量化学治疗,但有人认为采用强诱导方案的疗效优于单纯支持治疗,小剂量化学治疗缓解率提高,中位生存期延长。

羟喜树碱及 G-CSF 配合小剂量 HA 方案有部分疗效。

(张 瑞)

第十节 成人 T 细胞白血病

成人 T 细胞白血病(ATL)是一种与人 T 细胞白血病病毒Ⅰ(HTLV-Ⅰ)感染直接相关,发生于成人的特殊类型淋巴系统恶性克隆增生性疾病。其病变主要累及外周血淋巴细胞,也可侵及骨髓。其临床特征为肝、脾、淋巴结肿大,皮肤浸润,间质性肺浸润及高钙血症。

一、病因与发病机制

HTLV-Ⅰ是导致本病的最直接原因。其主要流行地区位于日本南部(如九州、四国、冲绳等地),加勒比海地区和南、北美洲沿海国家的一些特殊地区,以及非洲撒哈拉沙漠以南地区。我国台湾省也曾出现 HTLV-Ⅰ感染小流行。迄今为止,全世界各地均有散发 HTLV-Ⅰ感染和 ATL病例报道。ATL 的流行与 HTLV-Ⅰ感染在人群中的流行密切相关。

HTVL-Ⅰ感染的传播方式主要有以下 3 种途径:①母婴垂直传播;②性传播;③血源途径传播。

HTLV-Ⅰ导致 ATL 发病已得到大量研究证实。HTLV-Ⅰ是一种亲 T 细胞的人类 C 型反转录病毒,其原病毒长为 9.1 kb。HTLV-Ⅰ感染后尚需长时间潜伏期才可能最终导致少数人患ATL,这说明 ATL 发病的复杂性,迄今尚未最终阐明 ATL 的发病机制。诸多资料表明,ATL发病可能与以下机制有关:①病毒末端含有病毒调节部分,调节蛋白 Tax 激活 HTLV-Ⅰ的转录功能从而调节病毒复制;②HTLV-Ⅰ感染者免疫功能降低;③癌基因激活和抗癌基因失活。

二、病理

外周血中可见许多花瓣样或多形核淋巴细胞,即花瓣细胞。细胞化学染色可见过氧化物酶阴性,酸性磷酸酶及 β 葡糖醛酸酶阳性。免疫标记检查证实花瓣细胞为成熟 T 细胞。

皮肤损害多为大量异常淋巴细胞浸润所致,2/3 的皮肤病变患者存在局灶性表皮浸润和Pautrier 微小脓肿。此外,在淋巴结、肝、脾、肺部、胃肠道也可出现大量异常淋巴细胞浸润,表现为相关脏器肿大及功能障碍。

三、临床表现与分型

根据不同临床表现,本病可分为以下几种类型。

(一)急性型

急性型占 ATL 55%左右,是 ATL 的主要临床类型,多有发热、咳嗽、呼吸困难、乏力、腹胀及腹痛等临床症状。体格检查常发现肝、脾、淋巴结肿大;皮肤损害可见红斑、斑丘疹、结节、肿瘤或溃疡形成,典型者形成红皮病;部分病例出现黄疸及腹水表现;脑膜受累可出现嗜睡、意识模糊等临床表现。

(二)慢性型

慢性型约占 ATL 患者的 20%。患者临床表现轻,皮肤损害见于 45%左右的患者,仅少数患者出现轻度肝、脾、淋巴结肿大。血中 ATL 细胞>10%。近半数患者血清乳酸脱氢酶(LDH)升高,血清钙及胆红素正常。

(三)冒烟型

冒烟型约占 ATL 患者的 5%,常有皮损表现如丘疹、结节及红斑等,肝大、脾大较少见,可有轻度淋巴结肿大,少数患者外周血有>5%的 ATL 细胞,血清 LDH 多轻度升高或正常,血清钙多正常,部分冒烟型 ATL 可逐渐发展为急性 ATL。

(四)淋巴瘤型

淋巴瘤型约占 ATL 患者的 20%,淋巴结肿大较明显。少数患者可伴有肝大、脾大,皮肤损害约见于 25%的患者,少数患者可出现中枢神经系统受累的表现。近 20%的患者可出现高钙血症,血清 pH 多显著增高,周围血 ATL 细胞多<1%。

ATL 患者常伴有高钙血症,尤其易见于急性型或淋巴瘤型患者,是 ATL 预后不良的重要指标之一,与甲状腺分泌激素相关蛋白在 HTL V-Ⅰ感染细胞上持续高表达有关。多并发细菌性肺炎、曲霉菌或念珠菌肺炎及巨细胞病毒性肺炎等。

四、实验室检查

(一)外周血和骨髓检查

ATL 患者一般可无贫血和血小板减少,即使有贫血及血小板减少者,程度也较轻,重度贫血和血小板减少者少见。白细胞数常增高,尤其见于急性型和慢性型患者。淋巴细胞占 10%~90%,淋巴细胞增多者主要见于急性和慢性型 ATL 患者。骨髓淋巴细胞可少于 30%,也可多于60%。多形核淋巴细胞是本病特征之一,占外周血的 10%以上。细胞化学染色常见 PAS 阳性,酸性磷酸酶阳性,TdT 阴性,过氧化物酶阴性。

(二)免疫表型

最常见的表型为 CD4$^+$CD8$^-$,但部分患者表现为 CD4$^+$CD8$^+$、CD4$^-$CD8$^+$ 或 CD4$^-$CD8$^-$ 等表型。ATL 细胞常见复合表达为 CD2$^+$、CD3$^+$、CD4$^+$、CD8$^-$、CD25$^+$。

(三)细胞遗传学

ATL 无单一突出的染色体易位,但有 28%累及 14 号染色体上的 q32,15%累及 q11。7 号染色体三倍体、6q$^-$、13q$^-$、+14q、+3p 也较为常见。

(四)病毒学检测

用酶标免疫分析法或间接免疫荧光试验可检测抗 HTLV-Ⅰ抗体;用 RT-PCR 方法可检测肿瘤细胞 HTLV-Ⅰ病毒 RNA 表达,尤其 HTL V 原病毒 DNA 阳性对本病诊断意义较大;用PCR 技术检测 HTL V-Ⅰ前病毒负荷,有利于早期评估 ATL 瘤负荷。

（五）其他

高血钙是较突出的实验室异常。大多数急性型或淋巴瘤型 ATL 患者伴有血清碱性磷酸酶和 LDH 增高,部分患者可见胆红素和肝细胞酶升高。X 线胸片扫描可显示双肺有弥漫性浸润,骨骼 X 线有溶骨性损害。

五、诊断与鉴别诊断

（一）国内诊断标准

1.白血病的临床表现

发病于成年人;有浅表淋巴结肿大;无纵隔或胸腺肿瘤。

2.实验室检查

外周血白细胞常增高,多形核淋巴细胞(花瓣细胞)占 10％以上;属 T 细胞型,有成熟 T 细胞表面标志;血清抗 HTL V-Ⅰ抗体阳性。

（二）ATL 国外诊断标准

（1）组织学和（或）细胞化学证明为淋巴细胞白血病伴 T 细胞表面抗原（主要为 $CD2^+$、$CD3^+$、$CD4^+$）。

（2）外周血必须有异常 T 淋巴细胞,包括典型成人 T 淋巴白血病细胞(也称花瓣细胞,即小而成熟的 T 细胞,细胞核有切入的凹陷或分叶核)。

（3）抗人类 T 淋巴细胞白血病病毒Ⅰ型（HTLV-Ⅰ）抗体阳性。

（三）ATL 亚型的诊断标准

1.冒烟型

冒烟型包括:①外周血异常 T 细胞≥5％;②淋巴细胞总数正常;③无高血钙,LDH≤1.5×正常值;④无淋巴结肿大,无肝、脾、CNS、骨、胃肠道受累;⑤无腹腔或胸腔积液;⑥可有皮肤及肺损害;⑦如果异常 T 细胞<5％,应有组织学证实的皮肤及肺损害。

2.慢性型

慢性型包括:①淋巴细胞绝对数增加（≥$4×10^9$/L）伴 T 细胞>$3.5×10^9$/L,包括异常 T 细胞和偶有花瓣形细胞;②无高血钙,LDH≤2×正常值;③无 CNS、骨、胃肠道受累,无胸腔或腹水;④可有淋巴结和脾、肝、肺、皮肤受累。

3.淋巴瘤型

淋巴瘤型包括:①无淋巴细胞增加,伴异常淋巴细胞≤1％;②组织学上有阳性淋巴结肿大病变。

4.急性型

除外上述 3 型的 ATL 患者,常具有白血病的表现及淋巴结肿大病变。

六、鉴别诊断

（一）蕈样霉菌病/Sezary 综合征

蕈样霉菌病/Sezary 综合征（MF/SS）是一种分化成熟的 T 细胞恶性疾病,与 ATL 相似,二者均有皮肤浸润病变。在新的 WHO 白血病及淋巴瘤分类中,二者均归类于成熟(外周)T 细胞肿瘤,区别在于:①ATL白血病细胞一般不浸润表皮;②ATL 细胞与典型 Sezary 细胞形态不同,前者细胞核多呈分叶核改变;③ATL 常累及骨髓;④ATL 临床过程比 MF/SS 更具侵袭性。

（二）T细胞慢性淋巴细胞白血病（T-CLL）

T细胞慢性淋巴细胞白血病（T-CLL）也是一种成熟T细胞恶性肿瘤，与ATL的区别在于：①ATL细胞形态与T-CLL细胞形态不同；②ATL临床进展具有侵袭性；③ATL患者HTLV-Ⅰ抗体为阳性，而T-CLL则为阴性。

七、治疗

本病多依据临床分型不同而决定治疗策略，慢性型或冒烟型患者多采用对症支持治疗，以积极控制感染和改善脏器功能为主，当出现病情进展或急性转变时，方可考虑采用积极治疗措施。急性型或淋巴瘤型ATL虽采用化学、生物学等积极治疗措施，但疗效不佳。

（一）化学治疗

最常用的治疗方案为VEPA方案，目前化学治疗仍是治疗进展期ATL的主要手段。

（二）全反式维A酸（ATRA）

ATRA可能影响或阻断ATL细胞Tax/NF-kB信号通道，目前已用于化学治疗耐药的ATL患者。

（三）干扰素

IFN-α可用于ATL治疗，单用疗效欠佳。近来已有数篇报道显示，IFN-α与抗病毒药物齐多夫定联合应用有一定的疗效。

（四）免疫治疗

IL-2R单克隆抗体可使部分患者缓解。

（五）造血干细胞移植

用于ATL治疗可获一定疗效。

八、预后

有资料显示，急性ATL中位生存期为6.2个月，慢性型ATL为24.3个月，淋巴瘤型ATL为10.2个月。4年成活率：急性型为5%，淋巴瘤型为5.7%，慢性型为26.9%，冒烟型为62.8%。预后不良指标有高钙血症、多脏器损害、LDH升高及年龄大于40岁。

（张　瑞）

第十一节　大颗粒淋巴细胞白血病

大颗粒淋巴细胞白血病（LGLL）是一种不常见的淋巴细胞增殖性疾病，伴血液中大颗粒淋巴细胞（LGL）增加。其异质性可能是T或NK细胞表型，不是所有患者都是克隆性增生。

一、分类

具有T细胞表型（CD3+）的LGL的克隆性扩增和克隆性T细胞受体，即重排的T大颗粒淋巴细胞性白血病（T-LGL）。

自然杀伤细胞（NK）-LGL具有NK细胞表型（CD⁻）的LGL克隆扩增。

二、临床表现

(1)任何年龄均有发病,中位发病年龄为55岁。

(2)无症状,中度淋巴细胞增生,FBC中见大颗粒淋巴细胞。

(3)偶尔出现乏力或反复细菌感染。

(4)关节痛、瘙痒、皮疹口腔溃疡,可能与患者类风湿因子阳性及Felty综合征有关。

(5)50%～80%的患者出现脾大,淋巴结肿大少见。

(6)常见发热、夜间盗汗及体重减轻。

三、实验室检查

(1)贫血和血小板多正常,有时会出现慢性粒细胞减少和轻度贫血。

(2)轻到中度淋巴细胞增高(通常<$10×10^9$/L),大细胞,含浆丰富和明显颗粒,约1/4血中淋巴细胞不升高,严重者中性粒细胞计数减少,不到1/5。多数为细胞毒性T细胞(CD3$^+$、CD8$^+$、CD16$^+$、CD56$^-$、CD57$^+$)和NK细胞型(CD3$^-$、CD8$^-$、CD16$^-$、CD56$^+$、CD57$^{+/-}$)。

(3)在T-LGLL中出现克隆性T细胞受体重排。

(4)50%的患者有多克隆高丙种球蛋白血症,风湿因子和抗核抗体阳性,但可能无关节症状。

(5)骨髓受累很轻,可能在小梁旁呈弥漫或结节状。

(6)无特征性细胞遗传学改变。

四、鉴别诊断

(1)反应性淋巴细胞增生。

(2)T淋巴细胞增殖性异常。

五、治疗

小剂量甲氨蝶呤、环孢素、环磷酰胺口服,对部分中性粒细胞减少的患者有效。有症状的慢性中性粒细胞减少者,可应用G-CSF及激素。

六、预后

一般为稳定的良性疾病,少数患者病情进展快,预后不良。

(古力巴旦木·艾则孜)

第十二节　淋巴瘤细胞白血病

淋巴瘤细胞白血病(LCL)是恶性淋巴瘤病程进展中出现淋巴瘤细胞血源播散和骨髓侵犯,并达到急性白血病诊断标准的一种特殊类型白血病;同时具有恶性淋巴瘤及急性白血病的临床特征,有时与急性淋巴细胞白血病不易区分。

一、病因与发病机制

LCL 是由恶性淋巴瘤进展转化而来。霍奇金病(HD)和非霍奇金淋巴瘤(NHL)发展到第Ⅳ期,均可进展为 LCL。本病发生前多存在淋巴瘤细胞骨髓累及征象,但此期间骨髓淋巴瘤细胞尚未达到 30%。HD 的骨髓受累率为 5%~20%,主要见于老龄、进展期、病理分型差及存在免疫缺陷的 HD 患者。NHL 骨髓累及以低度恶性的滤泡型或小淋巴细胞型最多见,高度恶性者以原始淋巴细胞型、淋巴母细胞型、小无裂细胞型及弥漫性大细胞型较多见。

淋巴瘤细胞浸润骨髓的方式有四种。

(一)弥漫均质型

瘤细胞是均一性浸润,可见大量瘤细胞而少见其他造血细胞。该型预后极差。

(二)间质型

瘤细胞存在于脂肪细胞及其他造血细胞之间,多为疾病早期,预后最好。

(三)结节型

滤泡状,预后较好。

(四)混合型

混合型为结节型和间质型混合浸润,预后不好。

二、临床表现

(1)本病兼有淋巴瘤及白血病两种疾病的一般临床表现。

(2)常见肝、脾、淋巴结肿大,贫血及出血症状重。

(3)中枢神经系统受累,可有头痛甚至神志障碍。

(4)T 细胞性淋巴瘤纵隔侵犯并导致 LCL,可出现上腔静脉或气管、食管、膈神经受压的表现。

(5)少数患者可有高白细胞综合征相关的临床表现。

三、实验室检查

(一)血常规

血红蛋白可正常或降低,也可呈中、重度贫血,血小板早期多正常,中、晚期有不同程度减低,白细胞可正常或偏高,部分患者白细胞计数可 $>50\times10^9/L$,血涂片见淋巴瘤细胞,在 0~90%。

(二)骨髓象

骨髓象增生活跃,少数病例可呈增生减低,粒系、红系、巨系呈不同程度受抑制,淋巴瘤细胞占30%~95%。

四、诊断

国内外尚无统一诊断标准可鉴。参照国内外相关文献,在恶性淋巴瘤进展中出现骨髓原始幼稚淋巴细胞>30%;外周血中发现淋巴瘤细胞,即可诊断本病。

五、鉴别诊断

主要与急性淋巴细胞性白血病(ALL)相鉴别。

六、治疗与预后

治疗可采用 ALL 化学治疗方案,如 VP 方案及 VDP 方案,但预后较差。部分患者可用难治复发性恶性淋巴瘤方案或异基因造血干细胞移植治疗。平均生存期不到 1 年,死亡原因包括多脏器功能衰竭、严重出血及感染等。

(古力巴旦木·艾则孜)

第十三节　急性混合细胞白血病

急性混合细胞白血病(MAL)又称双表型白血病,是一种髓细胞系和淋巴细胞系共同受累且达到一定积分的急性白血病。白血病细胞同时表达髓系和淋巴细胞系的特征,或白血病细胞一部分表达髓系特征,另一部分表达淋巴细胞系特征;或可同时具有两种或两种以上的髓系标志。这是一种少见的具有独特临床及生物学特征的急性白血病。近年来,随着免疫标记及遗传学技术的不断发展,其发病率有增高的趋势,占急性白血病的 3%～20%。本病临床可见程度不等的贫血、感染、出血及浸润表现,治疗效果差,预后不佳。

一、发病机制

本病发病机制尚未完全阐明:①早期为定向造血细胞异常成熟所致,因本病患者造血干细胞、祖细胞标志性抗原 CD34 高表达,部分患者因髓性白血病细胞存在 TdT,一种来源于 B 细胞、T 细胞和白血病淋巴细胞的核苷酶。②表明患者可能存在含早期分化相关抗原的多能干细胞受累。③因某些内在或外在因素导致细胞分化异常而发生髓系或淋系转化。

二、分类

双表型:白血病细胞较均一,白血病细胞同时表达髓细胞系和淋巴细胞系抗原。

双克隆型:也称双细胞系型,白血病细胞具有不均一性,其中一部分白血病细胞表达髓系特征,另一部分则表达淋系特征,两类细胞分别来源于各自多能干细胞。

双系列型:与双克隆型类似,但这两类细胞来源于同一多能干细胞。

三、临床表现

(一)最为突出的表现

贫血、出血、感染、浸润等是白血病常见临床特征,发病时白细胞计数增高者较多,高白细胞综合征较易见。

(二)髓外浸润表现明显

如睾丸、中枢神经系统受累,肝、脾、淋巴结肿大较多见。

(三)治疗

多种标准治疗方案无效,复发率高,疗效差。

四、实验室检查

(一)血常规

血红蛋白下降明显,多为中、重度,白细胞增高者(WBC计数$>10\times10^9$/L)较多见,多数患者发病时可见血小板减少,血涂片可见白血病细胞较均一,类似于 AML 或 ALL 原始细胞和幼稚细胞形态特征。白血病细胞也可不均一,即外周血分别存在粒细胞样和淋巴细胞样的原始细胞及幼稚细胞。

(二)骨髓象及化学染色特征

根据形态学及细胞化学染色常将本病诊断为 AML 或 ALL。骨髓细胞形态学发现白血病细胞可为均一性或不均一性,呈现髓系和(或)淋系特征,部分病例可见 Auer 小体。

(三)细胞免疫标记

细胞免疫标记可采用免疫组化和流式细胞仪检测。迄今流式细胞术已广泛应用于临床,可检测 MAL 的免疫标记。如 T 淋巴细胞以 CD3 最为特异,特别是胞质 CyCD3 先于膜表达(MCD3);现认为 CyCD22 是 B-ALL 最敏感的标志,在 AML 均未见 CyCD22 表达。近来发现CD20 是 B-ALL 可靠的标志之一,而抗 MPO 则是髓系最可靠的标志之一。此外,CD13 和 CD33也是粒细胞系一线诊断标志,50%以上的髓性白血病淋巴抗原可呈阳性,最常见的是 CD2和 CD7。

(四)细胞遗传学

本病细胞遗传学变化较为复杂,较常出现的染色体改变:t(9;22)、−5/5q¯、inv(16)、11q23、t(8;21)等。

五、诊断

近来国内外均采用白血病免疫学特征欧洲协作组制订的 HAL 诊断标准。诊断双表型必须有一个细胞同时表达髓系及淋系标志。

淋巴系(B 或 T)和髓系积分>2分方可诊断,仅异常表达个别、次要、非本系列相关抗原者不能诊断 HAL,而应诊断为伴有淋巴细胞系相关抗原阳性的急性髓系白血病(Ly＋AML)或伴髓系相关抗原阳性的急性淋巴细胞白血病(My＋ALL)。

六、治疗

不论是儿童还是成人 HAL,其对常规治疗方案疗效差,预后不佳。故近来主张采用较强的针对淋系和髓系白血病的联合化学治疗,并尽可能对具备条件者,行造血干细胞移植。

七、预后

HAL 预后不佳可能与免疫标记有一定关系。资料表明,伴低分化细胞相关抗原 CD34、HAL 或 CD7 表达者对治疗反应差,含 CD4⁺患者预后也较差,CD14⁺和 CD7⁺同时出现者预后更差。HAL 染色体改变对预后有较大影响,如有 Ph 染色体、11q23 重排及＋13 者,均预后不良。而 t(4;11)则被认为与高白血病综合征、脾大及预后不良有关。

（古力巴旦木·艾则孜）

第十四节　白血病的常见并发症

白血病患者由于体内肿瘤细胞在生长、代谢、死亡或在治疗过程中常合并各种并发症,是导致患者死亡的主要原因。化学治疗在摧毁白血病细胞克隆的同时也抑制正常骨髓造血,导致骨髓衰竭,常见的并发症有感染、出血、骨髓外浸润等。

一、感染

在白血病的各阶段病程中,各种微生物所致的感染是患者最常见的并发症,占白血病死亡原因的第一位,严重影响白血病的缓解率及生存率。

(一)临床表现

(1)发热。

(2)局部疼痛。

(3)系统表现:感染易于泛化,局部感染容易扩散至全身感染,一般感染易发展成重症感染。

(二)诊断与鉴别诊断

符合下列 3 项中的 2 项可临床确诊为感染:①AL 患者存在粒细胞减少特别是粒细胞缺乏;②体温≥38.5 ℃,连续 3 d,不能用常见非感染性发热解释;③有感染的系统表现或影像学证据。但实际上临床有相当一部分患者仅表现为发热,对某些抗结核治疗有效的病例可作为结核杆菌感染的依据。病原体的分离成功或某些血清学(抗体)检查阳性,无疑对确诊感染有较特异的价值。

(三)治疗

白血病患者一旦发生感染,常来势凶猛,进展迅速,尤其是革兰氏阴性杆菌感染。当粒细胞减少患者合并铜绿假单胞菌败血症时,若不及时治疗,70%的患者可能在 48 h 内死于感染。因此及时对感染进行恰当处理至关重要。在取送各种培养后,需立即给予经验性治疗,待病原体明确后,再换用敏感抗生素。

(1)经验性治疗。

(2)针对性治疗:①细菌感染;②真菌感染;③病毒感染;④寄生虫感染。

二、出血

出血是白血病患者的常见并发症,尤其见于 AL 患者或化学治疗后骨髓抑制期患者。多年以来,出血是导致 AL 患者死亡的主要原因之一,近年来随着成分输血等措施的进展,出血的危害已有所减轻。

(一)病因

(1)血小板数量减少。

(2)弥散性血管内凝血(DIC)。

(3)纤溶亢进。

(4)白血病细胞浸润血管。

（5）血小板功能异常。

（6）药物。

（7）抗白血病治疗导致的肝、肾损害。

（二）临床表现

最常见的出血为皮下或黏膜的出血，表现为瘀点、瘀斑或渗血、鼻出血或女性阴道出血，且往往成为患者突出的临床表现。常见的出血部位有皮肤、黏膜、泌尿道等，严重时可发生消化道出血、颅内出血等。

（三）治疗

明确出血的原因：①一般措施；②止血药物；③局部止血；④输注血小板；⑤治疗弥散性血管内凝血。

三、白血病髓外并发症

由于白血病细胞可侵犯各种组织器官，或影响各系统功能，因此可引起多种并发症。有时这些系统并发症甚至成为患者的主要临床表现。报道中的多数系统并发症与白血病细胞有直接关系，有些则尚不能明确其发生机制。

（一）呼吸系统并发症

1.成人呼吸窘迫综合征（ARDS）

白血病合并 ARDS 可能有下列几种发生机制：①化学治疗药物（特别是 Ara-C）或放射治疗损伤肺泡上皮，肺毛细血管渗透性增加；②白血病细胞在肺血管床大量淤滞；③感染，特别是肺部真菌感染；④DIC。因此当白血病患者并发 ARDS 时，应具体分析其可能的发生因素，以便作出适当的处理。

2.结节病

许多报告曾描述与肿瘤相关的结节病，认为 AML 与结节病的关系不是偶然的，推测对肿瘤抗原的肉芽肿样反应类似于局部的结节病性反应。

3.胸腔积液

引起胸腔积液的主要白血病类型为 ALL，其次为 AML，尚有 CLL 并发胸腔积液的报道。胸腔积液偶可成为白血病的首发症状。胸腔积液可为血性，少数为乳糜性。胸腔积液细胞学可找到白血病细胞，推测胸腔积液系因白血病细胞侵犯胸膜所致。

4.肺纤维化

Yamauchi 等报道 1 例 CML 患者发生肺纤维化，伴脾大及骨髓纤维化。肺泡隔中存在巨核细胞浸润。

（二）循环系统并发症

1.心包积液

某些 ALL 患者的首发表现为心包积液。对难治性 ALL 或复发性 ALL 而言，心包积液并非少见表现。

2.心律失常

心律失常是白血病较常见的并发症，可能与白血病细胞浸润心肌有关，更多可能与药物对心脏的毒性有关。其他因素有电解质紊乱、感染等。心律失常可为房室传导阻滞、房性期前收缩、室性期前收缩、室上性心动过速等。

3.心功能衰竭

AL 患者出现急性或慢性心功能不全的原因较为复杂。蒽环类药物的心脏毒性主要影响心肌收缩力。因此,含此类化学治疗药物的治疗方案更易引起心功能下降。

4.高血压

部分病例出现血压高,研究认为白血病细胞浸润肾脏是高血压的病因之一。在成人 ALL 中也有并发高血压的情况。

(三)消化系统并发症

1.急腹症

白血病患者病程中常可出现急腹症的表现,其主要并发症有急性阑尾炎、急性胆囊炎、急性胰腺炎、肠梗阻等。上述并发症可能与患者免疫力下降导致感染、白血病细胞对消化系统浸润和电解质紊乱有关。肠梗阻、急性胰腺炎也可能是由化学治疗药物的不良反应所致。某些并发症可为白血病的首发表现,造成误诊。由于原发病难以短期获得缓解,这类并发症的处理相当棘手,往往成为患者的死亡原因。

2.门静脉高压

肝窦白血病细胞浸润,门静脉系统血流压力增加是门静脉高压的主要原因。化学治疗后部分患者门静脉高压明显好转。

3.消化道出血

白血病患者消化道黏膜糜烂、溃疡或并发感染、DIC 或血小板减少时可发生消化道出血。对有消化道出血患者的处理应综合考虑全身因素与局部原因。

4.其他

白血病患者偶可合并白塞病、贲门失弛缓症、回盲综合征等。

(四)泌尿系统并发症

1.肾浸润

白血病细胞浸润肾脏可引起少尿、无尿、肾区疼痛,B 超或 CT 显示肾体积增大。尿液可有蛋白尿、血尿,严重者导致肾功能不全。化学治疗可使上述表现减轻或消失。实际上无症状性肾浸润相当普遍,只能靠组织学检查加以确定。儿童 ALL 可能更易发生肾浸润。

2.肾功能不全

白血病的各个阶段均可发生肾功能不全。初诊时的肾功能不全与白血病细胞浸润肾脏有关。诱导化学治疗中发生 TLS 可能主要表现为急性肾衰竭,是尿酸性肾病的严重后果。更多的肾功能不全可能与化学治疗药物的肾毒性有关。抗感染药物中氨基糖苷类、万古霉素、两性霉素 B 是白血病患者的常用药物,它们对肾功能的损害不容忽视。其他引起白血病患者肾功能不全的因素有溶菌酶对肾小管的损伤、DIC、休克、严重感染、营养不良或水电解质紊乱。

3.阴茎异常勃起

阴茎异常或持续性勃起主要见于 CML,与患者白细胞升高有关。阴茎血循环中白细胞异常增高,导致血流缓慢、淤滞或血栓形成,阻塞阴茎微小静脉及海绵体窦,导致阴茎血流回流障碍,最终引起阴茎异常勃起。半数阴茎异常勃起成为 CML 首发症状。药物降低 WBC 计数后,可使阴茎勃起消失、疼痛减轻。

4.睾丸白血病

(1)发病率及危险因素:睾丸白血病(testis leukemia,TL)的发病率在采用大剂量 MTX 静脉注射预防髓外浸润以前,为 7.7%。以儿童最常见,8 岁以下的 ALL 占全部 TL 的 86.6%。

(2)临床表现:TL 较少发生于初诊时,多作为髓外复发的表现。临床上多为无痛性睾丸肿大、下坠感。肿大睾丸多为单侧性,但活检显示对侧受累比例较高。肿大睾丸质地坚硬,表面呈节结状,透光试验阴性。

(3)诊断:睾丸组织活检是确诊 TL 的主要手段。

(4)TL 的防治:HD MTX 静脉注射是 TL 的主要预防手段。

(5)TL 的预后:TL 是白血病髓外复发的主要形式之一。

5.卵巢白血病

白血病细胞浸润卵巢并不多见,主要见于 ALL。

(五)血液系统并发症

(1)血小板减少症与 DIC。

(2)血栓形成:血栓形成是白血病患者较为常见的并发症,可以为动脉血栓形成,更多的为静脉血栓形成。患者呈高凝状态,特别是高纤维蛋白原血症、高白细胞计数等,是血栓形成的易发因素。

(3)自身免疫性溶血性贫血:由于白血病患者存在免疫功能紊乱,可并发自身免疫性贫血。其中 CLL、幼淋巴细胞白血病及淋巴肉瘤白血病患者合并 AIHA 较为常见。

(4)骨髓坏死:95% 以上的骨髓坏死原因为恶性肿瘤,其中包括白血病。

(5)骨髓硬化石骨样变:表现为骨骼疼痛,X 线特征为多骨受累、骨骼呈高密度影。

(6)脾梗死与脾破裂:脾破裂多见于 CML 患者脾明显肿大者,有时有外伤史,有时为自发性脾破裂。

(7)高白细胞状态与白细胞淤滞综合征:一般而言,急性白血病患者外周血白细胞计数 $<100\times10^9/L$ 或慢性白血病患者外周血白细胞计数 $>500\times10^9/L$ 称为高白细胞状态,由此引起的各种白细胞淤滞的表现称为高白细胞淤滞综合征,占 15%～20%。

高白细胞状态对患者的不利影响:①早期死亡率增加;②易并发 TLS、DIC、ARDS 等严重并发症;③髓外浸润(CNSL、TL 等)发生率高;④导致预后不良。

对于高白细胞状态的处理:①降低白细胞可使用药物治疗(羟基脲或环磷酰胺)、白细胞去除术;②补液、使用碱性药物,充分"碱化"尿液有利于代谢产物的排出;③口服别嘌醇,预防尿酸性肾病;④静脉注射右旋糖酐-40、复方丹参注射液,以改善微循环,降低血黏度;⑤有明显高凝状态的患者,可使用低分子量肝素(2 500～5 000 U/d)或小剂量肝素(12.5 mg/d)。

(六)内分泌与代谢并发症

1.糖尿病

糖尿病是白血病患者较为常见的并发症。少部分患者因白血病细胞浸润胰腺,干扰胰岛细胞功能,导致糖尿病。较多的白血病合并糖尿病是药物所致,主要的药物有糖皮质激素、L-Asp。

2.尿崩症

有以尿崩症作为白血病的首发表现的报道。患者 CT 检查未见异常。推测系由白血病细胞浸润下丘脑所致。

3.病态甲状腺综合征

初发或复发 AL 患者血清总 T_3(TT_3)明显降低,而游离 T_4 指数(FT_4)、TSH 正常,存在病态甲状腺综合征(低 T_3 综合征)。CR 后恢复正常。

4.电解质紊乱

白血病发生 TLS 时,常表现为高钾血症、高磷血症及低钙血症。白血病并发的电解质紊乱也可表现为低钾血症、高钙血症。低钾血症不及高钾血症常见。

5.生长发育异常

儿童白血病患者长期接受化学治疗可致生长发育异常。

(七)神经系统并发症

(1)颅内出血:是白血病患者的严重并发症,是导致患者死亡的主要原因之一。引起颅内出血的原因:血小板明显减少、白血病细胞侵蚀脑血管、DIC、体内抗凝物增加等。

(2)中枢神经系统白血病。

(3)癫痫:白血病患者并发癫痫发作的原因可能有 CNSL、颅内出血、颅内感染或全身严重感染、药物的不良反应。部分患者尚未能明确原因。

(4)其他:白血病患者可并发面神经麻痹、动眼神经麻痹、腓总神经麻痹、脑膜炎、急性脑-脊髓炎、小脑综合征、感染中毒性脑病、脑炎等。多与白血病细胞浸润、压迫及感染、药物毒性等因素有关。

(八)皮肤损害

白血病并发皮肤损害较为常见,可分为特异性皮肤损害(多与白血病皮肤浸润有关)和非特异性皮肤损害。特异性皮肤损害大多表现为红斑、结节、肿块。有时特异性皮损与非特异性皮损在临床表现上难以区别,需进行皮肤活检。

(九)骨关节病变

骨关节疼痛是白血病常见的临床表现。其他骨骼并发症有颅骨缺损、股骨头坏死等。

(十)眼部并发症

视网膜出血、视盘水肿是白血病患者常见的表现。其他眼部并发症有结膜充血、水肿、前房积脓、脉络膜浸润、虹膜浸润、玻璃体浑浊、视力减退、眼眶肿块形成、眼球突出、急性青光眼等。常与白血病细胞的浸润有关。

(十一)绿色瘤

绿色瘤是 AML 或 CML 髓外浸润的表现,主要由原始幼稚粒细胞、单核细胞形成的肿瘤,较常见的发生部位为皮肤、眼眶,其他部位尚有鼻旁窦、骨、胸壁、乳腺、胃肠道、呼吸道或泌尿道、CNS 或淋巴结。因粒系白血病细胞中含有大量髓性过氧化物酶,病变组织呈绿色荧光称为绿色瘤。绿色瘤可以是 AML 的最初表现,早于骨髓及外周血变化。极少数为孤立的绿色瘤,绿色瘤形成的机制尚不清楚。t(8;21)AML 具有髓外浸润特点,绿色瘤较多见。一般认为有绿色瘤的白血病患者对治疗的反应较差,预后不良。

(十二)口腔并发症

1.牙龈增生

AML 中 M_4、M_5 亚型常见牙龈增生。白血病性牙龈增生沿唇侧及舌侧发展,充血呈海绵状,质较松软。局部可有坏死、出血。化学治疗后牙龈增生可减轻、消失。

2.口腔黏膜病变

口腔黏膜病变可表现为出血、糜烂、溃疡、红斑、血疱等。与白血病患者血小板减少性出血、口腔感染、化学治疗对黏膜的损伤有关。口腔黏膜病变的重要性在于它可能成为细菌入侵的门户。

（十三）其他并发症

1.耳聋

白血病患者可并发突发性耳聋,可为单侧也可为双侧。耳聋的原因可能与血管阻塞或局灶性出血有关。

2.急性腮腺炎与腮腺白血病

白血病细胞可浸润腮腺,多与 CNSL 并发。偶可并发急性腮腺炎。

（古力巴旦木·艾则孜）

第九章

淋 巴 疾 病

第一节　霍奇金淋巴瘤

霍奇金淋巴瘤（Hodgkin's lymphoma，HL）过去称霍奇金病（Hodgkin's disease，HD）是累及淋巴结和淋巴系统的恶性肿瘤，也是年轻人最常见的恶性肿瘤。开始常发生于一组淋巴结，然后扩散到其他淋巴结或结外器官、组织。HL 是相对少见的恶性肿瘤，在美国其发病率不足全部肿瘤的 1％。HL 在北美和西欧相对高发，亚洲较少见。我国 HL 的发病率明显低于欧美国家。HL 发病约占所有淋巴瘤的 18％，远低于非霍奇金淋巴瘤，近年来总的趋势是 HL 的发病率较稳定，据 2013 年最新统计结果显示美国新发 HL 病例 9 290 例，死于 HL 的有 1 180 例。在北美及欧洲，HL 的年龄-发病率曲线多呈双峰，第一个高峰是 15～30 岁，病理类型主要是结节硬化为主型；第二个高峰在 55 岁及以后。我国 HL 的流行病学特点与西方国家不同，我国 HL 的年龄-发病率曲线呈单峰，发病率高峰在 40 岁左右。欧美发达国家以结节硬化型多见，而我国以混合细胞型较多。HL 的病因与发病机制目前尚不清楚，可能与遗传因素、EB 病毒（EBV）、免疫抑制（HIV 感染）、电离辐射以及基因突变等有关。

一、分类

1966 年 Rye 国际会议根据病变组织学特点、淋巴细胞及 R-S 细胞数量等，将 HL 分为淋巴细胞为主型、结节硬化型、混合细胞型和淋巴细胞消减型四个亚型。在 1994 年修订的欧美淋巴瘤分类（REAL 分类）的基础上，2001 年世界卫生组织（WHO）将 HL 分为两大类，经典型 HL（CHL）和结节性淋巴细胞为主型 HL（NLPHL）。其中经典型 HL 又分为富于淋巴细胞的经典型（LRCHL）、结节硬化型（NSCHL）、混合细胞型（MCCHL）及淋巴细胞消减型（LDCHL）。

（一）结节性淋巴细胞为主型（NLPHL）

该型约占 HL 的 5％，患者多为男性，男、女性比例为 3：1 或更高，青年和老年人均可发病，常见于 30～50 岁年龄人群。

（二）富于淋巴细胞的经典型（LRCHL）

该型占 CHL 的 3％～5％，在中国占 5％～12％，发生率与中位发病年龄类似 NLPHL，较 CHL 其他类型发病年龄更大，男性多见（占 70％）。

（三）结节硬化型（NSCHL）

在西方国家 NSCHL 是最常见的亚型，约占所有 CHL 的 70%；发达国家较发展中国家更常见，在中国约占成人 CHL 的 50%，儿童 CHL 的 7%。男、女性发生率基本相似，发病高峰为 15～34 岁的年轻成人及青少年。

（四）混合细胞型（MCCHL）

该型较多见，是西方国家第二常见的亚型，占 CHL 的 20%～25%；多见于发展中国家和人类免疫缺陷病毒（HIV）阳性患者，在中国约占成人 CHL 的 40% 和儿童 CHL 的 86%。约 70% 患者为男性，中位发病年龄为 37 岁，未见年龄-发病率双峰曲线。

（五）淋巴细胞消减型（LDCHL）

最少见的 CHL 亚型，在西方国家不足 5%，发展中国家稍多，在中国占 5%～7%。60%～75% 的患者为男性，中位发病年龄为 30～37 岁。该型可能与 HIV 感染有关。

二、病理学检查

可疑 HL 患者应尽快做活检送病理检查，淋巴结活检是 HL 的主要诊断方法。确诊 HL 必须依靠病理学检查，除了根据组织及细胞形态学特点，还需结合免疫组织化学检查，必要时还应进行细胞遗传学检测，目的是明确病理类型，这对制订治疗计划、判断预后等有重要的指导意义。

针吸穿刺细胞学检查或针吸活检对于诊断 HL 的诊断价值存在争议，一方面其简便、快速、对患者损伤小、花费少，但另一方面取到的细胞核组织太少，多不能进一步免疫组织化学以病理分型。取浅表淋巴结活检时要选择增长迅速、饱满、质韧的肿大淋巴结，尽量完整切除，应避免挤压以免影响诊断结果。出现无明显诱因的淋巴结肿大应及早进行完整切除并取得病理学诊断，即使经抗炎、抗结核等治疗后暂时缩小，如果再次增大也应及时进行活检以明确病理。纵隔、腹腔或腹膜后肿大淋巴结患者，特别是无浅表淋巴结肿大的患者，应进行全面检查后，进行纵隔镜或腹腔镜检查，必要时进行开胸或开腹探查术，取得组织以明确病理学诊断。

HL 的显微镜特点是在炎症细胞的背景下，散在肿瘤细胞，即 Reed-Sternberg 多核巨细胞（简称 R-S 细胞）及其变异型细胞，其背景细胞以淋巴细胞为主。病理组织中存在特征性的恶性细胞 R-S 细胞对于诊断 HL 是很重要的。病理学检查常推荐免疫组织化学染色，根据免疫表型分析可以明确病理类型。CHL 以炎性背景中出现 R-S 细胞为特征，缺乏 B 细胞特征性标志物的表达，大多数 CHL 的 R-S 细胞通常表达 CD15 和 CD30，缺乏 CD3 和 CD45 表达，小于 40% 表达 CD20；美国国家综合癌症网（NCCN）指南推荐的免疫组织化学指标：CD3、CD15、CD20、CD30、CD45。NLPHL 缺乏 R-S 细胞，以淋巴细胞为主，有时可见爆米花细胞，通常表达 CD45 和 CD20，缺乏 CD15 且很少表达 CD30；NCCN 指南推荐的免疫组织化学指标：CD3、CD15、CD20、CD21、CD30、CD57。

（一）结节性淋巴细胞为主型（NLPHL）

该型 HL 的淋巴结结构基本消失，取而代之的是结节，或结节和弥漫混合的病变，可找到少数残存的滤泡。典型的 R-S 细胞往往作了连续切片都不能找到，单核型和多核型 RS 细胞尚能找到，在肿瘤组织散在分布，常为巨大的单个核细胞，胞质稀少，核常呈折叠或分叶状。该型特征性的细胞为变异性的 R-S 细胞，称"爆米花细胞"，表达 B 细胞抗原（CD20+），经典型 R-S 细胞的抗原阴性（CD15−，CD30−），背景细胞主要为淋巴细胞，嗜酸性细胞、浆细胞和成熟的中性粒细胞不多。几乎所有的 NLPHL 患者均表达 CD20、CD79a、CD75、Bcl-6 和 CD45，而不表达 CD15

和 CD30。大多数患者可出现 J 链,超过 50% 的患者有上皮细胞膜抗原(epithelial membrance antigen,EMA)的表达。

(二)富于淋巴细胞的经典型(LRCHL)

有两种生长方式,常见的为结节性,弥漫性少见。该型 HL 形态学和 NLPHL 相似,易与 NLPHL 混淆,经典型 R-S 细胞不易见到,但易见单核型 R-S 细胞。LRCHL 有经典型 HL 形态学和免疫表型($CD15^+$、$CD30^+$、$CD20^-$),周围的淋巴细胞为反应性 T 细胞。

(三)结节硬化型(NSCHL)

该型具有 CHL 的表现,呈结节状生长,结节周围被宽阔的纤维条带包绕,结节内可见陷窝型 R-S 细胞,结节中的陷窝细胞有时比较多可聚集成堆,还可出现细胞坏死,结节内形成坏死灶,以至少有一个这样的结节为特征,包膜纤维化也是诊断 NSCHL 的一个必要条件。

(四)混合细胞型(MCCHL)

淋巴结结构破坏,但也能见到滤泡间区生长的形式。多数呈弥漫性生长,有的可见结节样结构,但结节周围并没有包绕宽阔的纤维条带,可出现间质纤维化,但淋巴结包膜并无增厚。该型以在弥漫性或模糊的结节状混合炎性背景中散布典型 R-S 细胞为特征,病变介于淋巴细胞为主型和淋巴细胞消减型之间,病变组织内存在多种成分。小淋巴细胞、组织细胞、嗜酸性细胞、浆细胞、中性粒细胞等容易见到;变异型单核 R-S 细胞数量不等,一般不难发现;而典型 R-S 细胞也可见到。约有 75% 的患者表达 EBV 编码的 LMP1 和 EBER。

(五)淋巴细胞消减型(LDCHL)

该型以富于多形性 R-S 细胞或非肿瘤性淋巴细胞消减为特征,低倍镜下病变淋巴结内细胞成分稀疏而呈"荒芜"现象,肿瘤细胞间变明显,R-S 细胞多见,单核或多核,有时与典型的 R-S 细胞及单核型 R-S 细胞相距甚远,背景细胞少,坏死灶和纤维化均不少见。

三、临床表现与分期

(一)淋巴结肿大

由于淋巴组织在全身广泛分布,任何部位的淋巴组织都可能受到侵犯,使得恶性淋巴瘤的临床表现多样化,晚期恶性淋巴瘤还可以侵犯到淋巴组织以外的部位及器官,因此临床表现更加复杂。

无痛性进行性淋巴结肿大是 HL 最常见的临床表现,约 90%HL 患者以浅表淋巴结肿大为首发症状,其中约 70% 发生于颈部淋巴结和锁骨上淋巴结,6%～20% 发生于腋窝淋巴结,6%～12% 发生于腹股沟淋巴结,也可见于纵隔、腹膜后和盆腔淋巴结,累及颌下、耳前后、滑车及腘窝淋巴结者少见。肿大淋巴结可为单个或多个融合成块,常为无痛性、进行性增大,不对称、质坚有弹性。部分 HL 患者的肿块可长达数年,肿大的淋巴结可出现一过性缩小或相对稳定,而后继续增大,即"时大时小"现象。国外资料显示,50%～70% 的 HL 患者诊断时伴有纵隔淋巴结受侵;国内资料显示发生于纵隔的恶性淋巴瘤中以 NHL 最多,HL 较少;肿大的纵隔淋巴结可引起纵隔压迫症状、肺浸润、肺不张或胸腔积液等。腹主动脉淋巴结亦是 HL 常见受侵部位,约有 25% 病例在确诊时受侵,早期可无症状,病变发展可引起腹痛、腹泻、腹胀、腹水等症状。

1.结外组织和器官受侵

HL 原发其他结外组织或脏器少见,病情发展常可侵犯邻近组织或器官,引起多种临床表现。HL 有 90% 以上侵犯淋巴结,仅有 9% 发生结外侵犯。晚期可以侵犯脾脏、肝脏、骨髓等器官或组织。脾脏受侵是最常见的膈下受侵部位,剖腹探查脾切除的病例中,1/3 以上伴有脾脏侵犯。脾大并不能作为脾受侵的指标,脾大患者组织学阳性者仅占 60%,而临床检查脾正常大小的病例中有 30% 为病理学阳性。HL 伴有膈下淋巴结受侵时,70%～80% 有脾侵犯,特别是混合细胞型或有全身症状患者。脾脏受侵可以没有任何症状,也可以表现为脾大、脾功能亢进。肝脏受侵多在晚期出现,初诊时少见(2%～6%),且常伴有脾脏受侵,多为灶性,晚期可出现肝大、黄疸,肝区疼痛及压痛,甚至肝功能衰竭。

骨髓侵犯率为 2%～15%,常伴发热、盗汗及体重下降等全身症状,几乎所有的骨髓受侵病例均伴有脾受侵,约 90% 伴有碱性磷酸酶增高,骨髓活检可以确诊。少数还可侵犯颅脑、脑神经、脑膜或脊髓等,可引起颅内压增高、脑神经麻痹、精神障碍或下肢瘫痪等症状。

2.全身症状

(1)发热:体温＞38 ℃,不规则热型或特征性周期热型-回归热,甚至持续高热,连续 3 d 以上。

(2)盗汗。

(3)体重减轻:无明显诱因半年内体重减轻 10% 以上。

有三者之一者即被定为有 B 症状。多数患者初诊时无明显全身症状,晚期患者常常伴有全身症状,20%～30% 的患者伴有 B 症状。发热为较常见的全身症状,占 20%～40%,此外还可有皮肤瘙痒、乏力、贫血等。皮肤瘙痒是本病较特异的表现,局灶性瘙痒多发生于病变淋巴结的引流区域,而全身性瘙痒多发生于病变在纵隔或腹部的患者。17%～20% 的患者可出现乙醇疼痛,即饮酒 20 min 后病变的局部可发生疼痛,该症状具有一定的诊断意义。

(二)HL 各亚型的临床表现

1.结节性淋巴细胞为主型(NLPHL)

病变常侵犯颈部、腋窝、腹股沟淋巴结,纵隔、脾脏及骨髓受侵罕见。大多数患者初诊时仅为早期局限性病变(Ⅰ期或Ⅱ期),只有 5%～25% 的患者为晚期(Ⅲ期或Ⅳ期)。NLPHL 自然病程缓慢,常在淋巴结肿大数月或数年后才去医院就诊。约 13% 的患者伴有 B 症状,10% 的患者可形成大肿块。Ⅰ、Ⅱ期患者预后很好,10 年总生存率(OS)高于 80%,但晚期患者预后差。3%～5% 的患者会进展转化为大 B 细胞淋巴瘤,有些患者在诊断为 NLPHL 之前就患有弥漫大 B 细胞淋巴瘤(DLBCL)。该型患者通常治疗疗效好,后期易复发,但复发后仍对治疗保持良好反应,且患者死于肿瘤罕见。

2.富于淋巴细胞的经典型(LRCHL)

临床特征介于 NLPHL 与 CHL 之间,周围淋巴结受累是 LRCHL 的典型表现,多数患者为早期局限性病变(Ⅰ期或Ⅱ期),罕见纵隔受侵、巨大肿块及 B 症状。LRCHL 的疗效(总生存期和无进展生存期)略优于 CHL 的其他亚型,并与 NLPHL 的疗效相似,无后期复发特点。

3.结节硬化型(NSCHL)

该型患者多累及纵隔,纵隔受侵约占 80%,不同于其他亚型;约 54% 的患者有巨大肿块,8%～10% 的患者有脾脏或肺侵犯,5% 骨侵犯,3% 骨髓侵犯,2% 肝脏侵犯。大多数患者初诊时为Ⅱ期,约 40% 的患者伴有 B 症状。NSCHL 是 CHL 中预后较好的亚型,但巨大纵隔病变是一个不良预后因素。

4.混合细胞型(MCCHL)

常见于周围淋巴结的累及,临床表现腹腔淋巴结更常见,但侵犯纵隔少见。30% 的患者累及脾脏,10%累及骨髓,3%累及肝脏和1%～3%累及其他器官,通常伴有B症状。就诊时约半数患者已是Ⅲ期或Ⅳ期,预后较NSCHL差,但比LDCHL更好。

5.淋巴细胞消减型(LDCHL)

最常累及腹腔器官、腹膜后淋巴结和骨髓,浅表淋巴结则较少受累。患者的临床分期常为Ⅲ期或Ⅳ期(70%),B症状较其他HL亚型更为常见(80%)。病情进展迅速,预后差。

(三)临床分期

所有患者在治疗前应先确定临床分期,明确分期有助于制订正确的治疗方案、评价疗效以及判断预后。根据临床分期进行个体化治疗可能改善患者治疗期间以及治疗后的生活质量。另外,准确的分期还可以减少不必要的过度化疗或扩大野放疗,从而可避免治疗相关毒性。HL分期参照2014年Lugano分期标准(表9-1)。

表9-1 2014年Lugano分期标准

分期	标准
局限期	
Ⅰ期	仅侵及单一淋巴结区域(Ⅰ),或侵及单一结外器官不伴有淋巴结受累(ⅠE)
Ⅱ期	侵及≥2个淋巴结区域,但均在膈肌同侧(Ⅱ),可伴有同侧淋巴结引流区域的局限性结外器官受累(ⅡE)(例如:甲状腺受累伴颈部淋巴结受累,或纵隔淋巴结受累直接延伸至肺脏受累)
Ⅱ期大包块*	Ⅱ期伴有大包块者
进展期	
Ⅲ期	侵及膈肌上下淋巴结区域,或侵及膈上淋巴结＋脾受累(ⅢS)
Ⅳ期	侵及淋巴结引流区域之外的结外器官(Ⅳ)

注:* 根据2014年Lugano标准,不再对淋巴瘤的大包块(bulky)病灶进行具体的数据限定,只需在病例中明确记载最大病灶的最大径即可;Ⅱ期伴有大肿块的患者,应根据病理类型及疾病不良预后因素而酌情选择治疗原则,如伴有大包块的惰性淋巴瘤患者可选择局限期治疗模式,但是伴有大包块的侵袭性淋巴瘤患者,则应选择进展期治疗模式。

四、辅助检查

(一)实验室检查

患者入院后均需完善相关检查,包括血常规、血清乳酸脱氢酶(lactate dehydrogenase,LDH)、血沉(erythrocyte sedimentation rate,ESR)、碱性磷酸酶、血清白蛋白、β_2微球蛋白及肝肾功能等检查,对了解病情和判断预后提供参考。血常规可观察到白细胞增多,以中性粒细胞增多为主,同时可伴淋巴细胞和嗜酸性粒细胞减少。LDH是反映肿瘤负荷和预后的一项指标,LDH明显升高表示肿瘤负荷大。晚期患者ESR常增快,ESR与疾病程度和复发有关。β_2微球蛋白也是反映疾病预后的重要指标。外周血淋巴细胞减少($<1.0\times10^9$/L)、ESR增快以及血清LDH升高可作为病情检测指标。

(二)影像学检查

HL的影像学检查方法包括胸部X线片,颈、胸、腹、盆腔CT,正电子发射断层扫描(PET)或PET/CT,磁共振检查(MRI),B超,心脏和肺功能检查以及骨核素扫描(ECT)等,对了解肿瘤侵犯部位和程度、临床分期、制订治疗计划、判断预后、疗效评价、治疗后复查都有重要的临床意义。所有患者均应在初次治疗前、治疗中以及治疗完成后常规行影像学检查。

1.X 线检查

胸部 X 线片的典型表现为纵隔增宽或巨大前纵隔分叶状肿块,也可侵犯肺实质,初诊时多与胸内淋巴结病变相关。胸部 X 线检查相对粗糙,当肿瘤较大时方可发现。

2.CT 扫描

颈、胸、腹、盆腔 CT 对大多数 HL 患者是一个标准的分期检查方法,还可用于评价疗效。CT 扫描比 X 线片更敏感,全身增强 CT 能及时发现颈、胸、腹、盆腔内的病变以及更小病变。

3.PET 或 PET/CT

PET 主要用于淋巴瘤患者初治时分期、治疗结束后再分期及复查时,近来的一项 Meta 分析显示,PET 对淋巴瘤患者的分期和再分期有很高的敏感性和特异性。PET 已广泛用于治疗结束后及治疗过程中的疗效评价。近来还有一些研究显示 2～4 个疗程标准剂量化疗后复查 PET 结果对 HL 患者是一项敏感的预后指标。前瞻性研究证实治疗过程中复查 PET 对于接受 ABVD 方案标准化疗的晚期和有结外病变患者是一项独立预后指标。PET 检查用于治疗后监测中的作用仍有争议,需要进一步研究。Dann 等研究发现接受 2 个疗程 BEACOPP(博来霉素＋依托泊苷＋阿霉素＋环磷酰胺＋长春新碱＋甲基苄肼＋泼尼松)基础方案治疗高危患者后复查 PET/CT 检查对疗效及预后评价是有效的,PET/CT 阳性患者的复发或进展发生率为 27％,而阴性患者发生率仅为 2.3％。PEP/CT 作为一项新的影像学检查用于 HL 分期诊断和疗效评价方面均优于 CT 检查。Hutchings 等研究 PET 或 PET/CT 与 CT 对比其对 HL 分期的价值及对治疗选择的影响。研究发现 PET 检查使 19％的患者的临床分期上调,5％下调,且导致 9％的患者的治疗改变;而 PET/CT 检查使 17％的患者的临床分期上调,5％下调和 7％的患者的治疗发生改变。PET 和 PET/CT 用于判断淋巴结受侵区域的敏感性均高于 CT(PET 和 PET/CT 敏感性为 92％,CT 为 83％),PET 用于判断器官侵犯的敏感性为 86％,PET/CT 为 73％,而 CT 为37％。与 CT 和 PET/CT 相比,PET 对淋巴结区域具有较高的假阳性,所以研究者强调 PET 和 PET/CT 用于预后极好的患者时需非常谨慎以免过度治疗。

目前,NCCN 指南推荐淋巴瘤患者初治时分期和治疗结束后评价是否有残留病灶时使用 PET 检查,包括 HL 患者。此外,PET 在发现脾脏及骨髓受侵方面很有用。专家组推荐 PET 检查用于明确病变的侵犯情况,特别当 CT 检查结果不确定时,PET 检查可能会使 Ⅰ、Ⅱ 期患者的临床分期上调。由于 PET 不能测定肿瘤大小或明确病变部位,当 PET-CT 联合应用时更加发挥了 PET 与 CT 的优势,推荐 PET/CT 检查作为 HL 患者的影像学诊断与治疗中的疗效监测。

4.MRI 检查

MRI 在检查骨侵犯方面非常敏感,当 X 线检查或 CT 扫描结果不一致时可采用 MRI 检查,其还可用于检查骨髓病变。另外,MRI 检查对于肝脏、脾脏和中枢神经系统的病情评价有一定优势。

5.B 超检查

B 超检查价格便宜,在发现 HL 的肝脏、脾脏受侵的小病变方面,B 超检查要优于 CT 扫描。但其对于深部器官的检查常不理想,容易漏诊,而且会受患者病情、检查医师主观因素以及设备等因素影响,在 HL 的分期检查中,B 超检查仅作为影像学检查的补充方法。

6.心脏和肺功能检查

对年龄在 40～50 岁或有心脏病病史或症状的患者,计划接受胸部放疗或以蒽环类药物为基础的化疗时,应当对心脏功能进行评价。计划斗篷野放疗或含博来霉素方案化疗的患者推荐行肺功能检查。

(三)骨髓检查

包括骨髓细胞学检查和骨髓活检,对确定是否发生骨髓侵犯至关重要。所有患者需常规做骨髓细胞学检查,外周血细胞计数异常、伴有 B 症状、分期为Ⅲ/Ⅳ期、巨块病变或复发的患者还要进行骨髓活检。有骨髓侵犯的患者外周血可能出现白细胞升高、贫血,骨髓细胞学检查可出现幼稚淋巴细胞的白血病骨髓象或急性淋巴白血病骨髓象。

(四)其他检查

育龄女性患者需进行妊娠试验和避孕,而需要化疗又有保存生育意愿的男性患者应进行精液分析和有关精液冷冻保存。

五、诊断与鉴别诊断

HL 的诊断主要依靠临床表现与体征、病理诊断、实验室及影像学检查,其中病理诊断是确诊的主要依据,除了根据组织及细胞形态学特点外,还需结合免疫组织化学以明确病理类型,为临床分期、制订治疗计划、判断预后等提供依据。

应详细地询问病史,仔细地进行体格检查,包括 B 症状,酒精的不耐受,瘙痒,乏力,PS 评分,淋巴结及肝脾的检查等。原因不明的进行性淋巴结肿大、纵隔肿块、腹部肿块及原因不明的长期发热或间歇热等应考虑 HL 的可能。

在临床上本病需注意与淋巴结反应性增生、淋巴结急慢性炎症、淋巴结结核、传染性单核细胞增多症、结节病、巨大淋巴结增生、嗜酸性淋巴肉芽肿、淋巴结转移癌及急慢性白血病等疾病相鉴别;颈部淋巴结肿大应排除鼻咽癌、甲状腺癌等,纵隔肿块需除外肺癌、胸腺瘤,腋下淋巴结肿大需除外乳腺癌。另外,诊断时还应与非霍奇金淋巴瘤(NHL)加以鉴别。

(一)传染性单核细胞增多症

起病急,突然出现头疼、咽痛和高热,而后出现淋巴结肿大伴压痛,EBV 抗体滴度可增高。传染性单核细胞增多症淋巴结以 T 区反应性增生为主,结构一般没有破坏,淋巴滤泡和淋巴窦可见,不形成结节样结构,T 区和淋巴窦内有像单核型 R-S 细胞,但呈 $CD45^+$、$CD20^+$、$CD15^-$、部分细胞 $CD30^+$,有助于与 HL 相鉴别。

(二)淋巴结结核

由于均有淋巴结肿大、发热、盗汗、乏力等症状,血沉也都会增快,容易与 HL 混淆。典型的结核患者其淋巴结质地不均匀,相互粘连,易与皮肤相粘连,PPD 试验、血清结核抗体常阳性,以及病理组织学检查见干酪样坏死等结核特征性改变可帮助与 HL 鉴别。

(三)结节病

较少见,全身淋巴结可出现肿大,常侵犯肺门,呈放射状,伴有长期低热,临床上不易与 HL 鉴别,皮肤试验和病理学检查可诊断。

(四)淋巴结转移癌

淋巴结转移癌患者有原发癌的临床表现,其肿大的淋巴结质地坚硬且固定,通过淋巴结活检、病理组织学检查可与 HL 鉴别。

(五)急慢性白血病

急慢性白血病均可表现为淋巴结肿大,但常为散在性,一般不融合成块,质地柔软或中度坚硬,互不粘连,无触痛,往往伴有肝大、脾大,外周血与骨髓检查有助于确诊。

(六)非霍奇金淋巴瘤

HL 不同于 NHL 具有以下特点:①病变往往从一个或一组淋巴结开始,逐渐由邻近的淋巴结向远处扩散,原发于淋巴结外的 HL 少见;②瘤组织成分多种多样,含有一种独特的多核巨细胞即 R-S 细胞,瘤组织中常有多种炎症细胞浸润和纤维化,一般通过病理组织学检查可确诊。间变性大细胞淋巴瘤有时也会出现 R-S 细胞,极易造成误诊,但其没有 HL 的反应性背景,两者的鉴别主要靠免疫组织化学。

六、治疗原则

霍奇金淋巴瘤是放疗可治愈的疾病,但随着联合化疗的有效应用和治愈后远期并发症的考虑,放疗在霍奇金淋巴瘤的治疗原则经历了逐步的历史演变。

X 射线发现后不久,就有了霍奇金淋巴瘤患者增大的淋巴结接受放疗后显著缩小的报道,但是由于技术条件的限制和治疗原则的不恰当,只达到了部分和临时缓解。20 世纪 20 年代初,瑞士放射肿瘤学家 Gilbert 首先认识到 HL 沿邻近淋巴引流途径转移的规律,并开始淋巴区域的预防照射。Peters 等系统性地应用 Gilbert 的理念,使用扩大野照射治愈了早期 HL。随后,Kaplan 和 Rosenberg 规范了早期 HL 的放射治疗技术,并开展了早期的前瞻性随机对照研究。从 20 世纪 70 年代开始,高能 X 线和 γ 线得到广泛应用,扩大野照射成为早期 HL 有效的治疗方法,HL 的死亡率明显下降。斯坦福大学、EORTC 和其他研究组开展 HL 放射治疗野大小和联合化疗的临床随机研究,成功应用现代肿瘤综合治疗的原则,不但使早期而且使晚期的 HL 均可以得到治愈。近 20 年来,综合治疗已成为大多数 HL 的治疗选择。早期 HL 的 10 年总生存率已近 90%。综合治疗研究的方向是在提高或保持现有疗效的基础上,寻找更有效和低毒的化疗方案,减少化疗的周期,并降低照射剂量和缩小照射靶区,以降低远期并发症,改善生活质量。

七、经典型霍奇金淋巴瘤的放射治疗

(一)Ⅰ~Ⅱ期霍奇金淋巴瘤

放射治疗是早期 HL 的有效治疗方法,综合治疗在早期 HL 的应用,显著地改善了无病生存率,但未改善总生存率。HL 放疗后复发可以被化疗成功挽救。根据有无预后不良因素,早期 HL 分为预后良好组和预后不良组分别进行治疗和研究。预后良好组早期 HL 考虑综合治疗和单纯放射治疗,预后不良组早期 HL 化疗和放射综合治疗是公认的治疗原则。

1.预后因素和治疗分组

早期(Ⅰ~Ⅱ期)HL 的预后因素能预测治疗后肿瘤的复发危险性和生存率,根据有无预后不良因素分为预后良好组和预后不良组进行治疗和分析。确立不同的预后风险组,可以使早期预后良好组免于过度治疗带来的相关毒性,而预后不良组则需要更积极的治疗进而达到治愈的可能。影响 HL 预后的因素很多,如性别、年龄、B 症状、临床分期、结外病变、大纵隔和巨块病变及病理类型等。不同的肿瘤治疗研究机构采用不同的预后分组标准,目前全世界主要采用欧洲 EORTC、德国 GHSG、加拿大 NCIC-CTG 标准。表 9-2 总结了主要的临床研究协作组预后分组的定义。

表 9-2　早期霍奇金淋巴瘤的预后因素进行治疗分组的定义

治疗组	GHSG	EORTC/GELA	NCIC-CTG/ECOG
年龄		≥50 岁	≥40 岁
组织学类型			混合细胞型或淋巴细胞削减型
血沉和 B 症状	ESR＞50 mm 或 ESR＞30 mm 伴 B 症状	ESR＞50 mm 或 ESR＞30 mm 伴 B 症状	ESR＞50 mm 或 B 症状
大纵隔	MMR＞0.33	MTR＞0.35	MMR＞0.33 或＞10 cm
淋巴结受侵区域	＞2	＞3	＞3
结外受侵	任一结外受侵		

注：ESR：红细胞沉降率；EORTC：欧洲癌症研究和治疗协作组；GELA：法国成人淋巴瘤协作组；GHSG：德国霍奇金淋巴瘤研究组；NCIC-CTG：加拿大国立癌症研究所；ECOG：东部肿瘤协作组；MMR：纵隔肿块最大径与胸廓内最大直径比；MTR：纵隔肿块最大径与 $T_{5\sim6}$ 水平胸廓内径比。

Ⅰ期和Ⅱ期无以上不良预后因素者称为早期预后良好组。Ⅰ期和Ⅱ期具有以上不良预后因素者称为早期预后不良组。EORTC 从 1982 年开始，在早期 HL 的 H7、H8、H9 临床随机研究中，均采用上述分组标准。这一标准同时被美国得克萨斯大学 MD Anderson 癌症中心和中国医学科学院肿瘤医院所接受。

剖腹探查能证明上述预后因素在预测临床Ⅰ～Ⅱ期 HL 腹部亚临床转移的危险性，女性临床ⅠA 期、局限于上颈部的男性临床ⅠA 期、淋巴细胞为主型或混合细胞型临床ⅠA 期的患者，腹主动脉旁和脾受侵的危险性仅为 4％～6％，其他临床Ⅰ～Ⅱ期 HL 腹腔亚临床转移达 24％～36％。近 20 年来，全世界对预后良好组和预后不良组开展了大量的临床随机研究，根据循证医学的观念，给临床治疗的原则提供了重要的依据。下面进行详细讨论。

2.单纯放射治疗

(1)扩大野照射概念的建立。单纯放疗扩大野照射的理论基础可以追溯到 20 世纪 20 年代初，瑞士放射肿瘤学家 Gilbert 首先认识到 HL 沿邻近淋巴引流途径转移的规律，并开始淋巴区域的预防照射，Kaplan 和 Rosenberg 规范了早期 HL 的放射治疗技术，并定义了传统的 HL 照射野的斗篷野和倒 Y 野，分别用于治疗膈上和膈下淋巴结区域，描述了受累野照射包括的临床受累区域，以及扩大野照射不仅包括了临床受累的区域，而且包括了邻近的临床没有受累的区域。并开展了早期的前瞻性随机对照研究。从 20 世纪 70 年代开始，高能 X 线和 γ 线得到广泛应用，扩大野照射成为早期 HL 有效的治疗方法，使早期 HL 得以治愈。斯坦福大学、EORTC 和其他研究组开展了 HL 放射治疗野大小临床随机研究。大量的研究证明扩大野照射优于小野照射。

Specht 等用荟萃分析法(Meta-analysis)总结全世界 8 个随机对照临床研究 1974 例早期 HL 患者扩大野照射和小野照射对预后的影响，包括了预后良好组和预后不良组，扩大野照射和小野照射的 10 年复发率分别为 31.3％和 43.4％，$P＜0.000\ 01$。但 10 年生存率没有明显的区别，分别为 77.1％和 77.0％，$P＞0.1$。而进一步分析发现总生存率的相同与放疗后复发有效的挽救治疗有关。

(2)早期 HL 的斗篷野照射。从 EORTCH1 的研究可以证实，没有接受剖腹探查分期的临床Ⅰ～Ⅱ期HL的患者单纯放疗,将次全淋巴结照射省去腹主动脉旁-脾照射野,而仅包括斗篷野照射,导致了不可接受的高复发率且大多数都在膈下。接受单纯斗篷野照射的临床Ⅰ～Ⅱ期HL仅有38%的无复发生存率。即使对预后非常良好组的患者(包括<40岁女性的非大肿块ⅠA期淋巴细胞为主型和结节硬化型,而且红细胞沉降率<50 mm/h),6年的无事件生存率(EFS)仅为66%,因为不可接受的疾病控制率,这个试验提前关闭。相反,病理Ⅰ～Ⅱ期的患者可以使用斗篷野照射,而支持这一结论的前瞻性随机临床试验是EORTCH5F,从1977～1982年预后良好的198例病理Ⅰ～ⅡHL随机分为次全淋巴结照射和斗篷野照射,15年总生存率和无病生存率均无显著差异。

尽管在20世纪60年代,剖腹探查分期逐渐被斯坦福大学和大多数美国研究中心接受,并成为单纯放疗治疗HL的先决条件,但由于剖腹探查分期带来的相关并发症和死亡率,使得其使用价值受到置疑。在EORTCH6F的临床试验中,病理Ⅰ～Ⅱ期HL接受斗篷野照射或次全淋巴结照射和临床Ⅰ～Ⅱ期预后良好HL接受次全淋巴结照射,6年无进展生存率分别为83%和78%,总生存率分别为89%和93%,差异无统计学意义,表明临床Ⅰ～Ⅱ期预后良好HL单纯放疗时,使用次全淋巴结照射可以安全地省略剖腹探查分期。随着影像技术的改进,可靠的预后因素发现以及综合治疗在大多数患者中的使用,目前剖腹探查分期已极少在临床使用。

预后极好的临床Ⅰ～Ⅱ期HL,因为无进展生存率低,所以也不推荐使用单纯斗篷野照射。EORTCH8VF的研究结果显示,预后极好的临床早期HL单纯斗篷野照射,6年无进展生存率仅为68%,6年总生存率为97%,因为无进展生存率低,故终止了对预后极好的临床Ⅰ～Ⅱ期HL的单纯斗篷野照射。

综上所述,预后好的病理Ⅰ～Ⅱ期HL单纯放疗时可行斗篷野照射,预后好的临床Ⅰ～Ⅱ期HL应考虑次全淋巴结照射。

(3)照射剂量。在最近大多数的研究中,单纯放疗时标准的放疗剂量为1.5～2.0 Gy的分割剂量,未受侵的区域给予36 Gy,受侵部位给予40～41 Gy。德国GHSG-HD4进行了唯一的单纯放疗时照射剂量的前瞻性随机临床研究,376例预后好的病理Ⅰ～Ⅱ期HL(除外大纵隔、脾受侵、结外受侵、ESR升高、≥3个淋巴结区域受侵)。随机分为两组,一组接受扩大野照射40 Gy,另一组接受扩大野照射30 Gy,淋巴结受累区域再加量10 Gy。5年无病生存率30 Gy+10 Gy组和40 Gy组分别为81%和70%,$P=0.26$;5年总生存率分别为98%和93%,$P=0.067$。这个试验结果显示,单纯放疗30 Gy即可很好地控制亚临床灶。

3.综合治疗

虽然单纯放疗扩大野照射是早期HL的治愈手段,10～15年总生存率为73%～91%,无病生存率为75%～93%,但是,由于放疗后10～15年,长期心血管毒副作用和第二原发肿瘤的死亡危险性明显高于疾病本身。而早期HL作为一种可以治愈的疾病,最近临床研究的重点是在不降低生存率的前提下,尽量减少治疗相关的并发症。开展的一系列临床研究包括探寻最佳的化疗方案和化疗周期数、缩小照射野范围等。临床大量随机研究提供的依据表明,化疗加受累野照射的综合治疗方案是预后好和预后不良的早期HL的标准方案。

(1)综合治疗和单纯放疗治疗的比较。前瞻性随机临床试验证明了Ⅰ～Ⅱ期HL综合治疗可以提高10%～15%的无病生存率,但未提高总生存率。目前研究的重点是减少化疗周期数,选择低毒高效的化疗方案,减少照射的体积仅作受累野的放疗。随着FDG-PET的临床应用,有可能使照射野进一步缩小为受累淋巴结照射。

SWOG/CALGB 入组 348 例Ⅰ A～ⅡA 期预后良好 HL，随机分为次全淋巴结照射组和综合治疗组，综合治疗组在完成 3 个周期包括阿霉素和长春碱的化疗后使用同样的次全淋巴结照射。第二次中期分析时因为综合治疗组较单纯放疗组有明显的无病生存优势，分别为 94％和 81％，试验提前关闭，但总生存率两组无显著差异。

在 GHSGHD7 试验中，从 1993～1998 年间，650 例临床Ⅰ A～ⅡB 期预后良好 HL 随机分为两组，单纯放疗组在接受了 30 Gy 扩大野照射后，加量 10 Gy 照射受累区域，综合治疗组在 2 个周期 ABVD 化疗后给予同样的照射方案。2007 年资料显示，7 年无病生存率分别为 67％和 87％，P＝0.000 1。综合治疗组显著优于单纯放疗组。而 7 年总生存率无显著差异，分别为 92％和 94％。

在 EORTCH7 的研究中，根据 4 个预后因素年龄、B 症状、受侵区域数目和大纵隔，将临床Ⅰ～Ⅱ期 HL 分为预后良好组和预后不良组。333 例预后良好组早期 HL 随机分为 6 个周期 EBVP 化疗后受累野照射治疗组和次全淋巴结照射治疗组，10 年无事件生存率在综合治疗组和单纯放疗组分别为 88％和 78％（P＝0.011 3），但是 10 年总生存率相同，都为 92％。389 例预后不良组随机分为 6 个周期 EBVP 方案化疗后受累野放疗组和 6 个周期 MOPP/ABV 化疗后受累野放疗组，10 年无事件生存率 MOPP/ABV 组为 88％，EBVP 组 68％（P＜0.001）。10 年总生存率分别为 87％和 79％（P＝0.017 5）。所以对于预后不良 HL，不适用 EBVP 化疗。

在 EORTC/GEALH8 的研究中，1993～1999 年间，入组 1 538 例临床Ⅰ～Ⅱ期 HL，分为预后良好组和预后不良组，预后良好组随机分为综合治疗组（使用 3 个周期 MOPP/ABV 化疗后受累野放疗）和单纯放疗次全淋巴结照射组，5 年无事件生存率分别为 98％和 74％（P＜0.001）。10 年总生存率分别为 97％和 92％（P＝0.001）。综合治疗不但改善了 5 年无事件生存率，而且 10 年总生存率有优势。

（2）综合治疗和单纯化疗的比较。从 20 世纪 70 年代开始，一些研究机构尝试用单纯化疗取代综合治疗，但并不成功，综合治疗仍是早期 HL，特别是预后不良 HL 的标准治疗原则，单纯化疗不是Ⅰ～Ⅱ期 HL 的标准治疗方式。

儿童癌症组 CCG5942 随机研究于 1995～1998 年入组 829 例年龄＜21 岁的Ⅰ～Ⅳ期 HL，采用 COPP/ABV 化疗，501 例获得完全缓解，随机分为 21 Gy 低剂量放疗组和观察组，3 年无事件生存率分别为 93％和 85％（P＝0.002 4），但未改善总生存率。

Tata Memorial 医院调查组于 1993～1996 年入组 179 例 6 个周期 ABVD 化疗后达完全缓解的患者，随机分为放疗组和观察组，8 年的无事件生存率分别为 88％和 76％（P＝0.01），8 年总生存率分别为 100％和 89％（P＝0.002）。放疗能改善无事件生存率和总生存率。

在 2005 年的 ASCO 会上报道了 EORTC/GELAH9F 的初步结论，该研究比较了 6 个周期 EBVP 方案化疗达 CR/CRu 后，随机分为三组，受累野放疗 36 Gy 组、受累野放疗 20 Gy 组和观察组。至 2004 年 5 月，中位随访 33 个月，4 年无事件生存率分别为 87％、84％、70％，观察组因为事件率＞20％而提前终止，而 4 年总生存率相同，均为 98％。

最佳的照射野、照射剂量、化疗方案和周期数目前正在研究中，目前的临床研究证据表明，综合治疗是早期 HL 的标准治疗原则，NCCN 建议预后良好组Ⅰ～Ⅱ期 HL 给予 4 个周期 ABVD 化疗联合受累野放疗 30 Gy，预后不良组Ⅰ～Ⅱ期 HL 建议 4～6 个周期 ABVD 化疗联合受累野放疗 30～36 Gy。而临床试验 GHSGH10 表明，对于预后良好早期 HL，2 个周期 ABVD 化疗联合 20 Gy 受累野放疗有望成为新的治疗标准，但还需进一步随访结果和其他临床试验的支持。

（3）化疗方案及周期数。目前 HL 的标准化疗方案是 ABVD，从 20 世纪 90 年代广泛开展的临床随机对照试验结果表明，ABVD 已经取代 MOPP 成为 HL 的标准化疗方案，MOPP 化疗有急性白血病和不育等不良反应及毒性，ABVD 不但疗效高于 MOPP，而且毒副作用更少，从较早期的 EORTCH6U 和意大利米兰的临床研究分别比较了 6 个周期 MOPP 和 ABVD 联合斗篷野和扩大野照射，10 年总生存率相同，但 ABVD 组无事件生存率优于 MOPP 组。目前正在进行的临床试验探索对于预后良好 HL 在保持疗效的情况下减少化疗周期数及化疗药物的可行性，对于预后不良组 HL 则是探寻更有效的化疗方案。

1）预后良好早期 HL：在 EORTC/GELAH9 临床试验中，预后良好 Ⅰ～Ⅱ 期 HL 接受 6 个周期 EBVP 化疗，达到 CR 和 CRu 的患者随机分为受累野放疗组和观察组，而放疗组分为总剂量 30 Gy 组和 20 Gy 组，化疗后观察组 4 年无事件生存率只有 70%，而接受 30 Gy 和 20 Gy 放疗组 4 年无事件生存率分别为 87% 和 84%，4 年总生存率均相同，均为 98%。6 个周期 EBVP 化疗达到 CR 或 CRu，受累野放疗总量 20 Gy 等效于 30 Gy。

GHSG 在 1998～2003 年进行的一项前瞻性、随机、多中心 HD10 临床试验中，入组 1 370 例预后良好早期 HL，探讨 ABVD 化疗的周期数及对于预后良好早期 HL 受累野放疗的总剂量是否可以安全地降至 20 Gy。该试验对于预后良好 Ⅰ～Ⅱ 期 HL 随机分为 4 组，在 2 个周期或 4 个周期 ABVD 化疗后，接受 30 Gy 或 20 Gy 受累野放疗，在 2010 年 N Engl Med 发表的结果，4 个治疗组分别进行 4 个周期 ABVD+受累野照射 30 Gy、2 个周期 ABVD+受累野照射 30 Gy、4 个周期 ABVD+受累野照射 20 Gy、2 个周期 ABVD+受累野照射 20 Gy，5 年无事件生存率分别为 94%、93%、94%、93%，4 年总生存率分别为 99%、98%、97%、98%。5 年总生存率分别为 96.9%、96.6%、97.3%、96.6%；5 年无治疗失败生存（FFTF）率分别为 92.8%、90.9%、93.1%、91.2%；5 年无进展生存率（PFS）分别为 93.9%、90.8%、93.2%、91.6%；更新的 8 年总生存率分别为 94.4%、93.6%、94.7%、95.1%；8 年无治疗失败生存率分别为 87.2%、85.5%、89.9%、85.9%；8 年无进展生存率分别为 88.4%、85.4%、90.0%、86.5%，均无统计学差异。对于预后良好的早期 HL，2 个周期 ABVD 加 20 Gy 放疗和 4 个周期 ABVD 加 30 GY 放疗是具有相同的疗效的。当然，该项研究还需长期的随访以明确几个治疗组之间在长期毒性如第二肿瘤等方面的差别。GHSGHD10 说明了对于无预后不良因素的预后良好组早期 HL，2 个周期 ABVD 化疗加 20 Gy 受累野放疗在不降低疗效的同时能有效地减少治疗的毒性。

然而，基于国际预后评分的临床危险因素，目前仍不能区分哪些患者可接受更少的治疗而不影响疗效，PET-CT 的运用可能在这方面有一定帮助。目前 PET-CT 的潜在作用已被运用在淋巴瘤的一些前瞻性非随机的临床试验中。正在进行的临床试验 GHSGHD16 旨在明确 PET-CT 的运用在预后良好组早期 HL 能否在 2 个周期 ABVD 化疗后省略放疗，以及 EORTCH10F 能否在 3 个周期 ABVD 后省略放疗。

因此，2～4 个周期 ABVD 化疗联合 30 Gy 受累野放疗被目前推荐为早期预后良好 HL 的治疗方案，正在进行的 GHSGHD13 探讨 2 个周期 ABVD 联合受累野 30 Gy 放疗及化疗方案中去除达卡巴嗪和博来霉素是否会影响疗效。

2）预后不良早期 HL：综合治疗是其标准治疗原则，目前大多数临床试验在探寻最佳的照射野、最合适的化疗方案及化疗周期数。

目前，ABVD 方案化疗仍然被认为是预后不良 Ⅰ～Ⅱ 期 HL 的标准化疗方案，但仍有 5% 的患者治疗中进展，15% 的患者早期复发，而这部分患者解救治疗的效果大多不佳，因此有必要探索新的更有效的化疗方案,由于 BEACOPP 方案和 Stanford V 用于晚期 HL 取得良好的效果,目前的临床试验研究尝试观察这些方案在预后不良Ⅰ~Ⅱ期 HL 的疗效。

在 EORTC/GELAH9 临床试验,对预后不良Ⅰ~Ⅱ期 HL 随机分为 3 组,6 个周期 ABVD 化疗联合受累野放疗 30 Gy、4 个周期 ABVD 化疗联合受累野放疗 30 Gy、4 个周期 BEACOPP 化疗联合受累野放疗 30 Gy。4 年无治疗失败生存率分别为 94%、89%、91%,4 年总生存率分别为 96%、95%、93%。表明预后不良早期 HL 进行 6 个周期 ABVD 和 4 个周期 ABVD 疗效相似,BEACOPP 并没有显示更好的疗效,而化疗的相关毒性更高。

GHSGHD11 的多中心临床试验入组了 1395 例预后不良Ⅰ~Ⅱ期 HL,随机接受 4 个周期 ABVD 化疗联合受累野放疗 30 Gy 或 20 Gy、4 个周期 BEACOPP 化疗联合受累野放疗 30 Gy 或 20 Gy。在 2005 年 ASCO 报道,ABVD 和 BEACOPP,受累野照射 30 Gy 和受累野照射 20 Gy 组均无差别,2 年无治疗失败生存率和总生存率分别为 89.9% 和 97.4%;2010 年的结果显示,BEACOPP 与 ABVD 方案相比并没有显著的改善早期预后不良组的治疗结果,而且较 ABVD 方案具有更大的毒性。联合受累野放疗 20 Gy 组,BEACOPP 比 ABVD 有更好的结果,BEACOPP 的 5 年无治疗失败生存率和无进展生存率分别为 86.8% 和 87%,ABVD 的 5 年无治疗失败生存率和无进展生存率分别为 81% 和 82%。但是对于联合受累野放疗 30 Gy 组,BEACOPP 的 5 年无治疗失败生存率和无进展生存率分别为 87% 和 88%,而 ABVD 分别为 85% 和 87%,BEACOPP 和 ABVD 组没有差异。

随机临床试验 GHSGHD14 比较预后不良Ⅰ~Ⅱ期 HL 进行 4 个周期 ABVD+受累野照射 30 Gy 与 2 个周期 BEACOPP+2 个周期 ABVD+受累野照射 30 Gy 的无事件生存率和总生存率差异。而 ECOG2496 比较临床Ⅰ~Ⅱ期大纵隔 HL 进行 6 个周期 ABVD+受累野照射 36 Gy 与 12 周 Stanford V+受累野照射 36 Gy 的总生存率和无事件生存率差异。

目前的临床证据显示,预后不良早期 HL 至少需要 4 个周期的化疗,ABVD 是标准的化疗方案。对是否需要 6 个周期化疗仍在研究中。

(4)照射野的大小及剂量。

意大利米兰 Bonadonna 等于 1990 年研究了临床ⅠA~ⅡA 期预后良好组和预后不良组 HL 在 4 个周期 ABVD 化疗后随机分组为次全淋巴结照射和受累野照射。12 年无进展生存率分别为 93% 和 94%,12 年总生存率分别为 96% 和 94%。这项研究表明,对于早期 HL,4 个周期 ABVD 化疗后,受累野照射是有效和安全的。在 EORTC/GELAH8U 临床试验中,随机分组比较 6 个周期 MOPP/ABV+受累野照射 36~40 Gy、4 个周期 MOPP/ABV+受累野照射 36~40 Gy、4 个周期 MOPP/ABV+次全淋巴结照射 36~40 Gy。中位随访 92 个月,5 年无事件生存率分别为 84%、88%、87%。10 年总生存率分别为 88%、85%、84%。对于预后不良早期 HL,4 个周期化疗联合受累野放疗 36~40 Gy 是安全和有效的。

GHSGHD8 是对预后不良组早期 HL 比较受累野和扩大野放疗作用最大的临床试验,随机入组了 1 204 例 HL,进行 4 个周期 COPP+ABVD 化疗后接受扩大野或受累野放疗,5 年无治疗失败生存率分别为 85.8% 和 84.2%,5 年总生存率分别为 90.8% 和 92.4%,无统计学的差异,但是扩大野照射组有更多的急性毒性,包括白细胞减少、血小板减少、胃肠毒性。

建议早期 HL 联合化疗进行 2~4 个周期,对于非大肿块,化疗后达 CR,受累野放疗 20~30 Gy。而对于大肿块,化疗后未达 CR,照射剂量建议为 36~40 Gy。

临床观察到单纯化疗的 HL 大多复发在原发受累淋巴结,于是就有进一步减少受累野照射范围的可能。随着更为敏感的诊断技术 FDG-PET 扫描的出现和放疗技术的进步,就有可能将受侵部位整个淋巴区域的受累野照射减少到受累淋巴组织的照射,减少照射体积的受累淋巴结照射,理论上可以减低远期放疗并发症的发生率,但治疗的实施需要化疗前后重复体位的影像获取,最好采用 FDG-PET 和 CT 扫描,通过化疗前后影像融合以精确地确定受累的淋巴结,实施受累淋巴结的放疗。

正在进行的 EORTC/GELAH10F 临床试验对预后良好早期 HL 进行 ABVD 化疗后联合受累淋巴结放疗,检验 FDG-PET 在选择治疗策略中的作用,对照组在无 PET 提供信息的情况下接受 3 个周期 ABVD+受累淋巴结照射,实验组接受 2 个周期 ABVD 化疗后,PET 扫描阴性则接受 2 个周期 ABVD 化疗(总共 4 个周期 ABVD),不接受放疗,而 PET 扫描阳性则接受更为强烈的化疗方案 BEACOPP 和受累淋巴结照射。因为受累淋巴结照射的概念未被临床随机试验所证实,GHSGHD 17 计划在临床试验中将受累淋巴结放疗与标准的受累野放疗进行随机对照。关于受累淋巴结照射的初步结论来源于加拿大的一组相对欠严格、无 FDG-PET 支持的临床试验,显示综合治疗中受累淋巴结照射相比受累野照射和 EFRT 并未增加复发率。

目前,评价治疗反应的标准包括 FDG-PET 扫描,对于早期 HL,2 个周期化疗后,估计只有 10%~20% 的患者 FDG-PET 扫描阳性,进而可使 80% 的患者免于过度治疗。尽管短程 2~4 个周期 ABVD 化疗联合受累野放疗仍是被广泛接受的标准治疗原则,但随着 FDGPET 扫描的出现和放疗技术的进步,早期 HL 治疗中受累淋巴结照射概念的出现和根据治疗反应调整治疗策略都会影响治疗的模式。然而在这些概念被推荐为标准的治疗原则之前,仍需大量临床随机试验的验证。

4.治疗建议

(1)预后良好早期 HL:建议 2~4 个周期 ABVD 化疗联合 20~30 Gy 受累野放疗(Ⅰ类证据)。在化疗结束后 PET-CT 扫描重新评价,如果达到完全缓解,完成受累野照射。如果部分缓解,可以在完成受累野照射扫描后再次评价,扫描阳性者按 HL 进展治疗;或取病理活检,阳性按照 HL 进展或复发治疗,阴性则完成受累野照射。

(2)预后不良早期 HL:预后不良早期 HL 综合治疗的疗效优于单纯化疗或单纯放疗,建议做综合治疗。

建议 4 个周期 ABVD 后 PET-CT 扫描评价,如果达到 CR,可以受累野照射 20~40 Gy,或继续 2 个周期化疗后对化疗前大肿块处受累野照射 20~40 Gy;如果达到 PR,继续 2 个周期化疗后,PET-CT 扫描阴性者巩固性放疗,扫描阳性者行受累野照射或取病理活检证实为 HL 后按照进展 HL 治疗;如果稳定或进展,活检证实为 HL,按进展 HL 治疗。

(二)Ⅲ～Ⅳ期霍奇金淋巴瘤

1.晚期 HL 的化学治疗

Ⅲ～Ⅳ期 HL 以化疗为主,20 世纪 70 年代使用 MOPP 治疗晚期 HL 可达 80% 的完全缓解率和 50% 的治愈率,由于 MOPP 方案长期的毒副作用如生殖功能损害和第二原发肿瘤发生率增高,Bonadonna 首次使用 ABVD 化疗方案,降低了毒副反应,提高了疗效。在晚期 HL,6～8 个周期 ABVD 化疗,5 年无事件生存率达到 60%～70%,至今 ABVD 仍是标准方案。近年来,临床应用 StandfordⅤ和 BEACOPP 方案化疗,无事件生存率可达 90% 和 87%,被认为是Ⅲ～Ⅳ期 HL 的新的标准化疗方案。GHSG 的Ⅲ期随机临床试验 HD9,旨在比较增加剂量强度和密度的 BEACOPP 和 COPP-ABVD 在具有预后不良因素ⅡB 和ⅢA 或者ⅢB 和Ⅳ期的患者随机接受 8 个周期 COPP-ABVD、8 个周期 BEACOPP、8 个周期增强剂量 BEACOPP,对原发肿瘤大于 5 cm 的部位进行放疗,10 年分析仍然显示增强剂量的 BEACOPP 能显著提高无治疗失败生存率(增强剂量 BEACOPP 组 82%,常规剂量 BEACOPP 组 70%,COPP-ABVD 组 64%)和总生存率(增强剂量 BEACOPP 组 86%,常规剂量 BEACOPP 组 80%,COPP-ABVD 组 75%)。正在进行的临床试验 EORTC20012 拟比较 BEACOPP 和 ABVD 对于 Ⅲ、Ⅳ 期 HL 的作用。

晚期 HL 国际预后评分(IPS)包括 7 项独立的预后因素:白蛋白 <4 g/dL、血红蛋白 <10.5 g/dL、男性、年龄 $\geqslant 45$ 岁、Ⅳ 期、白细胞增多或白细胞计数 $>15\ 000/mm^3$、淋巴细胞减少包括淋巴细胞计数占白细胞计数 $<8\%$ 和(或)淋巴细胞计数 $<600/mm^3$。

2.晚期 HL 的放射治疗

放疗在晚期 HL 中的作用仍然有争议,晚期 HL 放疗的应用主要有 3 个方面:①化疗后完全缓解的晚期 HL 的辅助性放疗;②综合治疗中放疗的应用,并可能使化疗疗程的应用缩短;③放疗在化疗部分缓解后的应用。

从 Young R C 等报道晚期 HL 单纯化疗后复发部位 92% 为受累淋巴结区域。MSKCC 的报道表明放疗能明显降低局部复发,放疗后复发的区域多在非放疗区域。放疗提高 HL 的局限控制率得到肯定。放疗和化疗无交叉抗拒作用,化疗后复发的 HL 放疗大约 30% 能达到持续缓解。

(1)化疗完全缓解后的辅助放疗。多项随机研究显示,晚期 HL 化疗后完全缓解的患者放疗并不能提高生存率,NCCN 指南建议化疗后完全缓解的晚期 HL 可以观察和对原发大肿块的部位进行受累野的放疗。

SWOG 将 530 例接受 6 个周期 MOP/BAP 化疗后 322 例完全缓解的晚期 HL 随机入组受累野照射组和观察组,意向性分析表明总生存率和无病生存率(DFS)无显著性差异,亚组分析显示在接受放疗的 104 例综合治疗组较化疗组无病生存率分别为 85% 和 67%,$P=0.002$。放疗能改善结节硬化型和大肿块晚期 HL 的无病生存率,总生存率无差异。

GHSG 对 6 个周期 COPP/ABVD 化疗后完全缓解的 100 例晚期 HL 随机分为受累野照射 20 Gy 组和 1 个周期 COPP/ABVD 组,5 年总生存率和无病生存率均无差异。POG 将 179 例儿童晚期 HL 完成 8 个周期 MOPP/ABVD 化疗后完全缓解的病例随机分为观察组和全淋巴结照射组,总生存率和无事件生存率均无差异。

1998 年,Loeffler 对 14 个不同临床随机实验组 1740 例 HL,单纯化疗和综合治疗在晚期 HL 中的作用进行 Meta 分析,认为化疗后放疗较单纯化疗提高了 11% 的 10 年肿瘤控制率,降低了 40% 的复发危险性,但并未改善总生存率。而对于强烈化疗包括更多化疗周期数或药物的单纯化疗,综合治疗并未改善肿瘤控制率。但这个 Meta 分析包括的临床试验,放疗技术陈旧,欠精确,并包括相当数量未完成放疗的数据。

GELA-H89 将 6MOPP/ABV 或 ABVPP 化疗后达 CR 的晚期 HL 分为 2 个周期化疗组和放疗组,5 年无病生存率分别为 73% 和 78%,5 年总生存率分别为 84% 和 79%,无显著差异。

(2)化疗前大肿块或化疗部分缓解的辅助放疗。SWOG 对 6 个周期 MOP/BAP 化疗后达 CR 的晚期 HL 随机分为受累野照射组和观察组,亚组分析表明化疗前大肿块(肿瘤直径 $\geqslant 6$ cm),5 年无病生存率分别为 75% 和 57%,辅助放疗能提高无病生存率。

EORTC/GPMC 的 Ⅲ 期临床试验表明,MOPP/ABV 化疗后部分缓解的晚期 HL 都接受受累野照射,5 年无病生存率为 75%,5 年总生存率为 87%。化疗后部分缓解的晚期 HL 联合受累野照射能达到很好的无病生存率和总生存率。

Horning SJ 报道 12 个周期 Stanford V 治疗 142 例晚期 HL 和大纵隔 I～II 期 HL,化疗后对≥5 cm 的肿瘤进行受累野照射 36 Gy,中位随访 5.4 年,5 年无病生存率为 85%,总生存率为 96%。鉴于 Stanford V 联合大肿块受累野照射治疗的良好疗效,正在进行的 E2496 拟将 Stanford V±受累野照射和标准的 ABVD 方案化疗进行对照。

S.M.Edwards-Bennett 等在 2007 的 ASCO 上报道,从 1995～2002 年入组了 126 例晚期 HL,12 个周期 Stanford V 化疗后,对化疗前大肿块(直径≥5 cm)的晚期 HL 联合受累野照射 36 Gy,中位随访 74 个月,10 年总生存率为 90%,10 年无治疗失败生存率为 79%。该研究还显示,晚期 HL 的 IPS 与预后有显著相关性。晚期 HL 化疗后联合大肿块受累野照射可以达到与单纯化疗 CR 的患者相同的疗效。

EORTC20884 随机入组 739 例 III～IV 期 HL,完成 6～8 个周期 MOPP/ABV 化疗后,将完全缓解的晚期 HL 随机分为受累野照射组和观察组,中位随访 79 个月,受累野照射组与观察组在 5 年无病生存率和总生存率上无显著差异。进一步分析表明,在部分缓解的晚期 HL 联合受累野照射的治疗组,5 年总生存率为 85%～90%,与单纯化疗达 CR 的患者相同。8 年的总生存率和无事件生存率在部分缓解接受受累野照射的患者中分别为 76% 和 84%,在化疗后达到完全缓解的患者中,受累野照射组和观察组无差异。该项研究表明,在化疗后达 PR 的晚期 HL 能从受累野照射 30 Gy 中受益。

UKLGLY09 入组了 807 例 III～IV 期 HL,比较 ABVD 和多药方案化疗后,对于部分缓解和大肿块的患者接受受累野放疗,化疗后 300 例(43%)患者接受了放疗,中位随访时间为 6.9 年,5 年无进展生存率在非放疗组为 71%,放疗组 86%,放疗组优于非放疗组,在 5 年总生存率上也有同样的优势,分别为 87% 和 93%。

GHSGHD12 为了进一步明确放疗在晚期 HL 中的作用,从 1999 年到 2003 年入组 1661 例晚期 HL,在完成 BEACOPP 化疗后将原发大肿块(肿瘤直径>5 cm)和化疗后残留的患者随机分为放疗组和观察组:8 个周期增加剂量 BEACOPP+受累野照射 30 Gy、8 个周期增加剂量 BEACOPP、4 个周期增加剂量 BEACOPP+4 个周期常规剂量 BEACOPP+受累野照射 30 Gy、4 个周期增加剂量 BEACOPP+4 个周期常规剂量 BEACOPP。中位随访时间 48 个月,2006 年第五次中期分析显示无进展生存率、复发率、总生存率、第二恶性肿瘤的发生率均无显著差异,总生存率为 92%,无治疗失败生存率为 86%。然而,10% 被随机分入观察组的患者因为治疗专家组的建议而接受了放疗,所以 GHSGHD 12 并未能精确地回答晚期 HL 原发大肿块和化疗后残留是否需要联合化疗。

正在进行的 GHSGHD15 对晚期 HL 患者接受增加剂量强度的化疗后,仅对 PET 扫描阳性,而不需组织学证实,残留≥2.5 cm 的病灶进行 30 Gy 的放疗。该项研究的目的旨在明确晚期 HL 在增加强度的化疗后 PET-CT 的阴性预测价值。

综上所述,建议对晚期 HL 化疗前大肿块或大纵隔,化疗后肿瘤残留进行受累野的放疗。

(3)剂量及照射范围。大多数临床试验认为,对提高晚期 HL 生存率有利的放疗剂量是相对较低的剂量 20～30 Gy,但在 ECOGE1492 的研究中显示,12 个周期 Stanford V 化疗联合大肿块放疗 36 Gy,5 年无病生存率为 85%,总生存率为 96%,建议短程强化疗后放疗剂量 36 Gy。

Maity A 报道 120 例儿童 HL 化疗后联合放疗,随机分为低剂量和高剂量照射组,10 年野内复发率在两组无差异。GHSG 对 I～III 期 HL 进行 4 个周期 COPP/ABVD 化疗后,对非大肿块随机给予 20 Gy 或 40 Gy 的受累野照射,大肿块接受 40 Gy 受累野照射,无病生存率均无显著性差异。

目前大多数作者认为,晚期 HL 以化疗为主,淋巴结病变部位照射剂量 20～36 Gy,不超过 40 Gy,大纵隔病变的巩固放疗剂量可提高到 35～40 Gy。

3.治疗建议

目前对于Ⅲ～Ⅳ期 HL 建议接受 4 个周期 ABVD 化疗后,如果达到完全缓解,继续 2 个周期化疗后,观察或对于化疗前肿瘤>5 cm 受侵区域 20～40 Gy 照射。

如果 4 个周期 ABVD 化疗后达 PR,继续 2 个周期化疗后,PET-CT 扫描重新评价,阴性则观察,或对化疗前肿瘤>5 cm 受侵区域 20～40 Gy 照射,或继续 2 个周期 ABVD 化疗共 8 个周期化疗。

如果 4 个周期化疗后进展,建议取病理活检,证实仍为 HL,建议高剂量化疗或自体干细胞移植。

八、结节性淋巴细胞为主型霍奇金淋巴瘤

结节性淋巴细胞为主型霍奇金淋巴瘤(NLPHL)仅占霍奇金淋巴瘤的 5%～6%,中位发病年龄 35 岁,男、女性比例 3∶1,初诊时Ⅰ～Ⅱ期患者≥75%,常仅累及 1 个外周淋巴结区,很少累及纵隔淋巴结。治疗效果好,CR>90%,10 年生存率>90%,虽然复发较多见,但不影响生存。NCCN 推荐对于早期 NLPHL 单纯放疗,使用受累野照射或局部照射。早期 NLPHL 合并 B 症状则使用化疗后联合受累野照射。Ⅲ～Ⅳ期 NLPHL 使用化疗后联合放疗的综合治疗。

目前尚无受累野与扩大野放疗的随机临床试验,但回顾性的临床分析显示,受累野是其合适的放疗方式。受累野照射和扩大野照射在复发率上无显著差异。对于局限期 NLPHL 推荐放疗剂量 30～36 Gy,早期 NLPHL 单纯受累野照射被多数肿瘤治疗中心采用。

回顾性分析显示,对于Ⅰ～Ⅱ期 NLPHL,单纯放疗就有非常好的结果。

Van Grotel M 报道用单纯化疗治疗Ⅰ～Ⅳ期 NLPHL,无事件生存率仅为 43%。由于 NLPHL 表达 CD20,GHSG 的一项临床Ⅱ期试验显示,对于复发的 NLPHL,用美罗华单药治疗能有很好的缓解率,有效率为 94%,中位进展时间为 33 个月,总生存率还未达到。

九、放射治疗技术

霍奇金淋巴瘤的扩大野照射是指包括受侵的淋巴区域和相邻的未受侵淋巴区域,包括斗篷野照射、次全淋巴结照射(subtotal node irradiation,STNI)和全淋巴结照射(total node irradiation,TNI)。全淋巴结照射包括斗篷野照射和倒 Y 野照射,而倒 Y 野照射包括锄形野(腹主动脉旁和脾脏)和盆腔野;次全淋巴结照射包括斗篷野照射和锄形野照射。小斗篷野照射指在斗篷野照射的基础之上省略腋窝照射。受累野照射(involvedfield irradiation,IFRT)是指临床上肿瘤受累的淋巴结区域,而不包括相邻未受侵犯的淋巴区域。HL 很少侵犯的区域如肠系膜、骶前、髂内、腘窝、耳前、滑车上淋巴结未包括在标准照射野范围内。

(一)斗篷野照射

1.治疗体位

常采用两种体位,即双手上举位和双手体侧位,均各有利弊。双手体侧位时双手略外展,置于身体两侧,摸髂前上棘,此体位能将腋窝淋巴结较好地包括在照射野内和较好地保护肱骨头,

此体位较多被采用。而双手上举位腋窝淋巴结向外侧移动,可较好地保护肺组织,但为了更好地包括腋窝淋巴结需照射肱骨头下方。治疗时患者仰卧或俯卧,头尽量后仰,仰卧时使用平架 B 或 C 枕,使下颌骨和乳突底连线垂直;俯卧时头后仰使 1/2 下颌骨体与乳突尖连线垂直于床面。

2.定位

常规整体挡铅照射时,采用仰卧位或俯卧位,以胸骨切迹为中心,源皮距为 110～120 cm,使野内剂量分布更均匀。可使用头颈肩网罩固定,等中心照射以减少摆位误差。模拟机下摄前野和后野定位片。在射野中心下方及左右侧各 10 cm 做标记,摆位时应用。用 MLC 实施斗篷野照射时,体位和固定同常规整体挡铅,CT 模拟定位。

3.靶区确定

斗篷野靶区范围包括颌下、颈部、锁骨上下、腋窝、纵隔、隆突下及肺门淋巴结。在定位片或 CT 上模拟靶区及重要器官。上界:1/2 下颌骨体与乳突尖或耳垂连线。下界:第 10 胸椎椎体下缘。外界:双侧肱骨头外缘。肺:前野肺挡块上界位于锁骨下缘下 2 cm,以包括锁骨下腋顶淋巴结;而后野上界位于锁骨下缘,未包括锁骨下淋巴引流区,以减少肺组织照射,当锁骨下淋巴结明确受侵时,可前野电子线补量照射锁骨下淋巴结。肺挡块向外沿胸壁内 0.5 cm 至 T_8 下缘,肺挡块内界包括纵隔和肺门,以完全包括纵隔淋巴结。喉:前野照射时,以声带为中心 3 cm×3 cm 挡喉,在上颈淋巴结明显受侵时,可省略。小脑和颈段脊髓:斗篷野照射时,由于照射剂量的不均匀性,颈段脊髓的剂量可达 105%～110%,在肿块未达体中线时,可从照射开始即从后野挡铅 2 cm,下界至 C_7 下缘保护小脑和颈段脊髓,但在颈部肿块较大时,可不挡颈段脊髓。肱骨头:前后野均勾画出肱骨头,挡铅不照射。

定位片完成勾画,在模室制作模块后,完成校位和调整铅挡块位置,在加速器室完成验证片的拍摄后可执行放疗计划。

4.照射剂量

斗篷野照射剂量为 30～36 Gy,对于淋巴受侵部位,局部加量到 40 Gy。综合治疗时对于化疗反应良好者,预防照射量可以减至 25～30 Gy,受侵区域局部加量至 35～40 Gy;对于青春期前患者,剂量减至 15～25 Gy。全心照射剂量不超过 30 Gy,对于综合治疗时使用阿霉素的剂量 <25 Gy。由于综合治疗广泛应用于大纵隔早期 HL,无证据表明需照射全肺或全心包。

前后野剂量权重 1∶1,每日同照,可减少长期心脏毒性。由于放疗技术的进步,应用治疗计划系统做照射野的设计,可以减少颈部等正常组织的受量,使剂量的分布更合理,MLC 的应用也可使计划的实施更为容易。每日分割量为 150～180 cGy。

(二)锄形野照射

1.治疗体位及定位

平卧位,体膜固定,手抱头。可采用常规模拟定位,拍摄定位片,勾画靶区后做整体挡铅;也可 CT 模拟定位,治疗计划系统可以更好地确定脾脏的位置和保护左侧肾脏,如果做了脾脏切除,可根据术中置于脾蒂的银夹,包括脾蒂即可,未作脾切除的照射野应包括整个脾脏。

2.靶区及剂量

锄形野照射包括脾脏和腹主动脉旁淋巴结,照射剂量在腹主动脉旁无大肿块时,单纯放疗不超过 35 Gy。由于斗篷野照射和腹主动脉旁照射存在连接问题,可根据照射野大小,源皮距计算两野间距,或腹主动脉旁照射野的后野上界挡铅 2 cm×2 cm。

(三)盆腔野照射

靶区包括髂血管旁淋巴结、腹股沟和股三角淋巴结。照射时可用铅挡保护睾丸,防止散射线对睾丸的影响。

野界:上界为 L_4 下缘,中线旁开 4～5 cm,位于骶髂关节中部;下界为闭孔下缘下 7 cm;外界为 L_4 下缘旁 4～5 cm 处与股骨大转子连线,沿股骨大转子垂直向下,或在受侵淋巴结外缘外放 2 cm;内界为闭孔中缘,耻骨联合上 2 cm。

(四)受累野照射

1.受累野的概念

不同的肿瘤治疗中心对受累野照射的定义、范围及剂量有不同的定义,且大多根据未提供确切野界和范围的 Ann Arbor 分期原则中的淋巴受侵图解来定义。下面就 2002 年 CALGB 提出的受累野照射的建议来定义受累野照射。

受累野照射应包括受侵部位的整个淋巴区域,而非治疗具体的淋巴结。

受累野区域的定义主要包括以下几个淋巴区域:颈部(单侧);纵隔(包括双侧肺门);腋窝(包括锁骨上下淋巴结);脾;腹主动脉旁淋巴结;腹股沟淋巴结(包括股三角和髂血管旁淋巴结)。

原发于上颈部的 HL 没有足够的证据要预防照射耳前淋巴结和韦氏环。

对于早期 HL 按照化疗前的病灶区域进行照射,晚期 HL 只对化疗前大肿块的区域和化疗后残留的病灶进行照射。而对纵隔和腹主动脉旁则按化疗后缩小的体积进行照射,且纵隔和两侧肺门在纵隔受侵时作为一个整体包括在靶区内。

2.受累野的定义

(1)单颈部野:适用于一侧颈部±锁骨上淋巴结受侵,而无耳前淋巴结侵犯时。

靶区定义为一侧颈部和同侧锁骨上下区。上界:下颌骨体中线和乳突尖连线。下界:锁骨下缘下 2 cm。外界:肱骨头内缘,包括锁骨内 2/3。内界:锁骨上淋巴结未受侵时位于同侧横突;锁骨上淋巴结受侵或肿瘤位于中线,则包括对侧横突。

挡铅:脊髓受量超过 40 Gy 时,考虑后野挡脊髓。计算脊髓受量和肿瘤剂量时以中颈部深度计算。肿瘤未侵犯喉周围组织时常规挡喉;临床Ⅰ期、无中线部位淋巴结受侵时,可挡喉及以上椎体。

(2)双颈部野:适用于双侧颈部±锁骨上淋巴结侵犯,无耳前淋巴结受侵。

靶区定义为双侧颈部及锁骨上下区,不包括耳前区。上界:下颌骨体中线和乳突尖连线。下界:锁骨下缘下 2 cm。外界:肱骨头内缘,包括锁骨内 2/3。

挡铅:脊髓受量超过 40 Gy 时考虑后野挡脊髓,未侵犯喉周围组织时,应常规挡喉。

(3)纵隔野:适用于纵隔±肺门淋巴结受侵。

靶区包括纵隔、双侧肺门、双侧锁骨上区和下颈部。上界:C_6 上缘。下界:T_8 下缘或隆突下 5 cm(大纵隔时下界移至 T_{10} 下缘),化疗前肿块下 2 cm。外界:体中线旁开 4～5 cm,双侧锁骨上的外界为肱骨头内界。肺门:未受侵时包括 1 cm 的边界,受侵时包括 1.5 cm。

(4)小斗篷野(双颈纵隔野):适用于双颈淋巴结和纵隔淋巴结±肺门淋巴结受侵。

靶区包括纵隔、双侧肺门和双侧颈部。上界:下颌骨体中线和乳突尖连线。下界:隆突下 5 cm 或 T_8 下缘,化疗前肿块下 2 cm。外界:体中线旁开 4～5 cm,双侧锁骨上的外界为肱骨头内界。肺门:未受侵时包括 1 cm 的边界,受侵时包括 1.5 cm。肿瘤侵犯心旁淋巴结时,全心照射 15 Gy,受侵淋巴结照射 30 Gy。

(5)单颈纵隔野:适用于纵隔淋巴结±肺门淋巴结和一侧颈部淋巴结受侵。

靶区包括纵隔、双侧肺门和一侧颈部区域。上界:同侧上界为下颌骨体中线和乳突尖或耳垂连线,对侧上界为 C_6 上缘。下界:隆突下 5 cm 或 T_8 下缘,化疗前肿块下 2 cm。内界:颈部为体中线,不包括未受侵犯的上颈部。外界:体中线左右旁开 4~5 cm,双侧锁骨上外界为肱骨头内缘。肺门:未受侵时包括 1 cm 边缘,受侵时包括 1.5 cm 边缘。

(6)腋窝野:适用于一侧淋巴结受侵。

靶区包括一侧腋窝和同侧锁骨上下区。上界:C_6 上缘。下界:T_8 下缘或最低腋窝淋巴结下缘下 2 cm。内界:颈部位于体中线同侧 1 cm,向下达锁骨下缘下 2 cm,沿胸壁包括 <1 cm 的肺组织。外界:肱骨头内缘,沿肱骨头内缘向下。

(7)脾脏野:适用于影像显示脾脏受侵时,化疗后体积外放 1.5 cm。

应用 CT 定位在治疗计划系统上勾画脾脏照射范围并且可以更好地勾画保护左侧肾脏。

(8)腹主动脉旁野:适用于腹主动脉旁淋巴结受侵时。

靶区包括腹主动脉旁淋巴结引流区。上界:T_{11} 上缘。下界:L_4 下缘。外界:体中线左右旁开 4~5 cm。在肝门受侵时可在 CT 定位下确定肝门区照射范围并挡肾脏。

(9)单侧盆腔野:适用于一侧腹股沟、股三角、髂外淋巴结一组或多组受侵时。

靶区包括一侧腹股沟、股三角和髂外淋巴结。上界:骶髂关节中部。在髂总淋巴结受侵时,照射野上界延伸至 $L_{4\sim5}$ 之间、受侵淋巴结上缘上 2 cm。下界:股骨小转子下 5 cm。外界:股骨大转子垂直向下、受侵淋巴结外缘外放 2 cm。内界:闭孔中线,耻骨联合上 2 cm,至体中线。

特别指出,儿童 HL 照射颈部时,由于对骨骼、肌肉、软组织的照射会影响儿童的生长发育,一侧颈部的照射会导致颈部不对称生长和畸形,所以受累野照射应同时照射双侧颈部。

（步玉兰）

第二节　非霍奇金淋巴瘤

一、病因和发病机制

与霍奇金淋巴瘤一样,非霍奇金淋巴瘤的病因和发病机制尚未完全阐明,可能与以下多种因素有关。

(一)感染

1.EB 病毒

Burkitt 淋巴瘤有明显的地方流行性。这类患者 80% 以上的血清中 EB 病毒抗体滴定度明显增高,而非 Burkitt 淋巴瘤患者滴定度增高者仅 14%,普通人群中滴定度高者发生 Burkitt 淋巴瘤的机会也明显增多,均提示 EB 病毒是 Burkitt 淋巴瘤的病因。EB 病毒与 T 细胞淋巴瘤和免疫缺陷相关淋巴瘤也有密切的关系。

2.反转录病毒

日本的成人 T 细胞淋巴瘤/白血病有明显的家族集中趋势,且呈地区性流行。20 世纪 70 年代后期,一种反转录病毒人类 T 细胞白血病/淋巴瘤病毒(HTLV)被证明是成人 T 细胞白血病/淋巴瘤的病因,另一反转录病毒 HTLV Ⅱ 近年来被认为与 T 细胞皮肤淋巴瘤(蕈样肉芽肿)的发病有关。非霍奇金淋巴瘤为 AIDS 相关性肿瘤之一,艾滋病患者患非霍奇金淋巴瘤的危险性是普通人群的60~100倍。

3.HHV-8

人类疱疹病毒-8(human herpesvirus-8,HHV-8)也称 Kaposi 肉瘤相关疱疹病毒,是一种亲淋巴细胞 DNA 病毒,与较少见的 NHL 类型即特征性体腔淋巴瘤/原发性渗出性淋巴瘤(primary effusion lymphoma,PEL)有关。

4.幽门螺杆菌

胃黏膜淋巴瘤是一种与 B 细胞黏膜相关的淋巴样组织(MALT)淋巴瘤,幽门螺杆菌抗原的存在与其发病有密切的关系,抗幽门螺杆菌治疗可改善其病情。

(二)免疫功能低下

患者的免疫功能低下也与淋巴瘤的发病有关。近年来发现遗传性或获得性免疫缺陷患者伴发淋巴瘤者较正常人为多,器官移植后长期应用免疫抑制剂而发生恶性肿瘤者,其中 1/3 为淋巴瘤。干燥综合征患者中淋巴瘤发病率比一般人群高。

(三)环境因素及职业暴露

如使用杀虫剂、除草剂、杀真菌剂等,以及长期接触溶剂、皮革、染料及放射线等都与非霍奇金淋巴瘤的发生有关。

二、病理和分型

非霍奇金淋巴瘤病变淋巴结切面外观呈鱼肉样,镜下正常淋巴结构破坏,淋巴滤泡和淋巴窦可以消失。增生或浸润的淋巴瘤细胞成分单一排列紧密,大部分为 B 细胞性。非霍奇金淋巴瘤常原发累及结外淋巴组织,往往跳跃性播散,越过邻近淋巴结向远处淋巴结转移。大部分非霍奇金淋巴瘤为侵袭性,发展迅速,易发生早期远处扩散。有多中心起源倾向,有的病例在临床确诊时已播散至全身。

1982年,美国国立癌症研究所制订了非霍奇金淋巴瘤国际工作分型(IWF),依据 HE 染色形态学特征将非霍奇金淋巴瘤分为 10 个类型。在相当一段时间内,被各国学者认同与采纳。但 IWF 未能反映淋巴瘤细胞的免疫表型(B 细胞或 T 细胞来源),也未能将近年来运用免疫组化、细胞遗传学和分子生物学等新技术而发现的新病种包括在内。

WHO 分类对认识不同类型淋巴瘤的疾病特征和制订合理的个体化治疗方案具有重要意义。按肿瘤的细胞来源确定类型,淋巴组织肿瘤包括淋巴瘤和其他淋巴组织来源的肿瘤,该分类已为病理与临床所沿用。

WHO(2008)分型方案中较常见的非霍奇金淋巴瘤亚型包括以下几种。

(一)边缘区淋巴瘤

边缘区淋巴瘤(marginal zone lymphoma,MZL)为发生部位在边缘带,即淋巴滤泡及滤泡外套之间结构的淋巴瘤。边缘带淋巴瘤系 B 细胞来源,CD5$^+$,表达 BCL-2,在 IWF 往往被列入小淋巴细胞型或小裂细胞型,临床经过较缓,属于"惰性淋巴瘤"的范畴。

1.淋巴结边缘区 B 细胞淋巴瘤(MZL)

系发生在淋巴结边缘带的淋巴瘤,由于其细胞形态类似单核细胞,亦被称为单核细胞样B 细胞淋巴瘤。

2.脾边缘区淋巴瘤(SMZL)

可伴随绒毛状淋巴细胞。

3.结外黏膜相关性边缘区 B 细胞淋巴瘤(MALT)

系发生在结外淋巴组织边缘区的淋巴瘤,可有 t(11;18),包括甲状腺的桥本甲状腺炎、涎腺的干燥综合征以及幽门螺杆菌相关的胃淋巴瘤。

(二)滤泡性淋巴瘤

滤泡性淋巴瘤(follicular lymphoma,FL)指发生在生发中心的淋巴瘤,为 B 细胞来源,$CD5^+$,$BCL-2^+$,伴 t(14;18),为惰性淋巴瘤,化疗反应好,但不能治愈,病程长,反复复发或转成侵袭性淋巴瘤。

(三)套细胞淋巴瘤

套细胞淋巴瘤(mantle cell lymphoma,MCL)曾被称为外套带淋巴瘤或中介淋巴细胞淋巴瘤,在 IWF 常被列入弥漫性小裂细胞型。来源于滤泡外套的 B 细胞,$CD5^+$,$BCL-2^+$,常有 t(11;14)。临床上老年男性多见,占非霍奇金淋巴瘤的 8%。本型发展迅速,中位存活期为 2~3 年,属侵袭性淋巴瘤,化疗完全缓解率较低。

(四)弥漫性大 B 细胞淋巴瘤

弥漫性大 B 细胞淋巴瘤(diffuse large B cell lymphoma,DLBCL)是最常见的侵袭性 NHL,常有 t(3;14),与 BCL-2 表达有关,其 BCL-2 表达者治疗较困难,5 年生存率为 25% 左右,而低危者可达 70%。

(五)伯基特淋巴瘤

伯基特淋巴瘤(Burkitt lymphoma,BL)由形态一致的小无裂细胞组成。细胞大小介于大淋巴细胞和小淋巴细胞之间,胞质有空泡,核仁圆,侵犯血液和骨髓时即为急性淋巴细胞白血病 L_3 型。$CD20^+$,$CD22^+$,$CD5^-$,伴 t(8;14),与 MYC 基因表达有关,增生极快,是严重的侵袭性非霍奇金淋巴瘤。流行区儿童多见,颌骨累及是特点。非流行区,病变主要累及回肠末端和腹部脏器。

(六)血管免疫母细胞性 T 细胞淋巴瘤

血管免疫母细胞性 T 细胞淋巴瘤(angio-immunoblastic T cell lymphoma,AITCL)过去被认为系一种非恶性免疫性疾病,称作血管免疫母细胞性淋巴结病(angio-immunoblastic lymphadenopathy disease,AILD),近年来研究确定为侵袭性 T 细胞淋巴瘤的一种,表现为淋巴结肿大、脏器肿大、发热、皮疹、瘙痒、嗜酸性粒细胞增多和免疫学谱异常。其病理特征为淋巴结多形性浸润,伴高内皮小静脉和滤泡的树突状细胞常显著增生。CD4 表达比 CD8 更常见。

(七)间变性大细胞淋巴瘤

间变性大细胞淋巴瘤(anaplastic large cell lymphoma,ALCL)细胞形态特殊,类似 Reed-Sternberg 细胞,有时可与霍奇金淋巴瘤和恶性组织细胞病混淆。细胞呈 $CD30^+$,常有 t(2;5)染色体异常。位于 5q35 的核磷蛋白(nucleophosimn,NPM)基因融合到位于 2p23 的编码酪氨酸激酶受体的 ALK 基因,形成 NPM-ALK 融合蛋白。临床常有皮肤侵犯,伴或不伴淋巴结及其他结外部位病变。免疫表型可为 T 细胞型或 NK 细胞型。临床发展迅速,ALK 阳性者预后较好。

(八)周围 T 细胞淋巴瘤

周围 T 细胞淋巴瘤(peripheral T-cell lymphoma,PTCL)所谓的"周围性",是指 T 细胞已向辅助 T 或抑制 T 分化,可表现为 $CD4^+$ 或 $CD8^+$,而未分化的胸腺 T 细胞 CD4,CD8 均呈阳性。

本型为侵袭性淋巴瘤的一种,化疗效果可能比大 B 细胞淋巴瘤差。本型通常表现为大、小混合的不典型淋巴细胞,在工作分型中可能被列入弥漫性混合细胞型或大细胞型。本型在日本多见,在欧美约占淋巴瘤中的 15%,我国也较多见。

(九)成人 T 细胞白血病/淋巴瘤

成人 T 细胞白血病/淋巴瘤是周围 T 细胞淋巴瘤的一个特殊类型,与 HTLV-1 病毒感染有关,主要见于日本及加勒比海地区。肿瘤或白血病细胞具有特殊形态。常表达 CD3、CD4、CD25 和 CD52。临床常有皮肤、肺及中枢神经系统受累,伴血钙升高,通常伴有免疫缺陷。预后恶劣,化疗后往往死于感染,中位存活期不足 1 年。本型在我国则很少见。

(十)蕈样肉芽肿(mycosis fungoides,MF)

侵及末梢血液为赛塞里综合征,临床属惰性淋巴瘤类型。增生的细胞为成熟的辅助性 T 细胞,呈 CD3$^+$、CD4$^+$、CD8$^-$。MF 系皮肤淋巴瘤,发展缓慢,临床分 3 期:红斑期皮损无特异性;斑块期;肿瘤期。皮肤病变的病理特点为表皮性浸润,具有 Pautrier 微脓肿。赛塞里综合征罕见,见于成人,是 MF 的白血病期,可有全身红皮病、瘙痒、外周血有大量脑回状核的赛塞里细胞(白血病细胞)。后期可侵犯淋巴结及内脏,为侵袭性皮肤 T 细胞淋巴瘤。

三、临床表现

相对霍奇金淋巴瘤而言,非霍奇金淋巴瘤随年龄增长而发病增多,男性较女性为多。非霍奇金淋巴瘤有远处扩散和结外侵犯倾向,对各器官的侵犯较霍奇金淋巴瘤多见。除惰性淋巴瘤外,一般发展迅速。两者的临床表现比较见表 9-3。

表 9-3 非霍奇金淋巴瘤与霍奇金淋巴瘤临床表现比较

临床表现	非霍奇金淋巴瘤	霍奇金淋巴瘤
发生部位	结外淋巴组织发生常见	通常发生于淋巴结
发展规律	血源性扩散,非邻近淋巴结发展常见	向邻近淋巴结延续性扩散
病变范围	局部淋巴结病变少见	局部淋巴结病变常见
骨髓侵犯	常见	少见
肝侵犯	常见	少见
脾侵犯	不常见	常见
纵隔侵犯	除淋巴母细胞型等外,不常见	常见,尤其是结节硬化型 HL
肠系膜病变	常见	少见
咽环	可见	罕见
滑车上淋巴结	偶见	罕见
消化道侵犯	常见	罕见
中枢神经侵犯	偶见	罕见
腹块	常见	少见
皮肤侵犯	偶见,T 细胞型较多见	罕见

(一)全身症状

发热、消瘦、盗汗等全身症状多见于晚期,全身瘙痒很少见。

(二)淋巴结肿大

为最常见的首发临床表现,无痛性颈和锁骨上淋巴结进行性肿大,其次为腋窝、腹股沟淋巴结。其他以高热或各系统症状发病也很多见。与霍奇金淋巴瘤不同,其肿大的淋巴结一般不沿相邻区域发展,且较易累及滑车上淋巴结、口咽环病变、腹腔和腹膜后淋巴结(尤其是肠系膜和主动脉旁淋巴结),但纵隔病变较霍奇金淋巴瘤少见。低度恶性淋巴瘤时,淋巴结肿大多为分散、无粘连、易活动的多个淋巴结,而侵袭性或高度侵袭性淋巴瘤,进展迅速者,淋巴结往往融合成团,有时与基底及皮肤粘连,并可能有局部软组织浸润、压迫、水肿的表现。淋巴结肿大亦可压迫邻近器官,引起相应症状。纵隔、肺门淋巴结肿块可致胸闷、胸痛、呼吸困难、上腔静脉压迫综合征等,腹腔内肿块可致腹痛、腹块、肠梗阻、输尿管梗阻、肾盂积液等。

(三)淋巴结外受累

非霍奇金淋巴瘤的病变范围很少呈局限性,多见累及结外器官。据统计,咽淋巴环病变占非霍奇金淋巴瘤的10%~15%,发生部位最多在软腭、扁桃体,其次为鼻腔及鼻窦,临床有吞咽困难、鼻塞、鼻出血及颌下淋巴结肿大。胸部以肺门及纵隔受累最多,半数有肺部浸润和(或)胸腔积液。尸解中近1/3可有心包及心脏受侵。非霍奇金淋巴瘤累及胃肠道部位以小肠为多,其中半数以上为回肠,其次为胃,结肠很少受累。临床表现有腹痛、腹泻和腹块,症状可类似消化性溃疡、肠结核或脂肪泻等,常因肠梗阻或大量出血施行手术而确诊。活检证实,1/4~1/2的患者有肝脏受累,脾大仅见于较后期病例。原发于脾的非霍奇金淋巴瘤较少见。尸解33.5%有肾脏损害,但有临床表现者仅23%,主要为肾肿大、高血压、肾功能不全及肾病综合征。中枢神经系统病变多在疾病进展期,以累及脑膜及脊髓为主。骨骼损害以胸椎及腰椎最常见,股骨、肋骨、骨盆及头颅骨次之。骨髓累及者1/3~2/3,约有20%的非霍奇金淋巴瘤患者在晚期发展成急性淋巴瘤细胞白血病。皮肤受累表现为肿块、皮下结节、浸润性斑块、溃疡等。

四、实验室和辅助检查

(一)血液和骨髓检查

非霍奇金淋巴瘤白细胞数多正常,伴有淋巴细胞绝对和相对增多,晚期并发急性淋巴瘤细胞白血病时可呈现白血病样血常规和骨髓常规。

(二)化验检查

血清乳酸脱氢酶常见升高并提示预后不良。当血清碱性磷酸酶活力或血钙增加,提示骨骼累及。B细胞非霍奇金淋巴瘤可并发抗人球蛋白试验阳性或阴性的溶血性贫血,少数可出现单克隆IgA或IgM。非霍奇金淋巴瘤累及中枢神经系统时,脑脊液可有改变。

(三)影像学检查

见"霍奇金淋巴瘤"。

(四)病理学检查

1.淋巴结活检、印片

见"霍奇金淋巴瘤"。

2.淋巴细胞分化抗原检测

测定淋巴瘤细胞免疫表型可以区分B细胞或T细胞免疫表型,非霍奇金淋巴瘤大部分为B细胞性。还可根据细胞表面的分化抗原了解淋巴瘤细胞的成熟程度。

3.染色体易位检查

有助于非霍奇金淋巴瘤分型诊断。t(14;18)是滤泡细胞淋巴瘤的标记,t(11;18)是边缘区淋巴瘤的标记,t(8;14)是 Burkitt 淋巴瘤的标记,t(11;14)是套细胞淋巴瘤的标记,t(2;5)是 CD30[+] 间变性大细胞淋巴瘤的标记,3q27 异常是弥漫性大细胞淋巴瘤的染色体标志。

4.基因重排

确诊淋巴瘤有疑难者可应用聚合酶链式反应(polymerase chain reaction,PCR)技术检测 T 细胞受体(TCR)基因重排和 B 细胞 H 链的基因重排,还可应用 PCR 技术检测 BCL-2 基因等为分型提供依据。

(五)剖腹探查

见"霍奇金淋巴瘤"。

五、诊断和鉴别诊断

(一)诊断

凡无明显感染灶的淋巴结肿大,应考虑到本病,如肿大的淋巴结具有饱满、质韧等特点,就更应该考虑到本病,应做淋巴结印片及病理切片或淋巴结穿刺物涂片检查。怀疑皮肤淋巴瘤时可做皮肤活检及印片。伴有血细胞数量异常,血清碱性磷酸酶增高或有骨骼病变时,可做骨髓活检和涂片寻找淋巴瘤细胞,了解骨髓受累的情况,根据组织病理学检查结果做出淋巴瘤的诊断和分类分型诊断。应尽量采用免疫组化、细胞遗传学和分子生物学检查,按 WHO(2008)的造血和淋巴组织肿瘤分型标准做出诊断。

同霍奇金淋巴瘤一样,诊断后按 Ann Arbor 方案进行临床分期和分组。

(二)鉴别诊断

1.淋巴瘤须与其他淋巴结肿大疾病相区别

局部淋巴结肿大要排除淋巴结炎和恶性肿瘤转移。结核性淋巴结炎多局限于颈两侧,可彼此融合,与周围组织粘连,晚期由于软化、溃破而形成窦道。

2.以发热为主要表现的淋巴瘤

须和结核病、败血症、结缔组织病、坏死性淋巴结炎和恶性组织细胞病等鉴别。结外淋巴瘤须和相应器官的其他恶性肿瘤相鉴别。

六、治疗

非霍奇金淋巴瘤不是沿淋巴结区依次转移,而是跳跃性播散且有较多结外侵犯。这种多中心发生的倾向使非霍奇金淋巴瘤的临床分期的价值和扩野照射的治疗作用不如霍奇金淋巴瘤,决定其治疗策略应以联合化疗为主。

(一)化疗

1.惰性淋巴瘤

B 细胞惰性淋巴瘤主要包括小淋巴细胞淋巴瘤,边缘带淋巴瘤和滤泡细胞淋巴瘤等。T 细胞惰性淋巴瘤指蕈样肉芽肿/赛塞里综合征。惰性淋巴瘤发展较慢,化、放疗有效,但不易缓解。该组Ⅰ～Ⅱ期放疗或化疗后存活可达 10 年,部分患者有自发性肿瘤消退。Ⅲ～Ⅳ期患者化疗后,虽会多次复发,但中数生存时间也可达10年。故主张姑息性治疗原则,尽可能推迟化疗,如病情有所发展,可单独给以苯丁酸氮芥4～12 mg,每天 1 次,口服或环磷酰胺 100 mg,每天 1 次口服。联合化疗可用 COP 方案。临床试验表明,无论是单药还是联合化疗,强烈化疗效果差,不能改善生存。

嘌呤类似物是一种新的化疗药物,如氟达拉滨、克拉屈滨(2-氯脱氧腺苷,2-CdA),对惰性淋巴瘤的治疗效果较好。二者单药治疗的反应率为 40%～70%。

2.侵袭性淋巴瘤

B 细胞侵袭性淋巴瘤主要包括套细胞淋巴瘤、弥漫大 B 细胞淋巴瘤和伯基特淋巴瘤等,T 细胞侵袭性淋巴瘤包括血管免疫母细胞性 T 细胞淋巴瘤、间变性大细胞淋巴瘤和周围 T 细胞淋巴瘤等。侵袭性淋巴瘤不论分期均应以化疗为主,对化疗残留肿块、局部巨大肿块或中枢神经系统累及可行局部放疗扩野照射(25 Gy)作为化疗的补充。

CHOP 方案的疗效与其他治疗非霍奇金淋巴瘤的化疗方案类似,而毒性较低,因此,为侵袭性非霍奇金淋巴瘤的标准治疗方案。使用粒细胞集落刺激因子 5 μg/kg,5～8 d 可有效减少化疗后的白细胞下降。CHOP 方案每 3 周 1 个疗程,4 个疗程不能缓解,应该改变化疗方案。完全缓解后巩固 2 个疗程,可结束治疗,但化疗不应＜6 个疗程。长期维持治疗并无好处。本方案 5 年无病生存率为 41%～80%。

CHOP 方案可治愈 30% 的 DLBCL。单中心研究提示,第三代方案如 m-BACOD、MACOP-B 缓解率较高,使长期无病生存率增加 55%～65%。但随机临床研究比较 CHOP 方案与第三代方案治疗初治 DLBCL 的疗效,结果发现各组的完全缓解率和部分缓解率无明显差异。随访 3 年时,患者的无病生存率没有因使用第三代方案而提高。相反,致命性毒性反应发生率上升。

血管免疫母细胞性 T 细胞淋巴瘤及伯基特淋巴瘤进展较快,如不积极治疗,几周或几个月内即会死亡,应采用强烈的化疗方案予以治疗。大剂量环磷酰胺组成的化疗方案对伯基特淋巴瘤有治愈作用,应考虑使用。

全身广泛播散的淋巴瘤或有向白血病发展倾向者或已转化成白血病的患者,可试用治疗淋巴细胞白血病的化疗方案,如 VDLP 方案。ESHAP 方案对复发淋巴瘤有一定的完全缓解率。

(二)生物治疗

1.单克隆抗体

非霍奇金淋巴瘤大部分为 B 细胞性,后者 90% 表达 CD20。霍奇金淋巴瘤的淋巴细胞为主型也高密度表达 CD20,凡 CD20 阳性的 B 细胞淋巴瘤均可应用抗 CD20 单抗(利妥昔单抗,375 mg/m²)治疗。后者是一种针对 CD20 抗原的人鼠嵌合型单抗,它的主要作用机制是通过介导抗体依赖的细胞毒性(ADCC)和补体依赖的细胞毒性(CDC)作用杀死淋巴瘤细胞,并可诱导淋巴瘤细胞凋亡,增加淋巴瘤细胞对化疗药物的敏感性。抗 CD20 单抗与 CHOP 等联合化疗方案合用治疗惰性或侵袭性淋巴瘤可显著提高 CR 率和延长无病生存时间。关于利妥昔单抗单药维持治疗的问题,在滤泡性淋巴瘤中已经证明,利妥昔单抗维持治疗可延长无进展生存期,甚至总生存期,但在 DLBCL 中的地位尚未确定。此外,B 细胞淋巴瘤在造血干细胞移植前用 CD20 单抗作体内净化可以提高移植治疗的疗效。

2.干扰素

干扰素是一种能抑制多种血液肿瘤增殖的生物制剂,其抗肿瘤作用机制主要有:与肿瘤细胞直接结合而抑制肿瘤增殖,间接免疫调节作用。对蕈样肉芽肿和滤泡性淋巴瘤有部分缓解作用。

胃黏膜相关淋巴样组织淋巴瘤可使用抗幽门螺杆菌的药物杀灭幽门螺杆菌,经抗菌治疗后部分患者淋巴瘤症状改善,甚至临床治愈。

（三）造血干细胞移植（HSCT）

大剂量化疗联合自体造血干细胞移植（auto-HSCT）已经成为治疗失败患者的标准治疗，也可作为预后差的高危淋巴瘤的初次 CR 期巩固强化的治疗选择，亦是复发性非霍奇金淋巴瘤的标准治疗。

异基因造血干细胞移植（allo-HSCT）的移植相关毒副反应较大，较少用于恶性淋巴瘤。但若属缓解期短、难治、易复发的侵袭性淋巴瘤，如 T 细胞淋巴瘤、套细胞淋巴瘤和 Burkitt 淋巴瘤，或伴骨髓累及，55 岁以下，重要脏器功能正常，可考虑行异基因造血干细胞移植，以期取得较长期缓解和无病存活。异基因移植，一方面可最大限度杀灭肿瘤细胞，另一方面可诱导移植物抗淋巴瘤作用。此种过继免疫的形成有利于清除微小残留病灶（minimal residual disease，MRD），使治愈的机会有所增加。

（四）手术治疗

合并脾功能亢进者如有切脾指征，可行切脾术以提高血常规，为后继化疗创造有利条件。

七、预后

临床上最常用而且已被证明有预后价值的风险评估系统是国际预后指数（international prognostic index，IPI）评分。该系统基于年龄（≤60 岁/＞60 岁）、Ann Arbor 分期（Ⅰ～Ⅱ期/Ⅲ～Ⅳ期）、血清乳酸脱氢酶水平（小于正常/大于等于正常）、体力状态（PS 评分＜2 分/≥2 分）和结外累及部位的数量（≤1 个/＞1 个）5 个因素，根据具有的预后因子数量将患者分为低危、低中危、高中危及高危 4 类。

（刘　龙）

第三节　淋巴瘤样肉芽肿病

淋巴瘤样肉芽肿病（lymphomatoid granulomatosis，LyG）是首先由 Liebow 等在 1972 年研究 Wegener 肉芽肿时发现的一种淋巴结以外的、以血管为中心伴血管损害的淋巴增生性疾病，可累及多个系统，肺部最常受累，其次是皮肤、肾和中枢神经系统。近年来普遍认为它是一种与 EB 病毒感染相关，免疫系统功能明显受损，介于良性淋巴细胞血管肉芽肿病与恶性淋巴细胞增生性疾病之间的疾病，约 20% 最终可发展为播散性淋巴瘤。发病人群以 40～60 岁多见，男、女性之比为（2～3）：1。

一、发病机制

LyG 多见于器官移植、HIV 感染及原发免疫缺陷患者。机体感染 EBV 后，EBV 与 B 细胞的 CD20 受体结合，导致 B 细胞的过度增殖。正常机体可凭借 T 细胞的免疫杀伤机制消灭病毒，抑制 B 细胞的增殖。当患者有免疫缺陷、免疫抑制时，机体不能有效杀灭病毒而导致被感染的 B 细胞单克隆肿瘤性增殖。

二、临床表现

LyG 为系统性病变,主要累及肺,常见咳嗽、咳痰、胸痛和呼吸困难,常伴发热、不适、肌痛和关节痛。其次是皮肤,皮损以皮下结节、斑丘疹、红斑多见,个别为鱼鳞病样或斑秃。疾病常累及中枢和外周神经系统,肾脏、胃肠道、脾也可受累,这些改变可先于肺疾病发生,或在其后数月至数年发生,或可同时发生。

三、实验室检查

实验室检查一般无特殊发现,偶见贫血及血沉快,白细胞增加或肝酶轻度增高。胸部 X 线检查可见肺部病变,以双肺下叶周边多发结节影多见,沿支气管血管束和小叶间隔分布,结节具有空洞化、游走性和多变性的特征。有时也可见单发结节影,薄壁的囊状阴影或块状影。8%～33%的病例可累及胸膜出现胸腔积液。中枢神经系统受累时,颅脑 CT 扫描可发现块状阴影或多发的梗死灶。

四、诊断

虽然经支气管肺活检标本有时可以诊断,但阳性率仅为 30%,且多数需要剖肺活检取得较大肺组织标本才能满足诊断需求。诊断需参考临床和 X 线表现,依靠组织病理学确诊,典型的 LyG 具有组织学三联征:多形性淋巴样细胞浸润、血管炎和肉芽肿病变。其血管炎为淋巴细胞(主要是 T 细胞)的透壁性浸润,造成血管的闭塞,进而产生结节中央凝固性坏死,而缺乏通常血管炎常伴有的中性粒细胞,也无真正的肉芽肿形成。皮肤组织的病理检查常见血管炎,但很难检测到标志性的 EBV 阳性的 B 细胞,这说明皮肤病变可能继发于 EBV 感染上调某些化学因子的作用,或抗原-抗体复合物等免疫病理基础,因此皮肤标本一般不作为本病的确诊依据。

五、鉴别诊断

(一)Wegener 肉芽肿(WG)

二者均可出现双肺结节状阴影,均可累及肾和皮肤。但 WG 常侵犯上呼吸道,常引起肾脏局灶性和节段性肾小球肾炎。WG 组织学上可见坏死性血管炎及大量中性粒细胞、浆细胞及少量嗜酸性粒细胞浸润形成的肉芽肿,部分有多核巨细胞而无异型细胞。中枢神经系统的侵犯较 LyG 显著降低。

(二)淋巴瘤

LyG 倾向于早期即侵犯肺组织,而淋巴结、脾则很少受累,淋巴瘤常伴浅表、肺门、纵隔淋巴结及肝大、脾大。淋巴瘤组织学上细胞形态呈单一淋巴类型,肿块的侵袭性生长也可损伤血管,但不同于 LyG 以血管为中心的细胞浸润损害。

(三)结核

病变为上皮样肉芽肿结构,常见干酪样坏死,抗酸染色阳性可助诊断。

(四)肺转移瘤

常可查到原发灶,病理上易和 LyG 相鉴别。

六、治疗与预后

尚无满意治疗方法。G1 型可单用肾上腺皮质激素,G2 或 G3 型可选用治疗恶性淋巴瘤的联合化疗方案,约半数患者可完全缓解。本病约有 2/3 的患者死亡,中位生存期约 14 个月,肺部病变是最主要的死亡原因,少数患者死于感染。临床上,肺部双侧病变伴神经系统损害,病理上以不典型淋巴细胞为主者,预后均差。另约有 12% 的患者可发展为恶性淋巴瘤,需按恶性淋巴瘤治疗。

(刘志何)

第四节　坏死增生性淋巴结病

坏死增生性淋巴结病(necrotizing hyperplastic lymphadenop athy,HNL)也称坏死性淋巴结炎,临床以长期发热、颈部痛性淋巴结肿大和白细胞计数减少为特征。病理组织学以淋巴结内广泛凝固性坏死伴组织细胞反应性增生,无中性粒细胞浸润为特点。各年龄组均可发病,以 15～40 岁居多,占 75%;男、女性之比为 1：1.04,以年轻女性多见,四季均可发病,但以冬、春季节多见。

一、病因与发病机制

本病病因不明,多认为由病毒感染引起,其依据为:①发病前多有上呼吸道感染史。②外周血白细胞减少。③整个病程中淋巴结无化脓或软化倾向。④抗生素或抗结核药治疗无效。⑤病理改变主要在副皮质区,而该区往往是发生针对病毒的细胞性免疫应答的场所,坏死灶无中性粒细胞浸润。可能与 EB 病毒、疱疹病毒、人类微小病毒 B19、人 T 细胞白血病淋巴瘤病毒及布鲁菌、耶尔森菌及弓形体感染有关。也有人认为它是免疫反应性疾病,有报道系统性红斑狼疮、桥本甲状腺炎患者易并发 HNL。

二、临床表现与分型

发病前约 60% 有上呼吸道感染,一般持续 1 周左右。

起病急骤,几乎都有发热,为弛张热,可达 41 ℃。

疼痛性淋巴结肿大为本病特征之一。以颈部淋巴结肿大为著,也可累及肺门淋巴结、肠系膜或腹腔深部淋巴结。

30% 有皮疹,但皮疹为多形性,可类似药疹、多形性红斑或亚急性红斑狼疮的皮肤表现。

本病病情轻重悬殊,临床表现多样。可分为两型:①单纯型,脏器受累少,病程一般不超过 3 个月,有的可自然痊愈。②变异型,临床表现复杂,细胞免疫水平低,多脏器损害,多因单纯型并发感染而发生,可出现类似于结缔组织病,如成人 Still 病、类风湿关节炎、系统性红斑狼疮、Sweets 综合征等表现。此外,还可表现为心肌炎、急性肾小球肾炎综合征。

三、实验室检查

(一)血常规

常有白细胞减少,占 85%,40%～50% 有轻、中度贫血,血沉增快,C 反应蛋白阳性,抗核抗体阳性。

(二)骨髓常规

骨髓常规多是感染性改变,多伴有粒细胞退行性变(粒细胞中有空泡和中毒颗粒)。少数表现为组织细胞和异常淋巴细胞增多,偶见增生重度低下者。

(三)肝功能

GPT、GOT 及 LDH 可升高,蛋白电泳显示丙种球蛋白增高占 40%,部分患者 IgM、IgG、IgA 和 γ 球蛋白增高。

(四)病理组织学特征

HE 染色切片,低倍镜下见淋巴结内散在不规则的淡染区,主要位于副皮质区或皮质区相连成片。高倍镜下见淡染区内细胞广泛坏死,留有大量核碎片,坏死为凝固性,坏死中心带细胞完全崩解,呈颗粒粉染状,坏死周围有组织细胞,巨噬细胞增生,部分细胞核异型,个别可见少量免疫母细胞,病变淋巴结中无中性粒细胞浸润。

四、诊断与鉴别诊断

(一)诊断

年轻女性出现以下临床表现可确诊。

1.主要表现

主要表现如下:①有痛性颈腋部淋巴结肿大,随发热而消长,无红肿;②长期反复发热,抗生素治疗无效,激素治疗有效;③病程中有贫血、白细胞计数减少或正常。

2.次要表现

次要表现如下:①不定型的皮疹或红斑,关节疼痛,一过性肝大、脾大,随体温的变化消长;②血沉快,C 反应蛋白阳性,抗核抗体阳性;③ALT、AST、LDH 增高;④OT 向阴性转化。

3.淋巴结活检

皮质区广泛凝固性坏死,组织细胞增生,明显的吞噬细胞碎片现象,无中性粒细胞浸润。可表现为坏死碎片型为主和组织细胞增生型为主。

尚需除外结核病、恶性淋巴瘤、血管免疫母细胞淋巴结病、传染性单核细胞增多症方可诊断为本病。

(二)鉴别诊断

(1)恶性淋巴瘤。

(2)恶性组织细胞增生症。

(3)系统性红斑狼疮。

(4)结核病。

(5)转移性印戒细胞癌。

(6)成人 Still 病。

(7)传染性单核细胞增多症。

(8)血管免疫母细胞淋巴结病。

五、治疗与预后

本病为自限性疾病,多数患者可不经过治疗而自愈,预后多良好,但有复发。若有明确的病原学证据,也可对因治疗。

(刘志何)

第五节 Castleman 病

Castleman 病是一种原因不明的反应性淋巴结病,又称为血管滤泡性淋巴样增生或巨大淋巴结增生。其病理特征为明显的淋巴滤泡、血管及浆细胞呈不同程度的增生,临床上以深部或浅表淋巴结显著肿大为特点,部分病例可伴全身症状和(或)多系统损害,多数病例手术切除肿大的淋巴结后,效果良好。Castleman 病是一种介于良、恶性之间的慢性淋巴组织增生性疾病,过去认为本病是淋巴瘤发病过程中淋巴滤泡增生的一种表现,近年来对本病有了一些新的认识,认为本病不同于淋巴瘤,为非肿瘤性免疫增生性疾病。Castleman 病发病率无明确统计,以女性多见,男、女性之比约为 1∶4。

一、病因与发病机制

病因未明。以浆细胞增生为主的 Castleman 病可能与感染(病毒感染)、炎症有关,因其病理上呈炎症样改变。

二、病理

病变主要累及身体任何部位的淋巴组织,偶可波及结外组织。Castleman 病病理上分为以下 3 种类型:透明血管型;浆细胞型;混合型。

三、临床表现

(一)局灶型

青年人多见,发病的中位年龄为 20 岁。90%病理上为透明血管型。患者呈单个淋巴结无痛性肿大,生长缓慢,形成巨大肿块,可发生于任何部位的淋巴组织,以纵隔最常见,大多不伴有全身症状,肿块切除后可长期存活,即呈良性病程。10%病理为浆细胞型,腹腔淋巴结受累多见,常伴全身症状,如长期低热或高热、乏力、消瘦、贫血等,手术切除后症状可全部消退且不复发。

(二)多中心型

较局灶型少见,发病年龄较大,中位年龄为 57 岁。患者有多处淋巴结缓慢增大,形成巨大肿块。浅表淋巴结易受累。伴全身症状,临床常呈侵袭性病程,易伴发感染。

四、实验室检查

浆细胞型,尤其是多中心型有下列异常。

(一)血液学检查

血沉增快,血常规表现为轻至中度正细胞正色素性贫血,部分病例有白细胞和(或)血小板计数减少。也可表现为典型的慢性病性贫血。肝功能可异常,表现为血清转氨酶及胆红素水平升高。少数患者肾功能受累,血清肌酐水平上升。炎性蛋白增多,多克隆性免疫球蛋白增高较常见,少数血清出现 M 蛋白。血清蛋白降低,抗核抗体、抗双链 DNA 抗体、类风湿因子等阳性,20%的患者 Coombs 试验阳性,血清铁、总铁结合力下降,血清 IL-6 增高等。

（二）骨髓常规检查

部分患者浆细胞升高，自 2%～20%，形态基本正常。

（三）尿常规

尿蛋白轻度升高，若伴发肾病综合征，则出现大量蛋白尿。

（四）影像学检查

普通 X 线淋巴结有条状、绒毛状或树枝状钙化。CT 扫描表现与病变的细胞类型和 CT 增强扫描的方式有关。局限型多表现为均匀或不均匀肿块、钙化少见，且多表现为粗大的中心钙化，部分病例钙化散在分布；增强扫描，多数局限型肿块呈动态增强。弥漫型病灶增强扫描呈中等度强化，部分也可见早期强化和延迟强化。也可应用 MRI 检查。

（五）超声检查

浆细胞型表现为肿块边缘光滑，密度不均，以低回声为主。透明血管型由于存在毛细血管显著增生，血管壁增厚、管腔闭塞、机化等组织学改变虽仍以低回声为主，但不均匀回声较前显著，有钙化时可见点片状强回声，后伴声影。

（六）组织病理学

切取的淋巴结肉眼观察，淋巴结肿大，包膜完整，切面灰白色，质地细腻。主要病理学改变是淋巴组织和小血管肿瘤样增生，分为 3 种病理类型：透明血管型、浆细胞型和混合型。

五、诊断

出现上述临床表现，尤其是淋巴结形成巨大肿块时，要考虑到 Castleman 病的可能，确诊有待病理检查结果，然后再根据上述病理分型标准进行分型。

Frizzera 提出了 Castleman 病的诊断标准。

（1）局限型 Castleman 病：①单一部位淋巴结肿大；②特征性增生性组织病理学改变并除外可能的原发病；③除浆细胞型外多无全身症状及贫血、血沉加快、球蛋白增高等实验室检查异常；④肿物切除后长期存活。

（2）多中心型 Castleman 病：①两个部位及以上的淋巴结肿大并侵犯外周淋巴结；②特征性增生性组织病理学改变并除外可能的原发病；③有多系统受累的表现；④手术、放疗、化疗仅获部分缓解。

六、鉴别诊断

（一）血管免疫母细胞淋巴结病

起病急，常有药物过敏史。无痛性淋巴结肿大，也可有全身表现。淋巴结组织病理学检查显示正常淋巴结结构被破坏而无淋巴滤泡；有弥漫性免疫母细胞、浆细胞和浆细胞样淋巴细胞的多形性淋巴样浸润；小血管呈树枝状增生；细胞间质中有嗜酸性物质沉着，与 Castleman 病明显不同。

（二）血管免疫母细胞性 T 细胞淋巴瘤

其特征变化为增生小血管间有灶状或成片的肿瘤性 T 细胞，该细胞中等大小，透明的胞质，核形不规则，常为曲状核。

（三）滤泡性淋巴瘤

其肿瘤性滤泡无生发中心、小血管及套区淋巴组织，滤泡呈背靠背密集排列，细胞有异型，常伴大细胞转化。

(四)套细胞淋巴瘤

瘤细胞可呈弥漫或结节性分布,结节不规则,境界不清,核有一定程度的不规则性,结节内无增生的小血管。

(五)浆细胞瘤

其淋巴结构破坏,细胞有异型或母细胞化,伴单克隆性的 κ 或 λ 表达。

(六)风湿关节炎引起的淋巴结增生

本病临床有骨关节病变且类风湿因子阳性,淋巴结无 Castleman 病所有的特征性组织病理改变。

(七)HIV 相关性淋巴结病

滤泡间区可能含有浆细胞,但滤泡通常萎陷,没有淋巴细胞,有相关病史。

七、治疗

(一)手术治疗

局灶型 Castleman 病不论是何类型,手术完整切除瘤体,均可达到治愈。若不能完整切除,部分切除也对患者有好处。病理上为浆细胞型的局灶型 Castleman 病,如伴发全身症状,在病变的淋巴结切除后也可迅速消失。多中心型 Castleman 病对产生压迫症状的,需要切除肿瘤缓解症状,因其系全身多系统受累,大部分患者不能从手术中获益,仅有少部分患者短时间内改善症状。

(二)化疗

疾病不断发展又对其他治疗方案无效的患者可采用联合化疗,如单用泼尼松或 COP 方案(环磷酰胺、长春新碱、泼尼松)化疗,但治疗反应不确定。转变为淋巴瘤者,应根据其病理学类型选择适当的化疗方案。

(三)放疗

如为手术不能完全切除的残余肿块和不能进行手术者,可进行小剂量放疗。Castleman 病对放射线不敏感,放疗效果不肯定,但也有小剂量照射获得病情缓解的报告。

(四)自体造血干细胞移植

年轻的、症状持续存在的患者,应考虑自体造血干细胞移植。

八、预后

局限型 Castleman 病可通过手术完整切除获得治愈。多中心型 Castleman 病临床转归有3 种:进行性致死、慢性迁延和恢复;病死率为 50%,平均存活期为 27 个月。浆细胞型常因合并严重感染,或转化为淋巴瘤、浆细胞瘤及 Kaposi 瘤,于数月至数年内死亡。

(朱翠霞)

第六节　噬血细胞综合征

噬血细胞综合征(hemophagocytic syndrome,HPS)亦称噬血细胞性淋巴组织细胞增生症,又称噬血细胞性网状细胞增生症,于 1979 年首先由 Risdall 等报告,是一种与急性病毒感染有关的良性噬血组织细胞增生,病因可能是感染、药物或肿瘤引起的,多发于儿童。其特点为单核-巨噬细胞增生活跃,并有明显的吞噬红细胞现象。患者多有明显高热,肝、脾和淋巴结肿大,患者有贫血现象,白细胞明显减少,分类可见淋巴细胞明显增高,易见异淋。血小板常减低。

一、临床表现

(一)家族性噬血细胞综合征

发病年龄一般早期发病,70%发生于 1 岁以内,甚至可在生前发病,出生时有临床表现。多数在婴幼儿期发病,但也有迟至 8 岁发病者。成年发病亦不能排除家族性。

(二)感染相关性噬血细胞综合征(IAHS)

严重感染引起的强烈免疫反应,淋巴组织细胞增生伴吞噬血细胞现象,本病常发生于免疫缺陷者,由病毒感染,其他微生物感染,如细菌、真菌、立克次体、原虫等感染也可引起 HPS。

(三)肿瘤相关性噬血细胞综合征

本病分为两大类:一类是急性淋巴细胞白血病(急淋)相关的 HPS,急淋在治疗前或治疗中可能合并有感染或没有感染伴发的 HPS。除急淋外,纵隔的精原细胞瘤也常发生继发性 HPS。第二类是淋巴瘤相关的 HPS(LAllS),淋巴瘤常为亚临床型,没有淋巴瘤的表现,故往往误诊为感染相关性 HPS,特别容易误诊为 EB 病毒相关性淋巴瘤。

二、实验室和其他检查

(一)血常规

全血细胞减少,以血小板减少为明显,白细胞减少的程度较轻;观察血小板的变化,可作为本病活动性的一个指征。病情缓解时,首先可见到血小板上升;而在病情恶化时,亦首先见到血小板下降。

(二)骨髓常规

骨髓在疾病早期的表现为中等度的增生性骨髓常规,噬血现象不明显,常表现为反应性组织细胞增生,无恶性细胞浸润,应连续多次检查骨髓,以便发现吞噬现象。该病的极期除组织细胞增多外,有多少不等的吞噬性组织细胞,主要为吞噬红细胞,也可为吞噬血小板及有核细胞。下列因子增多:IL-1 受体拮抗因子、可溶性 IL-2 受体(sIL-2)、干扰素 γ、肿瘤坏死因子(TNF)等。

(三)血脂

甘油三酯增多,可在疾病的早期出现,脂蛋白电泳常见极低密度脂蛋白胆固醇及低密度脂蛋白胆固醇升高,高密度脂蛋白胆固醇降低。当病情缓解时,脂蛋白胆固醇可恢复正常。

(四)肝功能

转氨酶及胆红素可增高,其改变的程度与肝受累的程度一致。在全身感染时,可有低钠血症及血清铁蛋白增多。

(五)凝血

在疾病活动时,常有凝血异常,特别是在疾病活动期,有低纤维蛋白原血症,部分凝血活酶时间延长,在有肝受损时,其凝血酶原时间可延长。

(六)脑脊液

中等量的细胞增多($5 \times 10^6/L \sim 50 \times 10^6/L$),主要为淋巴细胞,可能有单核细胞,但很少有噬血细胞,蛋白增多,但有的患者即使有脑炎的临床表现,其脑脊液亦可能正常。

(七)免疫学检查

家族性 HPS 常有自然杀伤细胞及 T 细胞活性降低。

(八)影像检查

部分患者胸片可见间质性肺浸润,晚期患者头颅 CT 或 MRI 检查可发现异常,其改变为陈旧性或活动性感染,脱髓鞘,出血,萎缩或(及)水肿。有时亦可通过 CT 检查发现脑部钙化。

三、诊断

(1)发热超过 1 周,高峰≥38.5 ℃。

(2)肝大、脾大伴全血细胞减少(累及≥2 个细胞系,骨髓无增生减低或增生异常)。

(3)肝功能异常(血 LDH≥正常均值＋3SD,一般≥1 000 U/L)及凝血功能障碍(血纤维蛋白原≤1.5 g/L),伴高铁血红蛋白血症(≥正常均值＋3SD,一般≥1 000 ng/mL)。

(4)噬血组织细胞占骨髓涂片有核细胞≥3%,和(或)累及骨髓、淋巴结、肝、脾及中枢神经系统的组织学表现。

四、鉴别诊断

鉴别诊断最容易混淆的是家族性 HPS 与继发性 HPS,特别是与病毒相关性 HPS 的鉴别,因为病毒感染不但与病毒相关性 HPS 有关,在家族性 HPS 患者,也常有病毒感染,而且家族性 HPS 也常由病毒感染而诱发。家族性 HPS 为常染色体隐性遗传病,常问不到家族史,更增加了诊断的难度。一般认为,在 2 岁前发病者多提示为家族性 HPS,而 8 岁后发病者,则多考虑为继发性 HPS。在 2~8 岁发病者,则要根据临床表现来判断;如果还难肯定,则应按家族性 HPS 处理。

五、并发症

出血、感染、多脏器功能衰竭和弥散性血管内凝血(DIC)。

六、治疗

原发性 HPS 或病因不明未检出明显潜在疾病者除加强支持治疗和并发症的治疗外,目前尚无特效治疗。

(一)家族性噬血细胞综合征

1.化学疗法

常用的化疗药物有细胞毒性药物,如长春花碱或长春新碱与肾上腺皮质激素联用,亦可应用反复的血浆置换,或 VP16 或 VM26 与肾上腺皮质激素合用。

2.免疫治疗

用环孢素 A 治疗家族性 HPS 取得满意效果,用抗胸腺细胞球蛋白(ATG)亦可诱导缓解。

3.造血干细胞移植

尽管上述化疗可使病情缓解,有的可缓解 9 年,但仍不能根治家族性 HPS。报告 5 例由 EBV 所致的 HPS,应用造血干细胞移植,随后用环孢素 A 加 VP16,大大改善了本病的预后。

4.治疗方案

国际组织细胞协会于 1994 年提出一个治疗家族性 HPS 的方案（HLH94）：地塞米松每天 10 mg/m² 与 VP16 每周 150 mg/m²，连用 3 周，第 4 周起减量，第 9 周起 VP16 每 2 周用药 1 次，并加用环孢素 A 每天 5～6 mg/kg 口服，共用 1 年。有神经症状者，前 8 周每 2 周鞘内注射 MTX 一次。如果是家族性 HPS，争取做异基因造血干细胞移植。如果为非家族性 HPS，则在 8 周治疗后根据病情停止治疗。

（二）继发性噬血细胞综合征

继发性 HPS 针对病因进行相应治疗。对 HPS 或高细胞因子血症的治疗对策如下。①类固醇疗法或大剂量甲基泼尼松龙冲击。②静脉滴注大剂量丙种球蛋白。③抑制 T 细胞活化的特异性抑制剂环素 A 或联用 G-CSF 治疗 VAHS，或抗胸腺细胞球蛋白。④直接拮抗细胞因子的抗 TNF 抗体和 IL-1 受体拮抗剂。⑤为抑制或减少淋巴因子的供应源可采用化疗。包括 CHOP、CHOPE 方案或缓慢静脉滴注长春新碱。⑥异基因骨髓移植（allo-BMT）或外周血干细胞移植治疗 FHL 或耐化疗的 LAHS 或 EBV-AHS 病例，优于常规化疗和免疫抑制治疗。

七、预后

HPS 预后不良，取决于潜在疾病的严重性及细胞因子暴发的强度，约有半数病例死亡。呈暴发性经过者病情急剧恶化，4 周内死亡。生存者 1～2 周血细胞数恢复，肝功能恢复需较长时间（3～4 周）。主要死亡原因为出血、感染、多脏器功能衰竭和 DIC。

（朱翠霞）

第七节　药物诱发假性淋巴瘤反应

药物反应是指药物的异常反应，主要包括变态反应及毒副作用，药物反应、药物热可致肝、脾、淋巴结肿大，其肿大淋巴结称为药物所致假淋巴瘤反应。

一、发病机制

药物的异常反应主要包括变态反应及毒副作用，药物的变态反应主要由于个体内在因素。变态反应可分为Ⅰ型速发反应、Ⅱ型细胞毒性、Ⅲ型抗原抗体复合物型、Ⅳ型迟发型。Ⅰ型多不发热、其他型常发热，并以发热为主要临床表现，除变态反应外，也容易伴发不同程度的发热，有时以高热为主要临床表现。

二、临床表现与分型

从狭义上讲，药物热多为用药后，特别是 3～10 d 呈现 39 ℃以上的发热，停药后 24 h 内体温下降。从广义上讲，因使用药物直接或间接引起发热称为药物热，一般认为不明热中药物热占 1%～2%。药物热的热型无一定的倾向性，多为不规则热、弛张热、稽留热或消耗热，体温一般在用药中逐渐升高，也可出现骤然升高。

药物反应、药物热可致肝、脾、淋巴结肿大，其肿大淋巴结称为药物所致的假淋巴瘤反应。可见于卡马西平、苯妥英钠和美芬妥英等用药后 2～5 周,突发高热、全身弥漫性红斑、颜面水肿,消退时呈猩红热脱屑,伴咽喉疼痛、关节酸痛、周身淋巴结及肝脾肿大。白细胞增高达(30～40)×10^9/L,嗜酸性粒细胞增高,血清转氨酶、乳酸脱氢酶、尿素氮、碱性磷酸酶值增高,淋巴结活检呈淋巴瘤样反应。停药后症状可自行消退,肿大淋巴结可逐渐缩小、消失,再次服用,又可重现。

三、诊断

具有可疑药物服用史,出现发热伴或不伴其他症状应考虑到本病的发生,停药后症状可自行消退,肿大淋巴结可逐渐缩小、消失,再次服用,又可重现。

四、治疗与预后

停用一切可疑药物,对症、支持治疗。临床上类似恶性淋巴瘤,但预后良好,激素治疗有效,复用致病药物时可再复发。

(朱翠霞)

第十章

骨髓异常增生性疾病

第一节　骨髓增生异常综合征

一、定义

骨髓增生异常综合征(myelodysplastic syndrome,MDS)是一组起源于造血髓系定向干细胞或多能干细胞的异质性克隆性疾病,主要特征是无效造血和高危演变为急性髓系白血病,临床表现为造血细胞在质和量上出现不同程度的异常变化。其具体临床表现为贫血,可伴有感染或出血,部分患者可无症状。部分患者可有肝、脾、淋巴结轻度肿大,少数患者可有胸骨压痛,肋骨或四肢关节痛。血常规可呈全血细胞减少,或任何一系及二系血细胞减少,1982 年由 FAB 协作组建议确立病名,其死亡原因除白血病之外,多数为感染、出血,尤其是颅内出血。

二、流行病学

MDS 发病率为(10～12)/10 万人口,多累及中老年人,50 岁以上的病例占 50%～70%,男、女性之比为 2∶1。30%～60%转化为白血病。

三、病因与发病机制

MDS 可以是原发的,即原因不明。或曾有化学致癌物质、烷化剂治疗或放射线接触史,即继发性。在全部急性白血病病例中,仅少数患者临床能观察到明确的 MDS 过程。约 50%MDS 患者可见到特殊的染色体异常。MDS 患者的进展方式及其是否向急性白血病转化,很大程度上取决于细胞内被激活的癌基因类型和数量。目前认为本病是发生在较早期造血干细胞,受到损害后出现克隆性变异的结果。对骨髓细胞进行染色体显带分析和 G-6-PD 同工酶研究,提示 MDS 系由一个干细胞演变而来,故为克隆性疾病。另外,本病多发生在老年人,也有人认为年龄的增长与发病之间有一定的关联。

(一)反转录病毒

多种动物的白血病已证实由 C 型 RNA 病毒引起,有的学者认为 MDS 的发病可能与 RNA 反转录病毒对原癌基因的启动作用有关。

(二)遗传学因素

涉及 MDS 患者发病的常见原癌基因为 *N-ras* 基因。有 30％～50％ MDS 患者发生这种突变,突变后的 *N-ras* 基因编码蛋白表达异常,干扰了细胞正常增殖和分化信号,导致细胞增殖和分化异常。亦有报告 MDS 患者 *p53*、*Rb* 抑癌基因表达异常。在患有 Schwachman-Diamond 综合征,Fanconi 贫血,Ⅰ型神经纤维瘤的儿童中 MDS 发病率增加。

(三)环境因素

苯和其他有机溶剂,与接触强度和接触时间有关,其他还有吸烟、石油产品、化肥、采石粉尘及谷物粉尘。

(四)肿瘤治疗史

放疗、烷化剂治疗(苯丁酸氮芥、环磷酰胺、美法仑),高峰发病在其治疗后 4～10 年;以及鬼臼毒素(依托泊苷、替尼泊苷)高峰发病治疗后 5 年内。

(五)免疫因素

近年来有研究发现 MDS 的发病与免疫因素有关,临床上一些自身免疫性疾病如多发性软骨炎可并发 MDS,MDS 病程中也可并发系统性红斑狼疮、类风湿关节炎等均提示 MDS 可能与自身免疫有关。

在多种致病因素作用下,MDS 患者的造血干细胞受到损害,用 G-6-PD 同工酶、X 染色体伴限制性片段、长度多态性甲基化、X 染色体失活分析等方法,已确定大部分 MDS 是病变发生在造血干细胞水平的克隆性疾病。由于 MDS 病变可发生在干细胞的不同的分化水平,因而骨髓中可有一系或多系血细胞发生病变,当异常克隆进一步进展扩张时,由此克隆衍生而来的另一种伴有染色体畸变的亚克隆干细胞作为主要干细胞来代替正常造血干细胞。这些病态干细胞增殖分化生成的各系不同阶段血细胞常常不能分化成熟,中途凋亡比例增加,使外周血三系血细胞进一步减少,反馈刺激骨髓异常造血干细胞加强增殖及分化,形成骨髓过度增生伴有病态造血表现。

四、病理生理

(1)在遗传易感性和环境因素联合作用下,导致逐步出现基因突变引起的克隆性造血干细胞疾病。

(2)骨髓造血微环境的异常:如异常细胞因子的产生(抑制性凋亡前细胞因子增多如 TNF-α、IL-6、TGF-β 和 Fas 配体)以及干细胞黏附的改变。

(3)MDS 骨髓干细胞对 TNF-α、IFN-γ 和抗 Fas 抗体介导的凋亡阈值下调并对造血因子的反应性降低。

(4)基因损伤积累到一定程度时,早期髓性的凋亡前 MDS 就会转变成增殖的进展性 MDS。

五、分类分型

MDS 为后天获得性疾病,大多数患者无明确发病原因,对这一类型患者称为原发性 MDS。少数患者有明显发病原因,苯类化合物或接受过放疗或化疗。这类患者发病称为继发性 MDS。

1997 年由世界各国近百名血液病理学和临床血液学专家共同制订了一个造血组织肿瘤的 WHO 分类标准,并对关于 MDS 的分型做了以下修改。

(1)遗传学特征以及发病前治疗史对髓系肿瘤的临床表现和转归有显著影响,有这类特征或治疗史应列为单独亚型,因此增加了 5q－综合征和治疗相关性 MDS。

(2)重新强调难治性贫血(RA)、环状铁幼粒细胞性难治性贫血(RARS)的骨髓细胞增生异常仅限于红系。有些 RA 尚伴有白细胞和(或)血小板计数减少,其骨髓存在多系增生异常,但原始细胞低于 0.05。这类疾病的临床预后明显差于 RA 或 RARS,且更易发生骨髓衰竭或转为急性白血病(类似于 RAEB)。WHO 分类委员会一致同意将其作为一种新的疾病实体,正式命名为难治性血细胞减少伴多系增生异常(RCMD),与增生异常仅见于红系的 RA、RARS 并列归类于 MDS。

(3)根据骨髓中原始细胞的百分比将难治性贫血伴原始细胞增多(RAEB)划分为 RAEB-Ⅰ(原始细胞<0.1)和 RAEB-Ⅱ(原始细胞≥0.10)两型,患者的生存期有很大差别。

(4)FAB 分类中将≥0.30 的原始细胞数定为 AML 的诊断标准。世界卫生组织分类规定,诊断 AML 的原始细胞下限应是>0.2,同时取消 RAEB-T 亚型。

(5)将 CMML 从 MDS 中删除,并命名为 MDS/MPD(一组具有进行性增殖的病态造血双重特征的异质性疾病)。

(6)增加了分类不明的 MDS 一型。

六、临床表现

(1)半数以上的患者起病隐匿,可无特殊症状,也可因贫血而仅感乏力和虚弱、心脏病症状加重。原因不明的发热占 10%～15%,多数为低热。仅少数起病急骤,有高热。

(2)自发性瘀点、瘀斑、牙龈出血。

(3)食欲减退、体重下降、发热盗汗,通常出现在进展期患者,与细胞因子释放有关。

(4)肝、脾、淋巴结肿大发生率为 10%～76%,在 RA 多无肝、脾、淋巴结肿大,单有肝大者为 5%～57%,单有脾大者为 5%～26%,肝脾同时肿大者为 13%～76%,肿大程度多不显著,一般是在肋下 2～3 cm,多数患者无淋巴结肿大,有 0～27%淋巴结肿大,肿大程度不显著,淋巴结直径一般不超过 1 cm。

(5)个别患者有轻度肋骨痛或四肢关节痛。

七、实验室检查

(一)血细胞形态学

1.红系

(1)骨髓中红系过多或过少,或有环形铁粒幼细胞>15%。

(2)中幼红细胞比例增加,各阶段有核细胞明显大小不等,少数细胞边缘呈假足状突起。

(3)原始红细胞以下阶段有核红细胞有巨幼变现象,程度较巨幼细胞性贫血轻。细胞核数目增多,可为 2～8 个,核质发育不成比例。晚幼红细胞可见核形异常,呈花瓣、碎裂样或溶解。

(4)有核红细胞胞质血红蛋白合成障碍,染色偏嗜碱性,或呈点彩状有 Howell-Jolly 小体。

(5)成熟红细胞明显大小不等,可见巨大红细胞(直径大于同一涂片红细胞的直径 2 倍以上)。点彩状或多嗜性等各种异型红细胞。

(6)可能出现双向红细胞及 RARS 中的 Pappenheimer 小体。

2.粒系

(1)幼稚细胞比例增多,多数 MDS 患者原始粒细胞比例增高,>3%。骨髓涂片中有时可见原粒细胞呈 3 个以上成簇排列。早幼粒与中幼粒细胞比例增加。可见病态粒细胞:假 Peler 核,过度分叶中性粒细胞,异常形态的单核细胞及原始细胞。

(2)细胞核改变:各阶段幼稚细胞均可有双核现象。核质发育不平衡,尤其以中幼粒细胞为典型,胞质已呈嗜酸性而核仍呈较幼稚阶段,如染色质疏松,有明显核仁等。

(3)胞质改变:细胞形态不规则,可有突起,成熟粒细胞胞质嗜碱或有嗜碱性颗粒。而胞质内正常颗粒过少或缺失,在原始和早幼粒细胞胞质内有时可见 Auer 小体。

3.巨核系

骨髓中出现淋巴样小巨核细胞、单圆核小巨核细胞、多圆核巨核细胞及大单圆核巨核细胞;血常规中出现巨大血小板及少颗粒血小板。淋巴样小巨核细胞最有诊断意义。

4.细胞化学

粒细胞中的碱性磷酸酶明显下降,过氧化物酶活性可降低、红系细胞糖原染色(PAS)阳性。骨髓中储铁增加,出现环状铁粒幼细胞。

(二)骨髓活检

骨髓活检表现为多数病例骨髓造血组织过度增生,少数增生正常,个别增生低下。原始细胞及幼稚细胞分布异常。MDS 时,这些幼稚的体细胞 3～5 个聚集成簇,定位于小梁间区和旁区。Tricot 将此现象命名为幼稚前体细胞异常定位(ALIP),ALIP 见于几乎所有 RAEB、RAEB-T、CMML 患者,50% 的 RA 和 RARS 有此异常病理变化。凡有 ALIP 出现的 MDS 病例预后差,向白血病转化的可能性大,早期病死率高。切片中还可见到幼红细胞聚集成堆,形成小岛,原红细胞增多伴成熟障碍。骨髓中常见到小巨核细胞,有时与其他原始细胞难以区别,并可见粒系、红系及巨核系的病态造血。

(三)细胞遗传学

MDS 是一种多能造血干细胞水平上突变的获得性克隆性疾病。过去,采用标准的染色体技术,31%～49% 原发性 MDS 患者中发现有某种染色体缺陷。近年,随着染色体技术的改进,异常克隆的检出率显著提高。特异性染色体改变有 −7/del 7q,＋8,−5/del 5q,与累及第 5、7 和 20 号染色体的复合染色体异常。非特异性染色体改变,如环形染色体、双着丝粒染色体及染色体断裂等。染色体的检查对预测预后具有一定价值,骨髓中有细胞遗传学异常克隆的患者,其转化为急性白血病的可能性大得多,特别是 −7/del 7q 和复合缺陷者,约 72% 转化为急性白血病,中数生存期短,预后差。近年来的世界卫生组织分型中,5q−综合征已作为 MDS 的一个独立类型予以提出。单一的 5q−、20q− 和正常核型预后好。

1.5q−综合征

即第 5 号染色体长臂缺失,一般不伴有其他染色体畸变。由于有特殊的临床表现,被作为一个独立的亚型在世界卫生组织分类中被提出来,多数出现在 RA 型。特点为老年女性多见(70%),临床表现为难治性正细胞性贫血,白细胞数正常,血小板数正常或增高,有巨大血小板。50% 的患者可有脾大。血清维生素 B_{12} 和叶酸水平正常。骨髓增生活跃。幼红细胞胞质可有空泡,糖原染色阳性,有许多大卵圆形红细胞,巨核细胞增多,核不分叶或分叶少。有的患者有铁负荷过多,并发糖尿病、血色病和充血性心力衰竭,多数患者除偶需输血外病情长期稳定,5%～15% 可转化为急性白血病。

2.单体 7 综合征

第 7 号染色体呈单体改变,多发生在以前接受过化疗的患者。单体 7 很少单独出现,常合并其他染色体畸变。孤立的单体 7 染色体畸变常见于儿童,大多数有肝大、贫血及不同程度白细胞和血小板计数减少,25％的患者合并有单核细胞增多,中性粒细胞表面主要糖蛋白减少。粒、单核细胞趋化功能减弱,常易发生感染。部分患者可发展为急性白血病。

3.11q－综合征

第 11 号染色体长臂丢失,大多伴有其他染色体畸变。多数出现在 RARS 型,有环形铁粒幼细胞增多和铁贮存增加。部分见于 RAEB 型。

4.17p 综合征

第 17 号染色体短臂缺失,见于约 6％的 MDS 患者。患者的中性粒细胞常有 Pelger-Huet 畸形。胞质内有小空泡。70％患者合并有 $p53$ 基因点突变。患者往往对化疗反应差,生存期较短。

(四)骨髓显像

大多数 MDS 患者骨髓显像与正常人相同,少数低增生型 MDS 患者显现中心和外周造血功能低下,呈局灶显影,此时易与再生障碍性贫血混淆,但 MDS 患者灶性造血部位一般比再障患者多。

八、诊断

(一)临床表现

以贫血症状为主,可兼有发热或出血。

(二)血常规

全血细胞减少或一、两系细胞减少,可有巨大红细胞、巨大血小板、有核红细胞等病态造血表现。

(三)骨髓常规

有三系或二系或任一系血细胞的病态造血。

(四)除外其他伴有病态造血的疾病

如慢性粒细胞白血病、骨髓纤维化、红白血病、原发性血小板增多症、急性非淋巴细胞白血病(M2b 型)、非造血组织肿瘤等;除外其他红系增生性疾病,如溶血性贫血、巨幼细胞贫血等。

九、鉴别诊断

MDS 的典型特征是外周血三系血细胞减少,骨髓增生活跃,骨髓中有一系以上的病态造血表现。10％左右 MDS 患者就诊时可表现为骨髓增生低下,约 1/4 患者无明显病态造血表现,此时需与巨幼细胞性贫血、再障、溶血性贫血及其他骨髓增生性疾病鉴别。需排除以下几方面。

(1)其他原因引起的贫血,如造血元素的缺乏、溶血、失血、肾衰竭等。

(2)其他原因引起粒细胞减少,如药物、病毒感染。

(3)其他原因引起血小板计数减少,如药物、ITP。

(4)其他原因引起两系或全血细胞减少,如药物、感染、再生障碍性贫血等。

(5)其他原因引起单核细胞增多,如感染、AML,中性粒细胞增多如感染、CML。

(6)反应性骨髓病态造血,如巨幼细胞贫血、HIV 感染、酒精中毒、近期的细胞毒药物治疗、近期严重的疾病。

(7)其他原因引起骨髓增生减低与低增生性 MDS 的鉴别,如再生障碍性贫血、阵发性睡眠性血红蛋白尿。

十、治疗

目前尚缺乏特异性有效治疗方法。由于 MDS 是一种高度异质性的疾病,各个病例的自然病程和转归预后之间都有很大差异,应针对不同亚型、不同分期采用不同治疗方案。

(一)病因治疗

多数 MDS 患者无病因可寻,但少数患者是由化学物质、放射线等因素所致,应尽可能停止接触有可疑因素的物质或环境。

(二)支持治疗

(1)对于部分仅有轻、中度贫血,能较好地耐受贫血的患者,可不予治疗,或仅在贫血伴有临床症状时输注红细胞,个体症状表现比血红蛋白水平更有意义。

(2)补充叶酸、维生素 B_{12},大剂量维生素 B_6 对少数 RA 或 RARS 患者可能有效。

(3)去铁治疗:铁粒幼细胞贫血及 5q—综合征需长期输血者,有必要进行。去铁胺 20～40 mg/kg,12 h 夜间连续给药,每周 5～7 次,铁蛋白＜200 μg/L 后减至 25 mg/kg,去铁治疗目标为血清铁蛋白＜1 000 μg/L。

(4)血小板输注:严重血小板计数减少以及出血表现时应进行血小板输注,目标维持血小板计数＞20×10^9/L。

(5)抗感染治疗:对粒细胞缺乏的败血症患者应尽快经验性使用广谱抗生素和抗真菌药。

(三)刺激骨髓造血

1.雄激素

雄激素包括以下几种:①司坦唑醇(康力龙),6～12 mg/d,疗程为 3～12 个月,有效率为 20%,不良反应主要为肝损害。②达那唑是一种人工合成的雄激素,兼有免疫抑制作用。600～800 mg/d,疗程为 3～6 个月,不良反应与司坦唑醇相似。

2.糖皮质激素

可能与提高机体新陈代谢率促进 EPO 分泌及免疫抑制有关。①泼尼松:1 mg/(kg·d),疗程 3 个月以上,有效率低于 10%,对伴有明显溶血倾向的患者可能有效。②大剂量冲击疗法:大剂量甲泼尼龙治疗 RA,剂量 1 000 mg/d,连用 3 d。

(四)造血细胞生长因子

造血细胞生长因子具有以下特征:①促进骨髓残余的正常造血祖细胞增殖分化;②诱导 MDS 克隆分化;③促进 MDS 细胞进入细胞周期;④促进强化疗后患者造血功能恢复。故适用于各型 MDS 患者。

1.红细胞生成素(EPO)

EPO 是红细胞生成的强大的生理刺激剂,可使大约 20% 的 MDS 患者的贫血得到改善。通常在开始治疗后 8 周内产生疗效,大多限于在治疗前输血需要量极小,血清 EPO 水平＜200 U/L,非 RARS 型的患者。剂量为 50～300 U/(kg·d),皮下注射,隔天 1 次,疗程为 3～12 个月,不良反应为肌肉、关节疼痛,发热及血压升高等。

2.粒-单集落刺激因子、粒系集落刺激因子(GM-CSF、G-CSF)

剂量不一,75～150 μg/(kg·d),时间不等,数天至数周,皮下注射或静脉滴注,可使大部分 MDS 患者中性粒细胞升高,降低感染发生率。促进少数 RAEB 和 RAEB-T 型患者骨髓中白血病克隆的增生,因而对于原始细胞比例较高的 RAEB 和 RAEB-T 型患者慎用。不良反应有发热、骨痛及关节痛等。

　　3.白细胞介素-3(IL-3)

　　IL-3 能刺激多能造血干细胞增殖,不同程度地刺激各系祖细胞增生,并有免疫调节作用。用量为 $1\sim10$ μg/(kg·d),皮下注射,疗程为 $4\sim28$ d,IL-3 对 MDS 伴明显血小板计数减少者有一定疗效。不良反应主要有发热、头痛和骨痛。

　　4.白细胞介素-6(IL-6)

　　IL-6 主要促进成熟巨核细胞生成血小板,无明显增加巨核细胞的增殖作用。白细胞介素-6剂量为 3.75 μg/(kg·d),疗程 28 d。不良反应为疲乏、发热、AKP 升高。

　　5.血小板生成素(TPO)

　　TPO 体外具有单纯刺激巨核细胞增殖分化的作用。TPO 为血小板生成的最基本刺激因子,剂量为 1 万 U/d,皮下注射。不良反应为发热,肌肉、关节疼痛等。

　　(五)诱导分化剂

　　诱导分化剂开始应用于临床,是近年来的研究热点。

　　1.维生素 A 衍生物

　　维生素 A 衍生物包括顺式或反式维 A 酸,剂量为 $20\sim80$ mg/d,疗程为 $1\sim3$ 个月,有效率10%～15%。不良反应为皮肤过度角化、口唇干裂、头疼、关节肌肉酸痛、转氨酶升高等。

　　2.维生素 D 衍生物

　　可抑制白血病细胞增殖和促进分化,剂量为 $0.25\sim1$ μg/d,疗程为 $2\sim6$ 个月,对少数患者有效。不良反应为高血钙。

　　3.砷剂

　　砷剂可促进急性早幼粒细胞白血病细胞的分化及凋亡,对 MDS 正在进行试用。

　　4.干扰素

　　抑制 MDS 患者白血病克隆增生,促进其分化。通过免疫机制刺激造血因子分泌,增强造血祖细胞对生长因子的反应等作用。

　　5.5-氮杂胞嘧啶核苷(5-Aza)

　　可抑制 DNA 甲基转移酶活性,通过逆转基因异常甲基化和促进细胞分化而改善骨髓异常造血。剂量为皮下注射 75 mg/(m²·d),每月连续 7 d,可使许多患者显示出全血细胞计数的改善和(或)细胞遗传学疗效。5-Aza 的主要不良反应为骨髓抑制。

　　6.苯丁酸钠

　　苯丁酸钠是一种芳香族短链脂肪酸,对白血病和实体肿瘤细胞系具有强大的促分化效应。其主要作用机制仍未明确,似乎可通过抑制 DNA 甲基化和组蛋白去乙酰化而改变基因表达和转录调控。

　　7.氨磷汀

　　可被膜碱性磷酸酶活化而形成氨基硫醇即 WR-1605,代谢产物与结合 DNA 及调节细胞增殖分化的多肽在结构上相似,在体外可促进正常细胞和 MDS 的前体细胞及红系集落生长,降低骨髓中 CD34⁺ 细胞发生凋亡的比例,亦可降低骨髓基质分泌促凋亡细胞因子 TNF-α 和 IL-1b。

　　(六)细胞毒药物治疗

　　1.非强烈化疗

　　已转化的或正在转化的老年 MDS 患者可能可以耐受非强烈化疗,主要用于 RAEB 或

RAEB-T、CMML。

(1)羟基脲可以用来控制 CMML 的单核细胞增多,调整剂量达最佳控制骨髓增殖而又最少引起全血细胞减少,间歇口服给药。

(2)小剂量美法仑(2 mg/d)对 4% 的 RAEB 或 RAEB-T 患者有反应与严重不良反应,低增性 MDS 最好。

(3)其他还有:Ara-C,10~20 mg/(m² · d),14 d 为 1 个疗程;小剂量三尖杉酯碱 0.5~1 mg/d,10~14 d 为 1 个疗程;小剂量阿柔比星 3~14 mg/(m² · d),静脉滴注,7~10 d 为 1 个疗程。

2.高强度化疗

IPSS 预测中位生存期低于 1 年的患者,应用强烈化疗可改善此高危群体的预后,有效率为 15%~64%。AML 型化疗可用于<60 岁且一般情况较好的高危患者,相关并发症和病死率比原发 AML 高,年龄>50 岁核型异常者治疗反应差。常用蒽环类抗生素加阿糖胞苷的方案,如 DA 方案等。

3.拓扑异构酶Ⅰ抑制剂

拓扑替康 2 mg/(m² · d),连续 5 d 静脉滴注,在 CMML 和 RAEB 患者诱导缓解率较高。

(七)免疫抑制治疗

应用免疫抑制剂治疗 MDS 合并免疫学异常的病例。ATG 治疗 MDS 患者,主要为 RA 和 RAEB,剂量 40 mg/(kg · d),连续 4 d;环孢素 A(CsA)治疗,剂量为 10 mg/(kg · d),用药1~1.5 个月,造血干细胞移植。

(八)异基因 HSCT 是唯一可能治愈 MDS 的方法

同胞异基因造血干细胞移植(HSCT)可能是最好延长生存期的办法,且有治愈的可能,治疗满意度相关因素:病程短、原发 MDS,原始细胞<10%,细胞遗传学低危。

(九)自体干细胞移植

可用于年龄<65 岁的患者,经 AML 预处理完全缓解的患者行自体 SCT,效果较差,低治疗相关病死率,高复发率。

十一、预后及病程

本病预后较差,中位存活期各家报道不尽相同,大多数学者报道<30 个月,RA、RARS 存活期较长,可存活 5 年以上,其余三型常在 1 年内死亡。死亡原因除发展为白血病外,也可由于出血或严重感染而致。无症状的患者预后较好,对于需要治疗者中位生存期为 6~12 个月,20%以下患者发展为急性单核细胞白血病,对强烈化疗反应差。其他影响预后的独立因素有:①特异性染色体改变,如+8、-7 和 2 个以上畸变的复杂核型改变者预后差;②骨髓组织学中有 ALIP 现象者预后差;③外周血中检测到 CD34+ 细胞者预后差;④骨髓纤维组织增多或纤维化者预后差。

(杨忠文)

第二节　真性红细胞增多症

一、定义

真性红细胞增多症(PV)是一种多能造血干细胞克隆性紊乱的以红系细胞异常增殖为主的慢性骨髓增殖性疾病,是一种少见的疾病。1892 年 Vaquez 首先对本病进行了描述。1908 年,Osler 系统地总结了本病的临床特征,并将其命名为真性红细胞增多症。1971 年,国际真性红细胞增多症研究组(PVSG)才比较系统地提出了真性红细胞增多症的标准。随后的研究和发现使人们对真红的认识不断加深。世界卫生组织最新的分类中,仍将其归入骨髓增生性疾病。可伴有红系和巨核系的过度增生,血黏度增高,以及栓塞并发症的出现,血细胞比容持续升高(成年男子>0.51;成年女子>0.48),临床特征为皮肤黏膜红紫、脾大和血管及神经系统症状。

二、病因和发病机制

本病的病因和发病机制仍不清楚。红系增生并非缺氧引起,红细胞寿命也正常。研究证明,真红是一种异常克隆增殖性疾病所引起。正常人血细胞中含有两种葡萄糖-6-磷酸脱氢酶(G-6-PD)的同工酶,即 A 型和 B 型,但真红患者的红、粒细胞和血小板中仅有 A 型一种。这种异常克隆增殖有以下特点:①从单一细胞起源,持续增生;②异常克隆抑制正常克隆,晚期正常克隆消失;③异常克隆具有细胞遗传的不稳定性,临床可见真红转化为急性白血病。

主要的病理生理基础是红细胞过度增生引起全血容量增多和血液黏滞度增高,导致全身血管扩张和血流缓慢,引起血管和神经系统的症状。由于血液黏滞度增加,血流缓慢,血小板计数增多,可引起血管栓塞,而以静脉血栓较多见。出血系由血管扩张充血、血管内皮损伤和血小板功能异常引起。

本病起源于单一多能造血干细胞虽已肯定,但病因及发病机制尚未阐明。大多数患者细胞染色体核型正常。绝大多数患者无家族史,少数患者家族中有同类患者,但遗传规律不明。对本病患者红细胞生成素受体的研究表明,大多数患者未发现任何异常,但在家族性红细胞增多症患者中发现有红细胞生成素受体基因突变,突变后的红细胞生成素受体对红细胞生成素异常敏感。

由于真性红细胞增多症的克隆特征,故真红具有向白血病转变的可能,也可因巨核细胞的克隆异常,常有纤维源性的生长因子异常分泌而向骨髓纤维化发展。真红伴随的血栓并发症主要是由于血细胞比容增加,血液黏稠度功能性增加所致。同时,血管壁与白细胞和血小板克隆数量增加的相互作用可引起白细胞黏附性增加,并促进白细胞和血小板的活化,这些因素也会导致真红患者有易栓性倾向。

三、流行病学

本病在欧美国家的发病率为(0.6~1.6)/10 万,犹太人发病率较高。本病多发生于中老年人,平均发病年龄为 60 岁,男、女性发病率之比为 1.2∶1。

四、临床表现

本病起病缓慢,偶在血常规检查时发现,也有因脾大、血栓形成及出血症状而就医确诊。主要临床表现有以下几方面。

(1)血管神经系统的表现:早期有头痛、头昏、头胀、耳鸣、眩晕、健忘、肢体麻木、刺痛、乏力、出汗等,重者可出现盲点、复视和视力模糊等症状及体征,也可有心绞痛和间歇性跛行。

(2)血栓形成和栓塞症状:可发生在脑动脉、冠状动脉和外周动脉及肠系膜动脉,引起脑血栓、心肌梗死等严重后果。血栓性静脉炎伴栓塞主要易发生在肺部,但肠静脉、肝、脾和门静脉亦可发生,引起相应器官的症状及体征。伴有血小板增高时,栓塞更易于发生。

(3)出血症状:常见鼻出血、牙龈出血和皮肤黏膜瘀点、瘀斑等。

(4)组胺增高的表现:消化性溃疡发生率较正常人高4~5倍,可引起消化道出血。皮肤瘙痒也常见,10%可伴荨麻疹。

(5)体征:皮肤和黏膜红紫,尤以面颊、口唇、舌、耳、鼻尖、颈部及四肢末端为甚,眼结膜显著充血。3/4的患者有脾大,脾大明显可以发生脾梗死,引起脾周围炎。2/3有肝大,1/3有高血压。

(6)高尿酸血症可以产生痛风、肾结石及肾功能损伤。

五、实验室检查

(一)血常规

(1)红细胞计数、血红蛋白浓度和血细胞比容明显升高。并且胃肠道失血或放血治疗的患者其增高程度与血红蛋白水平及血细胞比容不成比例。红细胞计数大多$>6.5\times10^9$/L(男),或$>6.0\times10^9$/L(女),血红蛋白浓度大多>180 g/L(男),或>170 g/L(女),血细胞比容>0.54(男),或>0.50(女)。在此3项参数中,红细胞计数升高最为明显,而血细胞比容则是红细胞总量和血液黏滞度的最佳单一指标。红细胞形态通常为小细胞低色素性。平均红细胞体积减小,提示缺铁性红细胞生成,在疾病早期通常见不到有核红细胞。

(2)60%真性红细胞增多症患者外周血粒细胞计数增加,随病情进展逐渐明显且白细胞总数明显升高。中性粒细胞碱性磷酸酶升高,嗜碱性粒细胞计数也可增高,组胺代谢产物分泌增加,表明嗜碱性粒细胞转换率加速。

(3)约半数真性红细胞增多症患者血小板计数超过500×10^9/L,也有极度升高达到$1\,000\times10^9$/L的记载。放血治疗后血小板计数可明显增加。

(二)骨髓常规

(1)增生活跃或明显活跃,粒、红、巨核细胞三系均增生,但以红系增生最为显著。

(2)红系以中、晚幼红细胞增多为主。

(3)粒系以中性晚幼及杆状核粒细胞多见。

(4)巨核细胞不仅增多,而且在骨髓穿刺涂片上或活检切片上明显成片或成团出现。

(5)骨髓外铁和铁粒幼细胞减少或消失。晚期患者骨髓常发生纤维化,可经骨髓活检证实。

六、诊断和鉴别诊断

(一)诊断标准

(1)临床有多血症表现、脾大。

（2）男性血红蛋白浓度大多＞180 g/L,红细胞计数大多＞$6.5×10^9$/L,女性血红蛋白＞170 g/L,红细胞计数＞$6.0×10^9$/L。

（3）血细胞比容＞0.54(男),或＞0.50(女),白细胞计数＞$11.0×10^9$/L,血小板计数＞$300×10^9$/L,中性粒细胞碱性磷酸酶积分＞100,骨髓三系增生尤以红系增生显著。

（4）红细胞容量男性＞39 mL/kg,女性＞27 mL/kg。

（5）相对和继发性红细胞增多症除外。

凡符合上述条件中之1、2、3项,并除外继发性红细胞增多症,可诊断为真性红细胞增多症。若无条件测定红细胞容量,则需具备1、2、3、5项方可诊断为真性红细胞增多症。

（二）鉴别诊断

（1）真红首先需要与继发性红细胞增多症和相对性红细胞增多症相鉴别。

（2）低氧血症和(或)促红细胞生成素增高患者,由心肺原因引起的是明确的。非低氧血症应除外肾囊肿、肾盂积水及肝癌或肾癌。

（3）家族性发病者提示存在高氧亲和力血红蛋白。

（4）红细胞增多的吸烟者,应测定碳氧血红蛋白。

（5）单纯红细胞增多,可能为原发性红细胞增多,也可能是家族性的,对一些原发性红细胞增多症患者进行观察并未发现病因,但缺乏真性红细胞增多症的其他表现,提示此类患者病程中可能有一段类似真性红细胞增多症的红细胞克隆性增殖的时期,增高的促红细胞生成素水平不支持真性红细胞增多症的诊断,但不依赖于促红细胞生成素的红细胞集落生成支持此病为一克隆性疾病。

（6）嗜烟酒的患者可引起绝对性红细胞增多;而真性红细胞增多症可引起白细胞计数增多、脾大、血小板计数增多,维生素 B_{12} 增高及中性粒细胞碱性磷酸酶活性增高。

七、治疗

（一）血液稀释疗法

静脉放血能迅速降低红细胞计数、血细胞比容和血容量,改善症状,减轻出血和血栓危险,疗效确切。适用于真性红细胞增多症轻症患者和作为其他疗法的辅助治疗。放血量一般每次为200～400 mL,至血容量、血红蛋白及血细胞比容降至接近正常为止。老年及有心血管疾病者放血应慎重,每次不应超过 200 mL。尽量将血细胞比容降低至 45%,此时可明显减少高血容量与高黏滞度的发生。有明显脾大时,血细胞比容不再是可靠的反映红细胞总量的指标。血细胞比容达到正常后的放血间隔时间,以维持血细胞比容于 45% 或以下而定。

静脉放血的缺点在于:①由于不能抑制骨髓增生,对血小板增多无效,放血有较高的出血和血栓形成的危险;②对脾大无效;③亦不能改善高尿酸血症。

（二）化疗

通过抑制骨髓造血功能达到治疗目的。适应证有:①血小板计数＞$1\,000×10^9$/L;②巨脾伴有压迫症状;③重度瘙痒;④需大量放血,每 8 周放血 500 mL 以上才能维持病情稳定者。

白消安 4～6 mg/d,口服;或苯丁酸氮芥 4～6 mg/d,口服,至血常规正常后停药观察,复发后重复给药。此药特点为:①用法简便易行;②不仅减少红细胞生成而且能有效控制白细胞和血小板水平;③缓解期较长。但长期用药有致癌作用,可促使白血病、淋巴瘤或其他肿瘤发生。

苯丁酸氮芥(瘤可宁)的致癌作用强于白消安,目前已停止使用。

高三尖杉酯碱治疗,2～4 mg/d,可使血常规恢复正常或接近正常。

国际真性红细胞增多症研究组评价羟基脲作为本病的一种治疗方法。这种药物被认为无致基因突变性,并且研究表明在控制血细胞比容、血小板增多、脾大和皮肤瘙痒上有效,对大多数患者的推荐剂量为每天口服 10～15 mg/kg,如病情需要尚可加量。其作为一种代谢药物较常用于 PV 的治疗,维持治疗量为 10～20 mg/(kg・d)。

(三)^{32}P 放射性核素治疗

放疗作为一种治疗方法临床应用已有多年。但不推荐用于儿童、育龄期和妊娠期妇女。在放疗的种类中,最满意的是放射性磷(^{32}P)。因它不引起恶心、呕吐,使用方便,能使真红患者得到持续长达 1～2 年或更长时间的临床和血液学缓解。这种治疗方法简单有效,复发率低,生存期长,被认为是一种有效的治疗药物。^{32}P 治疗不会出现放射病。

推荐的治疗方法如下:患者在治疗前需食低磷膳食 1 个月,先通过静脉放血使红细胞容积恢复正常,然后给患者静脉注射^{32}P,每平方米体表面积 2.3 mCi。为避免累积作用,3 个月内不再应用^{32}P。如果在间歇期红细胞容量上升超过正常可用静脉放血。红细胞的下降通常在使用^{32}P后的 30～60 d 才开始,3 个月后化验结果仍然超过正常,可第 2 次注射^{32}P 1～4 mCi,以后间隔 3 个月重复检查。在第 3 次注射后至少 1 年,最好 18 个月不再注射。

(四)干扰素

近年来开始应用 IFN-α 300 万～900 万 U 皮下注射,每周 3 次治疗本病。治疗 6～12 个月以上,可使 60%～75%的患者红细胞增多得到控制。部分患者获得血常规三系下降、脾缩小等疗效,达到完全或部分缓解,可使 80%患者皮肤瘙痒减轻。

(五)阿那格雷

口服的咪唑喹啉可以对抗环磷酸腺苷磷酸二酯酶活性并影响巨核细胞成熟以减少血小板产生,对于 PV 患者控制血栓形成有重要意义,但对脾大、红系、粒系无作用。

(六)脾切除

脾切除并不能有效地治疗本病,仅当巨脾引起严重压迫症状如行动困难、疼痛剧烈、显著影响胃肠消化功能等,或有显著脾功能亢进时,才考虑切脾。否则,切脾有可能使病情恶化甚至死亡。

(七)对症治疗

皮肤瘙痒可用抗组胺药物;西咪替丁和羟基脲对部分瘙痒患者有效;高尿酸血症者应口服别嘌醇。

(八)进展期 PV 的治疗

首先是对症治疗,患者常需输血制品支持,常因脾功能亢进,反复梗死或其他不适而行脾切除术,但随后的髓外造血则可能导致肝大。

八、病程及预后

未经治疗的真性红细胞增多症患者预后较差,致死性的血栓形成或出血并发症发生率甚高。初期进展较缓慢,很多患者长时间内没有症状,故易于忍受,不采取治疗措施,对红细胞总量不加以控制,容易发生血栓形成和出血等并发症。

真性红细胞增多症的整个自然病程可分为:增殖期,此期治疗目的在于降低外周血红细胞计数;稳定期,此期不需要治疗,可以将血细胞计数维持在相对正常的范围内;最终演变为衰竭期,发生这种演变,主要由于进行性骨髓纤维化的逐步进展。也可能由于异常造血细胞株的增殖能力逐渐衰退。

真性红细胞增多症经过治疗的患者生存期明显延长,平均生存期达到 10 年。比原发性骨髓纤维化的存活期长,而比原发性血小板增多症短。重要器官血栓形成约占总病死率的 1/3。其他死亡原因包括:转化为急性白血病、其他肿瘤、出血和骨髓纤维化与血栓形成一起构成总病死率的 75%,急性白血病发生率也在 2%~4%。

真性红细胞增多症患者上消化道出血的发生率较高,尤其是消化道溃疡引起的出血,这是由于高组胺血症刺激胃酸分泌增多所致。

(杨忠文)

第三节　原发性血小板增多症

一、定义

原发性血小板增多症(ET)亦称特发性血小板增多症或出血性血小板增多症。于 1920 年由 Di Guglielmo 首先报道。本病发病率低,过去认为本病为所有骨髓增殖性疾病中最少见的一种。但研究发现本病并非少见,是一种以持续血小板增多为特征,非反应性的非粒系或红系骨髓增生异常所致的发生在多能造血干细胞的克隆性疾病。其特征为外周血中血小板明显增多,且功能不正常,骨髓中巨核细胞过度增殖,临床有自发出血倾向和(或)血栓形成,约半数患者有脾大。本病确切病因尚不清楚,又常有反复出血及血栓形成,故又称原发性出血性血小板增多症或血栓性出血性血小板增多症。这是一种排除性诊断。

二、流行病学

本病发病率不高,是骨髓增生性疾病中最少见的一种,年发病率约为 0.1/10 万。女性发病率略高,诊断时中位年龄为 60 岁,常<40 岁发病,<20 岁发病极少。

三、病因及发病机制

(一)病因学
病因学不明确,与射线、化学药物、病毒感染无明确相关性。

(二)发病机制
(1)G-6-PD 同工酶的测定发现红细胞、中性粒细胞及血小板仅有一种 G-6-PD 同工酶,而非造血细胞,如成纤维细胞为杂合型,有两种 G-6-PD 同工酶 A 型及 B 型,因而认为原发性血小板增多症是一种多能干细胞的克隆性疾病。本症与其他骨髓增生性疾病关系密切,可共同存在或相互转化,提示原发性血小板增多症病变在多能干细胞水平。由于多能干细胞的异常,导致骨髓中巨核细胞持续增殖,血小板计数生成增多,平均为正常人 6 倍,加上过多的血小板又从脾、肝储存部位释放导致发病。

(2)本病的出血机制尚未明确,可能与多种因素有关:①血小板功能缺陷,如血小板黏附及聚集功能减退、释放功能异常,血小板肾上腺素受体及前列腺素 D2 丢失,Fc 受体数增加,血小板糖蛋白(CD36)总含量及表面表达增加,血栓烷 A2 生成增多,血小板第三因子有效性降低,5-羟色胺减少等;②部分患者有凝血功能异常,如纤维蛋白原、凝血酶原、凝血因子 V、因子 Ⅷ 减少,vWF 相对缺乏等;③本症大部分发生在老年患者,血小板高可合并血管退行性变,易形成血栓,造成血管末端梗死,梗死区破裂出血。总之可能是多种因素综合作用的结果。

(3)血栓形成的机制同样不明,可能因血小板过多,活化的血小板强烈的聚集及释放反应,形成微血管栓塞,进一步发展为血栓。有血小板增多和血栓形成并发症的患者血液循环中网织血小板计数增多,经过阿司匹林治疗后的患者发现网织血小板计数减少。

四、临床表现

(1)30%患者无任何症状,仅查血常规时发现外周血小板计数升高。

(2)1/3 的患者就诊时表现为功能性或血管舒缩性症状,包括血管性头痛、眩晕、昏厥、视力模糊、手掌及足底灼痛感、末梢麻木及发绀、非典型性胸痛及网状青斑和红斑性肢痛病等,这些表现与血管内血小板激活有关。

(3)部分患者可出现原因不明的出血:出血常为自发性,可反复发作,约见于 2/3 的病例,以胃肠道出血常见,也可有鼻出血、齿龈出血、血尿、呼吸道出血、皮肤、黏膜瘀斑等,但紫癜少见。有时可因手术后出血不止而被发现。偶有脑出血,可引起死亡。

(4)血栓发生率较出血少:30%有动脉或静脉血栓形成,动脉多于静脉,肠系膜静脉及下肢静脉为血栓好发部位。下肢血管栓塞后,可表现为肢体麻木、疼痛,甚至坏疽,也有表现为红斑性肢痛症、间歇性跛行;肠系膜血栓形成可致呕吐、腹痛;肺、肾、肾上腺或脑内如发生栓塞可引起相应临床症状,并成为致死原因;还可引起心肌梗死,多次微血栓可导致脾萎缩;年轻女性因多发胎盘梗死而导致多次流产或胎儿宫内发育迟缓。

(5)脾大见于 80%以上的病例,一般为轻到中度肿大,少数患者有肝大。

五、实验室检查

(一)血常规

(1)血小板计数持续>$600×10^9$/L,多在 1 000×10^9/L~2 000×10^9/L,最高可达 2 000×10^9/L。血小板形态一般正常,但有的患者可见巨大型、小型及畸变型血小板,常聚集成堆,偶尔见到巨核细胞碎片(看起来像原始淋巴细胞)及裸核。

(2)白细胞计数可正常或增高,多在(10~30)×10^9/L,偶可为(40~50)×10^9/L,一般不超过 50×10^9/L,分类以中性分叶核粒细胞为主,偶见幼粒细胞。部分患者有嗜酸和嗜碱性粒细胞增高,中性粒细胞碱性磷酸酶(NAP)积分增高。

(3)红细胞计数一般正常,10%~30%的患者轻度增多,少数患者可致低色素性贫血,可有不同程度红细胞异常。

(二)骨髓常规

(1)骨髓中巨核细胞多且体积大,也可见小巨核细胞和巨核细胞成熟异常。骨髓有时可出现干抽现象,有核细胞增生活跃或明显活跃,巨核细胞增生尤为显著,原始幼稚巨核细胞均可增加,以后者为明显,有大量血小板聚集成堆。

(2)骨髓活检有时伴轻至中度纤维组织增多,巨核细胞增多,并形成集落,伴有多形核或不典型多倍体巨核细胞。骨髓检查对于鉴别原发和继发的血小板增多症无太大帮助,巨核细胞聚集可提示诊断但不特异,而发现网状纤维化具特异性但不敏感。

(三)出凝血试验

(1)出血时间延长,凝血酶原消耗时间缩短,血块退缩时间有的缩短,有的收缩不良。

(2)血小板聚集异常:①对肾上腺素完全无反应是本病的特征性表现;②1/3以下的患者血小板 ADP、花生四烯酸反应下降;③可有体外血小板高聚集性和自发性聚集。

(四)血液生化

25%患者血尿酸可升高、乳酸脱氢酶、血清酸性磷酸酶均增加,部分病例因血小板破坏,大量钾离子释放到血中,25%患者引起假性高钾血症。可有 C 反应蛋白、纤维蛋白原和红细胞沉降率多正常。

(五)细胞遗传学

仅有 5%的异常克隆发生率,细胞遗传学在诊断 ET 中作用有限。5%的患者可异常,无特征性异常。染色体检查部分患者有 21 号染色体长臂缺失(21q—),偶有 20q—报告,有报告 21 号染色体长臂长短不一的变异。

六、诊断和鉴别诊断

(一)诊断

(1)血小板计数持续>600×10⁹/L。

(2)无反应性血小板增高病因。

(3)红细胞总数正常或 HCT<0.40。

(4)骨髓贮存铁正常或血清铁蛋白正常或 MCV 正常,骨髓增生活跃或巨核细胞增多、体积大、胞质丰富。

(5)无 Ph 染色体和 *BCR-ABL* 融合基因。

(6)无明显骨髓纤维化。

(7)无骨髓异常增生综合征的细胞遗传学和形态学证据。

(8)临床上可有出血、脾大、血栓形成引起的症状和体征。

(9)血小板肾上腺素和胶原的聚集反应可减低。

(二)鉴别诊断

原因不明的血小板计数持续>600×10⁹/L,骨髓中巨核细胞显著增加并有大量血小板形成,结合脾大、出血或血栓形成等表现应考虑本病的诊断。

(1)继发性血小板增多症。

(2)其他骨髓增生性疾病。

真性红细胞增多症、慢性粒细胞白血病及骨髓纤维化等骨髓增生性疾病,皆可伴有血小板计数增多。但真性红细胞增多症以红细胞增多为突出表现。慢性粒细胞白血病以粒细胞系增生为主,血中白细胞计数显著增多,出现幼稚粒细胞,中性粒细胞 NAP 积分明显降低,骨髓常规亦以粒细胞系增生为主,染色体检查可见到 Ph 染色体,外周血白细胞分类嗜碱性粒细胞不同程度增高。骨髓纤维化的患者外周血中有幼稚粒、红细胞,红细胞大小不等及泪滴状红细胞增多,骨髓大多干抽,骨髓活检有纤维化的表现。

七、治疗

对于血小板计数>600×10⁹/L 的患者应予积极治疗:①年龄>60 岁;②既往有血栓/出血

性病史;③存在心血管疾病易患因素。

治疗的目的在于将增高的血小板减少至正常或接近正常,以预防血栓及出血的发生。

（一）骨髓抑制性药物

1.羟基脲

羟基脲是目前国内外首选药物之一。适用于＞60岁患者,也可用于不能耐受阿那格雷和干扰素-α且年龄＜60岁有症状患者,每天剂量为 1 000～2 000 mg,分 2～3 次口服。目的是减少血小板到 $400×10^9/L$ 以下,有效率一般为 80% 左右。不良反应为可逆性白细胞降低。1/3 的病例有皮肤黏膜损害包括色素增加、斑丘疹样皮疹、指甲萎缩、紫色丘疹、口腔溃疡及胃肠道不适等。孕妇及哺乳期禁用,但无致白血病作用。

2.白消安

为常用有效的药物,宜用小剂量,开始为 4～6 mg/d,分次或一次口服,待血小板计数减少到一半时,剂量也相应减少一半。血小板计数减少至正常时停药或改为维持量。长期服用有致白血病作用,现已少用。

3.其他

苯丁酸氮芥 0.1～0.15 mg/(kg·d),环磷酰胺 50～100 mg/d,可按病情或个体敏感性分别选用。主要不良反应同白消安。

（二）放射性核素磷（^{32}P）

可口服或静脉注射,首次剂量 2.3 mCi/m²。如有必要 3 个月后再给药 1 次,对 45 岁以下的患者现一般不主张应用,多用于＞75 岁以上患者或不能依从规律羟基脲治疗的患者,因 ^{32}P 可能有潜在的诱发白血病的作用及骨髓抑制。

（三）干扰素

干扰素 α 体内外具有显著抑制 BFU-MK 及 CFU-MK 增殖活性,可用于不耐受阿那格雷的年轻患者,治疗 ET 总有效率一般可为 70%～80%,并能有效降低血栓及出血并发症的发生率,此与其具有降低血小板水平并增强血小板功能的双重效应有关。初始剂量为 300 万单位皮下注射,每周 3 次,以后根据患者耐受性及疗效调整剂量,维持剂量个体间差异颇大,总疗程一般为 2 年以上。不增加患者 AML 危险,由于不方便使用和耐受性差而相对少用。

（四）阿那格雷

阿那格雷为一种金鸡纳衍生物,能抑制周期性核糖磷酸二酯酶及磷酸酯酶 A2。早期主要作为一种血小板聚集抑制剂用于临床,但后来发现其降低血小板聚集作用更为突出。适用于＜60 岁患者,尤其适用于有生育能力的妇女。阿那格雷选择性作用于巨核细胞,通过阻止巨核细胞成熟以降低血小板,对合并血小板增高的各种 MPDs 均有明显疗效,其治疗 TE 有效率高达 94%,而且疗效不受既往治疗影响。开始剂量每天 1～2 mg,血小板降低一半的平均时间为 17 d,降至 $<400×10^9/L$,平均时间为 21 d。维持剂量每天 1.5～4.0 g。本药无致白血病及致癌作用。不良反应少。主要的不良反应为头痛、心悸、液体潴留。孕妇和有慢性心律失常与不明心脏病患者禁用。

（五）阿司匹林

对于曾有血栓事件发生的患者推荐剂量为 75 mg/d,但可增加出血风险,可以迅速缓解红斑性肢痛症,对于有出血并发症或有消化性溃疡病史的患者应慎用,对于阿司匹林不耐受者可换用双嘧达莫等。

(六)原发性血小板增多症合并妊娠

患有 ET 的年轻妇女常在妊娠前 3 个月流产,因此妊娠或育龄妇女,无症状者也无需治疗。可选用小剂量阿司匹林和干扰素治疗,羟基脲理论上使胎儿畸形的发生率增加,应避免使用。但鉴于妊娠妇女可能存在程度不同的高凝状态,因此抗血小板聚集药物的适量使用可能是必要的,尤其是妊娠中后期。

(七)危及生命的出血的处理

停止抗血小板药物,找到出血点,有血友病者应该应用第Ⅷ因子,无获得性血友病者可输血小板治疗,持续出血可以使用血小板分离置换,羟基脲 2～4 g/d 持续 3～5 d。

(八)动脉血栓形成的处理

阿司匹林起始剂量 75 mg/d,服用羟基脲保持血小板正常,如有生命危险可行血小板分离术。

八、病程及预后

原发性血小板增多症常呈缓慢病程,患者寿命可接近正常,与其他骨髓增殖性疾病患者不同,原发性血小板增多症患者转化成急性白血病概率很小(<5%),因此与正常人相比,患者的生存期仅略有缩短。但其临床过程可被危及生命的血栓出血并发症所中断,预后主要与血栓出血并发症的危险性有关。5%～10% 的患者可能转化为 AML 而进展为骨髓纤维化的不足 5%。

(张　瑞)

第四节　原发性骨髓纤维化

一、定义

原发性骨髓纤维化是骨髓发生不同程度弥漫性的纤维组织的增生。骨髓造血功能受到严重损害,肝、脾、淋巴结代替骨髓造血,患者往往有明显的脾大。这类代替性造血造出的血细胞不仅量少,而且往往有不少纤维红细胞和幼稚红细胞,因此通常有贫血症状。本病多发生于 40 岁以上,起病缓慢,开始往往无症状或仅有乏力、体重下降等一般表现,以后主要表现为脾脏日益肿大和贫血,还可表现为低热、骨痛、出血及肝大等。临床上可分为急性型(酷似白血病,但骨髓增生很差,病程进展快,常 1 年左右死亡)与慢性型。

二、流行病学

本病发病缓慢,较少见,年发病率为 5/10 万,主要见于老年患者,中位年龄为 65 岁,男女无差异,但任何年龄均可发病,特殊的是儿童男女发病率男性与女性比例为 1：2。

三、发病机制

原发性骨髓纤维化的发病机制至今尚未阐明。

正常血细胞有的含 G-6-PD 同工酶 A,有的含同工酶 B。但骨髓纤维化时血细胞只含有一种

G-6-PD 同工酶,提示骨髓纤维化时血细胞来自一个干细胞克隆。增生的血细胞引起骨髓功能紊乱时,胶原纤维与巨核细胞及血小板相接触,导致血小板衍生生长因子(PDGF)及转化生长因子自(β-TGF)释放,后两者均可刺激原纤维细胞的分裂和增殖,现认为肝、脾、淋巴结内的髓外化生不是骨髓纤维化的代偿作用,而是骨髓增生性疾病特有的表现。

(1)一般认为本病是一种早期造血干细胞来源的克隆性恶性增殖性疾病。骨髓成纤维细胞增殖继发于造血干细胞克隆异常,是一种反应性改变。通过 G-6-PD 同工酶的检测发现,骨髓纤维化的患者骨髓成纤维细胞含有 A、B 两种同工酶,而红细胞、白细胞和血小板中只含有一种同工酶,是单克隆的,说明两者起源不一致。染色体检测发现 Ph 染色体仅发生于造血细胞,不存在于成纤维细胞,也说明后者是非肿瘤起源。

(2)本病与其他各种骨髓增殖性疾病间关系密切,可互相转化、过渡或共同存在,例如真性红细胞增多症有 7%～28% 的病例会转化为骨髓纤维化,慢性粒细胞白血病的患者约有 30% 患者及原发性血小板增多症的一些患者在病变进展过程中均可发生骨髓纤维组织增生。本病的晚期有的病例也会转为急性白血病。

(3)骨髓纤维化是细胞因子介导的反应过程,如血小板衍生生长因子、巨核细胞生长因子(MKDGF)、上皮生长因子(EGF)及转化生长因子(β-TGF),白细胞介素-1、钙调蛋白等,其中血小板衍生生长因子(PDGF)最为重要,一般认为它和巨核细胞生长因子(MKDGF)是同一种物质。骨髓纤维化的患者骨髓中均有无效性巨核细胞生成,破坏的巨核细胞释放出来大量 PDGF、EGF 及 β-TGF,协同刺激成纤维细胞的增殖、胶原生成增多、分裂减少,这种生成与代谢的不平衡使胶原蛋白在骨髓基质中过度积聚,形成骨髓纤维化。但在急性白血病及毛细胞白血病中,其白血病细胞浸润骨髓引起骨髓纤维组织增生,骨髓中巨核细胞并不增多,而骨髓纤维化的患者仅有 50% 的患者 PDGF 水平增高,因而亦难以用上述机制解释。推测可能有其他介质参与骨髓纤维组织过度增生的发生。

(4)骨髓中网状纤维增多,进展为胶原纤维化,使骨髓的正常结构破坏并逐步消失。

(5)近年来发现 $1,25-(OH)_2$-维生素 D_3 在体外可抑制巨核细胞的增殖,诱导粒细胞向单核及巨噬细胞分化、成熟。因巨核细胞能促进胶原形成,而单核细胞具有降解胶原的作用,故 $1,25-(OH)_2$-维生素 D_3 可间接调节胶原的形成。临床上许多影响维生素 D 代谢的疾病如肾性骨营养不良、维生素 D 缺乏、甲状旁腺功能低下等均可发生骨髓纤维组织的增生,证明维生素 D 与骨髓纤维化确有关系。

(6)髓外造血和骨髓纤维组织的增生一样,是受到异常刺激所引起的增殖反应,也可能由于骨髓纤维过度增殖,破坏正常的骨髓超微结构,从而使造血前体细胞从骨髓释放进入外周血,并在肝、脾及其他组织如淋巴组织、皮肤、浆膜表面等髓外器官增殖,从而使外周血可见大量未成熟的原始造血细胞。

四、临床表现

(一)主要临床表现

(1)起病缓慢,20% 患者在诊断时无自觉症状,其中的绝大多数可持续 3～5 年,血常规检查可出现异常。

(2)主要症状是贫血和脾大,以及高分解代谢所致的症状,包括乏力、多汗、消瘦等,脾大可引起上腹闷胀感。严重的患者可有骨痛、发热、出血,并因高尿酸血症有 4% 引起肾结石及 40% 引起痛风性关节炎。

（3）少数患者可有发热，是本病的一种表现，也可由感染引起。

（4）约 1/4 的患者有出血，多由血小板计数减少、血小板功能不全、获得性凝血因子缺乏、弥散性血管内凝血引起。

（5）髓外造血可引起相应的症状，例如在小肠因髓外造血引起肠出血；脊索髓外造血引起脊索压迫症状；脑髓外造血类似脑肿瘤；肺部表现为呼吸衰竭；腹腔髓外造血可引起腹水；泌尿系统可引起血尿、尿频等。

（6）少数患者起病急骤，可呈高热、出血、进行性贫血及脾大，类似急性白血病的表现称为急性骨髓纤维化。

（二）体征

几乎所有患者均有脾大，约 50% 病例达盆腔，右缘超过腹部中线，质地中等，甚至质硬。50%～75% 的患者肝大，多为轻到中度肿大，个别的可达脐下，质硬，无痛，表面光滑。因肝静脉或门静脉内血栓形成可导致门脉高压症或 Budd-Chari 综合征，胸骨压痛少见。晚期患者有瘀斑、紫癜。面色苍白和贫血程度有关，少数患者可有轻度黄疸。淋巴结极少有髓外造血灶，故肿大不明显。由于肝大，压迫下肢静脉，可致下肢水肿。

（三）特有临床表现

（1）髓外造血：引起肝大，且髓外造血是无效的，并引起相应的髓外造血症状，脾切除后髓外造血可能加重，导致肝衰竭。

（2）可发生门静脉高压和食管静脉曲张、腹水、胃肠道出血、肝性脑病，还可发生门静脉栓塞。

（3）骨骼的改变：骨密度增加，发生骨硬化；引起骨膜炎而出现严重的骨痛；骨血流增加可达心排血量的 25%，可导致或加重充血性心力衰竭。

五、实验室检查

（一）血常规

1.贫血

大多数患者均有轻重不等的贫血，晚期可有严重的贫血，通常表现为正细胞、正色素性贫血。贫血的原因与脾大（脾亢）、继发叶酸缺乏，血浆容量相对增多以及红细胞无效生成等综合因素有关。红细胞的形态有明显大小不一及畸形，易见泪滴状和椭圆形红细胞、多染性红细胞。网织红细胞轻度增多，约 70% 的患者血片中出现幼稚粒、红细胞，可见获得性血红蛋白。

2.白细胞计数

部分患者增加，部分患者减少，一般在（10～20）$\times 10^9$/L，很少超过 50×10^9/L；少数患者白细胞计数可减少到（2～4）$\times 10^9$/L。白细胞计数增多时，分类以成熟中性粒细胞为主，也可见到中幼粒、晚幼粒细胞甚至原粒和早幼粒细胞。嗜酸性粒细胞和嗜碱性粒细胞轻度增多，2/3 的患者中性粒细胞碱性磷酸酶增高，少数患者降低，也可正常。髓过氧化物酶活性降低。

3.血小板计数

高低不一，1/3 病例血小板增加，个别患者血小板计数可达 $1\,000 \times 10^9$/L。外周血中可见到大而畸形的血小板和血小板颗粒。偶见巨核细胞碎片或巨核细胞。血小板功能不正常，例如出血时间、血块收缩功能异常，血小板第三因子有效性降低，血小板黏附率下降，脂肪氧合酶活力降低。血小板寿命缩短。

（二）骨髓表现

（1）骨髓穿刺骨质坚硬，进针困难，1/3以上有干抽现象。骨髓涂片无特殊表现，有核细胞常表现增生低下，但有时也可能表现增生活跃。骨髓中性粒系前期细胞及巨核细胞增加。巨核细胞通常有形态不正常，可发现小巨核细胞及大的巨核细胞。

（2）骨髓活检见到大量网状纤维组织，胶原纤维可明显增多，同时有骨硬化表现，在细胞过少的大量纤维化标本中有较多巨核细胞，且为巨大或未成熟巨核细胞、异常核分叶及颗粒，粒细胞出现分叶过少、获得性 Pelger-Huer 畸形、核空泡、核质发育不平衡，且可见骨髓腔扩大，腔内未成熟造血细胞和巨核细胞常见。骨髓病理改变可分为三期：①早期（全血细胞增生期），造血细胞占70%以上，伴有轻度纤维组织增生；②中期（骨髓萎缩与纤维化期），造血细胞占30%，纤维组织占40%～60%，骨髓弥漫性胶原纤维及网状纤维增生，骨小梁轻度增加，造血细胞中以巨核细胞多见；③晚期（骨髓纤维化和骨质硬化期），纤维组织占70%以上，骨小梁占30%，造血细胞大量减少仅有少量巨核细胞，骨小梁增多扭曲，松质骨表面有新骨形成。

（三）脾穿刺液涂片及脾脏病理检查

脾切除后显示脾大，脾大常伴有脾梗死，纤维组织增生明显，镜检除有多少不等的纤维组织外，常有红髓扩张及髓外造血，巨核细胞、各阶段粒细胞、中幼红及晚幼红细胞均可以见到。扫描电镜可见到窦内皮细胞核膨大，向窦腔凸出，内皮细胞间隙明显变窄，使红细胞难以通过，因而造成红细胞在脾循环中破坏或经挤压变成泪滴状畸形。脾穿刺涂片显示淋巴细胞和红、巨核三系细胞均增生。晚期病例脾穿刺涂片诊断价值较大，但有出血的危险性，必须慎重考虑，周密准备。

（四）X线检查

有30%～50%的病例X线检查有骨质硬化的征象，表现为骨皮质增厚，髓腔变窄，骨质密度不均匀性增加，伴有斑点状透亮区，形成所谓毛玻璃样改变；也可见到骨质疏松，新骨形成及骨膜花边样增厚。骨质变化好发于长骨的干骺端、脊椎、骨盆、下肢长骨、肱骨、肋骨等，部分病例也有颅骨变化。

（五）放射性核素骨髓扫描

放射性胶体（^{99m}Tc-硫胶体植物钠）、^{52}Fe、^{111}In 等能为骨内红髓、脾、肝等摄取而出现放射浓缩区。骨髓纤维化的患者肝、脾等髓外造血区积累了大量放射核素，长骨近端等有纤维组织增生改变的红髓则不能显示放射浓缩区。总体上中央及周围造血容量缩小，肝、脾等髓外造血容量增加。

（六）细胞遗传学检测

50%的病例有获得性细胞遗传学异常，为非整倍体（单倍体或三倍体，或假二倍体），最常见为7号、8号和9号染色体三体性，5号和20号染色体异常的发生率也在增加。Ph染色体常见，成纤维细胞中没有这种细胞遗传学改变。

（七）血清学检测

血清尿酸增加，乳酸脱氢酶由于无效红细胞生成增高及胆红素水平增高，碱性磷酸酶因骨病改变增加。血清中免疫球蛋白尤其 IgA 减少。血中维生素 B_{12} 及组胺可增高。血清蛋白、胆固醇、高密度脂蛋白水平降低。

六、诊断及鉴别诊断

（一）诊断

国内诊断标准如下：①脾明显肿大；②外周血常规出现幼稚粒细胞和（或）幼稚红细胞，有数量不一的泪滴状红细胞,病程中可有红细胞、白细胞及血小板的计数增多或减少;③骨髓穿刺多次干抽或呈增生低下;④肝、脾、淋巴结检查示有造血灶;⑤骨髓活检病理切片显示纤维组织明显增生。诊断原发性骨髓纤维化须具备第 5 项再加其余 4 项中任何 2 项并能除外继发性骨髓纤维化。

(二)鉴别诊断

(1)慢性粒细胞白血病:两者均可有巨脾、巨核细胞计数增高,周围血出现中幼粒、晚幼粒等粒细胞增生表现。但 CML 患者白细胞计数常$>100\times10^9$/L,红细胞形态正常,骨髓纤维化程度轻,有 Ph 染色体或 *BCR-ABL* 融合基因。

(2)骨髓转移癌:常伴幼红、幼粒细胞血常规,可有贫血,一般病程短,脾大较轻。骨髓中可找到癌细胞。部分患者可找到原发灶。有时癌症转移后可产生继发性骨髓纤维化,但纤维化往往较局限。

(3)低增生性急性白血病:外周血可出现幼稚细胞,可伴全血细胞减少,骨髓增生减低。但通常起病较急,肝大不显著。骨髓穿刺和活检可发现大量幼稚细胞。

(4)再生障碍性贫血:原发性骨髓纤维化晚期发生全血细胞减少时需和再障鉴别。后者脾不肿大,血中无幼粒、幼红细胞,且骨髓活检结果与骨纤明显不同,再障有时骨髓可呈增生状态,但绝无纤维组织和巨核细胞增生。

(5)骨髓异常增生综合征:骨髓纤维化和骨髓异常增生综合征都可出现全血细胞减少及成熟障碍。骨髓纤维化泪滴状红细胞常见,明显的骨髓纤维化和脾明显增大可鉴别。

(6)毛白血病:毛白血病可出现特发性骨髓纤维化的典型症状(贫血、脾大、骨髓纤维化),但骨髓和血中出现的异常单核细胞(毛细胞)可鉴别。

(7)原发性自身免疫性骨髓纤维化:原发性自身免疫性骨髓纤维化与结缔组织病特别是系统性红斑狼疮无关。贫血有时会出现全血细胞减少,但既无特发性骨髓纤维化特有的血细胞改变(泪滴状红细胞、大小不均、异形红细胞)又无脾大。

(8)急性巨核细胞白血病:急性巨核细胞白血病可能出现严重骨髓纤维化(急性骨髓纤维化),但无特征性红细胞和脾大,外周血及骨髓中可见较多原始细胞。

(9)所有骨髓增殖性疾病骨髓中网硬蛋白增加,但只有骨髓纤维化有胶原纤维形成。

七、治疗

对骨髓纤维化的治疗缺少特效治疗措施。治疗的目的主要为改善骨髓的造血功能,纠正贫血、出血或缓解脾大所引起的压迫症状。

(一)纠正贫血

雄激素及蛋白合成剂有改善骨髓造血功能的作用,丙酸睾酮的剂量为 100 mg,隔天肌内注射,亦可用长效的庚酸睾酮 100~400 mg,每周 1 次,肌内注射。也可选用口服药,如司坦唑醇、羟基雄酮、羟甲雄烯异噁唑等。司坦唑醇的剂量为 2 mg,每天 2~3 次,口服。羟甲雄酮的剂量为每天 50~100 mg,分次口服。羟甲雄烯异噁唑剂量为每 200~600 mg,分次口服。上述药物有时需用 3~4 个月才能见效。约有 50% 的患者对雄激素有较好的疗效。部分患者可有白细胞和血小板计数增多。丙酸睾酮男性化不良反应较大,出现痤疮、毛发增多、声音变粗、女性闭经,且可合并钠水潴留。丙酸睾酮多次肌内注射后局部常发生硬块、宜多处轮换注射。司坦唑醇、羟甲雄酮、羟甲雄烯异噁唑等的肝脏毒性显著大于丙酸睾酮,多数患者服药后出现谷丙转氨酶升高,严重者发生肝内胆汁淤积性黄疸,但停药可消失,因而对肝病患者慎用。合并有溶血可给泼尼松治疗。每天剂量为 20～30 mg。有报道大剂量糖皮质激素可以改善儿童特发性骨髓纤维化。

(二)细胞毒药物治疗

可以抑制骨髓造血祖细胞的异常增殖,同时可以通过抑制免疫反应,防止骨髓纤维组织的进一步增生。一般用于脾大,骨髓处于增生的阶段,周围血细胞增多的病例。常用有:①苯丁酸氮芥联合泼尼松。苯丁酸氮芥 15 mg/d,泼尼松 30 mg/d。3～4 周 1 个疗程,可以保持血红蛋白较好的水平和减轻脾大。②白消安或巯嘌呤。白消安剂量为 2～4 mg/d;巯嘌呤 20～40 mg/d,6～9 周后肝、脾可缩小,血红蛋白增高。③羟基脲。目前多倾向用羟基脲,因本药不诱发白血病。开始剂量是 500 mg,每天 1 次,逐渐加量至每天用量 1 000～2 000 mg,密切观察脾大和白细胞、血小板数,少数病例用药 1 年内可改善症状。

(三)脾切除术

脾脏是本病主要髓外造血器官,脾脏切除后可加重造血障碍,有 10%～25% 患者切脾后可引起肝脏迅速肿大,血小板计数显著增高及术后感染的危险。

脾切除术适应证:①药物治疗无效的脾区疼痛;②需大量输血;③难治性溶血;④严重的血小板计数减少;⑤门静脉高压。

脾切除术禁忌证:①血小板数偏高,术后容易发生静脉内血栓,一般视为手术禁忌证;②晚期骨髓纤维化合并活动性肝病者,因手术后病死率高,脾切除术不应考虑;③对于出血时间、凝血酶原时间或部分凝血活酶时间延长的患者,脾切除术中和术后有出血倾向,需要术前仔细评价。

脾切除术后发病率为 30%,病死率为 10%,阿那格雷可有效治疗脾切除术后的血小板计数增多。

(四)脾区放疗

对有明显脾大、脾区痛的患者有脾切除指征但不适宜外科手术的患者可用小剂量放疗,每天 200～300 cGy,8 次 1 个疗程。照射后可使症状减轻,脾脏缩小,但疗效短暂,4～6 个月后脾又肿大,且有使周围血常规进一步降低的不良反应。但小剂量放疗对髓外造血引起的脊髓压迫症、骨膜炎等极为有效。

适应证:①严重的脾区疼痛或巨脾;②髓样化生引起的腹水;③局部骨骼疼痛;④髓外肿瘤尤其是硬膜外肿瘤。

(五)IFN-α

由于干扰素在治疗其他骨髓增生疾病特别是 CML 获得成功,而且它有抑制巨核细胞和成纤维细胞增殖的作用,尚可能有拮抗 PDGF 的作用。故临床上可考虑应用 IFN-α 300 万～500 万单位,皮下注射,每周 3 次,长期应用。用于治疗脾大、骨痛、血小板增多症。

(六)1,25-(OH)$_2$-维生素 D$_3$

可以抑制巨核细胞的增殖,并诱导细胞向单核巨噬细胞转化,从而促使胶原纤维形成减少及裂解增加,剂量 0.25～1 μg/d。本药可引起血钙增高等不良反应,服药期间应定期随访测定血钙、血磷水平。

(七)双磷酸盐

双磷酸盐(如唑来膦酸钠用量 6 mg/d,每月用 1 次)可缓解因骨髓硬化和骨膜炎所致的骨骼疼痛,并可改善造血情况。

(八)干细胞移植

文献报道用同种异基因干细胞移植治疗骨髓纤维化,个别病例移植成功后骨髓纤维组织消失,且不受纤维组织增生程度影响但与移植相关的毒性反应较重,应慎重考虑。建议年龄≤55 岁,有 2 项以上危险因素,有同胞供者的患者进行移植,平均 5 年生存率为 50%,5 年复发率为 30%。

八、病程与预后

在骨髓增殖性疾病中,原发性骨髓纤维化预后最差。中位生存期为 4~5 年。本病不能治愈,多数患者有进行性加重的脾大并伴有脾功能亢进。有 8%~20% 的患者最后演变为急性白血病,转至急性白血病约占骨髓纤维化死因的 27%。其他死因多为严重感染、出血性心力衰竭、全身衰竭、高代谢状态导致恶病质。自行缓解者罕见。

（张　瑞）

第十一章

多发性骨髓瘤

第一节　多发性骨髓瘤的病因

多发性骨髓瘤（MM）的病因迄今尚未完全明确。临床观察、流行病学调查和动物实验提示，电离辐射、慢性抗原刺激、遗传因素、病毒感染、基因突变可能与 MM 的发病有关。

一、环境因素

（一）电离辐射

流行病学研究发现电离辐射是最有证据的 MM 危险因素，相关的 DNA 原癌基因可能是致癌电离辐射的主要靶位。

在遭受原子弹爆炸影响的人群和在职业性接受或治疗性接受放射线人群，MM 的发病率显著高于正常人群，而且接受射线剂量愈高，发病率也愈高，提示电离辐射可诱发本病，其潜伏期较长，有时长达 15 年以上。研究人员对日本原子弹幸存者、放射科医师、核工厂工人等进行追踪随访发现，电离辐射可能诱发骨髓瘤，并且与受辐射的剂量呈正相关，放射线工作者的 MM 发生与长期低剂量受照射有关，其 MM 的发生危险性较正常人群增加 2 倍。

（二）化学物质

如石棉、砷、杀虫剂、石油化学产品、塑料及橡胶类的长期接触可能诱发本病。

（三）慢性炎症

临床观察到患有慢性骨髓炎、胆囊炎、脓皮病等慢性炎症的患者较易发生 MM。

（四）职业性暴露

职业性暴露也有可能诱发骨髓瘤，其中包括接触石棉的工厂、接触砷的炼铜工厂、接触铅的印刷厂、塑料工厂、橡胶工厂、皮革厂等。另外，染发者，尤其是长期应用永久或半永久性染发剂者，其患骨髓瘤的机会较不染发者高 40%～80%，染发剂越黑被诊断患骨髓瘤的机会可能是用浅色者的 2～4 倍。

（五）化学品

如杀虫剂、苯和其他有机溶剂与 MM 发病亦有一定的关系，吸烟、饮酒现认为与 MM 发病无关。

二、病毒反复感染

（一）EBV 和 HIV 感染

EBV 和 HIV 感染可能和某些骨髓瘤的发病有关。一些大规模的调查研究证实，在 AIDS 患者中多发性骨髓瘤的发病率显著增加。另一项病例对照研究结果表明，在患 AIDS 2 年后的老年患者中，多发性骨髓瘤的发病概率开始明显增加。EBV 感染的 B 淋巴细胞可分泌 IL-6，持续的 EBV 感染又引起某些癌基因和抑癌基因的变化，因而有报道个别器官移植后患者因 EBV 感染而发生了 MM。

（二）其他病毒

其他病毒包括丙型肝炎病毒（HCV）、人免疫缺陷病毒-1（HIV-1）等。由于 HCV 的亲淋巴细胞特性，可促发自身免疫紊乱，推测自身免疫紊乱可能是 HCV 引起淋巴细胞增殖（包括 MM）的部分原因。1997 年，研究人员在骨髓瘤患者培养的树突状细胞中，发现了与卡波氏肉瘤相关的疱疹病毒（KSHV），又称人类八型疱疹病毒（HHV-8），属 γ 疱疹病毒属，为双链 DNA 病毒。可能的原因是免疫监视失调，免疫功能紊乱，提示慢性抗原刺激在提高克隆发展和转化为骨髓瘤或相关肿瘤中起着促进作用。病毒与 MM 发病有关已在多种动物试验中得到证实。

三、慢性抗原刺激

由于多发性骨髓瘤是浆细胞的恶性肿瘤，所以关于慢性抗原刺激与 MM 的关系一直为临床医师所重视。理论上来说，抗原刺激可导致多克隆的 B 淋巴细胞增殖，产生多克隆免疫球蛋白，若这一抗原长期慢性刺激免疫系统，可能筛选出寡克隆的浆细胞，最终发生 MGUS，并进展为 MM。有研究发现多发性骨髓瘤与类风湿关节炎有关，另外也有研究证实有肺炎病史者多发性骨髓瘤的发病率增加。

四、遗传因素

不同种族的多发性骨髓瘤发生率不同，说明遗传因素在发病中起一定作用。研究表明，有 MM 家族史的个体患 MM 的风险增长 2～4 倍。若有其他血液系统恶性肿瘤的家族史，患 MM 的风险也有所增加。尤其是单卵双胎者同患 MM 的报道更加提示遗传因素在 MM 发生、发展中的重要作用。

MM 在某些种族（如黑色人种）的发病率高于其他种族，居住在同一地区的不同种族的发病率也有不同，以及某些家族的发病率显著高于正常人群，这些均提示 MM 的发病可能与遗传因素有关。

许多研究集中于 HLA、染色体异常、癌基因和与 MM 有关的环境变化上，如 HLA-CS、C2 也可能与 MM 有关。在染色体异常方面，有特异性的 $14q^+$ 的异常约占 MM 的 32%，其他一些染色体异常均为非特异性。

五、细胞因子

（一）IL-6

参与骨髓瘤细胞的发展与成熟，IL-6 主要来自单核细胞和骨髓基质细胞的旁分泌，而骨髓瘤细胞也能分泌少量 IL-6。IL-6 诱导 B 细胞最后分化成熟为分泌免疫球蛋白的浆细胞，IL-6 是骨髓瘤细胞最重要的生长因子,在进展期的患者中 IL-6 水平升高,C 反应蛋白的含量受 IL-6 调节,故可间接反映 IL-6 的量,且测定方法简单,便于观察。

骨髓瘤细胞还可产生肿瘤坏死因子(TNF)和白介素-1(IL-1),它们又能刺激骨髓基质细胞分泌 IL-6。IL-6、IL-1、TNF 还具有介导破骨细胞激活因子(OAF)的作用,促进骨质吸收和溶骨性破坏。

(二)其他

现已知许多生长因子与 B 细胞的生长和分化有关,白细胞介素 4(IL-4)刺激休止期 B 细胞进入 DNA 合成,IL-5 促使细胞增殖;其他生长因子通过 IL-6 的途径影响骨髓瘤细胞,如粒-巨噬细胞集落刺激因子(GM-CSF)增加瘤细胞对 IL-6 的反应,从而提高增殖率,IL-1α、IL-1β 及肿瘤坏死因子(TNF)能诱导骨髓瘤细胞自身分泌 IL-6 增多,从而刺激骨髓瘤细胞生长;IL-10 可促进 B 细胞向浆细胞分化并直接刺激骨髓瘤细胞增生,但 IL-10 水平在 MM 中很低而在浆细胞白血病中显著升高,故推测 IL-10 与 MM 的晚期病变有关。

(步玉兰)

第二节　多发性骨髓瘤的临床表现

多发性骨髓瘤(MM)的临床表现多样,如骨痛、贫血、肾功能损害、高黏滞综合征、淀粉样变性、溶骨性病变等。

一、骨痛

(一)正常骨的重建过程

1.骨的功能

骨骼是支撑人体的框架,参与人体许多生理功能。骨骼是储存钙磷等矿物质的器官,而骨髓腔是血液系统和免疫系统的源泉。骨骼的整体构型与形态及其内部微环境是执行骨的功能的结构基础。

2.骨的一般结构

骨分为密质骨和松质骨。密质骨十分致密而坚硬,分布于长骨的骨干和扁平骨的表面,骨的内层和两端是许多不规则的片状或线状骨质结构,称骨小梁。骨小梁在干骺端大量存在,而在骨干则相对稀疏,骨小梁顺着应力线和张力线排列,相互连接成疏松的海绵状,则为松质骨(又称小梁骨或编织骨),主要构成长骨的干骺端和扁平骨的深层。这两种骨都具有板层状结构,故又称板层骨。板层骨内的胶原纤维排列整齐,在病理状况下,如骨骼炎症、骨肿瘤、代谢性骨病中,可见到胶原纤维排列不规则的交织骨存在,交织骨比板层骨处于更活跃的代谢状态。

3.骨重建过程

(1)骨重建的概念:骨组织的生长、发育、代谢在数量上表现为骨量的增加和减少,在组织中则以骨构塑和骨重建的各种方式进行,骨构塑是骨生长成熟的一种方式,引起骨构塑的破骨和成骨活动在骨发育成熟后即告终止。在骨骺成熟后,骨的代谢和更新并未终止,而是以破骨和成骨的循环性转换有顺序地完成骨吸收和骨形成,以维持骨的相对稳定状态,这就是骨重建过程。

（2）骨重建的作用：骨重建是成熟骨组织的一种替换机制，其基本过程包括骨组织的形成和骨组织的重吸收两方面的变化。成骨细胞不断形成类骨质，类骨质钙化为骨组织，破骨细胞分泌酸性物质溶解矿物质，分泌蛋白酶消化骨基质，不断地溶解和吸收骨，通过两者相辅相成不可分割的活动来完成骨的改建，从而保证骨的正常代谢。

（3）骨重建的具体过程：①静止的骨表面覆盖扁平骨衬细胞；②破骨细胞在骨陷窝表面形成吸收表面；③单核细胞在吸收表面沉积，形成黏合线；④成骨细胞在黏合线上沉积一层类骨质，形成骨形成表面，但尚未钙化；⑤黏合线与类骨质之间形成新的矿化物；⑥完成重建过程，恢复静止表面。在骨重建的过程中，若因某种原因出现两者活动不协调，可造成骨的各种异常和病变。

（4）骨重建的特点：和骨构塑不同，骨重建作为骨的循环性代谢方式，不发生骨的形态的变化，仅表现为骨量的增加和减少。骨重建在人体中一直发生，在骨发育成熟后继续进行，但重建速度随年龄的不同而不同，在儿童期最快，骨成熟稳定一段时间后下降，于 35 岁后又稍有加快。骨重建导致矿物质的重新更换，在骨的表面包括骨皮质的内外膜、哈弗斯管、骨小梁的表面都存在骨的重建。

（5）影响骨重建的因素：骨重建是骨吸收和骨形成之间的动态平衡，受到细胞因子、力学环境、年龄、内分泌等多种因素的影响。细胞因子和局部激素在骨组织中建立了一套完整精密的调节系统。绝经后妇女由于雌激素减少，骨重建加快；绝经后随着年龄增长，骨重建也会增加。过度骨重建的结果将引起小梁骨累积丢失，骨吸收所形成的吸收陷窝减低了骨小梁的承重能力，同时过度骨重建使骨皮质吸收，导致髓腔扩大。这种负平衡将使骨骼结构损伤，如骨皮质变薄，骨皮质内穿孔，骨小梁变薄、断裂和骨小梁消失，易导致骨骼出现微损伤和最终发生骨折。

（二）骨髓瘤骨病的病理生理过程

几乎所有的多发性骨髓瘤都有骨质吸收增加，介导骨质吸收的效应细胞识别破骨细胞，破骨细胞主要受到来自恶性浆细胞或骨髓微环境中其他细胞的各种刺激，导致数量增多、功能活跃，出现溶骨。此外在原发性骨损之外，新骨形成减少或消失。溶骨亢进、成骨减少或消失是 MM 骨病最主要的病理特点。

在骨基质中，Ⅰ型胶原占 90％以上。在骨组织中首先由成骨细胞合成Ⅰ型原胶原，分泌到细胞外之后在特异性酶作用下，切去两端的多肽，形成Ⅰ型胶原并组装成为胶原纤维。Ⅰ型胶原降解时，首先在特异性酶作用下切去羧基末端的一段小肽Ⅰ型胶原末端肽（type Ⅰ collagen telopeptide，ICTP）释放入血，其浓度可代表骨胶原降解的速率。当用 ICTP 的特异性抗体检测多发性骨髓瘤患者血清中的胶原降解产物浓度时，发现随着病情的进展，ICTP 水平不断升高。随着病情进展，骨胶原合成的增加不足以代偿进一步增加的骨质降解，导致骨吸收与骨形成的平衡失调，引起溶骨性病变或骨质疏松。如果局部骨形成的速率大于骨吸收的速率，则出现局部骨质硬化。

（三）骨髓瘤骨病的病理

骨折、弥漫性骨质疏松、溶骨改变或上述几种病变可同时存在于骨髓瘤骨病中。病变主要累及颅骨、肋骨、脊柱骨、骨盆和长骨近端。骨质破坏主要发生在瘤巢和骨质接触面，受破骨细胞调节。

病变始于红骨髓，大量浆细胞呈局限性或弥漫性浸润，瘤细胞聚集成堆，可占骨髓内细胞的 5％～90％，引起某处或多处的骨质疏松或骨质破坏。

骨髓瘤引起骨质疏松或骨质破坏的机制：瘤组织在骨髓腔内形成灰红色结节，随着瘤细胞的不断增殖,可激活破骨细胞,促进骨质溶解吸收;瘤组织广泛增殖可引起骨质疏松。

由于骨质溶解吸收加快,肾小球滤过率降低,使得血钙增高,骨质脱钙,更加重了骨质疏松的程度。

(四)骨髓瘤骨病的临床表现

1.骨髓瘤骨病的临床表现特点

(1)骨质损害是 MM 特征性的临床表现之一,约 75% 的 MM 患者在诊断时即有骨骼浸润,如骨痛、溶骨性病变、弥漫性骨质疏松或病理性骨折。

(2)骨痛常为早期主要症状,其发生率可达 70%,早期多为轻度、间断性的,以后可持续性加重。疼痛部位多在骶部,其次是胸廓和肢体。活动或扭伤后骤然剧痛者有自发性骨折可能,多发生在肋骨、锁骨,下胸椎和上腰椎可出现压缩性骨折。多处肋骨或脊柱骨折可引起胸廓或脊柱畸形。

(3)骨髓瘤细胞从骨髓向外浸润,侵犯骨皮质、骨膜及邻近器官,引起骨骼局灶性隆起形成骨骼肿块,发生率为 90%,好发于胸骨、肋骨、颅骨、锁骨、脊椎和四肢长骨远端。胸、肋、锁骨连接处发生串珠结节者为本病特征。

2.骨痛的原因

(1)病理性骨折,压迫脊神经。

(2)MM 细胞侵及骨皮质,使其变薄或穿透骨皮质刺激骨膜。

(3)MM 细胞在髓腔内大量增殖,充填骨髓腔,使髓腔内压力增高。

(4)MM 细胞和骨髓基质分泌破骨细胞激活因子,如肿瘤坏死因子(TNF)、血管内皮生长因子(VEGF)、巨噬细胞集落刺激因子(M-CSF)、IL-6 等可引起炎症反应,导致骨和关节疼痛。

(5)破骨细胞激活所导致的骨盆和股骨头的骨质疏松和溶骨样破坏也可以引起骶髂关节疼痛。

3.MM 骨病发生机制

MM 骨病的发生是由于破骨细胞骨吸收活动增强而成骨细胞骨形成活动不足,即二者之间平衡失调造成的。Wnt 信号通路是成骨细胞的主要信号通路,Wnt 糖蛋白可与它们的受体结合,使 Wnt 信号通路受抑制,导致成骨细胞功能降低。骨髓瘤细胞过度表达 DKK-1 与 sFRP-2 抑制成骨细胞的活动,而破骨细胞活动增强和成骨细胞活动受抑后又释放生长因子如 IL-6 等促进骨髓瘤细胞的生长和生存,从而在骨髓瘤细胞与破骨细胞、成骨细胞之间形成一个恶性循环。

4.MM 骨病的预后意义

病理性骨折是骨髓瘤患者生存的独立不良预后因素,使 MM 患者生存期缩短,病死率增加。

(五)骨髓瘤骨破坏的影像学检查

1.X 线检查

(1)MM 的 X 线表现复杂多样,可以正常,也可呈骨组织疏松,但多数有骨质破坏。①早期 X 线表现:可有肋骨上缘骨皮质或颅骨内外板的局限性变薄、厚薄不均及波纹状压迹等。广泛的骨质疏松在中轴骨如脊柱、肋骨和骨盆最多见,可以是骨髓瘤唯一的 X 线表现。②溶骨性损害:主要累及部位为颅骨、椎体、肋骨、骨盆、锁骨或长骨近端,表现为单个或多个圆形或椭圆形穿凿样透亮缺损,边缘清晰,周围无新骨形成,也可成"虫蚀"状,大小为数毫米至数厘米不等。大多数患者表现为骨质疏松的基础上出现多发的点片状骨密度减低区及边界较清晰的骨破坏。③膨胀性骨破坏亦不少见,好发于肋骨及锁骨,X 线平片上表现为局限性骨质膨隆、骨质破坏或骨质完全消失。④发生骨折的骨断端边缘不规则,可呈杯口状,局部形成软组织肿块,可见于脊柱骨和颅骨等。⑤其他:很少一部分患者表现为单纯性弥漫性密度增高或在骨质破坏周边出现骨硬化征象。硬化型多发性骨髓瘤十分罕见。孤立性骨髓瘤表现为单个骨骼损害,多见于脊柱和骨盆,可有一定膨胀性,骨质变薄,破坏区中残留骨小梁模糊呈泡沫状。

(2)MM 骨破坏 X 线平片分型。①正常或骨质无明显破坏型:约占 10%,骨质疏松内病灶小于 4 mm×5 mm 时 X 线摄片难以显示。②广泛性骨质疏松:表现为广泛的骨质密度减低,骨小梁变稀、变细,骨皮质变薄,并有小粟粒状透亮区和骨皮质不连续。③多发性骨质破坏。④骨硬化型。⑤单发型:病变好发于长骨的干骺端,呈囊状或多房性骨破坏,可伴有骨旁肿块或伴有病理性骨折,骨膜反应少见。⑥软组织肿块:骨浆细胞瘤突破骨皮质直接蔓延至邻近的软组织。

英国血液学会标准委员会(BCSH)在 2006 年 MM 的影像学检查指南中推荐,对于新诊断的 MM 患者进行骨骼 X 线平片检查时,应包括下列部位:胸部 X 线平片、颈椎的前后位及侧位(张口位)、胸腰椎、肱骨、股骨、颅骨正侧及骨盆 X 线平片。此外,任何有症状的部位均应进行特定的体位摄片。

2.CT 检查

CT 扫描的优势在于高分辨率和清晰的横断面成像,较 X 线更早显示骨质的细微破坏和骨质疏松。CT 可用于评估椎体的病理性骨折,引导骨的活检。MM 的主要 CT 表现为多发性圆形、卵圆形或不规则形骨质破坏,病灶呈泡沫样、蜂窝样、空洞样或大片样,病灶内残留的骨小梁增粗变形,病灶边缘椎体骨皮质变薄、虫蚀样中断,可伴椎旁软组织肿块、附件受累。

英国血液学会标准委员会(BCSH)在 2006 年 MM 的影像学检查指南中推荐:①当患者无法接受 MRI 检查或有禁忌证时,急诊 CT 检查可用于评估 MM 患者的脊髓压迫;②当临床怀疑脊柱损害而 MRI 阴性,可进行 CT 检查;③当 X 线检查不能明确诊断,可进一步用 CT 扫描证实,尤其是肋骨、胸骨及肩胛骨等部位的病灶;④有临床症状的患者如 X 线检查阴性,应行相应部位的 CT 扫描;⑤CT 扫描的其他适应证包括髓外病变的部位、范围及行 CT 引导下组织活检;⑥基于目前的证据,不推荐对所有患者的治疗随访进行常规化的 CT 扫描;⑦由于应用 CT 检查可以监测软组织肿块对于治疗的反应,因而有理由对一些特定的患者进行 CT 扫描随访;⑧当持续存在不能解释的症状,或者骨折的风险较大,或者对治疗无反应时,可以选择 CT 扫描进行病情监测随访。

3.MRI 检查

磁共振成像(MRI)利用人体内原子核固有的自旋特性,在外界射频场的作用下产生磁共振。这种成像对人体无损伤、无放射性,是目前评估骨髓病变较好的影像学检查方法。

骨髓瘤骨病在磁共振 T_1 加权像表现为低信号,在 T_2 加权像表现为高信号。Stabler 等将 MM 的 MRI 表现分为 5 种类型。

(1)正常型:T_1WI 椎体呈等信号或稍高信号,髂骨为略高信号,不均匀;股骨近端骨髓为均匀高信号;T_2WI 椎体、髂骨呈等信号,股骨近端骨髓为均匀高信号。如骨髓组织活检中浆细胞浸润<20%,MRI 可无异常。

(2)弥漫型:胸、腰椎 T_1WI 均表现为弥漫性低信号;T_2WI 为弥漫性高信号。骨髓组织活检瘤细胞>50%时 T_1WI 也可表现为高信号。如瘤细胞为中等程度浸润(活检时占 20%～50%)T_1 信号常为中度减低,诊断较为困难,常需增强扫描来证实瘤细胞的浸润程度。

(3)局灶型:T_1WI 呈大小、数目不等、形态不规则的低信号;T_2WI 为高信号。

301

（4）混合型：（弥漫＋局灶型）胸、腰椎 T_1WI 在弥漫性低信号背景下可见更低信号灶；T_2WI 呈不均匀高信号。

（5）"盐和胡椒"型：胸、腰椎、骨盆及股骨上端 T_1WI 呈弥漫性斑点状高或低的混杂信号；T_2WI 呈弥漫性斑点状混杂低或等信号。

临床上正常型及"盐和胡椒型"的骨髓浸润程度较轻，见于Ⅰ期骨髓瘤，其他类型则见于Ⅱ、Ⅲ期。

4.正电子发射型计算机断层扫描（PET）

使用${}^{18}F$-脱氧葡萄糖的全身 PET 扫描（FDG-PET），由于极高的灵敏性，能够较 X 线或其他影像学检查更早发现 MM 患者的骨骼病变。PET/CT 一次扫描可获得 PET、CT 及 PET 与 CT 的融合图像，CT 提供的解剖信息能够准确地与 PET 功能图像匹配，不但弥补了 PET 空间分辨率的不足，还同时为 PET 代谢图像提供了一种快速而精确的衰减校正方法。

PET/CT 用于 MM 的目的：①了解骨骼病变的大小、数目及病变的 SUV 值（标化摄取值）；②了解髓外病灶（EMD）的大小、数目及病变的 SUV 值；③早期发现潜在的感染灶。PET 或 PET/CT 检查能反映疗效，治疗后病灶仍持续表现为代谢活跃、高摄取 FDG 及高 SUV 值常提示早期复发。PET 或 PET/CT 检查局部病灶≥5 个的患者往往预后不良，尤其伴有染色体异常的 MM 更是如此。伴有骨和骨髓之外的髓外病灶患者的预后极差，一年的中位总生存期（OS）、无事件生存期（EFS）分别只有 42% 和 20%。

X 线摄片显示永久性骨质破坏，MRI 显示患者完全缓解（CR）后数月乃至数年局灶型病变未能恢复，而 PET 显示患者 CR 的同时其异常图像恢复正常。

PET/CT 扫描主要的缺陷是不能检测出小病灶，以及因炎症损害或骨折可能导致的假阳性，应注意鉴别。

二、贫血

（一）多发性骨髓瘤贫血的临床表现

贫血是本病的常见临床表现。其发生率＞90%，约 2/3 的患者在初诊时有贫血，几乎所有 MM 患者最终均会发生贫血，贫血程度与疾病的进程呈平行关系。因贫血发生缓慢，贫血症状多不明显，故以贫血为首发症状就诊者仅占 10%～30%。MM 早期或无症状期血红蛋白浓度可在正常范围，但随着疾病的进展，患者常有不同程度的贫血，但贫血通常为正细胞正色素性。临床表现为头晕、疲乏无力、心悸、气短、面色苍白，随着贫血程度的加重症状逐渐加重。

（二）多发性骨髓瘤贫血的发生机制

贫血的发生率在初诊患者达 70%，随着疾病的进展，几乎所有患者最终均出现贫血。和慢性病性贫血（ACD）一样，MM 所致贫血通常也是正细胞正色素性贫血，其主要原因为大量的骨髓腔被骨髓瘤细胞侵占，红系生成受抑、肾功能受损、化疗引起的骨髓抑制及伴发的自身免疫性溶血、出血等，目前认为 IL-6、IL-1、肿瘤坏死因子（TNF）等细胞因子产生过多引起的红细胞生成抑制、代偿性促红细胞生成素（EPO）生成不足和铁利用障碍在 MM 贫血的发生中起了重要的作用，现将若干进展综述如下。

1.EPO

在成人 EPO 主要是由肾小管周围间隙细胞合成，少量在肝脏形成，其产量受体内氧含量的反馈性调节，当机体缺氧时 EPO 产生增加。

但 Takagi 等通过对 53 例 MM 患者及相应对照人群研究发现,EPO 水平在 MM 患者中明显高于正常对照组,而且发现在 MM 患者中 Hb 与血清 EPO 水平呈明显的负相关($r=-0.543$,$P<0.05$),而这种负相关在不伴有肾功能损害的 MM 患者中比伴有肾功能损害的 MM 患者表现得更为明显,说明在有肾功能损害的 MM 患者中产生 EPO 的能力明显减低。有研究报道大约有 25% 的 MM 患者血清 EPO 水平降低,且与疾病的临床分期密切相关,在晚期 MM 患者中 EPO 水平降低的发生率可达到 50%,伴有肾功能损害可达 60%,因此,EPO 水平的降低会导致红细胞生成的减少。

进一步研究发现不伴肾功能损害患者 EPO 的产生具有一定的昼夜节律,其分泌常于下午达到峰值,而在有肾功能损害患者不仅 EPO 水平低且失去正常的分泌规律。

2.细胞因子

细胞因子在 MM 中的发生、发展中起了重要作用,其中以 IL-6、IL-1、TNF 等的研究较多。

(1)IL-1:在许多慢性炎症性疾病和肿瘤性疾病如 MM、淋巴瘤中均发现有 IL-1 水平增加,在细胞和动物实验中分别证实 IL-1 明显抑制 EPO 的产生,而使红细胞生成减少。

(2)TNF:MM 患者体内有 TNF 水平的升高,研究证明无论在人类或动物暴露于 TNF 均可引起相似的贫血,Means 等的实验结果提示 TNF 明显抑制人红系集落形成单位(CFU-E)克隆的形成,并认为该作用的发挥是通过 IFN-γ 为中介因子的。Davis 等用 CA2(TNF 阻滞剂)治疗患者,发现患者治疗后有 Hb 水平升高,且 Hb 的升高与 CA2 呈剂量依赖性,在 Hb 升高的同时患者血清 EPO 和 IL-6 水平的降低,从而推测 TNF 产生贫血的作用并不是通过 EPO 环节,可能是直接作用于骨髓红系前体细胞而实现的。也有学者认为 TNF 与其他细胞因子一样也可抑制 EPO 的产生而导致贫血的发生。

(3)IL-6:Silvestris 等测定 54 例 MM 患者血清 IL-6 水平,发现有 66% 患者 IL-6 水平增高。已有研究证明 IL-6 是骨髓瘤细胞恶性增生的重要刺激因子。Ratajczak 等发现 IL-6 可以引起大约 35% 的早期红系爆式集落形成单位(BFU-E)生长抑制,而对晚期 BFU-E 及 CFU-E 引起的红细胞克隆形成没有抑制作用,推论 IL-6 在贫血的发生中的作用机制是直接抑制早期 BFU-E 的增殖。

3.抗氧化酶及脂质过氧化

Zima 等对不同分期 9 例 MM 进行了自由基损伤的研究,分别以丙二醛(MDA)和超氧化物歧化酶(SOD)、谷胱甘肽过氧化物酶(GSH-Px)作为脂质过氧化和抗氧化酶类的参数,结果显示 MM 组血浆总 MDA 水平和红细胞总 MDA 水平均较对照组明显增高。由于病例数太少,但仍可见在 MM 患者体内有自由基的作用,也有 SOD 与 GSH-Px 抗氧化作用均减弱。

4.FAS 配体(Fas-L)及 TNF 相关性凋亡配体(TRAIL)

已有研究发现凋亡相关配体 Fas-L 和 TRAIL 也参与了贫血的发生。Fas-L 是一种 2 型糖蛋白,在活化的淋巴细胞、细胞毒性细胞和一些肿瘤细胞株中表达,它通过交联于其靶细胞膜复合受体 Fas(即 Apo-I/CD95),引起细胞内 Caspases 的活化,最终导致 Fas+细胞的凋亡。

Silvestris 等测定了 28 例初诊 MM 患者及 7 例意义未明单克隆丙种球蛋白血症(MGUS)患者浆细胞 Fas-L 及 TRAIL,也发现 15 例伴严重贫血的 MM 患者这两种受体水平均明显高于不伴贫血的 MM 和 MGUS 患者,且骨髓的红细胞生成明显减低,当血型糖蛋白 A(GpA)+幼红细胞与含有 Fas+TRAIL+骨髓瘤细胞共同培养时,这些 GpA+幼红细胞相应发生凋亡,以上结果均提示骨髓瘤细胞 Fas-L 和(或)TRAIL 水平上调在贫血的发生中起了重要的作用。

5.血黏稠度

在研究血浆黏度的改变是否与 MM 和巨球蛋白血症等高球蛋白血症的患者的低 EPO 水平相关时,发现患者血中 EPO 水平与血浆黏度呈负相关,小鼠实验模型也有类似结果,EPO 水平随输入液的黏稠度而调节并不依赖 RBC 压积水平,将小鼠血 γ 球蛋白浓度增加到 40 g/L,尽管小鼠 Hb 压积降至正常的 20%,但 EPO 反应仍是迟钝的,且肾脏 EPO mRNA 水平的降低也与血浆黏度相一致,说明高球蛋白血症抑制 EPO 的产生,其作用主要是通过减少肾脏 EPO mRNA 而实现的。

三、凝血异常

(一)多发性骨髓瘤的出血倾向

出血倾向多表现为黏膜渗血和皮肤紫癜,常见部位为鼻腔、牙龈、皮肤。晚期可发生内脏出血及颅内出血。导致出血的原因有以下几项。

(1)血小板减少,M 蛋白包在血小板表面,影响血小板功能;骨髓瘤细胞在骨髓中的恶性增殖,正常造血受抑,其中巨核细胞系统受抑后导致血小板生成减少,导致出血。

(2)凝血障碍,大量单克隆免疫球蛋白覆盖于血小板表面和凝血因子表面,其中最常见的是妨碍纤维蛋白单体的多聚化,引起血块回缩缺陷和凝血酶时间延长,造成凝血障碍;M 蛋白尚可直接影响因子Ⅷ活性。

(3)血管壁因素,免疫球蛋白异常增多使血液黏滞度增加及淀粉样变性均可造成血液缓慢不畅,损害毛细血管,也可造成或加重出血。

(二)多发性骨髓瘤血栓性疾病

恶性浆细胞病患者静脉血栓栓塞(VTE)的危险增加,尤其 MM 患者的治疗促使危险进一步增强。MM 患者诊断后的第 1 年 DVT 的危险最大,随后降低,提示发生了治疗相关的改变。MM 患者易患 VTE 的原因有以下几项。

(1)包括炎性细胞因子介导恶性浆细胞、骨髓基质细胞和内皮细胞之间的相互作用。近年来对 IL-6 和血管内皮生长因子(VEGF)的分泌,产生高凝和低纤溶的血管内环境颇为关注。在治疗之前 MM 患者恶性细胞炎症相互作用的可能后果是 F-VWF 和 D-二聚体水平增高。诱导治疗时 F-VWF 水平和凝块溶解时间(一种体外纤溶活性试验)持续升高;大剂量美法仑和自体干细胞移植后下降,提示治疗诱导 VTE 的可能机制。

(2)由于 M 蛋白的特异活性,MM 会有一些不常见的血栓形成危险因子,包括狼疮抗凝物质、蛋白 C 和 S 的缺乏。Zangari 等报道,在初诊的无 FVLeiden(F5R506Q)遗传的 62 例 MM 患者中 14 例(23%)发生获得性抗活化的蛋白 C(APCr),当沙利度胺治疗时 APCr 阳性患者 VTE 发生率比阴性患者增加。其他作者报道伴血栓形成的 MM 患者 APCr 率分别为 0、2% 和 12%。

(3)治疗相关的 VTE 的相关变量包括 C 反应蛋白增高、APC 抗拒、轻链病、沙利度胺治疗,但并非 F5R506Q 等位基因遗传。目前对 MM 促血栓形成的机制认识有限,若非治疗原因亦非 VTE 预防失当,此时应通过实验室筛选试验作指导。

(4)沙利度胺和来那度胺的临床应用已显著改善 MM 治疗的效果,当沙利度胺、来那度胺、地塞米松单药或多药化疗联用时 VTE 发生率增加,这一结果使临床对理想的预防策略产生争论。①沙利度胺和来那度胺引起 VTE 的发生率:单药沙利度胺或来那度胺引起 VTE 率<5%,但当沙利度胺、来那度胺联用大剂量地塞米松时,初治患者 VTE 率分别增至 14%～26%、8%～

16％。亦有报道，当这些免疫调节药与多柔比星(阿霉素)、环磷酰胺、美尔法兰(美法仑)和联合化疗联用时 VTE 率增高。VTE 并非为 MM 所独有，沙利度胺与其他化疗药联用时类似高 VTE 率亦见于恶性黑色素瘤、肾细胞癌、前列腺癌和恶性胶质瘤。MM 患者在接受沙利度胺或来那度胺联合地塞米松和(或)其他化疗后有时会发生 VTE 率显著增高(3％～75％)，为此要采取预防严重 VTE 的策略。Baz 等报道，应用沙利度胺、地塞米松、聚乙二醇脂质体多柔比星和长春新碱治疗的复发或新诊断的 MM 患者 VTE 率为 58％。②预防方法：体外证实，VWF 和血小板聚集增加时即加阿司匹林 81 mg/d，VTE 率降至 18％。沙利度胺联合治疗 MM 时给予小剂量华法林并无突出的疗效，而以国际标准化比值(INR)2～3 为目标值口服抗凝剂时 VTE 事件减少，低分子量肝素，如依诺肝素(40 mg/d)或相当剂量的其他制剂对预防沙利度胺联合美法仑或环磷酰胺诱发血栓有效。对微小风险患者采用阿司匹林预防，但它并不包括大剂量地塞米松、多柔比星或多药化疗的患者。如有附加危险因素，诸如既往 VTE 史、遗传或获得性易栓倾向、近期手术、同时应用 EPO，或接受沙利度胺或来那度胺联合大剂量地塞米松、多柔比星或联合化疗，应列入加强预防的候选，采用低分子量肝素或华法林 INR 的目标值 2～3。推荐 4～6 个月的预防，可用小剂量阿司匹林(81～100 mg/d)或预防剂量的低分子量肝素。尽管阿司匹林(81～325 mg/d)可减低沙利度胺和来那度胺治疗 MM 时的 VTE 率，但是否是合适的选择尚有待与其他预防治疗的前瞻性比较。

(5)硼替佐米：为 26S 蛋白酶体抑制剂，诱导凋亡和下调细胞因子信号。细胞黏附分子和血管生成因子是另一种 MM 治疗的新的有效药物。它不增加 VTE 的风险，当联用沙利度胺和来那度胺时甚至可能减低 VTE 的风险。体外初步资料表明，该药能降低 ADP 和胶原诱发的血小板激活，后者为较少数 VTE 并发症的可能机制。

四、高黏滞综合征

骨髓瘤细胞产生的大量异常免疫球蛋白(M 蛋白)，其本身在血液循环中既使血液黏滞度增加，同时又包裹红细胞，减低红细胞表面负电荷之间的排斥力而导致红细胞发生聚集，更增加了血液黏滞度，就会发生血流缓慢，影响正常的血液循环，特别是引起微循环障碍，导致组织淤血和缺氧，毛细血管通透性增加；同时损伤毛细血管壁，引起一系列临床症状和体征称为高黏滞综合征。最易受累的部位为视网膜、脑、肾脏、肢端等。

高黏滞综合征的临床表现有头晕、头痛、耳鸣、耳聋、眼花、视力障碍、皮肤紫癜、鼻出血、手足麻木、下肢有不易愈合的溃疡、倦怠迟钝、记忆力减退、共济失调、肾脏稀释及浓缩功能不全等，严重影响脑血液循环时可导致意识障碍、癫痫样发作，甚至昏迷。此时眼底检查可发现视网膜静脉阶段性扩张(香肠样改变)，视盘水肿，眼底渗出、出血。

高黏滞综合征还可引起雷诺现象，由于少数患者的 M 蛋白属于冷球蛋白，可引起肢端小动脉痉挛或功能性闭塞，导致局部(指、趾)缺血现象。临床表现为发作时肢端皮肤阵发性、对称性苍白、继而发绀，发作持续数分钟后可自行缓解。小指和无名指最常受累，拇指因血液供应较为丰富多不受累，下肢受累者少见。

高黏滞综合征的发生既与血中免疫球蛋白的浓度有关，也与免疫球蛋白的类型有关，当血液黏稠度(血清或血浆黏稠度)超过正常 3 倍以上，血中单克隆免疫球蛋白浓度超过 30 g/L 时，易发生高黏滞综合征，在各种免疫球蛋白类型中 IgM 相对分子质量大，形状不对称并有聚集倾向故最易引起高黏滞综合征，其次，IgA 和 IgG3 易形成多聚体故也较易引起高黏滞综合征。

五、高钙血症及高尿酸血症

血钙＞2.85 mmol/L,即为高钙血症,增多的血钙主要为结合钙而非离子钙。血钙升高的原因主要有骨髓瘤细胞分泌的 M 蛋白与钙结合;多种细胞因子引起的广泛骨质破坏,导致大量的血钙进入到血液循环;肾小管对钙的外分泌不足。高钙血症易发生在广泛性骨骼损害及肾功能不全的患者。高钙血症可引起头痛、呕吐、厌食、烦渴、多尿、便秘、脱水、思维混乱、神志模糊,重者可致心律失常、昏迷甚至死亡,高钙是引起肾功能不全的主要原因,是可逆的。高钙血症是本病预后不良的重要指标之一。

血尿酸升高＞327 μmol/L,即为高尿酸血症,尿酸升高是由于瘤细胞裂解产生尿酸增多和肾脏排泄尿酸减少的结果,虽然很少引起明显的临床症状,但严重者可并发尿路结石,影响肾功能。

六、感染

(一)感染的因素

本病发生感染的原因是异常增生的单克隆浆细胞或骨髓瘤细胞产生了大量单克隆免疫球蛋白(M 蛋白),其抗体效能范围极小,抗体活性极低;而正常多克隆浆细胞的增生、分化、成熟受到抑制,使正常多克隆免疫球蛋白生成减少,呈现体液免疫缺陷,加之化疗药物和肾上腺皮质激素的应用,导致机体免疫功能进一步降低,病原微生物乘虚而入,引发感染。

此外,T 细胞和 B 细胞数量及功能异常、骨髓瘤细胞的骨髓浸润导致粒细胞系受抑,粒细胞生成减少,也增加了感染的机会。

感染也是多发性骨髓瘤的促发因素之一。社区或院外感染的病原体多为肺炎链球菌、流感嗜血杆菌、支原体等。院内感染的病原体多为耐药杆菌,如大肠埃希菌、肺炎克雷伯杆菌、铜绿假单胞菌、鲍曼不动杆菌等。

近年来,真菌感染的概率增高,尤其耐氟康唑的非白假丝酵母菌、曲霉菌已成为危害。球菌感染以耐甲氧西林的金黄色葡萄球菌(MRSA),和耐甲氧西林的表皮葡萄球菌(MRSE)为多。长期输液和静脉导管留置者感染的机会增多。

(二)感染的临床表现

感染是本病常见的初诊表现之一,也是治疗过程中的严重并发症之一,更是患者死亡的主要原因之一。

细菌感染以肺炎最常见,其次为泌尿道感染和败血症。病毒感染以带状疱疹、周身性水痘较常见,感染部位以呼吸系统如咽部、肺部最为多见,其次常见部位为泌尿系统、消化系统,可发生皮肤软组织感染,甚至败血症。有研究显示,在大剂量化疗和自体造血干细胞移植后的感染中,革兰氏阳性菌占 20%～40%。进展期骨髓瘤患者易发生尿道感染和败血症。

七、多发性骨髓瘤肾病

初诊时 29%～50%的患者存在肾功能不全。患者往往因水肿、多尿、腰痛就诊,查尿常规和血生化发现蛋白尿和(或)血尿、管型尿,血尿素氮升高,血肌酐升高,严重者可出现尿毒症。

(一)多发性骨髓瘤肾病的发病机制

发生肾脏损害的主要原因是骨髓瘤细胞和异常免疫球蛋白的重链轻链比例失调。

1.单克隆免疫球蛋白轻链(LC)的损害

MM 细胞产生过多的单克隆游离 LC,是导致 MM 肾病的重要原因。LC 分子量为 22 500,有 210～220 个氨基酸残基。κ 链有 4 个亚型,λ 链则有 6 个亚型。κ 链主要以单体形式存在,部分也可为非共价结合的二聚体;λ 链则以二聚体形式为主。

轻链的分子量约为 23 000,它可自肾小球滤过,通过近曲肾小管重吸收,吸收后沉积在肾小管上皮细胞的胞质内,导致肾小管内蛋白包涵体累积,细胞变性,功能受损,造成肾小管损害。临床上以 λ 轻链引起的肾脏损害更为多见。

(1)单克隆 LC 对近曲小管细胞的直接毒性。近曲小管的损害表现:细胞空泡形成、脱屑、腔刷状缘的缺失、凝固性坏死,以及细胞摄粒作用和溶酶体活性增强。偶见溶酶体内晶体形成。LC 可抑制钠依赖性磷、糖的转运,Na^+,K^+-ATP 酶的活性明显减低,细胞肌动蛋白及 28SRNA 受抑,并明显抑制胸苷酸的合成。LC 还可以抑制细胞的 H-胸苷的掺入,DNA 降解明显、LDH 释放增加、核固缩甚至是细胞裂解、有丝分裂消失及细胞肌动蛋白骨架裂解。上述表明,LC 在 MM 肾损害中起到重要作用。

(2)范可尼综合征:LC 对肾小管的毒性作用,可诱发成人范可尼综合征,表现为肾小管性酸中毒、尿浓缩及水盐排泄失调。主要与轻链蛋白在肾小管上皮细胞内的聚集有关,可抑制小管细胞的代谢过程,影响正常离子的转运。

(3)管型肾病:MM 肾损害的类型以管型肾病(CN)最常见。CN 的主要特征为肾小管内存在大量的 LC 管型,由免疫球蛋白轻链和塔姆-霍斯福尔糖蛋白(THP)构成。THP 是肾小管髓袢升支厚壁段细胞合成的糖蛋白,为正常尿蛋白的主要成分,有 616 个氨基酸组成,分子量为 80 000。LC 管型的形成与 LC 对近端小管上皮细胞的直接毒性,以及 THP 和 LC 的相互作用有关,尤其后者是 LC 管型形成的最重要原因。LC 会相互竞争并以不同的亲和力与 THP 共价结合,THP 的糖基有助于同型 THP 的凝集。THP 单抗能竞争性抑制 LC 与 THP 的结合。提示 LC 可能与 THP 主链上的特殊位点结合。影响管型形成的因素除 LC 的浓度、类型及 THP 的浓度与糖含量外,远端小管的内环境也具有重要作用。细胞外液的减少延长了 LC 在远端小管的停留时间,且不易冲走肾小管中的蛋白复合物,也会促进 LC 管型的形成。在体外,当 NaCl 浓度超过 80 mmol/L 时,也可促进 LC 与 THP 的结合;增加钙离子浓度也有相同的效果。

(4)单克隆免疫球蛋白沉积病(MIDD):MIDD 分为 LC 沉积病(LCDD)、重链沉积病(HCDD)及轻链和重链沉积病(LHCDD)。LCDD 的肾损害可累及肾小球及肾小管,κ 型导致的肾损害多见(κ 型占 80%,λ 型占 20%)。

(5)淀粉样变性:肾淀粉样变性在 MM 中发生率为 6%～15%,导致淀粉样变性的 LC 类型以 κ 型为主。MM 肾淀粉样变性的发病机制尚不清楚。

2.白介素与 MM 损害

有研究表明,肾脏能自分泌和旁分泌 IL-6 参与增生性肾小球肾炎的疾病进程,IL-6 水平可作为某些类型肾小球肾炎病情和预后的指标。尚有研究提示 IL-6 还与某些肾小球肾炎的免疫功能紊乱有关。

3.高钙血症

高钙血症是 MM 的常见临床表现,也是导致其肾衰竭的主要因素之一。高钙血症主要引起肾小管和集合管的损害。某些 MM 患者尽管血钙轻微升高,但由于恶心、呕吐、多尿及尿盐丢失,可导致脱水和血容量不足,从而加重氮质血症和肾功能损害。

高钙血症引起的多尿脱水、M 蛋白与游离钙在肾小管内结合而引起的肾单位的破坏及肾功能减退,均可出现蛋白尿、管型尿及血尿。

4.高黏滞血症

MM 高黏滞血症的发生主要与 M 蛋白的类型及浓度有关,以 IgM 型最多见,IgA 型次之,IgG 型少见。高黏滞血症可导致肾小管浓缩功能减退,出现血尿、氮质血症甚至肾静脉血栓形成。高黏滞血症还可加重其他原因诱发的急性肾衰竭。

5.急性尿酸性肾病

由于高肿瘤负荷和(或)化疗可使核酸的代谢增强,出现高尿酸血症。长期缺氧、酸性尿会导致尿酸在肾髓质的沉积,造成肾小管间质损伤。这种间质损害多见于晚期 MM。化疗相关的高尿酸血症多表现为急性肾衰竭,与尿酸结晶堵塞肾小管有关,如溶瘤综合征。使原有的慢性肾衰竭转变成急性肾衰竭。肾衰竭是本病的另一主要死亡原因。

尿酸过多,沉积在肾小管导致尿酸性肾病、淀粉样变性、高黏滞综合征、骨髓瘤细胞浸润及 IL-6 的作用均可引起肾脏损害。

6.肾盂肾炎

由于体液免疫功能低下,本-周蛋白和高钙血症的损害,使肾脏局部抗菌能力下降,MM 患者易发生肾盂肾炎。感染和肾衰竭是 MM 患者常见的死亡原因。

7.脱水和造影剂损害

大剂量造影剂可使肾血流量和肾小球滤过率降低,并促进 Tamm-Hosfall 蛋白在肾小管沉积。脱水可加重各种因素所致的肾损害,诱发急性肾衰竭。因此,MM 患者应慎行静脉肾盂造影。

8.其他

包括非甾体抗炎药、ACEI 类降压药、肾毒性抗生素及 MM 细胞的肾脏浸润等。

(二)多发性骨髓瘤肾病的肾脏病理

1.管型肾病

此类管型较大且数量多,外观较硬易折断,呈浓稠均匀半透明状,其间可见骨折线,或分裂为许多小片段。多位于远端肾小管和集合管,但近端肾小管甚至包曼囊也可见到。在 Masson 染色呈现多染色性,可有分层样外观,刚果红染色可阳性,但在偏振光不出现典型的黄绿色双折光。可见肾间质水肿、炎性细胞浸润及小管萎缩、间质纤维化,可见系膜基质轻度增厚。

2.淀粉样变肾病

淀粉样物质为一种无定形、PAS 淡染、不嗜银的物质。刚果红染色呈砖红色,在偏振光下可见苹果绿双折光现象。电镜下可见大量杂乱的无分支纤维,直径 8～10nm。淀粉样物质可在肾小球、肾小管、肾间质及肾小管基底膜上沉积,以肾小球病变最为常见。肾脏及肾小球体积都偏大。

3.单克隆免疫球蛋白沉积病(MIDD)

光镜下轻链沉积病(LCDD)的肾小球体积增大,系膜区增宽,有的类似糖尿病肾病的结节样硬化,肾小管基底膜增厚。电镜下可见肾小球基底膜内侧、肾小管基底膜外侧有细颗粒状致密电子沉积物,沉积物无原纤维样结构。使用抗轻链血清,免疫组织化学可证实单克隆免疫球蛋白轻链成分的沉积,κ 链为主,刚果红染色阴性。

4.其他

骨髓瘤可伴冷球蛋白血症,导致肾脏损伤。部分 MM 还可以出现肾组织淋巴样浆细胞的浸润。

(三)多发性骨髓瘤肾病临床表现及预后

多发性骨髓瘤(MM)累及肾脏称为多发性骨髓瘤肾病(MMN)。

1.肾脏表现

(1)无症状血尿、蛋白尿:轻至中度蛋白尿<2.5 g/d 和(或)血尿,没有水肿、高血压和氮质血症等临床表现。

(2)肾炎综合征:起病急骤,有血尿、蛋白尿、管型,常有水肿和高血压。

(3)肾病综合征:大量蛋白尿>3.5 g/L 及低蛋白血症<30 g/L。

(4)Fanconi 综合征:蛋白尿仅轻度<1.5 g/d,肾小管酸中毒,血肌酐、尿素氮正常,伴有肾性糖尿。

(5)慢性肾功能不全:较长期的高血压,水肿和尿常规异常,Bun>7 mmol/L,Cr>171 μmol/L。

(6)急性肾功能不全:血肌酐急骤升高,在数天内可升高 176.8 μmol/L(2 mg/dL),甚至每天升高 88.4~176.8 μmol/L,伴有少尿甚至无尿。

2.肾外表现

发热,消瘦,贫血,白细胞减少,肝大,脾大,淋巴结肿大,局部肿块,骨痛、腰骶痛、胸痛、肢体和其他部位疼痛,溶骨性破坏(颅骨,骨盆,肋骨,椎骨),病理性骨折(肋骨骨折,股骨骨折,腰椎压缩性骨折),神经精神症状,血尿酸升高(>420 mmol/L),γ 球蛋白升高(>25%),血清球蛋白升高,本-周蛋白阳性,骨髓瘤阳性(>10%),血钙升高。

本病的预后与多种因素有关,有以下表现者的预后不良:全身情况差、血红蛋白低于 80 g/L、BUN>11.3 mmol/L、血钙>3 mmol/L、血清 M 蛋白较高、溶骨病变、有本-周蛋白尿和肾功能损害。

八、神经系统损害

多发性骨髓瘤合并神经系统损害的发病率为 28.6%~40%,包括脊髓压迫、神经根脊髓压迫等。

(一)病因和病理生理

1.压迫

骨髓瘤引起颅骨、脊柱骨的破坏,形成颅骨溶骨性破坏和椎体楔形骨折,以及髓外浆细胞瘤可以直接压迫脑膜、脑实质、神经根及脊髓,也可直接压迫周围神经。

2.浸润

骨髓瘤细胞可以直接经过骨膜浸润到脑膜,甚至可达脑实质,造成脑损害;浸润到脊髓,造成脊髓内外肿瘤样病症,浸润到周围神经,引起神经组织脱髓鞘样改变。

3.血黏滞性增高

骨髓瘤细胞产生大量的异常免疫球蛋白(M 蛋白),其本身在血液循环中既使血液黏滞度增加,同时又包裹红细胞,减低红细胞表面负电荷之间的排斥力而导致红细胞发生聚集,更增加了血液黏滞度。当血液黏滞度达正常的 1.5~3 倍时,就会发生血流缓慢,引起微循环障碍,导致组织淤血和缺氧,毛细血管通透性增加。最易受累的部位为视网膜、脑、肾脏、肢端等。

4.单克隆轻链或其片段的沉积

单克隆轻链或其片段的沉积可引起末梢神经炎和神经根症状。这些神经症状一般都是对称的,并有其他淀粉样变性征象,如巨舌症、心脏症状、腕管综合征等。

5.血钙升高

血钙升高可导致神经电生理异常,是 MM 患者发生神经病变的原因之一。

6.药物作用

如长春碱类药物、沙利度胺、硼替佐米等。

(二)临床表现

MM 的神经系统症状多种多样,根据受累的部位不同可分为脊神经、脑神经、周围神经 3 种类型。

1.神经根压迫和脊髓压迫

脊髓压迫是典型的也是较为严重的神经受损表现,胸椎累及较常见,常造成截瘫。

早期患者常表现为神经根痛,常在咳嗽、喷嚏或伸腰时加重。晚期表现出感觉和运动缺失,并进展到括约肌功能障碍或截瘫。马尾区受压常伴有臀部疼痛,腿部无力,鞍区的感觉丧失。

2.脑神经异常

累及脑神经及分支是较罕见的骨髓瘤的并发症,最常见于疾病进展时。骨髓瘤浸润颅底时,可引起脑神经(多见于第Ⅴ、Ⅵ、Ⅶ、Ⅷ对脑神经)受压而产生脑神经麻痹,脑膜受累时脑脊液蛋白增加(白质脑病),含 M 蛋白成分,出现嗜睡、昏迷等。磁共振成像(MRI)有助于确定病变部位。10%原因不明的周围神经炎,可能与 M 蛋白作用于神经鞘膜成分有关,临床特征为非对称性运动和感觉神经病变,导致肌肉无力、肢体麻木和痛性感觉迟钝。

3.血黏度升高

特征性的表现为慢性鼻出血和牙龈出血。患者最初的主诉可能是视物模糊或视力丧失。神经系统症状包括头痛、头晕、眼球震颤、共济失调,甚至出现木僵、昏迷。体检时可发现视网膜静脉呈节段性扩张(香肠样改变)、视盘水肿、眼底渗出及出血。

4.周围神经病变(PN)

患者常表现为轴突型混合性感觉运动神经损害,一些 PN 可表现为单神经病。临床表现为进行性对称性远端神经病变,包括刺痛感和(或)麻刺感、麻木感、感觉过敏和肌无力,重者可致残并危及生命。PN 还与治疗 MM 的几种药物有关,包括长春碱类、顺铂、沙利度胺和硼替佐米等。

5.高钙血症性脑病

高钙血症性脑病是骨髓瘤患者最严重的神经系统合并症。患者可表现为神志不清、神经错乱和昏迷,这种神经精神症状与骨髓瘤高钙血症有关。50%的高钙血症患者脑电图可出现弥漫性慢波和δ波,提示脑干功能受损。

九、淀粉样变性

MM 伴发淀粉样变的发生率为 10%,尤其是 IgD 型,主要是由于大量的 M 蛋白的轻链可变区片段或整个单克隆的轻链在组织中沉淀,可引起相应器官的功能障碍。淀粉样物质聚集于体内各器官和组织的血管壁中,故受累的组织常常较广泛。临床表现取决于淀粉样物质沉积的部位。

(1)心脏受累可致心肌肥厚,心脏扩大,心律失常,传导阻滞,可呈缩窄性心肌病表现,疾病晚期常常导致心力衰竭而死亡。

（2）胃肠道受累可致便秘、腹泻、吸收不良。

（3）舌、腮腺、肝、脾、淋巴结等受累分别可致舌体肥大，甚至巨舌，腮腺肿大，肝、脾、淋巴结肿大（多为轻度肿大）。

（4）周围神经受累可致周围神经炎，表现为疼痛、感觉异常及肌力减退；淀粉样物质沉积在腕部屈肌的肌腱附近引起"腕管综合征"。

（5）肾脏受累可出现蛋白尿，甚至表现为肾病综合征，但血压往往不增高。如有冷球蛋白，可引起雷诺现象。

（6）蛋白尿的严重程度不一定与肾小球内淀粉样蛋白的沉积范围成比例，多为选择性蛋白尿，偶有镜下血尿。

（7）X 线片或 B 超显示肾脏轮廓增大或缩小。病变继续发展可导致慢性肾衰竭。

（8）皮肤受累可致瘙痒，并可出现瘀点、瘀斑、色素沉着、皮肤增厚、皮肤苔藓样病变，甚至皮肤肿块等。

淀粉样变性的诊断主要依赖组织活检学检查，可采取皮肤、肌肉、齿龈、直肠、肾脏等处组织活检，进行形态学刚果红染色及免疫荧光等病理学诊断。活检组织必须够深度，要深达肌层，否则会出现假阴性。

十、其他少见临床表现

（一）全血细胞减少

当大量瘤细胞浸润骨髓时，正常细胞受到抑制，会导致三系血细胞下降。MM 患者晚期出现全血细胞减少，提示疾病已经进入终末期。

（二）继发性白血病

外周血中浆细胞＞20％，数量＞2.0×10^9/L 时诊断为浆细胞白血病。

多发性骨髓瘤治疗后可引发急性白血病病例曾有报道，包括浆细胞性、急淋和急非淋中的几种亚型。在一次长达 9 年的对 476 例多发性骨髓瘤患者的随访结果，所有的患者都经过平均 3 年的美法仑和泼尼松的联合治疗，并且获得了缓解。其中有 11 例患者发生了急性白血病或者骨髓增生异常综合征，该发生率是在相同年龄段中发生急性白血病或骨髓异常综合征的 100 倍。

研究者们认为细胞毒性药物，尤其是美法仑和环磷酰胺能引起白血病的发生。据报道，经化疗的多发性骨髓瘤患者中急性白血病的发生率为 0.2％～7％，其发生率在开始治疗后的 3.5～5 年达到高峰。并且还有报道认为在接受持续治疗的多发性骨髓瘤患者比间断治疗的患者有更高的急性白血病发生率。因此，化疗已被公认为是多发性骨髓瘤治疗后发生急性白血病的主要因素。

可能机制：①化疗导致骨髓抑制和再生反复出现，使干细胞增生易发生克隆性改变；②化疗重创骨髓造血干细胞，使其遗传基因畸变或重组，白血病细胞的原始克隆得以扩增；③化疗触发潜在的致白血病启动因子或活化白血病病毒；④化疗或放疗削弱多发性骨髓瘤患者的免疫监视系统功能，失去了对畸变的异常细胞和白血病克隆的杀伤和清除能力，使白血病细胞不断增殖；⑤异常增殖的白血病细胞反馈性抑制多发性骨髓瘤细胞的分化和增殖。

另外，继发于多发性骨髓瘤的急性白血病与原发的急性白血病的不同之处，除前者具有多发性骨髓瘤病史和骨髓增生异常综合征转化阶段外，还对各种抗白血病药物缺乏反应性，预后不佳。常规化疗的完全缓解率低于 10%,即使部分缓解也常在短时间内复发。中位生存期仅 2~6 个月。白血病细胞对化疗药物不敏感和病情进展迅速,可能是死亡率高的主要原因。

十一、特殊类型骨髓瘤的临床表现

(一)骨骼孤立性浆细胞瘤和髓外浆细胞瘤

骨骼孤立性浆细胞瘤是发生于骨髓的单个局限性浆细胞瘤,占全部 MM 的 2%~3%,短则数月、长则数年可发展为典型的 MM。

髓外浆细胞瘤(extramedullary plasmacytoma,EMP),是一种发生于骨髓外的浆细胞肿瘤,上呼吸道和口腔是常见部位,也可见于肺、淋巴结、纵隔、皮肤、胃肠道、脾等处。血清和(或)尿含少量或是不含 M 蛋白,浆细胞克隆引起局部肿瘤,骨髓检查正常,骨骼 X 线检查正常,无相应器官或组织的损伤。髓外浆细胞瘤占全部 MM 的 2%~4%,有 15% 的患者进展为 MM,多为 IgA 型。

英国血液学标准化委员会,英国骨髓瘤协会指南工作组推荐的髓外孤立性浆细胞瘤的诊断标准:①浆细胞克隆性增殖造成的髓外单一肿块;②骨髓细胞形态学检查和骨髓活检正常;③骨骼检查包括长骨的 X 线检查正常;④没有因浆细胞病造成的贫血、高血钙和肾衰竭;⑤血清和尿单克隆免疫球蛋白缺乏或水平低下。数年或十余年后可发展为典型的 MM。

(二)冒烟型骨髓瘤

冒烟型骨髓瘤是指单克隆免疫球蛋白≥30 g/L 和(或)骨髓中单克隆浆细胞数量>10%,但没有相应器官或组织的损伤。按照 D-S 分期应为 I 期,不需要立即治疗,应定期复查。对于冒烟型骨髓瘤,尿中出现游离轻链(FLC)是一个不良的预后因素,血清 FLC 浓度也可能更有意义。经英国 MRC 对其研究可以看出,κ/λ 比值异常的患者病情发展可能更快。在冒烟型骨髓瘤患者,血清 FLC 比值≤0.125 或≥8,骨髓浆细胞计数>10%,血清 M 蛋白≥30 g/L,患者具有以上 1、2 或 3 个危险因素时,5 年进展率分别为 25%、51% 和 76%。

(三)不分泌型骨髓瘤

广义上讲,不分泌型骨髓瘤包括不产生 M 蛋白(单克隆免疫球蛋白)型及不排泌 M 蛋白型,与研究不同,当用免疫过氧化物酶或免疫荧光行浆细胞 M 蛋白检测时,约 85% 的不分泌型骨髓瘤可检测到胞质 M 蛋白。

不分泌型骨髓瘤病例很少见,在各种类型骨髓瘤中只占 1% 左右,不分泌型骨髓瘤临床诊断的主要依据是在已确定为骨髓瘤的前提下,血尿检查中无 M 蛋白成分。关于这种类型骨髓瘤的发生机制目前尚不清楚。

(四)IgD 型多发性骨髓瘤

IgD 型多发性骨髓瘤在骨髓瘤发病中所占比例很少,国外文献报道它的发生率占 1%~3%,我国国内报道它的发生率更高一些,可达 6%~10%,该型多发性骨髓瘤较其他骨髓瘤患者发病年龄轻,平均为 50 岁,男性患者明显高于女性。此类型瘤细胞生长较快,溶骨病变明显,肾损害、淀粉样变性发病率高,诊断困难,预后较差。90% 患者为 IgD-λ 型。

(五)IgE 型多发性骨髓瘤

IgE 型多发性骨髓瘤为多发性骨髓瘤(MM)中的一种罕见的类型,约占浆细胞病的 0.01%,由 Johansson 和 Bennich 于 1967 年首次报道。尽管 IgE 型 MM 症状及体征与其他类型 MM 相似,但倾向于认为前者具有更为恶性的临床经过。本病表现多样,大多数病例均报告有在其他类型 MM 少见的并发症。

(六)双克隆及多克隆型骨髓瘤

1.双克隆型骨髓瘤

多发性骨髓瘤患者的血清中发现双克隆蛋白比较罕见,大约 1％骨髓瘤患者的血清中可以检测到双克隆蛋白,大多数是 IgG＋IgA 或 IgG＋IgM,罕见的为 IgA＋IgE,中国文献报道双克隆型多发性骨髓瘤(MM)占 MM 的 0.5％～1.7％,双克隆型 MM 多为 IgM 合并 IgG 或 IgA。

双克隆型 MM 中分泌不同蛋白的浆细胞都是从相同的 B 细胞克隆分化而来,这两种蛋白对化学治疗的反应并不相同。双克隆型 MM 由于发病率低,尚未见预后的报道。

2.多克隆型骨髓瘤

多克隆型骨髓瘤患者多有肝功能异常,又易误诊为肝病。多克隆型的预后与 M 蛋白的类型有关,认为估计预后的条件有以下三项。

(1)M 蛋白的类型:瘤细胞倍增时间和 M 蛋白半衰期长者,生存期亦长。如 M 蛋白为 IgM 者,病程缓和有巨球蛋白血症的特征。IgG 型的倍增时间和半衰期,在 MM 中均为最长者,生存期亦最长。IgA 型次之,IgD 型半衰期仅为 28 d,其生存期亦最短。

(2)有无 LC:由于 LC 对肾脏的损伤,故 LC 阳性者肾衰竭率,较同型无 LC 者高约 2 倍,其生存期亦较无 LC 者短。

(3)轻链类型:据文献介绍,轻链为 κ 者,平均生存期略长于 λ 型。

(步玉兰)

第三节 多发性骨髓瘤的实验室检查

多发性骨髓瘤的诊断需要结合患者临床表现、骨髓涂片、血清 M 蛋白、骨骼的 X 线等检查确定诊断,实验室检查对疾病的诊断尤为重要。

一、血常规

贫血一般为中度,多为正细胞正色素型。红细胞在血片上排列成缗钱状。血中可见少量幼粒、幼红细胞。早期白细胞及血小板多正常,淋巴细胞相对增多,约半数患者可见少量浆细胞。晚期常有全血细胞减少。

二、骨髓细胞学和病理学检查

(1)骨髓象一般增生活跃或明显活跃。骨髓瘤细胞在骨髓中呈灶性分布,而不是弥漫性浸润,由于骨髓瘤细胞分泌异常免疫球蛋白(M 蛋白)具有与骨髓基质更强的黏附性,浸润呈局灶性,因此骨髓活检能有效弥补骨髓涂片的不足,二者联合可提高细胞骨髓瘤的检出率,从而做出客观的诊断及评估。

(2)多发性骨髓瘤的骨髓细胞形态学的诊断标准是骨髓中异常的浆细胞(骨髓瘤细胞)比例增高,国内标准是骨髓中浆细胞＞15％,并有异常浆细胞或骨髓活检证实为浆细胞;国外最低标准是骨髓中异常浆细胞≥10％或组织活检证实为浆细胞。

（3）浆细胞是 B 淋巴细胞经抗原刺激后转化而来的，具有合成、分泌特异抗体的功能，可参与机体的体液免疫。浆细胞的发育过程可分为 3 个阶段，即原浆、幼稚型浆及成熟浆细胞。原始浆细胞呈圆形或椭圆形，细胞核呈圆形，居中或偏位，占细胞体积的 2/3 以上，细胞核的染色质呈粗颗粒网状，有核仁 2～5 个；成熟浆细胞圆形或椭圆形，细胞核明显缩小，占细胞的 1/3 以下。

（4）骨髓瘤细胞的细胞核多为圆形，可见双核、多核、巨大核，染色质较疏松，常有 1～2 个核仁，核旁淡染区不明显，也可见到几种形态的骨髓瘤细胞混合在一起。

（5）1957 年欧洲血液学会根据细胞分化程度及形态特点将骨髓瘤细胞分为四型：①Ⅰ型，成熟浆细胞型；②Ⅱ型，幼浆细胞型；③Ⅲ型，原浆细胞型；④Ⅳ型，网状细胞型。国内标准分为两型：Ⅰ型，包括原浆细胞型，幼浆细胞型及成熟浆细胞型；Ⅱ型，包括网状细胞型及火焰细胞型。

（6）MM 患者骨髓象中浆细胞数量和形态的改变最具特征性。当骨髓浆细胞比例少于 10% 时，细胞形态学有无畸形对诊断尤为重要。异型浆细胞形态大小不一，成熟程度不同，核偏位，核浆比例大，核染色质较疏松，有时可见核畸形，胞质丰富，呈深蓝色，不透明，可见空泡与少量嗜苯胺蓝颗粒。有些浆细胞内可见嗜酸性拉塞尔小体（拉塞尔小体是指胞质中出现嗜酸性葡萄状空泡样包涵体，包含免疫球蛋白。）或浆内有较多大小不等的空泡（Mott 细胞），有时还可见 3 个核或多核浆细胞等异常改变。由于 MM 骨髓浆细胞除弥散性浸润外还可以呈灶性分布，同一患者不同时期、不同部位的骨髓浆细胞数量可以相差明显，故有时需多部位穿刺。

三、生化检查

血浆白蛋白降低，球蛋白升高，部分患者由于 B 细胞内在缺陷或因细胞因子异常和免疫调节缺陷引起的 B 细胞功能改变，导致球蛋白降低。

25%～30% 患者血钙升高，晚期由于肾功能损害可见血磷升高。

30%～50% 患者血尿素氮、肌酐及血尿酸升高，后者与化疗初期大量肿瘤细胞破坏有关。

四、尿常规

多数 MM 患者早期尿常规可无异常发现，但轻链型、IgD 型 MM 患者因肾功能易受损害，尿常规异常可以是首发甚至是唯一的临床表现，出现蛋白尿、尿泡沫增多，尿蛋白多为（＋）到（＋＋＋）。

单纯蛋白尿多见，也可表现为蛋白尿、尿白细胞增多，少部分病例也可合并血尿，易误诊为肾小球肾炎、肾病综合征等。晚期可出现肾功能不全。

五、异常蛋白

目前，临床上多采用免疫比浊法测定血、尿免疫球蛋白的含量。这种方法不受抗原分子大小的影响，可以精确地测定各种免疫球蛋白、轻链，甚至 IgM、IgA 多聚体或 IgG 凝聚物。免疫比浊法测定的 IgM 浓度经常比从 SPE 密度扫描图上计算的结果高出 10～20 g/L，前者测得的 IgG 和 IgA 浓度也较后者高。因从 SPE 密度扫描图上计算的 Ig 浓度与临床表现较为吻合，因此 MM 新的国际统一疗效标准推荐该法作为 M 蛋白量化的首选检测手段。

正常免疫球蛋白血清经免疫电泳后与相应抗体形成均匀的弧形沉淀线。当出现单克隆的免疫球蛋白或其片段时，其基本特点是沉淀线变形为船形，这是因某一克隆免疫球蛋白大量增殖所致。当电泳时，这些均一的成分电泳速度相同，形成局部大量抗原过剩，在免疫扩散后，形成一个过量区。通过将患者体液与免疫球蛋白各类别和型别的抗血清进行免疫电泳，还可确定 M 蛋白的种类和亚类。

实验室常做的检测试验:①血、尿蛋白电泳;②免疫球蛋白定量;③血清总蛋白;④轻链定量,κ/λ 比值;⑤血清免疫固定电泳;⑥血、尿本-周蛋白固定电泳;⑦尿轻链定量;⑧血清游离轻链定量。

六、免疫球蛋白重链(IgH)基因重排

克隆性 IgH 基因重排可作为骨髓瘤细胞恶性克隆的标志,不受临床分期和免疫类型的影响,也可作为确诊 MM 的有力依据之一。免疫球蛋白特异地表达于 B 细胞,在胚系 B 细胞中 IgH 基因由不连续的基因片段组成,B 细胞的发育过程中 IgH 基因必须进行基因的重排和类别转换,最终形成各种不同类型的免疫球蛋白基因。

MM 中主要是 IgH 基因的变化。人类 IgH 基因位于 14 号染色体长臂,由 V、D、J 和 C 四种基因片段组成,VH 基因片段数目 44 个,DH 约为 27 个片段,位于 VH 和 JH 基因簇之间,JH 基因位于 DH 下游,与下游 C 基因区相隔 7 kb 左右,人类由 6 个 JH 片段组成,CH 基因成簇排列,跨度约 200 kb,在多能干细胞阶段这些基因片段均以胚系状态存在。当多能干细胞向 B 淋巴细胞分化时,这些处于胚系状态的基因片段要经过 VDJ 基因片段的重排,才能连接成能表达有生物功能的 IgH 基因。

IgH 重排发生在轻链重排以前,D-J 重排连接先于 V-DJ,这些重排是由酶系统调节介导的,并且涉及 DNA 水平的蛋白质操纵,这些是由每个基因片段两侧的重组信号序列控制的。当早期 B 细胞在骨髓中分化时,免疫球蛋白基因的 VDJ 基因片段发生有序的重排形成了免疫球蛋白最初的所有成分。

VDJ 基因单位要经过两次重排才能形成,首先 DH 基因片段与 JH 基因片段随机结合形成 DHJH 基因片段,然后 DHJH 基因片段再与其中一个 VH 基因片段重排形成 VHDHJH 基因片段,两次重排均具有不准确性,为随机组合,另外在重排过程中,VH、DH、JH 之间结合处通过末端脱氧核苷酸转移酶(TdT)催化可有一些脱氧核苷酸随机地丢失或插入,其中插入序列叫 N 区,所以第一次重排实质上形成 DHN1JH,而第二次形成 VHN2DHN1JH 基因片段,N 区所含的碱基数变异很大,使 N2DHN1 的阅读框架产生多样性。恶性浆细胞分泌的成熟抗体是由有功能的 VDJH 重排编码的,用蛋白印记分析成熟 B 细胞恶性肿瘤中的 IgH 重排,JH 重排在所有的样本中都存在,且 80% 以上有等位基因重排。

七、浆细胞免疫学检查

血清异常单克隆免疫球蛋白增多引起的高球蛋白血症是本病的重要特征之一。血清蛋白减少或正常,A/G 比例常倒置。异常单克隆免疫球蛋白大量增多,正常免疫球蛋白常明显减少。MM 是单克隆的 B 细胞、浆细胞系恶性活化增殖所致,可产生免疫球蛋白分子。每种 B 淋巴细胞都有其独特的重链基因重排,并仅能表达一种重链及轻链类型,所以 MM 患者大多出现一种重链及轻链的免疫球蛋白增多,其他重链及轻链免疫球蛋白常正常或降低。根据血清异常免疫球蛋白的不同可分为以下 8 种类型:IgG 型、IgA 型、IgD 型、IgM 型、IgE 型、轻链型、双克隆或多克隆型及非分泌型。

(一)多发性骨髓瘤的细胞免疫检测

与正常的年龄组别相比,MM 患者 B、T 淋巴细胞及 NK 细胞(CD16+、CD3−、CD56+)均有

所减少,CD4$^+$T 淋巴细胞减少,CD8$^+$细胞可正常或减少,多数研究认为 CD4$^+$/CD8$^+$比例减少。

(二)浆细胞的免疫表型

当 B 细胞转化为浆细胞时,会丢失大多数 B 系抗原(如 CD19、CD20、CD22、HLA－DR、CD45),正常浆细胞不表达膜表面免疫球蛋白,但强表达胞质 κ 和 λ 轻链。其免疫表型为 CD11a$^+$、CD19$^+$、CD21$^+$、CD13$^+$、CD38$^+$、CD40$^+$、CD44$^+$、CD49d$^+$、CD49e$^+$、CD54$^+$、CD138$^+$ 和 CD20$^-$、CD23$^-$、CD28$^-$、CD45$^-$、CD56$^-$、CD58$^-$、CD117$^-$。

八、多发性骨髓瘤骨病标志物

多发性骨髓瘤(MM)的骨病主要包括骨质疏松、溶骨性损害、病理性骨折、高钙血症和骨痛。骨髓瘤细胞与骨髓微环境相互作用在激活破骨细胞及抑制成骨细胞活性中起重要作用。

(一)反映骨吸收的血、尿传统标志物

反映骨吸收的生物学指标:①空腹尿钙/肌酐的比值,比值升高说明骨吸收增加。②尿中脯氨酸量能反映骨吸收程度。③吡啶啉(PYR)和脱氧吡啶啉(DPD),是胶原连接键的衍生物,是骨和软骨胶原的特异标志,比脯氨酸更敏感,且不受食物和运动的影响。④血抗酒石酸酸性磷酸酶(TRACP),主要存在于破骨细胞,是一种同工酶,反映骨吸收的程度;TRACP 水平的高低与骨髓瘤患者骨病的严重程度成正比。⑤Ⅰ型胶原交联氨基末端肽(NTX)和羧基末端肽(ICTP),是敏感性和特异性均较好的骨吸收指标,在骨髓瘤骨病的临床评价中有重要价值。抗 MM 治疗期间,ICTP 和 NTX 的升高都提示骨病进展。在经双膦酸盐治疗后,ICTP 和 NTX 会明显下降。

(二)反映成骨的血清学标志物

骨髓瘤骨病与其他肿瘤引起的骨转移不同,一旦骨髓瘤负荷在某一局部超过 50%,或成骨细胞的活性会严重受抑或缺如。降钙素(OC)和骨源性碱性磷酸酶(bone-specific alkaline phosphatase,BAP)是反映成骨的血清学标志物。Ⅰ型前胶原羧基端前肽(PICP)和氨基端前肽(PINP)也可以用于反映成骨。与意义未明单克隆丙种球蛋白血症(MGUS)及正常对照组相比,MM 患者的 OC、BAP 水平明显下降,表明 MM 的成骨过程受抑。

(三)新的 MM 骨病血清学标志物

1.血清护骨素(OPG)

Seider 等报道 MM 患者血清 OPG 平均水平为 7.4 μg/L,低于年龄、性别匹配的健康对照组(平均水平为 9.0 μg/L),但两者之间重叠范围较大。无溶骨病灶的 MM 患者 OPG 水平高于有溶骨病灶者,但血清 OPG 水平与临床分期及 OS 无相关性。

Lipton 等报道血清 OPG 水平与年龄无关,但明显高于血浆 OPG 水平,MM 患者 OPG 低于正常对照组。

2.血清可溶性核因子 κB 受体激活剂配基(sRANKL)

血清 sRANKL 反映的是游离 RANKL 水平而不是与 OPG 结合的 RANKL。Terpos 等报道 MM 患者血清 sRANKL 水平、血清 sRANKL/OPG 比率升高,且与患者的溶骨病灶、生存期相关。

(步玉兰)

第四节　多发性骨髓瘤的诊断

一、诊断标准

尽管有很多 MM 的诊断标准,但是仍以 WHO 的标准最为实用。

(一)主要标准

(1)组织活检证明有浆细胞瘤或骨髓涂片检查:浆细胞>30%,常伴有形态改变。

(2)单克隆免疫球蛋白(M 蛋白):IgG>35 g/L,IgA>20 g/L,IgM>15 g/L,IgD>2 g/L,IgE>2 g/L,尿中单克隆 κ 或 λ 轻链>1.0 g/d,并排除淀粉样变。

(二)次要标准

(1)骨髓检查:浆细胞占 10%~30%。

(2)单克隆免疫球蛋白或其片段的存在,但低于上述标准。

(3)X 线片检查有溶骨性损害和(或)广泛骨质疏松。

(4)正常免疫球蛋白量降低:IgM<0.5 g/L,IgA<1.0 g/L,IgG<6.0 g/L。

凡满足下列任一条件者可诊断为 MM:主要标准第(1)项+第(2)项;或第(1)项主要标准+次要标准(2)(3)(4)中之一;或第 2 项主要标准+次要标准(1)(3)(4)中之一;或次要标准(1)(2)+次要标准(3)(4)中之一。

二、无症状性骨髓瘤的诊断

无症状性骨髓瘤(aMM)又称为冒烟型骨髓瘤(SMM)。由于不同的机构[世界卫生组织(WHO)、美国国家综合癌症网络(NCCN)、欧洲骨髓瘤网络(EMN)及国际骨髓瘤工作组(IMWG)]对 MM 定义的标准不同,给临床诊断造成困难,2014 年 IMWG 对 SMM 的诊断标准进行了修订,新标准定义:IgG 或 IgA≥30 g/L 或 24 h 尿轻链≥500 mg,和(或)骨髓克隆性浆细胞≥10%,无相关的组织器官损害。

从新标准可以看出 2 点:①明确将 IgA 定义为 30 g/L,而不是其他标准定义的 20 g/L 或 10 g/L。②尿轻链的限制更严格了(以前的标准普遍定义为每天 1 000 mg),是由于长期大量的轻链存在会造成继发的组织、器官损害(比如淀粉样变性、轻链沉积病等),而这些损伤往往很难恢复,所以为了提高轻链对组织、器官损害的认识,降低了对轻链型 MM 的标准。

但是对浆细胞瘤伴少量 M 蛋白,和(或)骨髓存在少量克隆性浆细胞(低于上述标准)如何诊断没有达成共识。此种情况诊断为 MM 一定要慎重。

三、症状性骨髓瘤的诊断

2014 年 IMWG 对症状性 MM 进行了重新定义,即骨髓克隆性浆细胞≥10%或活检证实为浆细胞瘤;同时伴有以下一种或多种情况:高钙血症、肾功能不全、贫血和骨病变。同时将骨髓克隆性浆细胞≥60%、FLC 比>100、MRI 检查发现多于 1 处的骨病变(传统定义是否有骨病变是以 X 线片为标准)。具备以上情况者,应该诊断为症状性 MM,需要临床治疗(表 11-1)。

表 11-1　MM 相关器官或组织损害(ROTI)

受累器官	受累程度
高钙血症	校正血清钙>正常上限值 0.25 mmol/L 以上或>2.8 mmol/L
肾功能损害	血肌酐>176.8 μmol/L
贫血	血红蛋白<100 g/L 或<基线值 20 g/L 以上
骨质破坏	溶骨性损害或骨质疏松伴有压缩性骨折
其他	有症状的高黏滞血症、淀粉样变、反复细菌感染(≥2 次/年)

需要特别强调的是,不论是 SMM,还是症状性 MM,高危的细胞遗传学异常仅与预后有关,不是需要治疗的条件。即使伴有高危的细胞遗传学异常,但是不符合症状性 MM 的标准,临床也不需要治疗。

关于 MM 的诊断标准,不同地区、不同学术组织有不同的版本。各版本之间在骨髓浆细胞比值、M 蛋白含量的界定上有一定差异,但是都强调如下问题:一是骨髓中必须存在克隆性增生的浆细胞;二是血和尿中出现单克隆免疫球蛋白或其轻链,并达到一定水平;三是出现浆细胞克隆性增生导致的靶器官损害。在临床实践中,对于绝大多数 MM 患者无论使用哪个版本的诊断标准,均可获得正确诊断,但是确有个别患者诊断困难。如果遇到上述情况,即临床上怀疑为 MM 但有关检查结果又达不到 MM 诊断标准时,应强调注意以下几点:①多部位骨髓穿刺或骨髓活检,避免骨髓瘤细胞分布不均一性可能造成的漏诊;②注意有无孤立性浆细胞瘤或髓外浆细胞瘤的存在;③对 M 成分低于 MM 诊断标准者,要进行动态观察;④仔细寻找靶器官受累的证据。这部分疑难患者也大多可以获得确诊。

(步玉兰)

第五节　多发性骨髓瘤的鉴别诊断

多发性骨髓瘤是较易发生误诊的内科疾病之一。在临床上常被误诊为"骨质疏松""骨转移癌""腰椎结核""肾病""复发性肺炎""泌尿系统感染"等病。在诊断时又需与反应性浆细胞增多症、意义未明单克隆丙种球蛋白血症、原发性巨球蛋白血症、原发性系统性淀粉样变性、伴发于非浆细胞病的单克隆免疫球蛋白增多、骨转移癌、原发于骨的肿瘤、原发性肾病、甲状旁腺功能亢进等病鉴别。

一、意义未明单克隆丙种球蛋白血症

意义未明单克隆丙种球蛋白血症(MGUS)系指正常人血清中出现 M 蛋白,而不伴有浆细胞恶性增殖的疾病。MGUS 多见于老年人,发病率随年龄增长而增高,40 岁以下不到 2%,50 岁以上约有 3.2%,70 岁以上可达 5.3%,90 岁以上人群的发生率超过 10%。

(一)MGUS 的临床特点

血清 M 蛋白含量<30 g/L,且不呈进行性增加;骨髓中浆细胞数不超过骨髓细胞总数的 10%,且形态正常;尿中没有或少量 M 蛋白;血中抗体水平及活性正常;临床没有贫血、骨骼破

坏、高钙血症和肾功能损害等并发症。所以多数患者可能在相当长的时间未能得到明确诊断,通常在常规血液检查时发现总蛋白浓度升高,血清蛋白电泳显示有单克隆峰而被发现。

(二)MGUS 三种临床亚型

非 IgM(IgG 或 IgA)型 MGUS,IgM 型 MGUS 和轻链型 MGUS。每种亚型都有其独特的阶段和进展,例如非 IgM 型 MGUS 进一步转化为恶性程度更高的冒烟型骨髓瘤(SMM)后,每年发展为 MM 的比例高达 10%,IgM 型 MGUS 则倾向于发展为华氏巨球蛋白血症,而很少转化为 IgM 型 MM,而轻链型 MGUS 则代表了轻链型 MM 的瘤前病变。

(三)MGUS 的鉴别诊断

MM 早期与 MGUS 很容易混淆,如 MM 的诊断不能明确,则在 3~6 个月内观察 M 蛋白水平,此外,若血中或尿中出现本-周蛋白,也可能是一个危险信号。两者的鉴别要点见表 11-2。

表 11-2　MM 与 MGUS 的鉴别

	MM	MGUS
骨髓浆细胞	增多>10%	<10%
电泳中 M 蛋白成分水平	IgG>30 g/L IgA>10 g/L	IgG≤30 g/L IgA≤10 g/L
尿电泳 κ、λ 轻链分泌	有	本-周蛋白≤1.0 g/d
溶骨性骨损	有	无
症状和体征	有	无

仅少数 MGUS 患者有可能转变为恶性病,早期小样本研究中,MGUS 确诊 10 年(中位时间)后约 25% 病例进展或转化为 MM 或相关肿瘤。近来有报道称,几乎所有的 MM 都由 MGUS 转化而来,但迄今为止 MGUS 恶性转化的机制尚不清楚,遗传学改变可能是重要因素。从 MGUS 和 MM 的浆细胞表面免疫分子的分化来看,瘤前病变进展为 MM 并非突然。浆细胞内发生的一些癌变事件及骨髓微环境等因素相叠加,可导致瘤前病变向 MM 发展。几乎所有 MGUS 均可见早期细胞遗传学的改变,包括超二倍体和 14q32 的免疫球蛋白基因易位。MGUS 和 MM 在外源性分子与微环境旁分泌信号下产生一系列免疫受体,如白介素-6,与骨髓活检中克隆性增殖相关。骨髓微环境在 MGUS 向 MM 的发展中也起到了作用。异常浆细胞、骨髓微环境细胞与破骨细胞之间相互作用,最终可导致大约 80% 的 MM 发生溶骨病变。

(四)MGUS 的预后评估

根据患者初诊时血清 M 蛋白、血清蛋白、骨髓浆细胞数、β_2-微球蛋白、游离轻链比值、M 蛋白类型等基线水平与转归进行分析,发现血 M 蛋白质量浓度和类型、血清蛋白质量浓度是独立的风险预示因子。其他预示因子中,被证实有意义的包括骨髓中浆细胞数、Ig 类型和游离轻链比值。

对 MGUS 进行危险度分组,高危组:血清游离轻链比值异常、非 IgG 型和血清 M 蛋白 >15 g/L,20 年疾病进展的风险为 58%;低危组:无上述危险因素,20 年疾病进展的风险为 5%。另约 40% MGUS 为低危,因疾病进展的终身风险非常低,可能无须进行随访。

对于早期 MM 和 MGUS,在症状出现之前应暂缓治疗,且 M 蛋白水平升高有限且不伴有任何相关临床症状时,也不需要治疗。这样对患者的治疗效果和长期无病生存不仅没有影响,还可避免过早化疗和放疗所造成的不良反应。

二、反应性浆细胞增多症

反应性浆细胞增多症(reactive plasmacytosis,RP)是指一组由多种原因或原发疾病引起的以骨髓成熟浆细胞增多为特征的临床综合征。反应性浆细胞(RPC)增多可能与骨髓造血微环境中 IL-2、IL-10、IL-6 浓度增加有关。

(一)常见病因

(1)恶性肿瘤:肠癌、乳腺癌、胆管癌。

(2)慢性感染性疾病:结核病、骨髓炎、肾盂肾炎、胆道感染。

(3)风湿性疾病:风湿热、类风湿关节炎、系统性红斑狼疮(SLE)等。

(4)慢性肝病:慢性肝炎、肝硬化。

(5)脂质代谢障碍:家族性高胆固醇血症。

(6)其他:过敏性疾病、再生障碍性贫血、粒细胞缺乏。

(二)临床表现

临床表现各种各样,因原发病而异,与浆细胞增多无关,因此是诊断原发疾病的主要线索之一。本病的诊断主要决定于骨髓中浆细胞的质与量。

(1)存在原发病如慢性炎症、伤寒、系统性红斑狼疮、肝硬化、转移癌等。

(2)浆细胞≤30%且无形态异常。

(3)免疫表型:反应性浆细胞的免疫表型为 $CD38^+$、$CD56^-$,而 MM 则为 $CD38^+$、$CD56^+$。

(4)M 蛋白鉴定无单克隆免疫球蛋白或其片段。

(5)细胞化学染色:浆细胞酸性磷酸酶及 5′-核苷酸酶反应多为阴性或弱阳性,MM 患者均为阳性。

(6)IGH 基因克隆性重排阴性。

(三)诊断标准

1.国内诊断标准

(1)有引起 RP 的病因或原发疾病。

(2)临床表现与原发疾病有关。

(3)γ 球蛋白及(或)免疫球蛋白正常或稍升高,以多克隆 IgG 增高较为常见。

(4)骨髓浆细胞≥3%,一般为成熟细胞,这是诊断的主要依据。

(5)可排除多发性骨髓瘤、髓外浆细胞瘤、巨球蛋白血症、重链病、原发性淀粉样变性等。

2.国外诊断标准

除要求骨髓浆细胞≥4%以外,其他条件与国内的诊断标准相同。

反应性浆细胞增多症是由于各种病因或原发疾病引起的继发性骨髓浆细胞增多,其临床表现主要与原发病有关,而并非由浆细胞增多本身或其分泌的免疫球蛋白所引起。因此,诊断的主要依据是骨髓浆细胞增多。关于骨髓浆细胞增多的标准,中国和国外尚未统一。骨髓浆细胞数正常值国内报告为 0~1.2%,中国文献报告认为≥3%为浆细胞增多。因此采纳骨髓浆细胞≥3%作为反应性浆细胞增多症的国内诊断标准。Hayhoe 认为骨髓浆细胞大于 2%为病理性,Aherna 采纳了这个意见,Sandberg 提出大于 2.5%为异常,Canale 以大于 5%作为浆细胞增多的诊断标准,Hoffmann 以大于 4%作为诊断标准,由于 Hoffmann 是较新近提出的诊断标准,而且其标准(4%)大约相当于最低的 Sandberg 标准(2.5%)和最高的 Canale 标准的(5%)的平均值,所以引述 Hoffmann 的标准代表国外诊断标准。这样,关于反应性浆细胞增多症的中国和国外诊断标准也就比较接近。

3.实验室检查

(1)外周血血涂片中偶尔可发现浆细胞。

(2)骨髓象骨髓浆细胞比例≥3％,一般小于 10％,但少数患者可大于 10％甚至高达 50％。此类细胞一般为较成熟的浆细胞,酸性磷酸酶积分较低。

(3)骨髓活检浆细胞成堆或结节状现象罕见而浆细胞围绕血管周围分布较多见。

(4)免疫组织化学染色反应性浆细胞常为:CD31$^+$、CD23$^-$、CD56$^-$、Ber-H2/CD30、KP1/CD68、LCA/CD45、EMA 和 pancytokeratin/KL1 的表达升高。这些表型的检测有助于肿瘤性浆细胞相鉴别。此外,表达 κ 和 λ 轻链浆细胞的比例测定也是一种克隆性鉴定的方法。

(5)血清蛋白电泳可见,在免疫球蛋白区呈多克隆增粗带无单株峰。

由于反应性浆细胞增多症是以病因或原发病为主,引起反应性浆细胞增多症的病因或原发疾病治愈,反应性浆细胞增多也会随之治愈。原发病不同,其预后亦不同,如病毒感染、变态反应性疾病预后良好,如恶性肿瘤则预后差。

三、重链病

重链病(heavy chain disease,HCD)是淋巴浆细胞的恶性肿瘤,以恶性增殖的单克隆淋巴浆细胞合成和分泌大量结构均一、分子结构不完整的单克隆免疫球蛋白为特征,该蛋白仅由重链组成而不含轻链。

(一)重链病的分类

依据重链抗原性的不同分为 α 重链病、γ 重链病、μ 重链病和 δ 重链病,ε 重链病尚未见报道。其中 α 重链病最多,γ 重链病次之,μ 重链病罕见,δ 重链病仅见个案报道。

(二)重链病的病因

重链病的病因尚不清楚。浸润的细胞主要是淋巴细胞和浆细胞,可能恰恰反映了肿瘤干细胞保留了成熟分化的能力。感染和(或)慢性炎症在 HCD 发病中起一定作用,特别是 α-HCD。在 α-HCD 早期通常单独使用抗生素就能够治愈,似乎支持感染与发病之间的因果关系。但目前尚未找到特异的病原体,推测与反复肠道感染导致的慢性抗原刺激有关。在 HCD 发病前或确诊同时常有自身免疫性疾病,尤其是 γ-HCD,其中以类风湿关节炎最常见。

(三)临床表现

1.α 重链病

α 重链病最常见的临床表现是严重吸收不良综合征的肠型,起病呈渐进性,早期呈间歇性腹泻,以后表现为持续性腹泻,伴有腹痛、脂肪泻,晚期可出现消瘦、脱水、肠梗阻、肠穿孔、腹水、腹部包块等,发热少见,肝脾淋巴结大多无肿大。少见的是表现为反复呼吸道感染的肺型,以呼吸困难为主要表现,可有胸腔积液和纵隔淋巴结肿大。

2.γ 重链病

γ 重链病是最早发现的重链病,其临床特征是患者血、尿中均可检测到单克隆的 γ 重链。由于本病的临床和病理表现变异较大,有人将本病分为三大类:①播散性淋巴增殖病变;②局部性淋巴增殖病变;③无明显淋巴增殖病变。本病临床表现如下。

(1)淋巴结肿大:多见于颈部、腋窝,也可见于锁骨上、颌下及腹股沟部位,疾病进展期可有全身浅表淋巴结肿大,肿大的淋巴结质坚,无粘连,无压痛,少数患者可仅有深部淋巴结肿大,咽淋巴环淋巴结肿大可引起上腭、腭垂水肿,造成呼吸困难。

(2)肝大、脾大:50%～60%的病例可见肝大或脾大。

(3)其他症状:表现为发热、皮下结节的皮肤损害,1/3病例可伴有自身免疫性疾病,如 SLE、类风湿关节炎、溶血性贫血等,也有表现为甲状腺、腮腺等部位的髓外浆细胞瘤。

3.μ 重链病

μ 重链病多见于慢性淋巴细胞白血病的患者,发病年龄在 40 岁以上。主要症状为肝大、脾大,但周围淋巴结肿大不常见,有的可见骨损害和淀粉样变性,少数可有骨髓破坏和病理性骨折。主要免疫学特征是骨髓中出现空泡浆细胞或者淋巴细胞,血清中出现类游离重链但含量较低,尿中可有本-周蛋白。血清蛋白电泳显示异常的丙球蛋白血症,可见 α_1～α_2 区域的升高。免疫电泳证明,有一种能与抗 μ 链抗体起反应但不能与抗轻链抗体起反应的快速移动成分。

4.δ 重链病

患者表现为多发性骨髓瘤的临床特征,颅骨溶骨性破坏,骨髓浆细胞增多,快速进展至肾衰竭而死亡。患者血清中可检测到聚合的 δ 重链片段,但没有确定的测序结果。

(四)重链病的诊断

通过蛋白电泳、免疫电泳和免疫固定电泳技术可以明确 HCD 诊断。

1.蛋白电泳

少数患者血清或尿液蛋白电泳仅见一分散均一的 β 区条带。

2.免疫电泳

免疫电泳采用特异性抗重链和抗轻链抗血清,可以显示重链特异性条带,而不与抗 κ 或者抗 λ 抗血清反应。该方法对 γ-HCD 较敏感,但有时完整的单克隆 IgA 或者 IgM 蛋白也不与某些抗轻链抗血清反应。

3.免疫固定电泳

对完整的单克隆 IgA 或者 IgM 蛋白,因不与某些抗轻链抗血清反应,这些患者有必要分离出血清单克隆免疫球蛋白,用还原剂处理断开二硫键,通过凝胶电泳确定免疫球蛋白重链多肽的大小,确定有无缺陷的重链。

4.HCD 蛋白荧光方法检测

本病临床表现缺乏特异性,国内外学者将 HCD 蛋白荧光方法检测骨髓淋巴细胞或浆细胞的重链蛋白的存在作为诊断 HCD 的唯一条件。患者临床表现、血常规和骨髓象仅能提供疑诊 HCD 的线索,HCD 蛋白鉴定是确诊 HCD 的关键。HCD 患者血清、尿液中 HCD 蛋白量往往较低,有时蛋白电泳与免疫电泳无法检测。对于可疑患者,常需结合更敏感的免疫固定电泳进行鉴定。有时临床高度怀疑患者 HCD,而用免疫固定电泳也无法检测到患者血清、尿液或者其他体液中 HCD 蛋白,此时需要采用免疫荧光或者免疫组化技术,检测淋巴结或骨髓中浸润的淋巴细胞或浆细胞是否仅合成 HCD 蛋白而无轻链,以免漏诊。

四、原发性巨球蛋白血症

原发性巨球蛋白血症又称巨球蛋白血症,系分泌大量单克隆 IgM(巨球蛋白)的浆细胞样淋巴细胞恶性增生性疾病,常累及 B 细胞发生的部位包括骨髓、淋巴结和脾脏。

(一)病因

本病病因不明,原发性巨球蛋白血症有遗传倾向,其是否与环境因素有关还不肯定。感染、自身免疫病或特殊职业性暴露所引起的慢性抗原刺激与原发性巨球蛋白血症没有明确的联系,与病毒感染是否有关还有待确定。本病多发于 50 岁以上人群,男性约占 2/3。

(二)临床表现

主要临床表现为巨球蛋白所致的高黏滞血症,临床表现包括以下内容。

(1)起病隐匿、缓慢,早期常无不适或乏力,体重减轻。

(2)贫血、出血(常见皮肤紫癜、鼻出血)。

(3)淋巴结肿大、肝大、脾大。

(4)部分巨球蛋白具有冷球蛋白性质,可引起血管栓塞和雷诺现象。

(5)高黏滞综合征:视力障碍、一过性瘫痪,反射异常,耳聋、意识障碍甚至昏迷,亦可发生心力衰竭。

(三)实验室检查

(1)血中 IgM 型免疫球蛋白呈单克隆性增高,同时其他免疫球蛋白正常或轻度受抑制。

(2)影像学:X 线摄片较少见骨质疏松,溶骨性病变极为罕见。

(3)浆细胞形态:骨髓中以淋巴细胞及浆细胞样淋巴细胞多见。淋巴结、肝、脾活检提示是弥漫性分化好的淋巴或浆细胞样淋巴细胞性淋巴瘤。

(4)免疫表型:多为 IgM^-,IgD^-,$CD19^+$,$CD20^+$,$CD22^+$,$CD5^-$,$CD10^-$ 及 $CD23^-$。

(四)诊断与鉴别诊断

1.诊断依据

(1)老年患者有不明原因贫血及出血倾向。

(2)中枢和(或)周围神经系统症状。

(3)视力障碍。

(4)雷诺现象。

(5)肝、脾、淋巴结肿大。

(6)血清中 $IgM > 10$ g/L。

(7)可有全血细胞减少,外周血可出现少量($<5\%$)不典型幼稚浆细胞。

(8)骨髓、肝、脾、淋巴结有淋巴细胞样浆细胞浸润。

(9)血液黏稠度增高。

2.鉴别诊断

本病需与 IgM 型 MM 鉴别,二者鉴别要点如下。

(1)原发性巨球蛋白血症骨髓中是淋巴细胞样浆细胞增生:该细胞形态类似淋巴细胞多于类似浆细胞,仅在少数情况下类似浆细胞多于类似淋巴细胞,但仍不同于幼稚浆细胞(骨髓瘤细胞)。MM 骨髓中是浆细胞增生,且可见到骨髓瘤细胞(原始浆细胞、幼稚浆细胞、异型浆细胞)。

(2)多发性溶骨性病变常见于 MM,原发性巨球蛋白血症一般无溶骨性病变。

(3)高钙血症、肾功能不全多见于 MM 而少见于原发性巨球蛋白血症。

五、其他产生 M 蛋白的疾病

冷球蛋白血症:冷球蛋白是指温度低于 30 ℃ 时易自发形成沉淀,加温后又可溶解的免疫球蛋白,当血中含有冷球蛋白时便称为冷球蛋白血症。

当血液中冷球蛋白含量增高(>250 mg/L),可引起冷球蛋白血症的一系列症状,如无力、紫癜、关节痛三联征,还可累及肾脏、肝脏和周围神经病变。这种病理状态多继发于某些原发性疾病,例如感染、自身免疫病和某些免疫增殖病。冷球蛋白不包括冷纤维蛋白原、C反应蛋白与白蛋白的复合物和肝素沉淀蛋白等一类具有类似特性的血清蛋白质。

冷球蛋白血症最大特点是在低温条件下球蛋白发生沉淀,尤其在Ⅰ型冷球蛋白血症中更是重要的发病机制之一。多种因素如pH、溶剂离子强度和Ig结构特性等均可影响冷沉淀,但机制尚不清楚。

(一)冷球蛋白血症的主要致病机制

混合性免疫复合物沉积是其在血管和组织中沉积并激活补体引起弥漫性血管炎,故常累及皮肤、肾及关节、淋巴结、肝脾和神经系统损害。患者的单核-吞噬细胞系统不能有效清除免疫复合物,致使其在组织中沉积的时间延长。在这一部位,IgM的多价性使更多的抗原-抗体复合物聚集而致免疫复合物增多,同时局部因素如低体温及高蛋白浓度有助于这一作用;此外,由于补体被免疫复合物激活后,无调理作用,使C3、C4固定在周围组织,导致组织损伤,其他如低补体血症、红细胞表面补体受体降低和免疫复合物本身的特征,最终都使免疫复合物清除率降低,而导致更严重而持久的组织损伤。

(二)分型

冷球蛋白血症可分为原发性、继发性和家族性三种。继发性冷球蛋白血症常见于各种感染性疾病,自身免疫性疾病及多发性骨髓瘤、淋巴肉瘤、慢性淋巴细胞白血病等恶性肿瘤。依其免疫球蛋白组成可分为以下3型。

1.Ⅰ型为单克隆型

单克隆型约占总数的25%,主要是IgM类,偶有IgG,罕有IgA或本-周蛋白。多伴发于多发性骨髓瘤、原发性巨球蛋白血症或慢性淋巴细胞性白血病,实质上是一种特殊类型的M蛋白血症。

2.Ⅱ型为混合单克隆型

混合单克隆型约占总数的25%,其冷球蛋白是具有抗自身IgG活性的单克隆免疫球蛋白,主要是IgM(类风湿因子),偶有IgG或IgA。这些冷球蛋白常与自身IgGFc段上的抗原决定簇相结合,呈IgG-IgM等复合物状态。多伴发于类风湿关节炎、干燥综合征、淋巴增殖疾病和慢性感染等,也有少数自发性混合冷球蛋白血症。

3.Ⅲ型为混合多克隆型

混合多克隆型约占总数的50%,其冷球蛋白为多克隆、多类型的免疫球蛋白混合物,例如IgM-IgG或者IgMIgG-IgA等。常伴发于以下疾病:系统性红斑狼疮、类风湿关节炎、干燥综合征、传染性单核细胞增多症、巨细胞病毒感染、病毒性肝炎、链球菌感染后与心内膜炎、麻风、黑热病等。

(三)临床表现

本症临床表现多变,主要涉及冷球蛋白类型,除原发疾病的临床表现外,部分病例可无症状,其他患者常有因为冷球蛋白遇冷沉淀所引起的高血黏度、红细胞凝集、血栓形成等病理现象。常见症状包括雷诺现象(即寒冷性肢端发绀)、皮肤紫癜、坏死、溃疡、寒冷性荨麻疹、关节痛、感觉麻木等,以及深部血管受累时所涉及的肾、脑、肝和脾等器官损害。

（四）诊断

（1）紫癜为最常见的皮肤症状，其他如寒冷性荨麻疹、Raynaud 现象、肢端发绀和网状青斑，皮肤坏死和溃疡。

（2）关节痛是混合性冷球蛋白血症患者的常见症状，常发生在手、膝关节，为多关节痛，对称或不对称，偶有关节红肿。

（3）肾损害可表现为急性和慢性肾炎，也可为肾病综合征、肾衰。

（4）神经系统主要为周围神经病变。其他如肝大、脾大、严重腹痛、心包炎和全身淋巴结肿大等。

（5）实验室检查：90％以上Ⅰ型和80％以上Ⅱ型患者血中冷球蛋白含量＞1 mg/mL，80％以上Ⅲ型患者则＜1 mg/mL。

六、POEMS 综合征

POEMS 综合征是一组以多发性感觉运动性周围神经病为突出表现，常伴有多系统损害及浆细胞瘤等相关的临床症候群。临床主要表现为慢性进行性多神经病变伴有明显的运动性残疾，显著特点为多发性神经病变、器官肿大、内分泌病变、M 蛋白和皮肤改变。男性较女性多见，约为女性的 2 倍，发病高峰年龄在 50～69 岁。

（一）流行病学

此病病因目前尚不明确，研究提示人类疱疹病毒 8 型（HHV28）感染的 Castleman 病（MCD）与 POEMS 综合征有联系。目前仅知 MCD 是一种含义不明确的非肿瘤性淋巴增殖性疾病，以原发性多淋巴结增殖为特点，可能与各种免疫缺陷状态有关，包括类风湿关节炎、霍奇金淋巴瘤和 B 细胞非霍奇金淋巴瘤、人类免疫缺陷病毒（HIV）感染和 POEMS 综合征。

（二）POEMS 综合征与以下因素有关

（1）血清及腹水肝细胞生长因子显著升高，且随病情而变化。

（2）免疫组化显示血管内皮细胞有凝血酶-抗凝血酶复合物染色，炎性细胞 HLA-DR 显色，神经内膜有免疫球蛋白沉淀。

（3）血清、腹水中 TNF-α、IL-β、IL-6 水平增高，且随病情变化及治疗情况而变化。

（4）血清 TGF-β 水平低，细胞间黏附分子及血管内皮细胞生长因子显著升高。

（5）活动期患者血纤维蛋白原、纤维蛋白肽 A、凝血酶-抗凝血酶复合物水平增高，部分患者血小板、红细胞增多。

（三）临床表现

1.多发性神经病变

慢性进行性多发性神经病变在本病中多见，也是最常见的首发症状。为对称性进行性感觉运动障碍，感觉异常常呈手套或袜型分布，深腱反射减低，无其他病理反射。有的脑脊液蛋白-细胞分离，表现类似吉兰-巴雷综合征，感觉和运动障碍多同时存在，双侧对称，由远向近端进展。

2.脏器肿大

脏器肿大主要是肝、脾及淋巴结肿大（38％），但肝功能正常，血浆总蛋白低于正常者占半数。全身淋巴结病者占 69％，淋巴结活检均为反应性增生。30％患者脾大，且多见于无骨髓病的患者。偶见心脏增大和心肌改变。

3.内分泌紊乱

内分泌系统功能异常为该综合征的典型特点,糖尿病和性功能不全是最常见的内分泌病变,肾上腺皮质功能不全及甲状旁腺功能异常也不少见。女性患者月经减少或闭经,男性患者睾酮减低,促性腺激素增高,出现疼痛性乳房发育、阳痿。

4.M-蛋白血症

M-蛋白血症或称球蛋白异常血症,指血中 M-蛋白或多克隆蛋白的增多,是诊断本综合征的重要依据之一。近 33% 患者仅有 M-蛋白改变而无骨髓瘤,极少数患者合并髓外浆细胞瘤,部分患者有多克隆副蛋白血症。也有患者血中无 M-蛋白,可能为非分泌型骨髓瘤之故。POEMS 综合征患者尿中 M-蛋白检出率仅为 11%～13%。

5.皮肤病变

50%～90% 的患者存在皮肤改变,主要表现皮肤色素沉着,皮肤粗糙、增厚,类似棘皮病;多毛,毛黑而长且较坚硬,称为钢毛,以颊、臂、膝以下部位较明显;部分患者可有皮疹,表现丘疹、结节等改变。

6.全身水肿

下肢凹陷性水肿(91%)、腹水(62%)及胸膜腔渗出液(40%)是淋巴道组织细胞增多和浆细胞浸润引起淋巴道阻塞造成回流障碍所致。偶见心包积液和肺不张,但临床无心肾功能不全。有报道对 2 例雄激素水平低的男性患者以雄激素替补疗法治疗后,肢端水肿、腹水自然消退,推测全身水肿系内分泌失调致水电解质代谢障碍引起。

7.骨质改变

绝大多数患者有骨损害,为硬化性骨损害,骨硬化可累及全身骨骼,X 线片常显示为局灶性骨硬化区或增殖性骨损害,而增殖性骨损害易累及胸段脊椎、肩胛骨侧缘、腓骨和手韧带肌腱附着处。逐步发展成多发性骨硬化损害或混合性溶骨与骨硬化性损害,通常无疼痛症状,而多发性骨髓瘤(MM)溶骨性损害患者常感疼痛。

8.视盘水肿

伴脑脊液蛋白增高,脑脊液压力增高,蛋白细胞分离现象,细胞数正常,颅内压增高及视盘水肿比例高。一般无剧烈头痛、呕吐,脑脊液蛋白增高者占 97%,这可能是脊椎新骨形成对硬脊膜的刺激所致,也可能与血-神经屏障发生改变有关。个别患者脑脊液中白细胞轻、中度增高。

9.其他

患者低热(70%)、多汗(66%),半数患者伴有杵状指(趾),少数可有白趾(甲),这是本综合征的又一特点。另外,也可见到肺动脉高压、肾脏病变、心肌缺血与动脉闭塞,以及红细胞沉降率加快、血压高和蛋白尿等临床病症。

(四)诊断

上述几项中,慢性进行性周围神经病和 M-蛋白血症两项是主要诊断标准,其余为次要标准,诊断 POEMS 综合征必须具有两项主要诊断标准及至少一项次要标准。典型病例具有"五联征",即慢性进行性周围神经病、M-蛋白血症、皮肤改变、内分泌功能紊乱和脏器肿大。

(五)辅助检查

1.血液

血红细胞、白细胞数多增高,红细胞沉降率常加快(>30 mm/h),血钙可增高($\geqslant 1.75$ mmol/L),半数以上患者血浆蛋白增高,血清蛋白电泳 75% 患者出现 M 蛋白阳性,11% 患者本-周蛋白阳性,其中 M-蛋白以 IgGλ 型和 IgAλ 型为主;糖耐量试验异常;血 T3、T4 降低;雌二醇下降、睾酮下降、血清泌乳素上升;在无原发性性腺功能低下的患者中 FSH 水平上升。

2.尿液

本-周蛋白阳性,但较为少见。

3.脑脊液

脑脊液多有蛋白质增高($\geqslant 500$ mg/L),极少数患者白细胞数增高($\geqslant 10 \times 10^6$/L),部分患者可有脑脊液压力增高。

4.肌电图

神经源性损害,运动和感觉神经传导速度减慢,电刺激反应消失,多发生在下肢。

5.骨髓穿刺

浆细胞轻中度增生。

6.骨骼 X 线片

骨骼改变多为骨硬化性损害或溶骨性与骨硬化共存,多位于脊柱、骨盆和肋骨,X 线片示骨髓瘤病灶呈膨胀样透亮区,周围有硬化骨和骨小梁形成。

POEMS 综合征为慢性病程,平均生存时间约为多发性骨髓瘤的 4 倍。治疗后获得很好疗效的患者仍可能复发,随着生存时间的延长,可能会出现其他特征表现,新的特征在开始出现十多年后仍可进展,最常见的死因是心肺衰竭、进行性营养不良、感染、毛细血管渗漏样综合征及肾衰竭。

七、原发性系统性淀粉样变性

淀粉样变性包括一组疾病,其共同特点是淀粉样物质沉积于组织器官中,从而导致器官功能的损害。

目前按淀粉样纤维蛋白质的不同,可分为几大类:免疫球蛋白的轻链(AL)、血清淀粉样 A 蛋白(AA)、转甲状腺素(ATTR)、β-微球蛋白、纤维蛋白原 A、载脂蛋白 A 等,其中以 AL 淀粉样变性最为常见。

本病病因不明,包括免疫因素在内的各种刺激引起浆细胞增生及浆细胞的恶性肿瘤是重要的发病基础。分子遗传学研究证明,部分病例与异常的体细胞高频突变有关。老年患者多见,男女发病率相似。多数患者存在多组织器官累及,但通常以某一器官的功能衰竭为突出表现。

(一)临床表现

早期特异性的表现是腕管综合征,皮肤黏膜损害,肝大和巨舌。

1.巨舌

由于舌体增大,两侧可有齿痕,舌表面光滑、干燥或有蜡样丘疹、结节、斑块、大疱、裂隙、溃疡和出血,部分伴疼痛性吞咽困难。

2.皮肤症状

早期是轻度外伤后或自发性瘀点、瘀斑和紫癜,好发于皱褶凹陷部位如眼睑、鼻唇沟、颈部、腋窝、脐部、外生殖器和口腔。特征性的皮肤损害是无症状的表面光滑有蜡样光泽的丘疹、结节和斑块,呈正常肤色、琥珀色或黄色,常伴有出血倾向。发生部位与紫癜性损害类似,也可累及耳周、面部中心区域、颊黏膜和腹股沟。皮疹可以孤立存在,但也会融合成大的肿块,在面部者呈狮面样外观。

另外还有发生在面、手及足部的硬皮病样损害;在眼睑、唇部、耳郭的黏液水肿样损害;头部的环状、斑状脱发或光秃;手掌部蜡样浸润伴出血和角化过度及迟发性卟啉病样损害;各种甲营养不良性改变如甲脆弱、甲缺如、甲下条纹、甲部扁平苔藓样损害及皮肤黏膜的出血性或类天疱疮样损害等。

3.其他器官淀粉样变

肾淀粉样变,临床表现包括踝关节及全身水肿、乏力、精神疲惫等。约占20%的患者在诊断时有心脏淀粉样变,临床表现为右心心力衰竭或低心排血量表现,可表现为颈静脉搏动增强、第三心音增强、周围性水肿、肝大、直立性低血压等。

4.周围神经病变

周围神经病变最常见的有疼痛、麻木感和肌无力等。感觉神经异常多为对称性的,以累及下肢为主,较少累及运动神经。累及自主神经时可出现直立性低血压、阳痿、胃肠功能紊乱等。胃肠道的表现包括饱胀感、腹泻、恶心、呕吐、吸收不良和体重减轻,也可以导致消化道穿孔和直肠出血。

5.出血倾向

最常表现为皮肤紫癜,眶周紫癜是一个特征性表现,部分患者有呕血或便血。

6.骨痛

20%的患者最终发生多发性骨髓瘤。

(二)诊断

本病主要诊断依据为临床表现和组织病理学检查:原发性系统性淀粉样变性是淀粉样变性中最常见的类型,约占所有淀粉样变性的70%,由于其确诊较晚,目前原发性淀粉样变性的治疗手段非常有限。

特征性的出血性皮疹伴多系统损害,尤其不明原因的心脏受累和肝大、蛋白尿应考虑本病。皮肤及受累组织的病理学检查见到淀粉样蛋白团块沉积具有诊断意义。组织特殊染色,骨X线片,骨髓检查,尿本-周蛋白测定等都有助于确诊。

目前受累组织的病理学检查是确诊的一个重要手段和唯一的金标准。淀粉样物质用苏木素染色后在光学显微镜下呈无定型的均匀的嗜伊红染色,偏振电子显微镜下呈特异的苹果绿色荧光双折射。

原发性系统性淀粉样变性的确诊必须包括以下几点:①组织切片刚果红染色证实存在淀粉样物质;②免疫组化等检查证实淀粉样物质系淀粉样轻链成分λ或κ;③除外多发性骨髓瘤等恶性浆细胞疾病所伴发的淀粉样变性及其他继发性系统性淀粉样变。

(三)治疗

目前尚无针对淀粉样沉积物的特异性治疗,治疗原则是抑制浆细胞的增殖、减少淀粉样物质的沉积,同时提供适当的支持治疗和尽可能的保护器官功能。AL较常用的化疗方案大致可分为以下三种。

1.低剂量

美法仑或环磷酰胺(±泼尼松)的方案;联合化疗方案如VBMCP(长春新碱、卡莫司汀、美法仑、环磷酰胺、泼尼松)。

2.中剂量

每月一次的VAD(长春新碱、多柔比星、地塞米松)或类似的方案、中剂量的美法仑25 mg/m² ±地塞米松的方案等。

3.大剂量

静脉美法仑（100～200 mg/m²）大剂量化疗后造血干细胞移植。

一般建议采用强力有效、快速的化疗方案。本病预后较差，平均生存期无骨髓瘤者为 13 个月，合并骨髓瘤者为 5 个月。

八、浆细胞白血病

浆细胞白血病（plasma cell leukemia，PCL）是一种血液和骨髓中出现恶性浆细胞的白血病，较少见，该病患者外周血白细胞分类中浆细胞往往＞20％或绝对值＞$2.0×10^9$/L。PCL 的瘤细胞形态呈多样性，分化良好者与正常成熟浆细胞形态相似；分化不良者多数瘤细胞形态似幼稚浆细胞或浆母细胞型，少数呈不典型浆细胞。

由 Foa 于 1904 年首次报道，资料表明，本病占急性白血病 1％～2％，病程较短，类似其他急性白血病。PCL 目前总体治疗效果不满意，治疗困难，疗效差，目前还没有很好的治疗选择，尚无标准治疗方案或最佳化疗方案。

（一）分类

临床上浆细胞白血病分为原发性浆细胞白血病（primary plasma cell leukemia，PPCL）和继发性浆细胞白血病（secondary plasma cell leukemia，SPCL），60％～70％ 为原发性浆细胞白血病。

原发性浆细胞白血病（PPCL）属白血病独立类型，临床表现与急性白血病相似。继发性浆细胞白血病大多数继发于多发性骨髓瘤（MM），临床病理与 MM 基本相似，为 MM 的一种终末期表现。发病占 MM 的 1.6％～2％，国内报道占 MM 的 8％，也有少数继发于巨球蛋白血症、淋巴瘤、慢性白血病和淀粉样变性。

（二）临床表现

PCL 相对 MM 而言，以肝大、脾大、浅表淋巴结肿大、发热为主要临床特点，继发于 MM 的 SPCL 临床病理与 MM 基本相似，为 MM 的一种终末期表现，表现为外周血浆细胞明显增多，且有骨髓和髓外器官的广泛浸润。PPCL 的临床特征如下。

（1）发病年龄轻，最小为 9 个月，中位数为 45.2 岁，＜40 岁占 34.1％，而 MM 发病年龄较大，中位数为 53 岁。

（2）起病急，症状明显，大多数在 2 个月内确诊，很少超过半年。

（3）常有高热、出血、肝、脾、淋巴结肿大及胸骨压痛等症状，与急性白血病相似；常有多脏器浸润，肝大、脾大比 MM 多见。

（4）贫血及血小板减少，外周血白细胞明显增高，PPCL 的骨髓增生显著活跃，浆细胞系统明显增生，均较 MM 显著，畸形浆细胞也明显增多；而骨骼损害相对较轻。

（三）国内诊断标准

（1）临床上呈现白血病的临床表现或 MM 的表现。

（2）外周血白细胞分类中浆细胞大于 20％或绝对值≥$2.0×10^9$/L。

（3）骨髓象浆细胞明显增生，原始与幼稚浆细胞明显增多，伴形态异常。

（四）影响预后的因素

（1）对化疗的反应，若化疗有效，则生存期较长，若无反应，则存活期很短。

（2）染色体核型，原发性浆细胞白血病和多发性骨髓瘤相似，均有多种染色体异常和癌基因突变，其中亚二倍体核型和 13 号染色体单体或 $13q^-$ 与预后不良有较为密切的关系。

九、肾病

多发性骨髓瘤患者由于大量异常轻链排出引起肾小管损害，以及骨髓瘤细胞对肾实质的直接浸润破坏肾组织，在病程中常出现不同程度的肾病表现，如尿中出现本-周蛋白。

（一）好发年龄

多发性骨髓瘤肾病的发病年龄多见于中年和老年，以 50～60 岁为多，男性多于女性，男、女性之比约为 2：1。多发性骨髓瘤肾病在所有肿瘤中所占比例为 1％，占血液肿瘤的 10％。本病的自然病程为0.5～1 年，经治疗后生存期明显延长或长期"带病生存"。

（二）临床表现

多发性骨髓瘤肾病起病缓慢，早期可数月至数年无症状。出现临床症状繁多，常见贫血、骨痛、低热、出血、感染、肾功能不全，随着病情进展，可出现髓组织浸润、M 蛋白比例异常增高，从而导致肝脾淋巴结肿大、反复感染、出血、高黏综合征致肾衰竭。

蛋白尿是骨髓瘤性肾病最主要的表现。目前"尿常规"常用干化学法定量或半定量法检测尿蛋白，该法主要检测尿中清蛋白，而球蛋白测定的敏感性仅为清蛋白的 1/（50～100），部分患者尿常规蛋白阴性或少量，但 24 h 尿蛋白定量仍可≥1 g。所以不能因为尿常规蛋白阴性即除外骨髓瘤的诊断，应进一步查尿本-周蛋白、血清免疫球蛋白定量等骨髓瘤相关检查。

（三）实验室检查

对于多发性骨髓瘤肾脏损害患者，尿本-周蛋白检测是常规的筛选检查。肾脏损害患者尿蛋白电泳有一定特征性，与其他原因所致肾脏损害的尿蛋白有明显的不同，即尿蛋白以小分子蛋白为主，成分主要为轻链或轻链二聚体，因此电泳时呈单峰或双峰分布，多无明显镜下血尿，高血压少见，双肾体积增大。临床上可借此拟诊 MM。

（四）骨髓瘤所致的慢性肾衰竭

临床上表现为厌食、恶心、呕吐、全身瘙痒、精神淡漠，均伴有蛋白尿。贫血出现早，与肾功能受损程度不成正比。高血压较为少见，有时甚至血压偏低。影像学检查发现双肾体积缩小不明显。综上所述，MM 伴肾损害仍有一定特征性。除了目前常用的一些拟诊本病的指标，如老年男性、血压正常的慢性肾衰竭、肾脏体积正常的慢性肾衰竭、小分子蛋白尿、与肾损害不平行的贫血、溶骨性损害、骨折、无尿沉渣肾损害、高钙血症等之外，肾病患者在尿蛋白电泳结果出现特征性蛋白峰，活检结果出现特征性蛋白管型时应当高度怀疑本病。

十、骨转移癌

骨骼转移是恶性肿瘤晚期常见的临床表现之一，是指原发于骨外器官或组织的恶性肿瘤，通过血液循环或淋巴系统转移至骨骼，并继续生长，形成子瘤。

（一）好发年龄

骨转移癌的好发年龄为 40～60 岁，多来自远处的癌转移，儿童则多来自成神经细胞瘤。好发部位为躯干骨骼，常发生骨内转移的肿瘤依次为乳腺癌、前列腺癌、肺癌、肾癌等。

（二）发病机制

骨转移的形成及骨质破坏的发病机制：是由于癌细胞转移到骨骼并释放可溶性介质，激活破骨细胞和成骨细胞。破骨细胞释放的细胞因子又进一步促进肿瘤细胞分泌溶骨性介质,从而形成恶性循环。

(三)累及部位

恶性肿瘤骨转移的常见累及部位:包括脊椎、骨盆、颅骨及四肢近端骨骼,躯干及四肢近心端多发,四肢远心端低发。

(四)溶骨性病变

转移性癌的溶骨性病变多表现为以下几项。

(1)骨痛以静止及夜间明显。

(2)血清碱性磷酸酶常升高。

(3)多伴有成骨表现,在溶骨缺损周围有骨密度增加。

(4)骨髓涂片或活检可见成堆癌细胞。

(5)多数患者可查见原发灶,但部分患者可能找不到原发灶。

(6)X线可表现为溶骨性、成骨性(如前列腺癌)和混合型的骨质破坏,以溶骨性为多见。

(步玉兰)

第六节　多发性骨髓瘤的化学治疗

一、概述

以往对多发性骨髓瘤(MM)倾向于保守治疗。近年来研究发现,由于 MM 细胞分子遗传学的某些变化,导致其对标准剂量化疗耐药。1983 年 McElwain 与 Powles 最先提出对于年轻的 MM 患者可采用大剂量化疗(HDT)。近年来有研究显示,老年 MM 患者也可行 HDT。大剂量美法仑($140\ mg/m^2$)可能会克服低剂量用药时所产生的耐药,使完全缓解率提高到 35% 左右,这一结果引发了对大剂量化疗/放疗继以干细胞移植治疗 MM 的深入研究。

近年来多发性骨髓瘤(MM)的整体治疗策略,21 世纪初沙利度胺被用于 MM 的治疗,之后相继引入第一代蛋白酶体抑制剂硼替佐米和第二代免疫调节剂来那度胺。最近美国上市的新药 Carfilzomib(KYPROLIS),是一种蛋白酶体抑制剂,用于治疗复发及难治的 MM。关于治疗提出了"治愈"和"控制"理念,治愈是一种希望,并非现实,因此功能性治愈,可能完全缓解持续 4 年以上是合理的目标。控制是达到长期疾病不进展并最大程度改善生活质量,这是一个可以达到的现实目标。然而 MM 仍是一种不可治愈的疾病,所以整体治疗分为诱导治疗、巩固维持治疗、挽救治疗,对于相对年轻的适合移植的患者,移植是一种巩固治疗手段。

移植前的诱导治疗方案直接影响自体移植后的疗效,诱导时获得的 CR/nCR 率与治疗后的 CR/nCR 率成正相关,推荐含蛋白酶体抑制剂或免疫调节药的方案。目前的临床试验认为,在自体移植前的诱导治疗中,硼替佐米联合地塞米松优于沙利度胺联合地塞米松,而来那度胺联合地塞米松的临床经验不多。

关于移植的疗效,单次自体移植长期生存优于单纯化疗,必要时可考虑二次自体移植。新药在移植的各个环节联合应用可提高移植的近期及远期效果。"新药(蛋白酶体抑制剂或免疫调节药)＋移植"是适合移植患者的最佳治疗方法。

对于＞65岁的MM患者治疗的目标同样是尽可能获得CR,可采用含蛋白酶体抑制药或免疫调节药的方案,但一般不推荐移植。新药与化疗的联合方案是治疗不适合移植的老年患者的最佳选择。总之,无论是采取新药＋移植或单纯新药联合化疗,达到最佳疗效后均主张行维持治疗。

(一)多发性骨髓瘤诱导方案的选择与患者预后的关系

随着新药的应用,诱导治疗达到完全缓解(CR)的患者比率已经由不足5%提高到50%～60%。

1.MM患者CR与预后的关系

通常认为通过诱导治疗能够达到CR的患者总生存期(OS)得到延长,这一观点在新诊断的可以移植的MM患者中得到了证实,但是在老年或年轻但不能接受移植的患者中却存在争议。有些研究结果显示,并非通过诱导治疗达到CR的患者OS都会延长。美国Arkansas大学针对MM的整体治疗(TT2)研究表明,基因表达谱(GEP)检测表现为高危的患者,经过治疗获得CR可使OS延长,而对于约占85%的低危患者,获得CR与OS延长并非密切相关。CR与疗效相关性的争议反映了CR标准的局限性。CR的定义是单克隆蛋白免疫固定电泳检测阴性并且骨髓中浆细胞比例小于5%。

2.MM患者残存瘤细胞与预后的关系

若采用严格CR(sCR)标准即血清游离轻链比值正常和免疫组织化学无克隆型浆细胞,则发现多数CR的患者仍存在残存瘤细胞。

CR可能仅反映肿瘤负荷一定程度的消减,而并非完全清除瘤细胞克隆,这些患者存在短期内复发、耐药的风险。那么,对于MM的治疗目标,我们是否均应尽可能追求获得CR,从而转化为延长无进展生存期(PFS)和(或)OS。针对MM存在的生物学特征和治疗现状,以美国Mayo Clinic为代表的许多研究组织提出了分层治疗的策略。他们认为低危患者即FISH检查存在超二倍体,t(11;14),t(6;14)者对每一种治疗均能维持较长的治疗反应期,临床治疗目标并不必要获得CR,应选择应用多种方案、序贯治疗使之得到长期、有效的控制。而高危的MM患者即FISH检查存在Del(17p)、t(4;14),t(14;16)、Del(13q)者应接受强烈的治疗策略,尽早达到CR,随后给予强烈的巩固治疗及长期维持治疗。

(二)多发性骨髓瘤疗效标准

关于多发性骨髓瘤治疗效果评估,曾经应用多种不同疗效标准,如美国西南肿瘤研究组标准(SWOG1972)、美国国立肿瘤研究所标准(NIC1973)、我国国内标准(1991)、欧洲及国际骨髓移植登记组标准(EBMT、IBMTR1998)。随着MM治疗及检测技术的不断进步,临床上不仅要求疗效标准统一,而且要求疗效标准更加详细、更加严格,故在2006年国际骨髓瘤工作组提出了骨髓瘤国际统一疗效标准(IMWG标准)。

二、多发性骨髓瘤的诱导化疗方案

化疗是本病的主要治疗手段,新化疗药物的应用和用药方法的改进是近年来本病疗效提高的关键因素。

(一)非造血干细胞移植候选者的诱导治疗方案

对于65岁以上、体质较弱及不愿行干细胞移植的MM患者,其治疗目的是以最小的治疗相关毒性获得缓解,其诱导治疗方案可以选择传统MP方案、MP方案联合新药或者拟行造血干细胞移植的诱导治疗方案。

1.传统化疗方案

(1)地塞米松单药方案：Alexanian 等人在一个非随机研究中使用大剂量地塞米松(high dose dexamethasone,HDD)方案,并在初诊的 MM 患者中获得 43％的缓解率。HDD 方案优于 VAD 方案的特征在于可以有效迅速改善症状的同时不会抑制骨髓造血并不需要深静脉置管术。HDD 方案具体为地塞米松(Dex)40 mg,口服,第 1～4 天,第 9～12 天,第 17～20 天,4～5 周 1 个疗程。

(2)长春新碱、多柔比星和地塞米松(VAD)方案：VAD 方案总有效率为 60％～80％,CR 率 ＜10％。其优点主要有起效迅速,3～4 个疗程可使 90％的患者达到最大疗效,对 MM 的临床血液学指标改善较快。对肾功能不全的患者,不需要调整用药剂量,对合并有肾功能不全和(或)高钙血症的 MM 患者可选此方案。

(3)长春新碱、脂质体多柔比星和地塞米松(DAD)方案：该方案是将 VAD 方案中的多柔比星用脂质体多柔比星替换,为 VAD 方案的替代方案。与传统多柔比星相比,脂质体多柔比星的毒副作用如骨髓抑制、心脏毒性、脱发等均较低,并可减少患者的住院时间。脂质体多柔比星是多柔比星通过与甲氧基聚乙二醇(methoxy polyethylene glycol,MPEG)的表面结合并包封于一种叫 STEALTH 的脂质体中形成的,有利于避免体内免疫系统的吞噬,从而延长该药在血液循环中的时间。MEPG 还可以在脂质体表面扩散形成一层保护膜,可减少脂类双分子层与血浆之间的相互作用,使药物稳定性增加。而且,这些脂质体很小,足以从肿瘤组织的高通透性血管中完整地渗透出来并在肿瘤组织中积蓄。

2.联合蛋白酶体抑制药的化疗方案

(1)硼替佐米联合地塞米松方案(VD 方案)：诱导治疗后,所有患者均成功采集造血干细胞。2007 年,VD 方案被 NCCN 推荐为拟行自体造血干细胞移植(ASCT)患者的一线诱导方案。其具体用法:硼替佐米 1.3 mg/m²,第 1 天、第 4 天、第 8 天、第 11 天;地塞米松 40 mg,第 1～2 疗程第 1～4 天,第 9～12 天应用,第 3～4 疗程第 1～4 天应用,3 周 1 个疗程。

(2)硼替佐米、沙利度胺和地塞米松(VTD)方案：由于蛋白酶体抑制药及免疫抑制药各自在治疗 MM 中都具有特殊效果,近年,不少学者考虑将二者联合应用,以进一步提高诱导治疗的疗效。该方案用法为硼替佐米 1.3 mg/m²,第 1 天、第 4 天、第 8 天、第 11 天;沙利度胺每天 200 mg,持续应用;地塞米松 20 mg,在硼替佐米给药当天及第 2 天应用。

(3)硼替佐米、脂质体多柔比星和地塞米松(VDD)方案：国外学者于 2006 年报道了 VDD 方案用于一线治疗的疗效。18 例患者接受 6 个疗程的该方案,硼替佐米 1.3 mg/m²,第 1 天、第 4 天、第 8 天、第 11 天;脂质体多柔比星 30 mg/(m²·d),第 4 天;Dex20 mg,口服,在硼替佐米用药当天及第 2 天给予。诱导治疗后总有效率达 89％,其中 53％的患者达到非常好的部分缓解(VGPR)以上疗效;ASCT 后疗效进一步提高,VGPR 以上疗效达 79％。

(4)硼替佐米、多柔比星、地塞米松(PAD)方案：具体方案为硼替佐米 1.3 mg/m²,第 1 天、第 4 天、第 8 天、第 11 天;多柔比星 0、4.5 mg/(m²·d)、9.0 mg/(m²·d),共 3 个剂量组,第 1～4 天;Dex 40 mg,口服,第 1～4 天,第 8～11 天,第 15～18 天(第 1 个疗程),第 1～4 天(第 2～4 个疗程)。Oakervee 等于 2005 年报道了 PAD 方案用于移植前 MM 患者诱导治疗的疗效。结果显示,诱导治疗 4 个疗程后,有效率 95％,CR＋nCR 率 29％,且不影响造血干细胞采集;18/22 例患者进行了 ASCT,CR＋nCR 率提高至 57％。药物相关毒副作用包括直立性低血压、带状疱疹、消化道症状和周围神经病等。

3.以沙利度胺及其类似物为基础的诱导治疗方案

沙利度胺的作用机制:①抗血管新生;②以瘤细胞和骨髓微环境之间相互作用为靶点,抑制骨髓瘤细胞黏附于骨髓基质细胞,阻断了骨髓瘤细胞与细胞因子之间的恶性循环;③直接诱导骨髓瘤细胞凋亡;④刺激体内 T 细胞、NK 细胞对骨髓瘤细胞的杀伤作用。

本方案参考用法为:沙利度胺每天 100～200 mg,口服,持续使用;Dex 每天 40 mg,口服,第 1～4 天,第 9～12 天,第 17～20 天,4 周 1 个疗程。

4.来那度胺联合地塞米松(RD)方案

来那度胺是继沙利度胺后新一代调节免疫和抗血管新生作用的药物。来那度胺为口服制剂,可用于 MM 的诱导、巩固及门诊维持治疗。具有更强的刺激 T 细胞增生、促进白介素-2 及干扰素的分泌等免疫调节作用,而嗜睡、便秘和神经毒性等毒副作用较沙利度胺明显减少。2007 年被 NCCN 指南推荐为 ASCT 前的一线诱导治疗方案。

该方案参考用法为:来那度胺 25 mg,口服,第 1～21 天;Dex 每天 40 mg,口服,第 1～4 天、第 9～12 天、第 17～20 天;或 Dex 每天 40 mg,口服,第 1 天、第 8 天、第 15 天、第 22 天。

来那度胺的主要不良反应:①中性粒细胞减少和血小板减少,是来那度胺治疗的常见毒副作用;②与沙利度胺的化学结构类似,因此它可能会引起致命性的胎儿毒性作用;③多发性骨髓瘤患者用来那度胺治疗伴随着深静脉血栓和肺动脉栓塞发病率增加的危险;④除上述三类毒副作用以外,其他常见的不良反应包括胃肠道的反应和淋巴系统障碍。

(二)造血干细胞移植候选者的诱导治疗方案

对于年龄＜65 岁且身体状况较好的初发 MM 患者,应将造血干细胞移植作为首选治疗方案。在移植前诱导缓解治疗的主要目的是,在不影响干细胞动员的情况下,快速降低肿瘤负荷。现阶段最常用的移植前诱导缓解治疗方案有传统化疗、以蛋白酶体抑制剂硼替佐米及以沙利度胺为代表的免疫抑制药为基础的治疗。

拟行造血干细胞移植的患者,移植前诱导治疗的主要目的是最大限度减少肿瘤负荷、纯化移植物,因此,诱导治疗为减少移植后复发应尽可能达到高的缓解治疗。美国 2008 年血液学年会上,相关报道认为,由于极低的 CR 率及不能提高移植后的疗效,以 VAD 方案为代表的传统化疗方案已不宜作为移植前的诱导方案;TD 方案与传统化疗方案相比,总反应率有所提高,但是其 CR 率及移植后的疗效仍较低,故 TD 方案也不推荐为移植前的一线诱导方案;RD 方案目前研究资料有限,不能明确是否可用于移植前一线诱导治疗方案;VD 方案与传统化疗方案相比总疗效及缓解率均显著提高,移植后患者的疗效进一步增加,并且其耐受性较好,是目前作为移植前标准的诱导治疗方案。

三、多发性骨髓瘤的维持治疗

近年来,由于多种新药及大剂量化疗(HDT)联合自体造血干细胞移植(ASCT)的应用,MM 患者的缓解率和缓解质量明显提高,生存期也显著延长,但由于微小残留病灶(MRD)的存在,MM 患者难免会复发或疾病进展。因此,选择何种方案进行维持治疗,使患者获得更长的疗效持续时间、PFS 期及 OS 期是目前临床研究的热点。

理想的维持治疗方案是在尽量提高疗效及延长患者生存期的同时,易于实施、药物不良反应较少、患者可耐受且长期坚持使用而不影响其生活质量。虽然目前已有多项关于 MM 维持治疗的前瞻性、随机对照研究,但结果并不一致,MM 维持治疗的最佳药物、剂量、开始和持续的时间至今尚不明确。

目前,用于 MM 维持治疗的方案主要包括干扰素(IFN)、糖皮质激素、沙利度胺、来那度胺、硼替佐米单药或这些药物的联合应用。

(一)干扰素

干扰素 α(IFN-α)具有抗肿瘤活性,以往被认为是治疗 MM 的有效方法,近年研究与观察认为其作用有限,干扰素对肿瘤负荷小的早期患者或经化、放疗及造血干/祖细胞移植而获得 CR 者有一定作用。

干扰素目前多用于化放疗或造血干/祖细胞移植而获 CR 后维持治疗或无法接受大剂量治疗者。应用方法为 300 万单位,皮下注射,隔天 1 次,可持续应用半年以上。不良反应:发热、周身疼痛等,一般不必停药;造血系统改变,骨髓抑制,外周血白细胞及血小板减少,停药或间歇 5 d 以上用药,白细胞可迅速恢复;食欲缺乏、味觉异常、恶心、呕吐、腹胀、腹泻等消化系统症状。

(二)沙利度胺

是近年来在 MM 维持治疗中研究颇为热门的药物。2006 年,IFM-9902 研究评价了沙利度胺维持治疗对 MM 患者 ASCT 后缓解持续时间的影响。研究入组 780 例小于 65 岁的患者,予以 VAD(长春新碱＋多柔比星＋地塞米松)方案诱导治疗后,接受双次 ASCT,预处理方案为美法仑(第 1 次移植时剂量为 140 mg/m²,第 2 次移植时为 200 mg/m²),达到疾病稳定(SD)或更好疗效者在移植后 2 个月随机接受以下方案维持治疗:①单纯观察;②帕米膦酸盐每月 90 mg;③沙利度胺每天 100 mg＋帕米膦酸盐每月 90 mg。

提示沙利度胺维持治疗不会导致疾病耐药。研究还发现,虽然沙利度胺组总体 EFS 及 OS 延长,但在具有 13 号染色体缺失和移植后达到了非常好的部分缓解(VGPR)或以上疗效的患者,不能从维持治疗中获益。提示对于 13 号染色体缺失的患者需要新的维持治疗方法,同时也对移植后达到 VGPR 以上疗效的患者沙利度胺作为维持治疗的必要性提出疑问。

(三)三氧化二砷

2002 年三氧化二砷(As₂O₃)获 FDA 批准用于治疗 MM。As₂O₃通过多种机制诱导 MM 细胞凋亡,抑制新生血管和刺激免疫系统。细胞凋亡至少有两条途径,一条由氨基末端激酶(JNK)介导,不受 IL-6 调节,和 As₂O₃、辐射引起的细胞凋亡有关。Dex 诱导凋亡的途径是 JNK 非依赖性的,和丝裂原活化蛋白激酶(MAPK)及 p70 的下调有关,可以被 IL-6 抑制。临床结果显示单独应用三氧化二砷有抗 MM 作用。

多数不良反应轻微,在 1～2 级之间。3、4 级中性粒细胞减少为 45.8%。三氧化二砷的主要不良反应有乏力、神经炎、恶心、皮疹、皮肤干燥、中性粒细胞减少、水肿、呼吸困难、疼痛、转氨酶升高、血小板减少和发热等。

(四)糖皮质激素

应用糖皮质激素单药作为 MM 维持治疗的报告较少。但由于糖皮质激素长期应用的毒副作用,该研究方案并未得到广泛应用。

(五)来那度胺

来那度胺作为一种新型抗肿瘤药物已被 FDA 批准用于治疗复发难治性多发性骨髓瘤。虽然来那度胺的确切作用机制尚不明确,但研究表明来那度胺可针对靶向肿瘤细胞及其微环境发挥抗肿瘤活性。来那度胺是第二代免疫调节剂,因其毒副作用较少而成为 MM 维持治疗的一种理想药物。

来那度胺通过多种机制抑制骨髓瘤细胞的生长：①来那度胺直接诱导骨髓瘤细胞 G1 期生长停滞，甚至诱导耐药瘤细胞的凋亡。②来那度胺抑制骨髓瘤细胞与骨髓基质细胞的黏附，克服细胞黏附诱导的药物抵抗(CAM-DR)。③来那度胺抑制骨髓瘤细胞和骨髓基质细胞的生物学活性，抑制细胞因子的分泌(IL-6、IL-1-β、IL-10、TNF-α)，这些细胞因子在促进骨髓瘤细胞的生存、生长、药物抵抗、迁移和黏附分子表达等方面发挥重要作用。来那度胺抑制 LPS(脂多糖)刺激单核细胞分泌 TNF-α/IL-1-β 的作用是反应停的几千倍。④来那度胺通过抑制骨髓瘤细胞和骨髓基质细胞分泌 VEGF(血管内皮生长因子)和 bFGF(碱性成纤维细胞生长因子)，抑制血管新生。

(六)硼替佐米

近年来，新药硼替佐米在 MM 维持治疗中的应用也渐有报告。目前对硼替佐米维持治疗的疗程尚无定论，须进一步开展临床研究寻找答案。

(七)MM 化疗或骨髓移植后维持治疗

目前从已发表的指南中 MM 化疗或骨髓移植后维持治疗推荐如下。

(1)国际骨髓瘤基金委员会(2003)没有关于任何维持治疗方案的强烈推荐。

(2)IFN 的益处尚不明确，缓解维持时间仅延长 4~7 d，不能带来生存方面的益处；但推荐在以下情况应用 IFN：AHSCT 后；IgG 型 MM；伴有病毒感染时如肝炎病毒患者。

(3)尽管缺乏临床研究证据，沙利度胺加或不加糖皮质激素是一个选择。

(4)维持治疗需要个体化。

(八)意大利血液学会(SIES)与骨髓移植工作组(GITMO)(2004)

(1)对一线传统治疗有反应的患者可应用 IFN 单药或联合糖皮质激素作为维持治疗。

(2)没有强烈证据推荐 IFN，因为与不良反应相比，其临床获益低。

(3)标准剂量的 IFN 为 300 万单位，每周 3 次，尚不能明确最佳维持治疗时间。

(4)糖皮质激素或沙利度胺单用只被推荐于临床研究。

(5)没有足够的证据推荐 AHSCT 后进行巩固化疗。

(6)除非是进行临床研究，IFN±糖皮质激素不被推荐用于 AHSCT 后的常规维持治疗。

(7)除非是进行临床研究，没有足够的证据推荐糖皮质激素或沙利度胺作为 AHSCT 后的维持治疗。

四、复发难治性多发性骨髓瘤的治疗

复发定义为已达完全缓解(CR)患者的血清或尿中重新发现 M 蛋白，骨髓浆细胞比例 ≥5%，出现新的溶骨性破坏、软组织浆细胞瘤，残留的骨骼损害大小增加和(或)不能用其他原因解释的高钙血症(校正的血清钙>2.875 mmol/L，即 11.5 mg/dL)。疾病进展的标准为未达到 CR 的患者出现新发或原有骨骼损害加重、高钙血症、血清 M 蛋白或 24 h 尿轻链定量或骨髓中的浆细胞增加>25%。复发、难治性 MM 患者是指那些疗效达到微小反应(MR)及以上后，又出现复发并需进行补救治疗者，或距最近一次治疗 60 d 内疾病出现进展者。

一般来讲，复发难治性 MM 患者不良危险因素包括 t(4;14)或 t(14;16)易位，17/13 号染色体缺失，低二倍体异常，高 β2-微球蛋白及低白蛋白血症。前期治疗有效但之后出现复发的患者，疗效维持时间较短，并且短期内病情即可出现进展，提示此类患者可能已产生药物耐受且可能发生生物学变化。

近年来,靶向性针对疾病生物学及肿瘤微环境的新治疗手段的出现,在很大程度上改善了复发难治性 MM 患者的预后。硼替佐米、沙利度胺及来那度胺等在复发难治性 MM 的临床治疗中已取得一定疗效。

(一)传统治疗

1.以氟达拉滨为基础的方案

氟达拉滨现已成功应用于惰性淋巴瘤、慢性淋巴细胞白血病的治疗,对淋巴细胞有高度的选择性。用氟达拉滨来清除骨髓瘤细胞群中不同分化程度的细胞,包括静止的骨髓瘤前体细胞是治疗难治复发 MM 的一种新思路。

2.含去甲氧柔红霉素(IDA)的化疗方案

去甲氧柔红霉素较其他蒽环类药物的优点在于,脂溶性高、更快速选择性结合至核内 DNA;代谢产物 IDAOL 仍有活性,且其半衰期长达 48～60 h,因此可提高抗肿瘤的活性;对 P-糖蛋白(P-gp)介导的多药耐药(MDR)途径不敏感,与其他蒽环类无交叉耐药性。故考虑将其用于治疗复发难治性 MM。

常用方案包括 IDA、Dex(ID),IDA、Dex、CTX(CID),IDA、VCR、DEX(VID)及 IDA、Dex、CTX、VP-16(CIDE)等,IDA 推荐剂量为 8～10 mg/(m^2·d),po,d1～d4,PR 率为 35%～45%。以上含 IDA 的化疗方案对大部分 MM 患者耐受性良好,而且部分患者可在门诊治疗。

(二)新的治疗药物

1.沙利度胺及其类似物

沙利度胺及其类似物用于 MM 治疗的理论基础:研究发现骨髓瘤细胞患者骨髓的微血管增生密度与其预后密切相关,而该类药物可以抑制肿瘤血管的生成与生长。沙利度胺类似物来那度胺为谷氨酸衍生物,是第二代抗血管新生药物,与第一代沙利度胺相比,具有疗效高、不良反应显著降低等特点。来那度胺在体外已显示了对 MM 患者肿瘤细胞更强、更有效的活性,提示该药也许可成为沙利度胺耐药患者的有效治疗药物。

2.硼替佐米

硼替佐米是第一个用于临床的蛋白酶体抑制药。

3.NPI-0052

NPI-0052 作为一种全新的蛋白酶体抑制剂,其可诱导 MM 细胞凋亡的机制在于使线粒体膜去电势、释放细胞色素 C 等超氧化物酶和激活 caspase-8、9、3,从而使瘤细胞凋亡。

4.三氧化二砷

三氧化二砷是另一个靶向治疗药物,治疗急性早幼粒细胞白血病(APL)疗效显著,但本品对没有 PML-RARα 融合蛋白的骨髓瘤细胞系也有细胞毒作用。研究表明,砷剂通过活化 caspase-9 诱导细胞凋亡,减少 MM 细胞与 BMSC 的黏附,抑制该黏附诱导的 IL-6 和 VEGF 释放,阻断 MM 增殖;可抑制骨髓瘤新生血管生成,直接抑制骨髓微环境中多种生长因子的产生来介导抗 MM 作用;三氧化二砷可通过免疫机制诱导抗肿瘤活性。三氧化二砷杀伤肿瘤细胞株及原代肿瘤细胞通过 LAK 细胞调节,也可能通过上调 CD38/CD31 和 CD11a/CD54 受体-配体系统增加对瘤细胞的识别、黏附及溶解。

三氧化二砷联合其他化疗药物治疗复发难治性多发性骨髓瘤方法:美法仑(0.1 mg/kg 口服),三氧化二砷(0.25 mg/kg 静脉滴注)和维生素 C(1.0 g 静脉滴注),在第 1 周的第 1～4 天应用。

三氧化二砷的不良反应如下。

(1)体液潴留:在应用 As_2O_3 过程中,常会出现不同程度的体液潴留,轻度表现为眼睑、颜面部水肿。严重时可出现胸、腹水,甚至心包积液,但一般无须停药,加用利尿剂后会迅速消失。

(2)不同程度的胃肠道反应:单药治疗时最为常见,主要表现为恶心、食欲减退、腹胀、腹泻等。

(3)肝肾功能损害:对应用 As_2O_3 治疗的患者,应密切观察肝肾功能变化,水化、碱化尿液。每天饮水应达 2 500 mL 以上,必要时给予保肝药治疗,一般无须停药。

(4)血液系统症状:贫血,粒细胞减少,必要时需要生长因子支持治疗;血小板减少,由于其诱导分化作用,外周血及骨髓中还会出现不同程度的白细胞增多现象。

(5)神经系统症状:头晕、轻度头痛、乏力、失眠等症状显著高于治疗前,为可逆性、能耐受,无须特殊处理。

(6)皮肤、黏膜刺激症状:皮疹、带状疱疹;结膜充血,鼻及咽部明显干燥且极易发生口腔溃疡。

(7)心脏毒性作用:心功能不全、Q-T 间期延长。

(8)联合沙利度胺治疗的患者会出现便秘、嗜睡、深静脉血栓形成。

5.组蛋白去乙酰化酶抑制剂

组蛋白去乙酰化酶/转录共抑制因子复合体可抑制与造血细胞发育分化相关的靶基因的转录。组蛋白去乙酰化酶抑制剂 Vofinosta 可通过多种途径促进 MM 细胞凋亡,临床前研究显示单独应用治疗作用轻微,与蛋白酶体抑制剂硼替佐米及来那度胺具有协同抗 MM 作用。

6.热休克蛋白抑制剂

热休克蛋白 90 是一个分子伴侣,可防止蛋白质被意外降解,保持蛋白质分子的空间构象而发挥正常的生理功能,MM 细胞中热休克蛋白 90 水平升高,与 MM 细胞耐药有关。选择性热休克蛋白 90 抑制剂具有抑制 MM 细胞的增殖和诱导 MM 细胞凋亡的作用。

7.p38MAPK 抑制剂

p38 信号途径是 MAPK 家族中的重要组成部分,p38MAPK 可以由细胞外的多种应激包括紫外线、放射线、热休克、促炎因子、特定抗原及其他应激反应活化。p38MAPK 在凋亡、细胞因子产生、转录调节及缺血再灌注损伤中起重要作用,其抑制剂也在相关疾病的动物模型和临床试验中获得较好疗效。p38MAPK 调节不同的致炎细胞因子如 IL-lβ、IL-6 和 TNF-α,这些细胞因子在 MM 发病机制中起重要作用。p38MAPK 抑制剂可抑制 MM 在骨髓环境中的生长和存活。一种口服 p38MAPK 抑制剂(SCIO-469)联合硼替佐米治疗复发难治性 MM 已进入 Ⅱ 期临床研究中。

8.酪氨酸激酶抑制药伊马替尼

甲磺酸伊马替尼在体内、体外均可在细胞水平上抑制 Bcr-Abl 酪氨酸激酶,能选择性抑制 Bcr-Abl 阳性细胞系细胞、Ph 染色体阳性的慢性粒细胞白血病和急性淋巴细胞白血病患者细胞增殖并诱导其凋亡。此外,甲磺酸伊马替尼还可抑制血小板衍生生长因子(PDGF)受体、干细胞因子(SCF)和 C-Kit(CD117)受体的酪氨酸激酶,从而抑制由 PDGF 和干细胞因子介导的细胞行为。近年发现,在 MM 细胞表面也存在 C-Kit 的表达,国外报道阳性率为 16.3%～48%,因此研究者们设想,用伊马替尼治疗 C-Kit 阳性的 MM 可能有效,可能成为治疗 MM 新的靶向药物。

但从 2006 年伊马替尼用于复发难治性 MM 的一个 II 期临床实验报道中看,尚未显示临床效果。

9.Ras/Raf 信号传导抑制药

Ras 癌蛋白家族是影响细胞增殖、存活及分化的一个重要的信号传导通路。Ras 通过催化其效应底物来调节一系列与细胞生长、分化、凋亡有关的重要功能,如通过缩短细胞周期来加速细胞生长,通过降低细胞对凋亡信号的敏感性来延长寿命及诱导细胞发生转化等。

Ras 还可通过细胞外信号调节激酶(ERK)等来上调血管生成因子的表达从而促进血管生成,或通过 ERK 介导的基质金属蛋白酶的表达及 Ras 介导的细胞骨架运动等来增加肿瘤的侵袭性。如果 Ras-P21 处于持续结合 GTP 的活化状态,则可能引起细胞的异常增殖,导致肿瘤的发生。在人类肿瘤的发生中,至少有 30% 是因为 *Ras* 癌基因的激活而引起的。而 Ras 蛋白需经合成后的一系列修饰,才能定位于细胞膜上,发挥其生物学效应,其中第一步法尼基化最为重要。法尼基转移酶催化 Ras 蛋白的 CAAX 序列法尼基化,其抑制剂有抗 MM 的作用。

10.VEGF 抑制药

MM 细胞和 BMSC 分泌 VEGF,通过与下列 3 种酪氨酸激酶受体,即 VEGF1 受体(FLT-1,通常在 MM 细胞上表达)、VEGF2 受体(FLK1)和 VEGF3 受体(FLT4)结合,刺激 MM 细胞生长。PTK787/ZK222584 是口服特异性 VEGF1 受体抑制剂,能阻断 VEGF 诱导的 FLT-1 酪氨酸磷酸化、MEK 和 MAPK 活化增殖和 PKC 依赖性的迁移。PTK787/ZK222584 治疗复发难治性 MM 的 II 期临床研究正在进行中。

(步玉兰)

第七节　多发性骨髓瘤的放射治疗

浆细胞对射线照射敏感。放射治疗(简称放疗)曾经是 MM 的一种重要而有效的治疗手段,但是随着化疗、外科治疗领域的不断进展,以及对放疗不良反应认识的不断深入,近十年来放疗在 MM 治疗中的地位逐步下降,适应范围不断缩小。然而在部分 MM 患者中,放疗仍然可以和化疗、造血干细胞移植、外科治疗等治疗手段相结合,发挥其特有优势,成为这部分患者不可缺少的有效治疗措施。

在 20 世纪 30～40 年代,尚未发现 MM 的有效化疗药物。医学家们发现低剂量的放射性核素照射可以缓解 MM 引起的骨痛,甚至可以促进病理性骨折的愈合。在那个时期,放疗甚至是 MM 唯一的治疗方法。在 20 世纪 50～60 年代,美法仑和糖皮质激素广泛用于 MM 的治疗,并获得巨大成功。放疗大多作为辅助手段用于缓解局部骨痛或病理性骨折的治疗。而对于美法仑和激素耐药的晚期患者,半身次全量放疗也曾用做这部分患者的挽救性治疗。在 20 世纪八九十年代,全身放疗(TBI)联合大剂量美法仑一度成为 MM 造血干细胞移植的标准预处理方案之一。随着 MM 治疗领域新药的不断涌现,以及造血干细胞移植技术的发展和完善,目前 TBI 已经不再作为 MM 造血干细胞移植的主要预处理方案。而髓外浆细胞瘤、骨浆细胞瘤、病理性骨折(或濒于骨折)、骨痛成为放疗的主要适应证。

目前国际上用于局部放疗设备是医用直线加速器。直线加速器照射野范围控制精确,可到毫米级;射线剂量率可调范围大,从每分钟几个厘戈瑞到上百厘戈瑞;照射野受量均匀。而由自然界放射性核素制备的放射源如钴-60等在制备、储存、运输、更换、废弃等环节十分复杂,并且对微小病灶照射精度不高,远场衰减较重,并且射线剂量率只能从几个厘戈瑞到十几厘戈瑞,远不能满足局部特别是深部放疗的需要。

一、MM 合并髓外或骨浆细胞瘤的放射治疗

部分 MM 患者合并发生髓外或骨浆细胞瘤。髓外浆细胞瘤可以发生在脊髓、颅内、肺、肝、脾、甲状腺、肌肉、皮肤等多种脏器、组织,造成局部压迫症状和(或)受累器官功能损伤。骨浆细胞瘤则直接侵犯骨骼,造成局部骨质破坏,引起骨痛或病理性骨折(或濒于骨折)。对于这部分患者,在适当时机配合局部放疗,可以延长患者无进展生存时间,减轻疼痛,提高生活质量。其有效率分别为 94%和 93%,长期局部控制率分别为 100%和 85%,甚至有些病例可以治愈。对于局部放疗的时机,如果局部浆细胞瘤短期不引起严重的并发症,且局部症状不严重时可以首先通过化疗,充分控制疾病。待全身情况稳定后,再行局部放疗。而对于一些特殊情况,主要是浆细胞瘤短期可造成局部组织器官严重损伤,如脊柱浆细胞瘤造成脊柱不稳定可能或已经造成脊髓横断损伤,长骨的浆细胞瘤造成病理性骨折或濒于骨折时,则有必要首先通过放疗或外科手段处理局部病灶,减轻患者痛苦,避免更严重的并发症,然后再通过化疗全面控制疾病。对于巨大浆细胞瘤,化疗不能使其完全消退,可以在化疗结束后,先选择手术切除,伤口充分愈合后再行局部放疗。此外,大多数 MM 患者合并骨质疏松。即使局部未见明确的骨破坏表现,严重的骨质疏松本身也可导致骨痛,特别是承重骨的严重骨痛。对于这部分患者,在全身有效化疗的基础上,也可使用放射治疗缓解骨痛,促进骨的再钙化。

一般地,随着硼替佐米、来那度胺、双膦酸盐和外科治疗在骨髓瘤治疗领域的广泛应用,MMBD 多可以通过上述处理得到迅速控制。放疗已经较少用于骨病的治疗。但是对于一些年老体弱的患者,已经出现了严重的病理性骨折,疼痛剧烈,一时不能手术固定,或不耐受手术,局部的放射治疗确实可以迅速有效控制症状,促进骨折的愈合,为全身治疗创造条件。而且老年患者,特别是年龄>70岁,对骨病的局部放疗可能更敏感,局部症状缓解更彻底。

目前,对于髓外浆细胞瘤多采用直线加速器进行局部放疗。优点有定位精确,对正常组织损伤小,放射剂量的能量密度大,照射野内对肿瘤细胞的杀伤比较彻底,特别适用于脊柱、中枢等部位的肿瘤治疗。一般采用 30～50 Gy 的次全量放疗,分 20～25 次,在 4～5 周完成。研究认为,较高的照射总剂量可以获得比较满意的放疗效果。对于骨痛者而言,30 Gy 的总剂量可以使90%左右的患者获得缓解,而 50 Gy 几乎可以使所有患者的骨痛消失。并且 40 Gy 以上的照射剂量将有力促进局部骨质的再钙化。当然,放疗的总剂量不能无限制提高,目前肿瘤局部放疗的总剂量基本接近组织可以耐受的最大照射剂量。

局部放疗不良反应较少,几乎不见全身不良反应。但是在进行较大范围的骨盆、脊柱的放疗时,应注意血液学的不良反应。表现为血常规一系或多系的降低。为使放疗顺利进行,可以在放疗医师的指导下使用 G-CSF、IL-11、TPO 等造血刺激因子。必要时需要中止放疗,待血象恢复后,再补完剩余照射剂量。局部不良反应有照射野内皮肤灼热、烧伤、神经性疼痛等,可予双氯芬酸二乙胺(双氯芬酸)等乳剂局部外用。需要指出的是,局部放疗不影响 MM 患者的造血干细胞采集,不增加第二肿瘤风险。

二、造血干细胞移植中的放射治疗

全身照射(TBI)联合大剂量化疗是造血干细胞移植的一种经典预处理方式。对于 MM 患者 TBI 一般与美法仑联合用于预处理。TBI 的优势是治疗效果稳定，不受各种血液-组织屏障屏蔽，对肿瘤细胞清除比较彻底，可以有效杀灭中枢等化疗"死角"内残留的肿瘤细胞。美法仑＋TBI 方案曾是 MM 造血干细胞移植的经典预处理方案之一。

随着 MM 预处理方案的优化，非 TBI 方案(美法仑 200 mg/m²)受到越来越多移植中心的采纳，成为目前 MM 的标准预处理方案。非 TBI 方案不需要放疗设备，不需要患者出舱放疗，患者耐受性更好，移植中黏膜炎、感染的发生率低，远期并发症(肺间质纤维化、第二肿瘤等)少见。但是不可否认，过去对于含有 TBI 预处理方案的评价依然存在一定局限性。在 Desikan 等的研究中，TBI 方案的总剂量达到了 11.25 Gy，肺受量为 8.0 Gy。虽然分为 8 次进行，但是对黏膜、中枢神经系统、胃肠、肺泡细胞等全身组织器官的影响依然严重。因此在该研究中，含有 TBI 的预处理方案在移植相关并发症以及近远期不良反应上肯定劣于不含 TBI 的方案。而且较高的总照射剂量未必可以使患者进一步获益，反而增加移植风险。

北京朝阳医院采用 6～8 Gy 的 TBI，联合美法仑 140 mg/m²，作为部分 MM 患者的预处理方案。其中 TBI 在美法仑之前分为 2 d 进行，肺受量控制在总剂量的 2/3 左右，常规屏蔽腮腺、眼。中心点剂量率≤5.0 cGy/min。接受该预处理方式的 MM 患者共 16 例，均能够很好耐受，未见严重放射性肺炎、肠炎及口腔炎。造血均能够顺利恢复，平均观察 48 个月，均未见肺间质纤维化及第二肿瘤的发生。

因此 TBI 联合美法仑的预处理方案并非已经"死亡"，而是我们对于 TBI 这种治疗手段还有很多没有认知的地方。特别对于存在多发髓外浆细胞瘤或者骨骼破坏严重的患者，采用含有 TBI 的预处理方案，可以更有效地控制髓外病变和骨质破坏，提高造血干细胞移植的疗效及患者生活质量。

在 TBI 前给予 5-羟色胺 3 受体拮抗剂及地塞米松等预防性处理，放疗后给予硫酸镁湿敷腮腺，给予必要的水化、镇静及退热处理，可以有效降低 TBI 的不良反应。氨磷汀等细胞保护剂，也常用于 TBI 中的正常细胞保护，减少放疗的不良反应，并且可以增强射线对肿瘤细胞的杀伤作用。

三、放射损伤及处理方法

放射损伤主要与照射部位和照射剂量有关。

(一)皮肤损伤

急性皮肤反应常见，表现为红斑、充血、潮红、烧灼感、脱屑等，一般较轻，不需特殊处理。严重者可以出现水肿、水疱、皮肤糜烂、放射性溃疡，可以用 1‰氢化可的松霜外涂。

慢性皮肤损伤在放疗后数月至数年出现，表现为表皮萎缩变薄、色素沉着、脱屑、皮肤瘙痒、易受损破溃，感染时可以出现放射性蜂窝组炎。一般处理方法：保持皮肤干燥清洁，避免受机械损伤和理化刺激，尿素乳膏外用，有感染者使用敏感抗生素湿敷。严重皮肤溃疡需外科处理。

(二)口腔黏膜和涎腺损伤

一般在放疗后 2～3 周最为严重，口腔黏膜充血、溃疡，口腔干燥、味觉丧失、龋齿等。注意口腔清洁，用口泰漱口，避免进食过热、过硬和刺激性食物，必要时口服消炎药。

（三）造血系统损伤

一般出现白细胞、血小板减少，随后出现贫血。应注意防止感染、出血，必要时予以 G-CSF 和输注成分血。

（四）消化系统损伤

腹腔、盆腔照射时应注意保护小肠，避免出现放射性肠炎、肠坏死、肠穿孔。结肠、直肠受照射后可于数周出现肛周疼痛、腹泻、便秘、里急后重、黏液血便等症状，严重者会出现肠腔狭窄、肛瘘等。一旦发生上述症状，应予以对症处理，消炎、镇静、止痛，必要时外科手术。

（五）生殖系统损伤

生殖器官受损会引起死精、不育。盆腔放疗时应注意保护好睾丸、卵巢等。

（六）脑损伤

45 Gy 以上剂量颅内照射时易出现脑损伤。急性脑损伤表现为头痛、嗜睡、烦躁、头晕、恶心，轻者可以自愈，不需处理；严重者出现呕吐、视乳头水肿、共济失调、吞咽困难、抽搐、昏迷。慢性延迟性脑损伤表现为进行性记忆力和智力减退、思维混乱、精神失常、癫痫、视力减退、自主神经功能障碍等。对症处理可用大量皮质激素和神经营养药物，伴有颅内压升高、脑水肿患者可用脱水、利尿剂等。

（七）脊髓损伤

急性脊髓损伤于放疗后数周出现，表现为末梢神经炎、肢体感觉异常，多可以自愈。慢性脊髓损伤于照射后数月出现，呈慢性进展性脊髓病，严重者可以出现截瘫。

（八）肺损伤

急性肺损伤表现为低热、胸痛、胸闷、干咳，严重者出现高热、呼吸困难、肺功能减退，胸片弥漫性浸润，慢性肺损伤会出现放射性肺纤维化。应予吸氧，治疗用大量皮质激素和抗生素。

（九）其他器官损伤

如放射性肝炎、放射性心包炎、急性放射性肾炎等。放疗时注意保护重要器官，可给予保肝药物，忌用有肝肾毒性的药物。

需要指出的是，放疗对组织的损伤多是永久的，不可逆的。对于需要接受手术治疗的患者，一般选择在放疗前手术。放疗后组织的解剖结构不清晰，伤口不易愈合，手术风险加大。而手术对放疗的影响则不显著。

总之，放疗是一门古老而又年轻的学科。目前我们所认识的影响放疗疗效的主要因素涉及肿瘤的病理类型、大小、位置和深度、周围组织解剖关系、照射总剂量、分次剂量、中心点剂量率以及放疗方案的设计等诸多因素。如果说肿瘤本身的因素是我们不能改变的固有因素，那么放疗时机、方案、剂量/剂量率等就是我们可以努力调整以期达到最佳疗效的可控因素。因此作为以 MM 专业方向的血液科医师，也十分有必要了解放射治疗的相关知识。

在 MM 的治疗中，内科化疗、外科手术和放疗各有适用范围，各具治疗特色。需要临床医师综合把握。分清患者在不同阶段的主要治疗目标，紧密结合患者的个体条件和耐受程度，制订个体化的治疗策略，综合调动各种治疗手段，达到充分控制疾病、充分缓解症状及充分降低治疗风险和费用的目的。

（步玉兰）

第八节 多发性骨髓瘤的靶向治疗

一、蛋白酶体抑制剂

（一）蛋白酶体抑制剂的分类

蛋白酶体活性的变化会使细胞执行不同的生理功能，蛋白酶体已经成为开发新型抗肿瘤药物的一个重要靶标，其抑制剂比其他抗肿瘤药物在耐受性方面具有更大优势。根据化学结构蛋白酶体抑制剂可分为醛基肽类、硼酸肽类、β-内酯类、TMC-95A 及其衍生物和乙烯基磺酸类化合物等。

除了上述主要的抑制剂外，还发现乙烯基磺酰化合物 NLVS 和 α,β-环氧酮类化合物等类型的抑制剂。

（二）蛋白酶体抑制剂的临床应用

硼替佐米是哺乳动物细胞中 26S 蛋白酶体糜蛋白酶样活性的可逆抑制剂，是第一个进入临床应用的蛋白酶体抑制药。体外试验证明硼替佐米对多种类型的癌细胞具有细胞毒性。临床前肿瘤模型体内试验证明硼替佐米能够延迟包括多发性骨髓瘤在内的肿瘤生长。

硼替佐米用于多发性骨髓瘤患者的治疗，有效性基于它的有效率。利用人体肝微粒体和互补脱氧核糖核酸（cDNA）表达的细胞色素 P450 同工酶进行的体外研究显示，硼替佐米主要通过细胞色素 P450 酶系的 3A4、2D6、2C19、2C9 和 IA2 酶氧化代谢。主要代谢途径是去硼酸化，形成两个去硼酸化代谢物，再通过羟基化形成几个代谢产物。去硼酸化的硼替佐米代谢产物无抑制 26S 蛋白酶体的活性。

1.硼替佐米在新诊断 MM 中的应用

初治多发性骨髓瘤患者由于常规化疗方案诱导缓解率低，新型化疗药物的使用是提高本病疗效的关键。第 1 天、第 4 天、第 8 天、第 11 天给予 1.3 mg/m² 的硼替佐米，3 周为 1 个疗程（3 周方案）。2 个疗程未达到部分缓解（PR）或 4 个疗程未达到 CR 的患者于硼替佐米用药当日及次日口服地塞米松 40 mg。

在不适合进行造血干细胞移植治疗的老年患者中，常规的诱导治疗为美法仑联合泼尼松（MP）方案，然而仅极少数患者能获得 CR。Mateos 等报道了硼替佐米联合 MP（VMP 方案）治疗 60 例年龄达到或超过 65 岁的老年初诊多发性骨髓瘤患者。总反应率为 89%，CR 率为 32%，16 个月的无事件生存（EFS）为 93%，而历史对照的 MP 方案总反应率为 42%，16 个月的 EFS 为 51%。主要的不良反应为血液系统毒性、胃肠道反应和周围神经炎。这些反应均比较容易处理，而且在年龄超过 75 岁的患者中少见。硼替佐米作为诱导治疗不影响随后自体造血干细胞的动员、采集及移植后的造血重建。

2.硼替佐米在复发难治性 MM 中的应用

在一项大宗、多中心的 Ⅱ 期临床研究中，硼替佐米显示出令人鼓舞的抗骨髓瘤活性。Richardson 等研究了 202 例曾接受过多种治疗的复发难治性骨髓瘤患者（其中 64% 曾接受造血干细胞移植）。患者使用硼替佐米 3 周方案（单次剂量 1.3 mg/m²），共 8 个疗程。如果 2 个疗程后出现疾病进展或前 4 个疗程病情无改善,可在硼替佐米给药当日及次日联合口服地塞米松 20 mg。

最近,APEXⅢ期临床扩大试验比较了在复发、难治性多发性骨髓瘤患者中应用硼替佐米和大剂量地塞米松的疗效。若大剂量地塞米松组患者出现疾病进展,可交叉进入硼替佐米组。硼替佐米组的 1 年生存率为 80%,地塞米松组仅为 66%($P=0.005$)。硼替佐米组的肿瘤进展时间(TTP)为 6.2 个月,较大剂量地塞米松组(3.5 个月)延长了 78%($P<0.0001$);地塞米松组终止后再加入硼替佐米组作为二线治疗的患者仍然获得了 7 个月的中位 TTP,而以地塞米松作为二线治疗的对照组仅为 5.6 个月($P=0.021$)。二线治疗中,硼替佐米组较地塞米松组有较高的反应率,显示硼替佐米用于治疗复发性多发性骨髓瘤患者疗效优于大剂量地塞米松,可获得更高的 CR 率,延长无疾病进展期和存活期。

以硼替佐米为基础的联合治疗方案在多发性骨髓瘤复发患者中的应用目前尚在临床研究中。

(1)硼替佐米与大剂量地塞米松方案:10 年前一项多中心的临床试验表明硼替佐米对复发难治性 MM 患者有治疗反应,故该药被美国食品和药品管理局(FDA)最早批准为用于复发难治性 MM 患者的治疗,从药物的发现到 FDA 批准仅仅用了 8 年时间。多发性骨髓瘤患者延长好转期(APEX)Ⅲ期临床试验中进一步比较了硼替佐米与大剂量地塞米松治疗复发难治患者的效果,硼替佐米组的有效率为 38%,高于地塞米松组的 18%,并且硼替佐米提高了 OS,鉴于硼替佐米的良好效果该试验提前终止。进一步的分析发现,硼替佐米有效的患者,该药不仅能抑制骨骼破坏,同时能诱导骨骼的形成,血清碱性磷酸酶明显升高,而在地塞米松组没有出现这种情况。

(2)BTD 方案(即硼替佐米、沙利度胺和地塞米松方案):在一组复发难治的 MM 患者中(n=85),29% 的患者之前进行过自体造血干细胞移植,74% 的患者使用过沙利度胺,76% 的患者存在染色体异常,以 BT 方案作为起始治疗方案,患者没有达到 PR,则加用地塞米松,最终有效率为 79%,其中 63% 获得 PR,22% 达到 nCR,随访至第 4 年时,6% 的患者保持无病生存,23% 的患者存活,显示出 BDT 方案在复发难治患者中的良好疗效。

(3)PAD 方案(即硼替佐米、多柔比星和地塞米松方案):在另外一项多中心临床试验中,64 例复发难治 MM 患者,其中之前进行自体造血干细胞移植患者为 58%,70% 患者使用过蒽环类药物,24% 患者使用过硼替佐米方案,完成中位 4 个疗程 PAD 后,67% 患者获得 PR 及以上的疗效,1 年无病生存率为 34%,1 年 OS 为 66%,3~4 级毒副作用包括血小板减少、中性粒细胞减少和贫血等。

(4)BMPT 方案(即硼替佐米、美法仑、地塞米松和沙利度胺方案):鉴于 BMPT 在初发 MM 患者中的良好疗效,故在一项多中心的临床试验中,评价了 BMPT 在复发难治患者中的疗效及安全性,30 例复发难治患者,完成预定疗程后,其中 20 例获得 PR,13 例患者获得非常好的部分缓解(VGPR)及以上疗效,1 年 PFS 为 61%,1 年生存率为 84%。本研究中 3 级非血液学毒性表现为感染、乏力、血管炎及外周神经病变,没有发生 4 级非血液性毒性,而血液学毒性 4 级主要是血小板减少、中性粒细胞减少,给予相应处理后可好转,提示本方案也是相对安全的。

3.在 MM 伴肾功能损害患者中的应用

Jagannath 等分析 256 例复发难治骨髓瘤患者的肾功能与硼替佐米疗效关系,根据肌酐清除率将患者分为 3 组,分别为 ≤50 mL/min 52 例、在 50~80 mL/min 99 例、>80 mL/min 105 例,各组患者接受了同样的治疗剂量和疗程,结果显示各组的疗效、不良事件及终止治疗的情况相近。其中肌酐清除率<30 mL/min 的 10 例患者中,7 例完成了全部 8 个 3 周方案,2 例获得 PR,

1 例轻度改善。因此,对肾功能不全的患者,在密切监测药物毒性的条件下,可使用硼替佐米治疗。

(三)硼替佐米的最新研究进展

1.有关硼替佐米耐药机制的研究

(1)硼替佐米可诱导 HSP27、HSP70 及 HSP90 的产生,而阻断 HSP90 或 HSP27 可恢复硼替佐米的敏感性。

在血液系统恶性肿瘤中,Hideshima 等研究发现,硼替佐米可活化 p38 细胞丝裂原活蛋白激酶(mitogen-activated protein kinase,MAPK)和 MAPK-细胞分裂素活化蛋白激酶 2(MAPK-activated protein kinase 2,MAPKAPK2),上调并磷酸化上述 p38MAPK 和 MAPKAPK2 的下游途径 HSP27。另一方面,使用 MAPK 抑制剂 SCIO-469 可以抑制 p38MAPK 磷酸化,同时抑制 HSP27 磷酸化,增强硼替佐米的细胞毒作用,两者联用可治疗耐硼替佐米的 MM 患者。

(2)Mitsiades 等证实 HSP90 抑制剂 17-AAG 对骨髓瘤耐药细胞株具有抗肿瘤活性,并且发现其可提高 RPMI-8226/SGFP 细胞预处理的 SCID/NOD 小鼠的总生存期。HSP90 抑制剂可抑制骨髓瘤细胞胞内下游效应器 IGF-1R 和 IL-6R 途径,包括 Raf-1 和 IKK-激酶,同时磷酸化 MEK1/2,使抗凋亡蛋白 FLIP、XIAP、A1/bfl-1、cIAP2 以及 RANK 下调,但对骨髓瘤细胞胞内 MEK1/2 水平无影响。

(3)Bcl-2 蛋白家族成员也参与许多类型细胞的耐药,由野生型 *Bcl-2* 的过度表达可以部分抑制硼替佐米所诱导的 MM 细胞的凋亡。

2.第二代蛋白酶体抑制剂

新的蛋白酶体抑制药包括 Carfilzomib、ONX0912 和 MLN9708,均已经处在 2 期临床试验中。

二、抗血管新生药

多发性骨髓瘤是起源于浆细胞的恶性肿瘤,目前尚不能完全治愈。1994 年 Vacca 等首次研究证实多发性骨髓瘤患者骨髓血管新生明显增加,且与疾病进程及不良预后有关,提示血管新生在多发性骨髓瘤的发病机制中具有重要作用。目前,抗血管新生药物已成功用于治疗多发性骨髓瘤,并取得良好疗效。

(一)沙利度胺

沙利度胺又名反应停,是一种谷氨酸衍生物。1953 年在德国首先合成。近年发现其有抗血管生成、免疫调节等新的作用,而被再次应用于临床。由于 MM 也是一种与血管生成及免疫功能异常相关的疾病,沙利度胺作为新一代抗肿瘤药物,近年来已广泛用于治疗 MM,并取得了较好疗效。在生理条件下,2 个异构体可快速互变,并被人体很好吸收,吸收后经历自发的非酶分裂,分裂超过 20 种代谢产物,这些产物的作用和代谢过程尚不是很清楚,绝大多数从尿中排泄,尽管肝脏代谢产物可能与其抗血管新生作用有关,但其大部分不被肝脏细胞色素 P450 系统代谢。

(二)来那度胺

来那度胺(Lenalidomide,C5013,Revlimid)是第 2 代沙利度胺衍生物,为谷氨酸衍生物,属于免疫调节药,是新一代口服抗癌药。因其疗效较沙利度胺更佳,毒性较低,致畸风险降低,美国 FDA 于 2006 年 6 月 29 日批准应用于 MM 的治疗。

来那度胺通过多种机制抑制骨髓瘤细胞的生长：①直接诱导骨髓瘤细胞 G1 期生长停滞，甚至诱导耐药瘤细胞的凋亡。②抑制骨髓瘤细胞与骨髓基质细胞的黏附，克服细胞黏附诱导的药物抵抗（CAM-DR）。来那度胺抑制骨髓瘤细胞和骨髓基质细胞的生物学活性，抑制细胞因子的分泌（IL-6，IL-1β，IL-10，TNFα），这些细胞因子在促进骨髓瘤细胞的生存、生长、药物抵抗、迁移和黏附分子表达等方面发挥重要作用。③抑制 LPS（脂多糖）刺激单核细胞分泌 TNF-α/IL-1β 的作用是沙利度胺的几千倍。④抑制骨髓瘤细胞和骨髓基质细胞分泌 VEGF（血管内皮生长因子），bFGF（碱性成纤维细胞生长因子），抑制血管新生。来那度胺也通过免疫调节作用如增强细胞毒 T 细胞、NK 细胞的作用（分泌 IL-2，IFN-γ）治疗骨髓瘤。来那度胺还能够抑制破骨细胞的产生。

来那度胺抑制血管新生的作用在于：①调节细胞间的黏附作用，抑制血管内皮生长因子的分泌而抑制肿瘤的血管新生；②直接抑制肿瘤细胞的增生及诱导骨髓瘤细胞的凋亡；③在免疫调节上，通过改变许多细胞介质的生成来影响免疫系统，达到提高免疫活性、抑制炎症介质的效果；④下调骨髓瘤患者骨髓微血管密度。

（三）其他抗血管新生药物

VEGF 抑制药（包括 PTK787/ZK222584）将应用于治疗 MM，是因为 MM 细胞与 BMSCs 可表达与分泌 VEGF。在 BMSCs 中，VEGF 上调 IL-6 的分泌，而 IL-6 是 MM 细胞最主要的生长因子。VEGF 抑制药如 Pazopanib 可以阻断 VEGF 的信号传导途径，影响 VEGF 正常发挥作用，从而达到治疗目的。

（古力巴旦木·艾则孜）

第九节　多发性骨髓瘤的免疫治疗

一、树突状细胞介导的免疫治疗

多发性骨髓瘤（MM）尽管大剂量的化疗和造血干细胞移植在一定程度上延长了患者的生存期，但常规治疗达 CR 的患者体内存在的微小残留病灶（MRD）导致大多数患者仍能复发。而进一步增大化疗剂量并不能根除 MRD，此时依靠机体有效的抗肿瘤免疫反应是将其消除的一个有效方法。

树突状细胞（DC）是目前发现的功能最强大，唯一能激活初始型 T 细胞的抗原呈递细胞（anti-gen presenting cell，APC）。它能把肿瘤抗原有效地呈递给 T 细胞，使 T 细胞对抗原蛋白致敏，从而杀灭肿瘤细胞，在肿瘤免疫治疗中起关键作用。MM 分泌的单克隆免疫球蛋白（M 蛋白）具有独特型抗原决定簇，可作为肿瘤靶抗原，在 DC 介导下，激活体内独特型特异的 MHC-Ⅰ类限制性 T 细胞反应。

（一）DC 的生物学特征及其肿瘤机制

1.DC 的起源

DC 有两个细胞系起源，即髓系起源及淋巴细胞起源。髓系起源的 DC 在外周血摄取了抗原物质后迁移到淋巴器官 T 细胞区域，从而启动免疫反应，而淋巴系起源的 DC 局限于胸腺髓质及淋巴结 T 细胞区,具有免疫调节及免疫耐受作用。髓系的 DC 被认为是迁徙细胞,这类细胞随血液迁移而广泛分布于体内各组织器官,包括骨髓、淋巴结、肝、脾、胸腺、血液和皮肤等。

2.DC 发育阶段

DC 可分为不成熟和成熟两个阶段。在正常状态下,体内绝大多数 DC 是不成熟阶段,早期阶段的 DC 摄取能力较强,能有效地摄取可溶性蛋白,并对特异性抗原进行处理,以便呈递和激活淋巴细胞。在摄取抗原或某些刺激因子作用后,DC 逐渐成熟。成熟阶段的 DC 摄取和处理抗原能力较弱,但能有效地传递抗原并激活初始 T 细胞,而发挥特异性抗肿瘤免疫效应。

3.DC 在肿瘤免疫中的作用

在肿瘤免疫中,T 细胞介导的细胞免疫在机体抗肿瘤效应中起重要作用。体内对于一种未接触过的抗原,特异性应答的 T 细胞频率为 $10^{-4} \sim 10^{-8}$,数量较少,且都是不具有杀伤和增殖能力的初始型 T 细胞,不能对靶细胞产生有效的杀伤,只有经过 APCs 的加工处理、抗原提呈后,T 细胞才能被激活和增殖,形成有效的免疫保护力。

(1)DC 抗肿瘤反应过程:抗肿瘤反应中,DC 从外周血中进入肿瘤,对肿瘤抗原进行捕获及处理,经各种水解途径,消化抗原,使抗原物质降解为多肽。同时 DC 产生大量的 MHC 分子,进行 MHC-多肽复合物的装配,是其强大抗原提呈作用的重要保证。伴随抗原的摄取、处理和转运过程,DC 同时发生着迁移。DC 随着淋巴液回流到淋巴组织中,围绕在 T 细胞周围,T 细胞得到DC 提呈的肿瘤抗原而被激活,产生特异性的 CTL。

(2)DC 将抗原提呈给 T 细胞主要途径:DC 将抗原提呈给 T 细胞主要是通过 MHC 途径,MHC-Ⅰ类分子与 T 细胞的 TCR 结合,把内源性多肽提呈给 CD8$^+$ 杀伤性 T 细胞;MHC-Ⅱ类分子与 TCR 结合,把抗原多肽提呈给 CD4$^+$ 辅助性 T 细胞。DC 在迁徙的过程中发生显著的变化而逐渐成熟,摄取抗原的能力下降,但抗原提呈能力却增加。其除了为 T 细胞提供 MHC-抗原肽复合物第一信号外,还为 T 细胞提供充足的第二信号。DC 对 CD4$^+$ T 细胞的激活使宿主保留了部分有记忆的免疫细胞。

(二)DC 抗 MM 的机制

MM 细胞分泌均一的被称为骨髓瘤蛋白的单克隆免疫球蛋白(Ig)或 Ig 片段,骨髓瘤蛋白可变区对浆细胞肿瘤来说是特有的,具有独特的抗原决定簇,被称为独特型(Id),是 MM 的肿瘤特异性标志,是一种公认的肿瘤抗原。

指向 Id 的免疫治疗可阻止 MM 的发展。在发病过程中,患者血浆中始终具有肿瘤细胞的个体独特性表型且较容易大量获得,这为 DC 的免疫治疗提供了良好的物质基础。当 MM 分泌一定量的 Id 时(个体独特型 Ig),这些肿瘤抗原经过 DCs 的摄取、加工、提呈给淋巴细胞,由此产生抗肿瘤的特异性免疫,从而突变细胞或肿瘤细胞的生长受到阻滞。实验表明 DC 在摄取抗原后经过加工处理首先提呈给 CD4$^+$ T 细胞,经激发的 CD4$^+$ T 细胞表达 CD40 配体(CD40L),CD40L 通过与 DC 表面的 CD40 受体结合和相互作用提供给 DC 第二信号,使 DC 进一步活化,活化的 DC 继而激活 CD8$^+$ T 细胞,使其识别并杀伤 MM 细胞。树突状细胞介导的免疫治疗最主要的工作是在体外培养扩增 DC,利用抗原或抗原多肽冲击致敏,然后将致敏的 DC 回输至宿主体内进行免疫治疗。

(三)MM 的 DC 体外扩增培养

自 1992 年 Steinman 实验室应用重组 GM-SCF 从小鼠骨髓来源的细胞中培养出大量的 DC后,DC 的扩增培养及研究得以迅速发展。通过体外培养扩增 DC,使临床应用 DC 进行肿瘤的免疫治疗成为可能。

1.MM 的免疫治疗特点

MM 的免疫治疗中,由于患者自身的 DC 功能低下,不能在体内产生有效的抗肿瘤免疫反应,且 DC 本来在成人外周血中含量甚微(仅占 0.1％左右),故需体外培养扩增足够数量及有良好功能的 DC。扩增的 DCs 的来源包括骨髓、脐血、脾脏、外周血中的 CD34$^+$ 细胞及单核细胞。

2.常使用的获得 DC 的方法

(1)直接分离外周血中的 DCs。

(2)外周血 CD34$^+$ 细胞源性的 DCs 培养。

(3)骨髓 CD34$^+$ 干细胞。

(4)外周血 CD14$^+$ 单核细胞源性 DC 培养。

前两种方法由于操作过程复杂、得率较低等问题较少应用,后两种方法由于采样程序简单,需血样量少,不涉及复杂的筛选和纯化,所用细胞因子组织简单,故为大多数研究人员利用,并已逐渐形成了相对固定的培养模式,其缺点为 DC 体外培养的时间较长,增加了污染的可能性。

3.DC 的体外培养中所用的基本因子

DC 的体外培养中所用的基本因子是 GM-CSF、IL-4 和 TNF-α,它们在 DC 的体外培养中对维持 DC 的分化发育,使 DC 处于未成熟状态以具有很强的抗原提呈作用及促使 DC 成熟从而激活 T 细胞发挥重要作用。除此之外,CSF、FL、IL-13、IL-3、IL-lβ 和 DC 的 CD40$^+$ 分子配基化等都具有提高 DC 数量的作用。

4.DC 体外培养时应用的培养基

DC 体外培养时,培养基中可以加胎牛血清。混合人(AB 型)血清或自身血清,也可以用无血清培养液培养。目前,临床应用倾向于无血清培养 DC,主要因为:①胎牛血清含有异种蛋白,容易过敏;②混合人(AB 型)血清培养基中复杂的蛋白和抗原成分可能封闭 DC 表面抗原结合位点,影响 DC 抗原提呈功能,而且血清蛋白酶会改变 DC 摄取的肽类抗原的抗原表达;③患者自体血清中可能含有抑制因素,如血管内皮生长因子和白细胞介素-10 等,影响 DC 的分化和成熟。无血清培养基则克服了上述缺点,是 DC 介导免疫治疗应用于临床的前提。

(四)MM 的 DC 瘤苗的制备

目前对于使 MM 的 Id 体外负载 DC,使 DC 致敏的常用方法包括个体独特型 Ig 直接负载 DC、个体独特型 Ig 基因转导 DC、肿瘤细胞与 DC 融合、骨髓瘤细胞冻融物刺激 DC。

1.个体独特型 Ig 直接负载 DC

将 DC 置于个体独特型 Ig 或抗原肽的溶液中,即产生受抗原刺激的 DC。其注入体内后摄取、处理和提呈抗原表位,诱导产生抗原特异的 CTLs,达到免疫治疗的作用。此方法简单易行,能在体内引起抗肿瘤免疫反应,但大多数人类肿瘤抗原由于 HLA 系统的多型性而难以鉴定,使得此方法应用受限。此外,所产生的抗原刺激性 DC 的迁移能力有限,仅有 3％～10％可引流到达淋巴结,大部分注入的细胞会停留在原位,仅使小部分的 DCs 发挥较好的抗原提呈作用。

2.个体独特型 Ig 基因转导 DC

利用此方法可产生大量的特异性诱导的 DC,在动物实验中可诱导抗原特异的 CTL 反应,减少肿瘤转移,延长生存期。此方法可获得大量的内源性 DC,但技术较为复杂,费用较高。

3.肿瘤细胞与 DC 融合

DC 与肿瘤细胞在体外进行杂交融合,获得的杂交细胞能同时表达 DC 的表面分子及肿瘤相关性抗原,注入体内能有效地激发肿瘤特异的CTLs,进行肿瘤免疫治疗。这种方法最大的优点是能以MHC-抗原复合物的形式提呈天然的完整的肿瘤抗原,符合自然状态下的抗肿瘤免疫过程,有望在临床中得到进一步的应用,但这种方法费时、费力。

4.骨髓瘤细胞冻融物刺激DC

通过反复冻融骨髓瘤细胞后致敏DC,能产生特异性CTL及保护性免疫反应。此法可诱导广泛的T细胞反应。独特性蛋白具有肿瘤特异性,但其免疫原性很弱,骨髓瘤细胞本身含有多种肿瘤抗原,其对抗肿瘤T细胞的刺激更为有效。用MM肿瘤细胞的冻融物冲击DC,在反复刺激后,建立起特异性的CTL系,同时含有CD4$^+$细胞及CD8$^+$T细胞。这些T细胞不仅能识别经抗原冲击的DC细胞,还具有溶解DC细胞的作用,同时还能特异性的杀伤自身的肿瘤细胞。研究发现,用自身MM细胞的冻融物冲击的DC瘤苗治疗效果可能会优于用独特型蛋白冲击的DC瘤苗。

(五)DC在MM免疫治疗中的临床应用

许多实验表明,在将MM的Id负载的DC用于人体治疗的过程中患者的Ig下降,取得较好的治疗效果。

1.大剂量化疗和干细胞移植后的MM患者

Liso等对经大剂量化疗和干细胞移植后的MM患者每月进行两次DCs静脉注射,DCs为自体来源的经Id抗原或匙孔血蓝蛋白(KLH)偶联的Id抗原,2例患者中产生了KLH特异的免疫反应,4例患者产生了Id抗原特异的免疫反应。这4例患者中3例获得CR,跟踪的17名患者中位生存率达30个月。Reiehardt等对经大剂量化疗和外周血干细胞移植后的12例患者的Id-DC系统免疫治疗,均显示了对Id-DC疫苗良好的耐受性,临床表现出良好的治疗效果。

2.进展期MM患者

Titzer等从11例进展期MM患者的外周血白细胞单采物中纯化得到CD34$^+$细胞,体外经GM-CSF和TNF-α诱导并纯化得到DCs,然后将此DCs由静脉输注给患者,并于输注后的每隔14 d连续3次从皮下注射患者独特型蛋白和GM-CSF(9例)或经Id负载的DCs(2例),经治疗,5例患者有明显的反应,其中4例出现特异性T细胞免疫反应,有1例患者骨髓中MM细胞明显减少,且不良反应轻微。Lim等用MM的Id肿瘤抗原刺激DCs后,过继回输6例患者。结果治疗后5例患者的外周血单个核细胞(PBMC)的增殖能力提高,3例患者的抗原特异性的CTL的反应增强,在1例患者中可以观察到血浆中Id肿瘤抗原的明显下降,所有患者均未发现明显的不良反应。

(六)DC疫苗治疗MM的影响因素

(1)体内MM的肿瘤负荷的影响:在肿瘤负荷很大时,免疫系统失去监视功能,免疫治疗难以完全杀灭肿瘤细胞,不易取得缓解,故多用于化、放疗后及HSCT拟消除体内MRD。

(2)装载不同的MM-Id抗原的DCs,产生的免疫反应也不一样,MM临床Ⅰ期的体外实验发现,完整的MM-Ig抗原性较弱,虽然可产生T细胞的免疫应答,但小片段的ID蛋白能诱导产生更强的免疫反应。

(3)除上述之外,MM骨髓血浆中的血管内皮细胞生长因子(VEGF)和抗IL-6有抑制自身的抗肿瘤免疫作用,抗VECF和抗IL-6抗体能产生有效中和作用。

总之,DC作为MM免疫治疗的新策略有其广阔的应用前景,但其最佳诱导体外扩增方案、接种时间及频率、回输途径及数量、刺激物或转导基因的选择都在探索之中。

(七)单克隆抗体的应用

随着 MM 生物学研究的深入,MM 的免疫治疗尤其是以免疫接种为基础的主动免疫迅速发展,在体外实验和动物模型研究均取得了较好结果,并且有的治疗方案已进入Ⅰ～Ⅱ期临床实验。

1.IL-6 单克隆抗体

(1)早期鼠源单克隆抗体:早期的试验研究显示,针对 IL-6 及 IL-6R 的单克隆抗体对骨髓瘤细胞有抑制作用,但应用于临床却未发现临床效应,其单克隆抗体主要来源于小鼠。

(2)人源化单克隆抗体 CNTO328:近来有体外实验发现人源化 IL-6 的单克隆抗体 CNTO328 可以抑制 IL-6 依赖或不依赖的骨髓瘤细胞株的生长,对地塞米松诱导的骨髓瘤细胞凋亡有明显的增强作用,CNTO328 联合地塞米松对于来自患者的 CD138$^+$ 细胞有协同细胞毒作用,甚至包括复发、耐药患者的瘤细胞。

(3)人源化单克隆抗体 1339:最近 Fulciniti 等研究了一种新的人源化 IL-6 的单克隆抗体 1339 在体外对 IL-6 依赖的骨髓瘤细胞株的作用,发现其可以抑制瘤细胞增殖,作用机制可能是阻断 Ras/MAP/ERK 信号传导;同时还发现 IL-6 的单克隆抗体 1339 可增加硼替佐米及地塞米松对骨髓瘤细胞的细胞毒作用,显示了良好的临床应用前景。

(4)鼠源性单克隆抗体 B-E8:在一项来自法国的临床研究中,有 27 例骨髓瘤患者接受自体干细胞移植联合鼠源性 IL-6 的单克隆抗体 B-E8 治疗,结果显示患者血清中 IL-6 及 C 反应蛋白(CRP)明显降低,同时该方案不影响造血恢复,并减少移植相关的黏膜炎及发热概率,可以避免大剂量化疗后残存瘤细胞的修复,提示 IL-6 及 IL-6R 的单克隆抗体配合其他治疗方式的可行性。

2.IL-17 单克隆抗体

Prabhala 等发现由 Th17 细胞分泌的 IL-17 在 MM 患者外周血内显著升高,体外实验表明,IL-17 可促进 MM 细胞生存及增殖,促进破骨细胞分化增殖;IL-17 单抗 AIN-457 可以抑制 MM 细胞系增殖。动物实验证实,AIN-457 可以有效抑制 MM 肿瘤生长及溶骨性损害的发生和发展,显示出良好的抗 MM 前景。

3.CD38 和 CD138 单克隆抗体

MM 细胞高度表达 CD38 和 CD138 且明显高于正常对照组,临床上常作为 MM 细胞识别和分选的特异性标志。

(1)CD38 单抗 Daratumumab:Vander Veer 等发现,CD38 单抗 Daratumumab 可通过抗体依赖性细胞毒作用及补体介导细胞毒作用杀伤 CD38$^+$ 的 MM 细胞,并可以诱发 MM 细胞凋亡,且与来那度胺有协同作用。

(2)CD138 的单克隆抗体:近来 Ikeda 等应用 CD138 的单克隆抗体连接美登素木生物碱产生了三种新的免疫毒素单抗 nBT062-SMCC-DM1、nBT062-SPDB-DM4 和 nBT062-SPP-DM1,研究发现其可以在体外及小鼠模型中靶向性抑制骨髓瘤细胞生长,使瘤细胞周期阻滞于 G2-M期,也可以激活 caspase3、caspase8、caspase9 诱导瘤细胞凋亡,阻止瘤细胞与骨髓基质细胞的黏附,这些瘤细胞包括对地塞米松、多柔比星及美法仑耐药的瘤细胞株,但对于健康志愿者的单个核细胞却没有细胞毒作用。

4.CS1 单克隆抗体

CS1 是一种细胞表面糖蛋白,表达于大多数 MM 细胞表面,可通过上调丝裂原活化蛋白激酶、蛋白激酶及信号转导因子和转录激活因子 3 信号转导而抑制 MM 细胞凋亡,与 MM 疾病进展相关。Richardson 等应用 CS1 单抗 Elotuzumab 联合来那度胺和低剂量 Dex 治疗复发难治性 MM 患者 59 例,PR 者达 82%,VGPR/CR 占 31%,对既往未用过来那度胺患者 ORR 可达 95%,无严重不良反应发生。

5.CD56 单克隆抗体

约 78% 的 MM 患者有 CD56 高表达,Chanan-Khan 等采用 CD56 单克隆抗体 IMGN901 单药治疗复发难治性 MM 患者 37 例,ORR 约 46%,4 例出现 3 级治疗相关毒性,无 4 级治疗相关毒性发生。

6.胰岛素样生长因子 1(IGF-1)

IGF-1 是一种与骨髓瘤病理生理相关的细胞因子,具有促进瘤细胞生长作用,患者血清中升高的 IGF-1 水平和胰岛素样生长因子 1 受体(IGF-1R)高表达是不良预后指标。针对胰岛素样生长因子 1 受体的单抗目前研究有多种,包括 A12、AVE-1642、CP-751、871 等。

Wu 等应用 Imclone 公司的 A12 在体外通过与瘤细胞的 IGF-1R 特异性结合,发现能抑制胰岛素样生长因子 1 信号传导通路,包括抑制 IGF-1R 酪氨酸磷酸化和 Akt 及 ERK1、ERK2 下游分子的磷酸化,也可降低骨髓瘤小鼠的瘤负荷及减少肿瘤血管新生。AVE-1642 也能抑制多种骨髓瘤细胞株及移植到小鼠体内的骨髓瘤细胞生长。Lacy 等对 47 例复发难治多发性骨髓瘤用 CP-751、871 进行了 Ⅰ 期临床试验,药物剂量 0.025～20 mg/kg,结果显示 CP-751、871 血药浓度呈剂量时间依赖方式,治疗后患者粒细胞 IGF-1R 及血清中 IGF-1 明显下降,6 例患者仅用 CP-751、871 单药治疗病情保持稳定 6 个月以上,在 27 例联合了地塞米松的患者中有 9 例有治疗反应,2 例部分缓解,所有患者中只有 1 例患者血糖升高需用降糖药,其他不良反应不明显。

7.抗 CD20 单克隆抗体

CD20 表达在 B 淋巴细胞的各个阶段,但分化进入浆细胞,CD20 的表达就逐渐下调,有 13%～22% 的 MM 患者浆细胞表达 CD20 抗原,该群 MM 患者生存时间 13～25 个月,预后差。有研究表明 MM 细胞 CD20 表达与预后相关的标记染色体 t(11;14) 异常有关,83% 的 CD20$^+$ 的 MM 患者发现 t(11;14) 异常,浆细胞白血病患者有较高 CD20 的表达率(50%)。

临床研究表明,抗 CD20 单克隆抗体能明显抑制 CD38$^-$/CD34$^-$ 骨髓瘤细胞的生长,加入补体,能进一步抑制骨髓瘤的集落形成。His 等报道 Rituximab/+MP 方案治疗 41 例新诊断的 MM 患者,6 例表达 CD20 抗原。Rituximab 联合细胞毒药物(MP),明显提高了 Rituximab 的反应率,其骨髓抑制比单用 MP 方案更为常见。

8.Wnt 信号抑制因子

Dickkopf-1(DKK1)是由 MM 分泌的一种可溶性 Wnt 信号抑制因子,它可通过抑制成骨细胞的分化导致溶骨性骨病,研究实验显示 DKK1 在 MM 溶骨性骨病中起着关键的作用,抑制 DKK1 的活性可减少溶骨性骨病的吸收,增加骨的形成,有助于控制 MM 的生长。

Fulciniti 等通过研究 DKK1 单抗(BHQ880)对骨髓瘤细胞作用发现:虽然 BHQ880 对原代骨髓瘤细胞及骨髓瘤细胞株没有直接抑制作用,但在骨髓基质存在下则可以明显抑制瘤细胞生长,该作用通过抑制 IL-6 的分泌和 NF-κB 的激活,同时上调 β-连环蛋白表达实现。BHQ880 应用在 SCID-hu 骨髓瘤小鼠模型中也可明显减少瘤细胞数量。

二、基因治疗

在基因治疗中,由于基因转染效率及基因转染的靶向性问题仍然需要进一步提高,同时存在人们对外源基因整合入靶细胞的遗传物质后所产生的安全性问题，如增加致癌风险的担忧，所以时至今日基因治疗在包括多发性骨髓瘤（MM）在内的肿瘤治疗中的地位仍然未被确定。然而，由于基因治疗具有巨大的应用价值和前景，所以它仍然强烈地吸引着基础和临床工作者的注意，并且大量的包括如探索提高基因转染的效率和靶向性、寻找基因治疗新靶点等的基础和临床研究工作均在进行中。

肿瘤的基因治疗策略可分为两种：免疫性基因治疗策略和非免疫性的基因治疗策略。在免疫性基因治疗策略中，可包括以下几种方法：①在肿瘤细胞内进行基因转染修饰以提高肿瘤细胞自身的免疫原性；②在抗原呈递细胞内进行基因转染修饰，以提高对肿瘤细胞抗原呈递的效率；③在免疫效应细胞内进行基因转染修饰，以提高对肿瘤细胞的细胞杀伤效应。

非免疫性基因治疗策略主要有以下几种方法：①野生型抑癌基因如 P53 基因转染肿瘤细胞；②自杀基因如 HSV-TK 基因转染肿瘤细胞；③反义癌基因转染肿瘤细胞。此外，包括抗药基因转染正常组织细胞以对抗化疗的毒性作用及通过基因转染的方法标记恶性细胞及正常造血细胞以检测、评估传统治疗方法的疗效等均可列入非免疫性基因治疗策略的范畴。

对多发性骨髓瘤而言，由于骨髓瘤细胞存在着自身的免疫原性，而且通过基因转染修饰这种恶性克隆能够被人体的免疫系统更为有效地识别、监控和清除，所以围绕骨髓瘤的基因治疗研究工作主要集中在免疫性基因治疗策略方面展开。应用于多发性骨髓瘤基因治疗的基因转染方法有病毒载体法和非病毒载体法。骨髓瘤的免疫性基因治疗策略包括基因修饰的骨髓瘤细胞疫苗、编码 MM 细胞自身抗原基因修饰的 DC 细胞疫苗。骨髓瘤的非免疫性基因治疗策略有多聚反义寡核苷酸治疗 MM；靶向基因治疗策略治疗 MM 等。

（一）基因修饰的 MM 细胞疫苗

经过基因修饰的 MM 细胞疫苗应用于 MM 治疗的原理是借基因转染技术通过提高 MM 细胞的免疫原性来充分调动机体的免疫清除能力，达到治疗 MM 的目的。大多数的实验研究采用如下操作流程，首先体外基因转染修饰 MM 细胞，然后给予辐照，最后将辐照过的并经基因转染修饰过的 MM 细胞作为疫苗注射入动物体内。用于转染修饰 MM 细胞的备选基因包括以下几类：①细胞因子基因，如 IL-2、IL-12、GM-CSF 基因；②共刺激分子基因，如 B7.1 或 B7.2 基因；③编码 MHC 分子的基因。

1.细胞因子基因修饰的 MM 细胞疫苗

细胞因子基因修饰的 MM 细胞疫苗若要发挥较好的疗效，其中很重要的一点就是在被修饰的 MM 细胞的周围要产生较高的细胞因子局部浓度。这样可避免全身性应用细胞因子带来的炎症反应等不良反应，而且这种类似旁分泌的作用方式更接近于自然情况下细胞因子的作用方式。

（1）IL-2：在用于基因修饰的细胞因子中，IL-2 是其中抗肿瘤细胞因子中的重要一员。IL-2 能够刺激抗原特异性 T 细胞克隆性扩增，激活非特异性 NK 细胞杀伤肿瘤细胞活性。

（2）IL-12：与 IL-2 有雷同之处，IL-12 可诱导 T 细胞与 NK 细胞分泌 IFN-γ，促进活化的 T 细胞、NK 细胞增殖。增强其细胞毒作用，还可协助 Th1 辅助细胞的分化。给进展期癌肿患者应用 IL-12，能够逆转患者体内功能有缺陷的 T 细胞和 NK 细胞功能。对将 IL-12 应用于基因治疗而言，同时转染编码 p35 和 p40 基因对于保证生成活性状态的 IL-12 是必需的。在多个实体瘤动物模型中，同时转染 IL-2 和 IL-12 基因能够诱导出较强的、特异性好的抗肿瘤免疫效应。有意思的是，两者同时应用还具有协同作用。这与 IL-2 能够上调 IL-12 受体表达水平，上调 IL-12

的细胞内信号转导分子的表达及转录因子的激活有关。

基于上述结果,在 MM 的细胞因子基因修饰的细胞疫苗研制中,这些细胞因子仍然被寄予厚望。Lieu FH 等的研究显示,利用插入有 *mIL-12* 基因的反转录病毒表达载体转染 MM 细胞株,可获得 *IL-12* 大量表达,这就为 *IL-12* 应用于 MM 的免疫性基因治疗提供了一种可行载体。Kopantzev E 等利用插入有 *IL-12* 基因的反转录病毒表达载体转染鼠 MM 细胞株,然后选择可分泌表达 *IL-2* 的细胞进行辐照,最后将辐照后的 MM 细胞静脉注射给免疫小鼠。免疫后的小鼠能够排斥掉移植进来的亲代小鼠 MM 细胞。

2.共刺激分子基因修饰的 MM 细胞疫苗

(1)B7 分子:B7.1 和 B7.2 分子通过其配体 CD28 的结合在细胞毒 T 细胞(CLT)的活化中起着至关重要的作用。阻断 B7 分子与其配体 CD28 的结合可以导致机体对抗原刺激无应答。研究人员在多种肿瘤动物模型中通过基因转染这些共刺激分子可以诱导出肿瘤免疫反应。在 MM 细胞通常很少表达或不表达 B7 分子。Tarte K 等利用反转录病毒载体转染 MM 细胞使其表达 B7.1 分子后,发现可诱导异基因 CD8$^+$ 细胞的增殖。同样,Wendtner CM 等利用腺相关病毒载体携带 *B7.1* 和 *B7.2* 基因转染人 MM 细胞,结果观察到修饰后的 MM 细胞可以增强人异基因 T 细胞对 MM 细胞的细胞毒作用及分泌 IL-2 和 IFN-γ 的能力。这些研究结果提示通过转染 B7 分子可以达到增强抗 MM 免疫的目的,成为 MM 免疫治疗的一种新策略。

(2)CD40 配体:CD40 配体通过与表达在抗原提呈细胞表面上的 CD40 结合,可以诱导抗原呈递细胞其他共刺激分子的表达。转染 MM 细胞,当与表达 CD40 的 B 细胞共培养时,可以诱导 B 细胞表达 B7.1、B7.2 及 CD54 等共刺激分子。这就提示,通过基因转染表达 CD40 配体可以通过增强抗原呈递细胞功能诱发肿瘤特异性免疫。

(二)编码 MM 细胞自身抗原基因修饰的 DC 细胞疫苗

Chiriva-Internati M 等利用腺相关病毒载体携带 MM 自身抗原 HM1.24 基因转染 DC 细胞,然后将基因修饰过的 DC 细胞刺激外周血单个核细胞,结果获得 MHC-1 类抗原限制性的特异性针对 HN1.24 抗原的 CTL,而且还可诱导 T 细胞高表达 IFN-γ。此外,DC 细胞表面可高表达各种共刺激分子,如 B7 分子和 C40 分子。这些结果提示,通过腺相关病毒载体系统携带 MM 自身抗原,通常被认为免疫原性差不足以诱导特异性免疫应答,转染 DC 细胞可以诱导针对 MM 自身抗原的特异性抗肿瘤免疫,从而为 MM 的免疫性基因治疗提供了新的思路。

三、MM 的非免疫性基因治疗

(一)多聚反义寡核苷酸治疗 MM

由于多聚反义寡核苷酸能够在细胞内与其互补链结合,抑制其翻译表达,所以研究人员不断尝试通过这种方法抑制对肿瘤细胞生长必须基因的表达来达到治疗肿瘤的目的。研究认为巨噬细胞炎症蛋白 1-α(MIP1-α)由 MM 细胞产生,在 MM 骨质破坏中发挥着重要作用。Choi SJ 等合成 *MIP1-α* 基因的反义链,并将其转染人 MM 细胞株 ARH-77 细胞,然后将基因转染过的 ARH-77 细胞接种给免疫缺陷小鼠,评价经基因转染过的 MM 细胞对骨质破坏的效应。结果显示,小鼠接种经基因转染过的 ARH-77 细胞后,同接种未处理的 ARH-77 细胞相比,小鼠寿命延长且无溶骨性破坏。另有研究发现,*Survivin* 基因在多数肿瘤细胞中表达,且有抗肿瘤细胞凋亡作用。Tamm I 等合成含有 *Survivin* 基因的多聚反义寡核苷酸并转染 MM 细胞,结果发现经多聚反义寡核苷酸转染的 MM 细胞,其 *Survivin* 基因表达下调,MM 细胞更容易发生凋亡且对化疗药物更敏感。此外，*BcL-2*基因亦能够抗肿瘤细胞凋亡。

（二）其他用于 MM 治疗的基因治疗策略

1.自杀基因转染供体淋巴细胞

恶性血液病患者在异基因造血干细胞移植后的主要并发症之一为原发疾病复发。针对复发问题可采用供体淋巴细胞输注（DLI），通过诱导移植物抗恶性细胞效应可再度取得完全缓解，但随之而来的并发症如 GVHD 会在多数患者中发生，并且影响到患者的生活质量。如果能在 GVHD 的发生时清除掉输注的淋巴细胞就可以避免 GVHD 的发展。自杀基因直接用于 MM 的治疗目前还不能实现，靶向性转染 MM 细胞载体的出现将解决掉这一难题。

2.基因标记技术

虽然基因标记技术不能对 MM 产生直接的治疗效应，但该技术可以提供给研究者有价值的信息，有助于指导治疗。Gahrton G 等利用插入 NeoR 基因的反转录病毒表达载体转染预行自体造血干细胞移植的 MM 患者的自体干细胞，结果显示转染率在 0.5%～5.1%，并能在自体外周血干细胞移植后可以检测出这些基因指标。利用这项技术可以在 MM 患者行自体造血干细胞移植后复发时判断 MM 细胞是来源于化疗后的残存，还是来源于自体干细胞采集时的污染。从而有助于研究者改良移植前的化疗方案或是改良干细胞采集方案。

高剂量化疗后行自体或异体干细胞移植是目前 MM 最好也是最为有效的治疗方法。但治疗的毒副作用及复发问题困扰着这一方法的疗效，因此客观上需要新的治疗方法及策略。而有关研究已显示了各种基因治疗策略治疗 MM 的有效性，虽然这些结果不能代表应用于人 MM 治疗的效果，且基因治疗若要应用于临床还需克服一系列技术难题，如提高基因转染效率及解决基因转染的靶向性问题等。但相信随着各种技术的优化及对 MM 生物学特性的进一步深入研究，基因治疗前景光明。

（古力巴旦木·艾则孜）

第十二章

血液内科疾病的护理

第一节 常用护理技术

一、骨髓穿刺术

(一)适应证

(1)外周血细胞数量和质量异常者:如原因不明的和(或)难以诊断贫血、白细胞减少、粒细胞减少、缺乏、白血病、血小板减少、脾功能亢进、骨髓瘤、淋巴瘤、类白血病反应和类脂质代谢紊乱病等。

(2)原因不明的肝大、脾大、淋巴结肿大、发热、骨质破坏、骨痛、胸腔积液、蛋白尿及肾脏受损(年龄较大者)、女性阴道出血、月经周期紊乱、男性阴茎异常勃起等症状(应警惕白细胞浸润)。

(3)需治疗观察或其他检查:白血病治疗观察、骨髓细胞免疫学分型、遗传学检查以及骨髓细胞培养等。

(4)恶性肿瘤有骨髓转移、结缔组织病、寄生虫病等。

(二)禁忌证

重度血友病及一些凝血因子缺乏的疾病。

(三)评估

(1)评估患者:评估病情、生命体征及配合能力,周围环境整洁。

(2)皮肤穿刺部位有无炎症或畸形。

(四)操作前准备

1.解释

向患者解释本检查的目的、意义及操作过程,取得患者的配合。

2.化验及药物过敏试验

检查出血及凝血时间。若用普鲁卡因作局部麻醉,患者需做皮试。

3.用物准备

治疗盘、骨髓穿刺包(含骨髓穿刺针、10 mL 或 20 mL 注射器、7 号针头、孔巾、纱布等)、棉签、2%利多卡因、无菌手套、玻片、培养基、酒精灯、火柴、胶布等。

4.体位准备

根据穿刺部位协助患者采取适宜的体位,若于胸骨、髂前上棘作穿刺者取仰卧位,前者还需用枕头垫于背后,以便胸部稍突出;若于髂后上棘穿刺者取侧卧位或俯卧位;棘突穿刺点则取坐位,尽量弯腰,头俯屈于胸前使棘突暴露。

(五)诊疗过程与护理配合

(1)穿刺部位消毒(范围、方法)。

(2)打开无菌包(无菌操作)。

(3)局麻抽液配合。

(4)协助穿刺、涂片等配合。

(5)观察患者的面色、脉搏等。

(6)拔针后针孔用碘酊消毒,覆盖纱布敷料固定,按压局部至不出血为止。

(六)术后护理

(1)解释:向患者说明术后穿刺处疼痛是暂时的,不会对身体有影响。

(2)观察:注意观察穿刺处有无出血,如果渗血,立即换无菌纱布,压迫伤口直至无渗血为止。

(3)保护穿刺处:拔针后局部加压,血小板减少者至少按 3~5 min,指导患者 48~72 h 内不要弄湿穿刺处,多卧床休息,避免剧烈活动,防止伤口感染。若局部出现触痛和发红,可能是感染征象,应及时处理。

(4)标本及时送检。

二、输血技术

(一)适应证

(1)急性失血且当血容量减少 20% 时。

(2)全血细胞减少症,如再障性贫血、由放化疗引起的骨髓抑制状态。

(二)禁忌证

并发急性肺水肿、肺栓塞、充血性心力衰竭、恶性高血压等禁止输血。肾功能不全者慎输血。

(三)评估

(1)评估患者病情、血管情况、自理程度、合作程度,了解输血目的及作用,血液制品的种类。

(2)评估患者有无输血史及不良反应。

(3)为患者测量体温,询问二便情况。

(四)操作前准备

1.采集交叉配血标本

(1)采集原则:受血者交叉配血实验的血标本必须是输血前 3 d 之内的。采集交叉配血标本时,前次输血在 3~14 d,本次交叉配血标本应在输血前 24 h 内采集;前次输血在 15 d 以上,本次交叉配血标本应在输血前 72 h 内采集;长期重复性输血患者不要求每天采集血标本,但每 72 h 至少进行一次红细胞不规则抗体筛选。

(2)采集量:血标本量不少于 3 mL,疑难交叉配血的血标本要求送检 2 管,另一管不抗凝,血量均不少于 3 mL。

(3)采集部位:原则上不得在输血、输液的同侧肢体采集血标本,应在对侧肢体采集。特殊情况下确需从输液的静脉中抽取,必须先用静脉注射生理盐水冲管,然后抽取前面的 5~10 mL 血液弃去,更换注射器再抽取血标本。

(4)特殊注意事项:患者使用肝素或用右旋糖酐、羟乙基淀粉等大分子物质治疗后采集的血标本,要做好标记说明。对于这些有干扰输血前相容性试验结果的治疗时应在该治疗前采集患者血标本备用。

(5)采集步骤:①护士在抽取交叉配血标本前,必须事先将试管贴上条形码或交叉配血通知单上的联号(必须完整、规范填写患者的住院号、病床号、姓名)。②检查患者在输血前,医师是否已履行告知义务,并按要求签定《输血治疗同意书》。③准确、无误采集患者的交叉配血标本(禁止在患者输液管处采集标本,以保证交叉配血标本质量)。如果同时为 2 名以上的患者采集交叉配血标本,应加强核对,避免混淆,按一人一次一管的顺序逐个完成。昏迷患者可询问患者家属和核对腕带信息;对于标签/条形码破损或打印字迹不清者需重新打印。④抽血完毕,应记录采血时间,并将标本尽快送输血科或血库。

2.取血

(1)护士接到取血通知,应凭取血凭证尽快到输血科(或血库)取血。

(2)与输血科(或血库)工作人员共同核对输血科(或血库)的登记、交叉配血单、血袋标签等内容,并仔细检查血液质量。确认无误后应签名并登记取血时间,以备查验。

(3)取血过程中避免剧烈震荡,领血时必须携带专用的取血筒。

(五)诊疗过程与护理配合

(1)取回血液后,应尽快输注。

(2)必须由两名医护人员到患者床前严格、认真履行"三查八对"程序,即查血的有效期、血的质量和输血装置是否完好;对姓名、床号、住院号、血袋号、血型、交叉配血实验结果、血液种类和剂量。如果患者处于昏迷、意识障碍状态,必须反复核对,确认无误后方可输血。

(3)输血前询问患者血型,如患者不知道自己血型,应告知患者,嘱其牢记,并悬挂血型牌。

(4)记录核对和输血护士的姓名及输注时间,以备查验。

(5)在输血过程中加强巡视,以尽早发现异常情况,一定程度上也可以消除患者对输血的恐惧和顾虑。

(6)输血速度:成人每袋红细胞制品前 15 min 内输血速度为 20～40 滴/分钟,随后根据患者病情和医嘱调节输血速度。在处理大出血时,要求快速输血,对于年老体弱和血容量增加耐受性较差的患者输注速度宜慢。

(六)输血后的护理

(1)输血完毕,妥善保存血袋,尽早送回输血科(或血库),以备查验。

(2)多关心询问患者,密切观察患者是否出现迟发性的输血反应。

(七)常见的输血反应与防治措施

主要包括发热反应、溶血反应、过敏性反应等。发热反应是输血中最常见的反应。

1.症状

可在输血中或输血后 1～2 h 内发生,有畏寒或寒战、发热,体温可达 40 ℃,伴有皮肤潮红、头痛、恶心、呕吐等,症状持续 1～2 h 后缓解。

2.防治

(1)预防:有效预防致热源,严格执行无菌操作。

(2)处理:反应轻者,减慢滴数即可使症状减轻。严重者停止输血,密切观察生命体征,给予对症处理,并通知医师。必要时按医嘱给予解热镇痛药和抗过敏药,如异丙嗪或肾上腺皮质激素等。

三、成分输血的护理

(一)适应证

1.悬浮红细胞(红细胞悬液)

(1)慢性贫血:患者在其他治疗措施无效时,为改善由于缺氧直接造成的症状可输注悬浮红细胞。

(2)急性失血。

2.洗涤红细胞

洗涤红细胞是用生理盐水反复洗涤,除去全血中80%以上的白细胞和99%以上的血浆和血小板,保留了至少70%的红细胞,主要适用于有输血过敏史、自身免疫性溶血性贫血及IgA缺乏等。

3.浓缩血小板

手工分离血小板,采集新鲜全血后立即分离制备而成,外观淡黄色无明显可见的红细胞,目前主要用机器单采血小板,主要适用于各种原因引起血小板减少的患者。

4.血浆

新鲜冰冻血浆是血液采集后6~8 h内分离出来,在-20 ℃以下快速冰冻而成,含有全部的凝血因子,保存期为1年;普通冰冻血浆是血液采集8 h以后分离出来,在-20 ℃以下快速冰冻而成,保存期为5年。其主要适用于抗休克、止血、解毒、免疫功能低下和肝病引起的多种凝血因子缺乏等。

5.冷沉淀

冷沉淀是新鲜冰冻血浆在4 ℃条件下融化后分离制备出不溶解的白色沉淀物。主要成分为Ⅷ因子、纤维蛋白原和血管性血友病因子等,在-30 ℃以下冰箱内贮存有效期1年。主要用于儿童血友病甲、血管性血友病、先天性或获得性纤维蛋白原缺乏症患者。

(二)操作前准备

(1)充分掌握患者的病情(如疾病的诊断、输血史、过敏史、妊娠史、传染病史、有无休克和肝肾衰竭等)、输血的目的、输注的血液类型等资料,有助于护士在输血前合理安排输注的顺序、速度和时间,预计输血中可能发生的潜在危险。

(2)向患者及其家属说明输血的目的和必要性,以消除患者对输血的恐惧心理,增强对输血治疗的信心;说明输血可能发生的不良反应及并发症,让患者及其家属有一定的思想准备。

(三)诊疗过程与护理配合

1.红细胞的输注和护理

(1)选择比较粗大的静脉穿刺;输血时用大号针头;输注前需将血袋反复颠倒数次,使红细胞与添加剂充分混合。

(2)严格掌握输注时间,先慢后快,输注时间一般不超过4 h;洗涤红细胞应尽快输注,必须在2 h内输完,如因故未能及时输注,只能在4 ℃冰箱保存24 h。

(3)细胞内不能加任何药品,否则会发生凝固、凝集或溶血,两袋血之间必须用0.9%氯化钠注射液冲洗管路。对于有ABO新生儿溶血病的患儿应输注O型洗涤红细胞,幼儿也尽可能输注洗涤红细胞。

2.血小板的输注和护理

(1)20 ℃～24 ℃震荡保存,严禁置4 ℃冰箱,严禁静置或剧烈振摇,以免血小板聚集、破坏。

(2)血小板从输血科取回,必须立即输注。输注速度越快越好(以患者可以耐受为准),一般80～100滴/分钟。

(3)输注时应注意使用有滤网的标准输血器。

3.血浆的输注和护理

(1)保存条件为－20 ℃以下,融化后应尽快取回。

(2)输注前必须检查血浆外观,正常应为淡黄色半透明液体,如颜色异常或有絮状物则不能输注。

(3)新鲜冰冻血浆应尽快输注,以避免血浆蛋白变性和不稳定的凝血因子丧失活性。

(4)输注速度一般为5～10 mL/min;新鲜冰冻血浆一经融化不可再冰冻保存,如因故融化后未能及时输注,可在4 ℃冰箱暂时保存,但不能超过24 h。

4.冷沉淀的输注和护理

(1)冷沉淀融化后,应以患者可以耐受的最快速度输注,一般应在30 min内输注完毕。

(2)未能及时输注的冷沉淀不宜在室温下放置过久,不宜放于4 ℃冰箱,也不宜再冰冻保存。

四、保护性隔离技术

(一)适应证

粒细胞绝对值$<0.5\times10^9$/L,应给予保护性隔离。

(二)评估

评估患者的血常规化验结果中的粒细胞数值,患者一般状态。

(三)操作前准备

(1)患者告知,以便患者配合及减轻心理压力。

(2)病房环境、物品准备。

(四)诊疗过程与护理配合

1.患者管理

(1)白血病患者应与其他病种患者分室居住,条件允许宜住无菌层流病房或消毒隔离病房。病室应每天紫外线消毒。

(2)注意个人卫生,保持口腔清洁,勤换衣裤。

(3)尽可能缩短患者在保护性病房外的逗留时间。

2.环境管理

(1)环境控制:病房送风应经过高效过滤,即通过层流净化设备进行空气净化;病房空气应定向流动,从房间的一侧送风,穿过病床,从房间的对侧排风。病房应有良好的密封性;物体表面应光滑、无孔、易于擦洗。日常应湿式清洁。

(2)走廊和病房不应铺设地毯。

(3)病房内禁止摆放干花和鲜花、盆栽植物。

(4)在病房与走廊之间应设置缓冲间。病房空气应有独立的排风管道,如有回风则管道中应放置高效空气过滤器。保护性病房应保持正压。

3.个人防护装备

患者离开保护性病房时,如果病情允许,给患者提供呼吸防护,如医用防护口罩。

五、手卫生

手卫生为医务人员洗手、手卫生消毒和外科手消毒的总称。洗手是医务人员用肥皂(皂液)和流动水洗手,去除手部皮肤污垢、碎屑和部分致病菌的过程。手卫生消毒是医务人员用速干手消毒剂揉搓双手,以减少手部暂居菌的过程。手消毒效果应达到如下相应要求,手卫生消毒,监测的细菌菌落总数应≤10 cfu/cm²。

(一)原则

(1)当手部有血液或其他体液等肉眼可见的污染时,应用肥皂(皂液)和流动水洗手。

(2)手部没有肉眼可见污染时,宜使用速干手消毒剂消毒双手代替洗手。

(二)适应证

1.洗手或使用速干手消毒剂

(1)直接接触每个患者前后,从同一患者身体的污染部位移动到清洁部位时。

(2)接触患者黏膜、破损皮肤或伤口前后,接触患者的血液、体液、分泌物、排泄物、伤口敷料等之后。

(3)穿脱隔离衣前后,摘手套后。

(4)进行无菌操作、接触清洁无菌物品之前。

(5)接触患者周围环境及物品后。

(6)处理药物或配餐前。

2.先洗手,然后进行手卫生消毒

(1)接触患者的血液、体液和分泌物以及被传染性致病微生物污染的物品后。

(2)直接为传染病患者进行检查、治疗、护理或处理传染病患者污物之后。

(三)禁忌证

开放性手部伤口。

(四)评估

环境是否安静、清洁、光线适中。

(五)操作前准备

物品准备:肥皂(皂液)、洗手液、速干手消毒剂、脚踏式水龙头、清洁水源、干手纸、污物桶。

(六)方法

(1)取适量的速干手消毒剂于掌心。

(2)揉搓时保证手消毒剂完全覆盖手部皮肤,直至手部干燥。

(3)医务人员洗手方法:①在流动水下洗手,使双手充分淋湿。②取适量肥皂(皂液),均匀涂抹至整个手掌、手背、手指和指缝。③认真揉搓双手至少 15 s,应注意清洗双手所有皮肤,包括指背、指尖和指缝。掌心相对,手指并拢,相互揉搓;掌心对手背沿指缝相互揉搓,交换进行;掌心相对,双手交叉指缝相互揉搓;弯曲手指使关节在另一手掌心旋转揉搓,交换进行;右手握住左手大拇指旋转揉搓,交换进行;将五个手指尖并拢放在另一手掌心旋转揉搓,交换进行;右手握住左手腕回旋摩擦,交换进行;在流动水下彻底冲净双手,擦干,取适量护手液护肤。

做好手卫生是预防院内感染的最好方法,工作人员做好手卫生,严格执行七步洗手法,尤其对需要保护性隔离患者。

(魏荣荣)

第二节　常见急危重症的护理

一、出血的急救护理

(一)目的
预防特发性血小板减少性紫癜、白血病等血液病患者的各脏器出血,减轻失血症状。

(二)适应证
(1)血小板$<20\times10^9/L$,出血严重而广泛者。

(2)疑有或已发生颅内出血者。

(三)急救措施
(1)评估患者出血程度,一般状态、生命指征、血小板数值。

(2)立即报告医师。

(3)迅速建立静脉通路,配合医师采取急救措施。

(4)输注血小板控制出血,成人每天 10～20 U。

(5)大剂量甲泼尼龙减少血小板破坏。

(6)免疫球蛋白是最有效的方法之一。

(7)血浆置换以清除血小板抗体。

(8)一旦出现颅内出血,遵医嘱紧急输注凝血因子,配合做好其他抢救工作:立即去枕平卧,头偏向一侧;随时吸出呕吐物,保持呼吸道通畅;吸氧;迅速建立两条静脉通道,按医嘱快速静脉滴注或静脉注射 20%甘露醇、50%葡萄糖液、地塞米松、呋塞米等,以降低颅内压,同时进行输血或成分输血;留置尿管。

(9)观察并记录患者的生命体征、意识状态以及瞳孔、尿量的变化,做好重病交接班。

(四)注意事项
对于咽喉部出血或血肿形成者,避免血肿压迫呼吸道引起窒息,应协助患者取侧卧位或头偏向一侧,必要时用吸引器将血吸出,并做好气管插管或切开的准备。

二、化疗药物外渗的预防与护理

反复静脉化疗可增加化疗药物对静脉内膜的毒性刺激,提高血管脆性和通透性,易造成药物渗漏到皮下组织,使注射部位出现疼痛、肿胀、红斑。化疗药物引起皮肤反应的发生率达29%～59%,如果化疗药物渗漏后处理不当,可引起局部皮肤变化。表现为皮肤颜色变黑或起水疱,水疱破裂后,形成溃疡。严重者须进行外科清创、植皮。预防化疗药物外渗尤其重要,因此一旦发现外渗,需及时处理。

（一）目的

减轻化疗患者痛苦,缩短病程,降低皮肤坏死的发生率。

（二）适应证

化疗药物外渗者。

（三）预防

（1）合理使用静脉:首选中心静脉置管,如外周穿刺中心静脉导管、植入式静脉输液港。如果应用外周浅表静脉,先远端静脉后近端静脉,逐步向上移行,四肢静脉应有计划地交替使用,避免使用无弹性的静脉。若药物刺激性强,剂量大时,应尽量选择粗直的静脉。

（2）静脉注射时先用生理盐水冲洗,确定注射针头在静脉内方可注入药物,推注速度要慢,边推边抽回血,确保药物在血管内,药物输注完毕再用生理盐水 10～20 mL 冲洗后拔针,以减轻药物对局部血管的刺激。

（3）联合化疗时,先输注对血管刺激性小的药物,再输注刺激性大的药物。

（四）急救措施

（1）外渗程度判断,输液局部有肿胀及急性烧灼痛,外渗部位形成硬结,出现严重成簇疱疹及水疱、溃疡或斑块。

（2）立即停止化疗药物的注入,回抽漏于皮下的药物,用笔标记外渗范围,可保留针头接注射器,并使用注射器尽量抽吸,以清除残留针头及皮管内药液,然后拔除针头。

（3）发生化疗药物外渗后,要及时通知主管医师及护士长。

（4）用玻璃质酸酶＋地塞米松注射液＋2％普鲁卡因＋0.9％氯化钠注射液配制局部封闭,可以稀释外渗的药液,起到镇痛的作用,封闭液的量可根据需要配制。

（5）外渗 24 h 内可根据化疗药物的种类而选择不同的方法外敷,细胞毒类的化疗药物可用冰袋局部冷敷,冷敷期间应加强观察,防止冻伤,冷敷可使血管收缩,减少药液向周围组织扩散;植物碱类化疗药物适宜局部热敷,可使血管扩张。

（6）外渗 24 h 后,抬高患肢,避免患处局部受压,外涂复方七叶皂苷钠每天 3～4 次或如意金黄散＋蜂蜜给予局部涂抹,外渗局部肿胀严重的可请理疗科会诊,加以理疗辅助治疗。

（7）密切观察局部皮肤,按班交接。

（五）注意事项

化疗药物外渗后,护士应报告护士长给予封闭处理,外渗 24 h 内针对不同药物种类,可用冰袋局部冷敷,防止冻伤,或给予热敷。

三、输血溶血反应

溶血反应是指输入的红细胞或受血者的红细胞发生异常破坏,而引起的一系列临床症状。为输血中最严重的反应。通常静脉滴注 10～15 mL 血后即可出现反应。随输入血量增加而加重。开始阶段,头胀痛、四肢麻木、腰背部剧烈疼痛和胸闷等症状;第二阶段,可出现黄疸和血红蛋白尿,同时伴有寒战、高热、呼吸急促和血压下降等症状;第三阶段,患者出现少尿、无尿等急性肾衰竭症状,严重者可导致死亡。

（一）溶血主要原因

1.输入异型血

即供血者与受血者血型不符而造成血管内溶血。

2.输血前红细胞已变质溶解

如血液储存过久;血温过高或过低;输血时血液被加热或振荡过剧;血液内加入高渗或低渗溶液,影响 pH 变化的药物等因素,致使血液中红细胞大量破坏。

3.Rh 因子所致溶血

此种类型较少发生。

(二)目的

减轻溶血反应对机体的影响。

(三)适应证

输血中出现溶血反应者。

(四)急救措施

(1)病情评估:患者出现头胀痛、四肢麻木、腰背部剧痛、胸闷、呼吸急促、寒战高热、血压下降等症状,立即停止输血,更换输血器,更换 0.9%氯化钠注射液 250 mL。供给升压药和其他药物。

(2)立即通知医师。

(3)给予吸氧、心电监护,监测生命体征。

(4)配合医师采取抢救措施。

(5)采集患者血标本,协助医师填写输血反应报告单,送检验重做血型鉴定和交叉配血试验。

(6)双侧腰部封闭,并用热水袋敷双侧肾区,解除肾血管痉挛,保护肾脏。

(7)将发生反应的余血及输血器、输血袋用塑料袋密封放入冰箱。

(8)严密观察生命体征和尿量,并做好记录。

(五)注意事项

(1)护士应保持镇静。

(2)床边备好呼吸机、心电监护仪、氧气、吸痰器。设备均应处于即用状态。注意病情监测,及时发现病情变化。

四、输血变态反应

输血后可发生轻重不一的变态反应,轻者只出现单纯的荨麻疹,中度血管性水肿(表现为眼睑、口唇水肿);重者因喉头水肿出现呼吸困难。

(一)主要原因

(1)受血者缺乏 IgA 抗体。

(2)过敏体质:对普通变应原(如花粉、尘埃等)敏感的人,易发生中度至严重荨麻疹。

(3)被动获得性抗体:献血者的抗体(如青霉素)通过输血传给受血者,当受血者接触相应抗原时可发生变态反应。

(4)低丙种球蛋白血症患者。

(二)目的

减轻输血变态反应,避免过敏性休克。

(三)适应证

输血中出现变态反应者。

(四)急救措施

(1)病情评估:一旦出现变态反应,轻者可暂停输血,或经医师允许后继续输血。重者立即更换为 0.9％氯化钠注射液静脉滴注。即刻报告医师。

(2)根据医嘱进行处理:轻者可给予抗组胺药或 0.1％肾上腺素 0.5～1 mL 皮下注射,静脉注射糖皮质激素。重者一旦发生过敏性休克,更换为 250 mL 的 0.9％氯化钠注射液,就地抢救。

(3)心电监护:密切观察患者的意识、体温、脉搏、呼吸、血压、尿量及其他临床表现。患者未脱离危险前不宜搬动,注意保暖。

(4)改善缺氧症状:给予氧气吸入,呼吸抑制时应遵医嘱给予人工呼吸。喉头水肿影响呼吸时,应立即准备气管插管,必要时配合施行气管切开。

(5)建立两条静脉通路:迅速补充血容量,遵医嘱给予晶体、升压药维持血压,应用氨茶碱解除支气管痉挛,给予呼吸兴奋药,此外还可给予抗组胺类及糖皮质激素类药物。

(6)心搏骤停,立即进行胸外心脏按压、人工呼吸等心肺复苏措施。

(7)准确记录抢救过程。

(五)注意事项

(1)护士应保持镇静。

(2)床边备好呼吸机、心电监护仪、氧气、吸痰器。设备均应处于即用状态。

(3)注意病情监测,及时发现病情变化。

(魏荣荣)

第三节　再生障碍性贫血的护理

再生障碍性贫血简称再障,是一种可能由不同病因和机制引起的骨髓造血功能衰竭。其分为重型再障和非重型再障。

一、病因

(一)原因不明

体质性异常所引起的再障。

(二)药物及化学因素

氯霉素、磺胺、抗肿瘤药及重金属为药物诱发再障最常见原因。长期接触苯、染发剂等也可导致再障。

(三)物理因素

X 射线、镭、放射性核素等。

(四)生物因素

病毒性肝炎、各种严重感染等。

(五)免疫因素

造血调控因子及 T 淋巴细胞异常。

二、临床表现

(一)贫血

面色苍白、头晕、乏力、耳鸣,活动后心悸、气短。

(二)感染

多数患者有发热,以呼吸道感染为主,其次是消化道、泌尿生殖系统及皮肤黏膜感染。

(三)出血

以皮肤黏膜出血常见,内脏出血少见。

三、辅助检查

(一)血常规

全血细胞减少。

(二)骨髓象

骨髓象为确诊再障的主要依据。

四、处理原则及治疗要点

(一)支持治疗

纠正贫血和出血;控制感染。

(二)非重症再障的治疗

雄激素,环孢素,造血细胞因子,如红细胞生成素、粒细胞集落刺激因子、血小板生成素等。

(三)重症再障的治疗

异基因造血干细胞移植、免疫抑制治疗。

五、护理评估

(一)病史

包括:①询问有无诱发再障的药物接触史以及有无病毒感染、电离辐射等;②了解患者的既往史、家族史。

(二)身体状况

包括:①评估有无面色苍白、头晕、乏力、耳鸣,活动后心悸、气短等症状;②评估患者有无感染灶及出血的发生。

(三)心理-社会状况

了解患者及家属对疾病的认知程度,以及患者目前的心理状态;患者的家庭经济状况,有无医疗保障。

六、护理措施

(一)病情观察

注意监测患者体温、脉搏、呼吸、血压的变化,感染症状及出血部位、程度,尤其注意有无重要脏器出血如颅内出血等症状。

(二)对症护理

1.发热的护理

定时测量体温。高热时给予物理降温,有出血倾向者禁用酒精或温水擦浴,降温后及时更换汗湿的衣物及床单,防止受凉。

2.感染的预防与护理

包括:①指导患者注意饮食及个人卫生;保持病室清洁,空气流通,每天对病室进行消毒及擦拭;②预防呼吸道感染、口腔感染、肠道感染、肛周及皮肤黏膜感染;③医护人员应严格执行无菌操作原则,加强手卫生;④对于粒细胞缺乏的患者,应采取保护性隔离。

3.出血的预防与护理

包括:①指导患者避免磕碰及外伤,防止皮肤黏膜损伤;②使用软毛牙刷刷牙,勿用牙签或牙线剔牙;③禁止挖鼻孔;④进餐时应细嚼慢咽,食用软食,以免损伤口腔黏膜;⑤保持大便通畅,禁止用力排便,便秘时可遵医嘱给予轻泻剂;⑥护理操作应轻柔,避免反复多次穿刺,拔针后延长针眼按压时间直至血止;⑦血小板计数$<20 \times 10^9/L$ 者,必须绝对卧床休息;⑧颅内出血的患者应采取平卧位,头偏向一侧,有呕吐时及时清理呕吐物,密切观察患者意识状态及瞳孔的变化,准确记录 24 h 出入量,遵医嘱应用止血药、脱水剂,必要时给予患者输注血小板。

(三)用药护理

1.雄激素、环孢素

不良反应有向心性肥胖、水肿、毛发增多、女性男性化等。长期肌内注射丙酸睾酮可引起局部硬结,注射部位要交替进行,可局部热敷,避免产生硬结。

2.抗胸腺细胞球蛋白/抗淋巴细胞球蛋白

首次要做皮试,输注时避免渗漏,输注速度不宜过快,输注过程中严密观察有无寒战、畏寒、高热。

(四)饮食护理

(1)宜选择高蛋白、高维生素、高热量的清淡、易消化、少渣软食,并禁食生、冷、辛辣刺激性食物。

(2)每天饮水 2 000～3 000 mL,并多食新鲜蔬菜、水果,以防止便秘。

(五)心理护理

再障患者常可出现焦虑、抑郁甚至绝望等负面情绪,护士应详细了解患者及家属对疾病的态度,耐心倾听患者诉说,安慰患者,建立良好的护患关系。

七、健康指导

(一)疾病认知指导

向患者及家属讲解疾病的病因、临床表现及预后,避免接触有毒、有害的化学物质及放射性物质,针对危险品的职业性接触者,做好个人防护,定期检查血常规。

(二)休息与活动指导

保证充足的睡眠与休息,可适当活动,但应防止过度疲劳,同时避免情绪激动诱发脑出血。

(魏荣荣)

第四节 遗传性球形红细胞增多症的护理

一、定义

遗传性球形红细胞增多症是一种红细胞膜异常的遗传性溶血性贫血。系常染色体显性遗传，由 8 号染色体短臂缺失，患者红细胞膜骨架蛋白有异常，引起红细胞膜通透性增加，钠盐被动性流入细胞内，凹盘形细胞增厚，表面积减少接近球形，变形能力减退。其膜上 Ca^{2+}-Mg^{2+}-ATP 酶受到抑制，钙沉积在膜上，使膜的柔韧性降低。这类球形细胞通过脾脏时极易发生溶血。

二、临床表现

男女均可发病。常染色体显性型特征为贫血、黄疸及脾大。临床根据疾病的严重度分为 3 种：轻型多见于儿童，由于患儿骨髓代偿功能好，可无或仅有轻度的贫血及脾大；中间型多为成年发病，可有轻及中度贫血及脾大；重型患者贫血严重，常依赖输血，生长迟缓，面部骨结构改变似海洋性贫血，偶尔或一年内数次出现溶血或再障危象。常染色体隐性遗传者也多有显著贫血及巨脾，频发黄疸。患者溶血或再障危象常因感染、妊娠或情绪激动而诱发，表现为寒战、高热、恶心呕吐、急剧贫血，可持续几天或 1～2 周。约 50% 的患者可发生的并发症为胆石症。这是由于胆红素排泄过多而沉淀于胆道内产生结石。其次的并发症为踝以上腿部慢性溃疡，常迁延不愈。

患者可并发再障危象，常为短小病毒感染或叶酸缺乏所引起。患者表现为发热、腹痛、呕吐、网织红细胞数减少，严重时全血细胞数减少，一般持续 10～14 d。贫血加重时并不伴黄疸加深。

三、诊断

(一)临床症状及体征

(1)贫血轻重不等，于再障危象或溶血危象时加重，多表现为正细胞贫血。

(2)黄疸或轻或重。

(3)脾脏可轻度至中度肿大，多同时有肝大，常有胆囊结石。

(4)半数以上病例有阳性家族史，多呈常染色体显性遗传。

(二)实验室检查

(1)外周血可见小球形红细胞增多。

(2)红细胞渗透脆性(OF)高于正常值。

(3)自溶试验(48 h)溶血＞5%。

(4)酸化甘油溶解试验阳性。

(5)应用 SDS 聚丙烯酰胺凝胶电泳进行红细胞膜蛋白分析可见收缩蛋白等膜骨架蛋白缺少。

四、治疗

脾切除手术治疗疗效显著，可使 90% 以上病例获得临床和血常规的进步，使持续多年的黄疸和贫血在手术后大都很快消失,但一定程度的球形红细胞依然存在,红细胞渗透脆性仍然增高,但因脾脏已不存在,故红细胞不再过早地从血循环中被清除。因此红细胞生存时间有所延长,甚至接近正常,但不能完全恢复正常。少数病例切脾后可能复发,其原因多系手术残留副脾。小儿患者宜在6.5岁以后手术治疗。为减少严重的感染并发症,术前可应用肺炎双球菌疫苗预防接种,术后应用抗生素预防感染。如果患者合并胆石症,脾切除时同时行胆囊切除术。少数重型或有溶血危象及再障危象时需输血治疗。手术后给予患者有效的半卧位,密切观察体温、脉搏及血压,保护伤口敷料避免脱落和污染,注意有无渗血,如有异常及时与医师联系处理,术后切口疼痛按医嘱应用止痛剂以减轻痛苦。

五、护理措施

(一)一般护理措施

1.休息活动

严重贫血、急性溶血合并溶血危象及再障危象者绝对卧床休息,提供周到的生活照顾;慢性轻度或中度贫血患者可酌情适当下床活动;切脾手术后按腹部手术护理常规以早期活动为宜,酌情先床上变换体位,逐渐增加活动量,有利于肠蠕动恢复而早进食,促进康复。

2.注意个人卫生

皮肤、黏膜、毛发勤洗/擦浴及更换内衣,定期洗头、理发和剃须。患者皮肤瘙痒时应严防搔抓破损继发感染,指(趾)甲经常修剪。轻症者坚持刷牙漱口,重症或脾切除术后禁食期间应给予特殊口腔护理,消除口臭,预防口腔或呼吸道感染。

3.营养

提供高蛋白、高维生素易消化的饮食,禁忌用油腻及刺激性食品。脾切除后禁食期间静脉输液补充水分和营养。

4.心理

鼓励安慰及耐心解释,消除患者顾虑,尤其对手术治疗的恐惧心理。

5.其他

为患者提供清洁、舒适的休养环境,定时进行空气消毒,保持环境的洁净度。限制患者活动范围,避免腹压增加的因素,如突然弯腰、便秘及情绪激动等。

(二)重点护理措施

(1)严重贫血、急性溶血合并溶血危象及再障危象的患者,应绝对卧床休息;遵医嘱给予输入红细胞治疗,在输血过程中应严格核对,检查血液质量,不要在室温下放置超过 30 min,输血过程中,加强巡视,注意观察患者的反应。

(2)感染:脾切除手术后注意切口处敷料的清洁,有无渗血,及时换药,防止切口处感染。

(3)严密观察血压、脉搏、体温、呼吸各项生命体征的变化,特别是血压的变化,及时准确记录,

(三)治疗过程中可能出现的情况及应急措施

1.黄疸

多数患者黄疸较轻,有的患者仅有巩膜黄染,但可因情绪波动、受凉和感染而加重,故护理中注意使患者避免以上不良因素的影响,注意观察黄疸的消退或加重情况并做记录。

2.贫血

多为轻度或中度贫血,儿童患者合并感染时贫血加重,这是由于感染期溶血加剧,同时感染可引起骨髓抑制的缘故。故预防感染非常重要,制定患者躯体、环境的清洁、消毒措施,避免受凉感冒继发感染,注意饮食卫生。贫血严重而心悸、气短、乏力者卧床休息以减少耗氧。

3.脾大

一般轻至中度,质硬。注意观察腹围变化并记录。

4.溶血或再障危象患者

表现为寒战、高热、恶心、呕吐、急剧贫血,多因诱发因素如感染、情绪激动、妇女妊娠而引起。出现此种情况按医嘱给予对症治疗,一般 7～10 d 可缓解。指导患者注意预防感染,避免情绪激动。

5.下肢慢性溃疡

以无菌敷料包扎保护创面,定时换药,清洁消毒创面及周围皮肤,卧床时抬高患肢,穿宽大的裤子。

6.胆结石、腹痛

及时报告医师给予合理的处理,在未明确腹痛原因时不能随便给止痛剂。经医师鉴别诊断确为胆石症,按医嘱给予解痉止痛药物,继续观察腹痛情况。

(四)健康教育

1.简介疾病知识

遗传性球形红细胞增多症是一种因红细胞膜的缺陷而引起的溶血性贫血病。多数患者为先天遗传致发病。患者表现主要是贫血、黄疸和脾大,血化验检查可见红细胞膜结构不正常,原凹盘形的红细胞呈球形,其生存期比正常红细胞缩短,脆性增加易破坏而溶血,从而引起贫血及黄疸。可因某些诱因使症状加重,如感染、劳累、妊娠等,可引起溶血及再生障碍危象。脾切除手术疗效良好,术后一般均能使临床症状和血常规获得进步。

2.心理指导

患者因患慢性遗传性贫血疾病而苦恼,要给予安慰,引导其正确面对患病的现实。通过向患者介绍疾病知识和治疗方法及疗效,使之增加治疗的信心。患者多对手术有恐惧心理,易出现寝食不安状态,应耐心解释、说明手术治疗的配合方法,术前准备和术后护理知识等,使之有一定的心理准备。术前按医嘱应用镇静药物以保证充分的睡眠,有利于平静心绪。

3.检查治疗指导

为了解贫血的进展程度,需随时检查血常规,患者因贫血常对采血有顾虑,应解释血常规检查的必要性,说明采血量极少,对病情没有不良影响,同时向其家属说明求得协助配合。接受脾切除手术的患者,术前要按医嘱充分地准备,贫血重的可能需输血,术前一天需洗澡更衣、腹部皮肤准备。手术当日晨禁食,接受术前给药后由手术室护士接往手术室。手术室巡回护士要与患者沟通,耐心指导需要患者配合的事项,多安慰、鼓励,使患者消除陌生及不安全感。术后回病房应半卧位,减少腹部吻合口张力,有利于愈合。一般术后肠蠕动恢复正常之前禁饮食,以静脉补充营养和水分。

4.饮食指导

患者贫血应补充高蛋白、高维生素的食品。要求清淡易消化,禁忌油腻及刺激性食品。可选用瘦肉、蛋禽类、豆制品、水果、蔬菜搭配食用。平时多饮水。患者如果手术治疗,于脾切除术之前晚便应改为流食,手术当日晨起停进食物和水,一直到术后胃肠功能恢复(有肛门排气后),按医嘱用饮食。术后进食当从流食—半流食—普通食逐渐恢复正常饮食,不可操之过急,仍以高蛋白、高维生素食品为宜。

5.休息活动指导

严重贫血、急性溶血危象及再生障碍危象期的患者应绝对卧床休息,慢性轻度或中度贫血患者可酌情下床活动,也可安排适量的娱乐活动,如观看电视、听广播、读书看报等,但不可过度疲劳。生活应有规律,保证充足的睡眠。脾切除手术后的患者,如果贫血不重,一般状态良好的,以早期活动为宜,手术当日可在床上变换卧位,次日起根据病情酌情由人扶坐起,逐渐沿床边活动片刻,以能承受、不疲劳为度。早期活动能增加肺通气量,有利于气管分泌物排出,减少肺的并发症并促进肠蠕动恢复,增进食欲。患者术后贫血较重,身体过于虚弱者,不要勉强离床活动。

6.出院指导

(1)未经手术治疗而病情缓解的患者出院后继续注意不要过度劳累,约束活动范围,预防感染及避免情绪波动。

(2)经切脾治疗的患者,尽管临床症状明显好转,但红细胞的缺陷继续存在,红细胞生存时间有所延长,甚至接近正常,但不能完全恢复正常,患者应注意生活起居规律有序,不做重体力劳动和剧烈运动。

(3)按医师要求定期来院复查。

(4)病情如有反复的征象,请随时来院就诊。

(魏荣荣)

第五节　紫癜的护理

紫癜性疾病约占出血性疾病总数的 1/3,包括血管性紫癜和血小板性紫癜。前者由血管壁结构或功能异常所致,后者由血小板疾病所致。临床上以皮肤、黏膜出血为主要表现。

一、过敏性紫癜

过敏性紫癜又称 Schonlein-Henoch 综合征,为一种常见的血管变态反应性出血性疾病,因机体对某些致敏物质产生变态反应,导致毛细血管脆性及通透性增加,血液外渗,产生紫癜、黏膜及某些器官出血。可同时伴发血管神经性水肿、荨麻疹等其他过敏表现。本病多见于儿童及青少年,男性发病略多于女性,春、秋季节发病较多。

(一)病因与发病机制

1.病因

与感染、食物(如虾、蛋、牛奶等)、药物(抗生素类、解热镇痛类、磺胺类等)、花粉、尘埃、菌苗或疫苗接种、虫咬、受凉及寒冷刺激等有关。

2.发病机制

蛋白质及其他大分子致敏原作为抗原,小分子致敏原作为半抗原。

（二）临床表现

多数患者发病前 1～3 周有全身不适、低热、乏力及上呼吸道感染等前驱症状,随之出现典型临床表现。

1.单纯型（紫癜型）

最常见的临床类型,主要表现为皮肤紫癜,局限于四肢,尤其下肢及臀部。紫癜常成批反复发生、对称分布。

2.腹型（Henoch 型）

最具潜在危险和最易误诊的类型。除皮肤紫癜外,产生一系列消化道症状及体征,如恶心、便血等。其中腹痛最为常见,常为阵发性绞痛,多位于脐周、下腹或全腹。

3.关节型

除皮肤紫癜外,出现关节肿胀、疼痛、压痛及功能障碍等表现。

4.肾型

肾型是病情最为严重且预后相对较差的临床类型。在皮肤紫癜的基础上,出现血尿、蛋白尿及管型尿,偶见水肿、高血压及肾衰竭等表现。

5.混合型

皮肤紫癜合并上述两种以上临床表现。

6.其他

少数患者还可出现视神经萎缩、虹膜炎及中枢神经系统相关症状、体征。

（三）辅助检查

1.尿常规检查

肾型或混合型可有血尿、蛋白尿、管型尿。

2.血小板计数、功能及凝血相关检查

除出血时间可能延长外,其他均正常。

3.肾功能检查

肾型及合并肾型表现的混合型,可有不同程度的肾功能损害,如血尿素氮升高、内生肌酐清除率下降等。

（四）治疗要点

1.病因防治

如防治感染,清除局部病灶(扁桃体炎等),驱除肠道寄生虫,避免可能致敏的食物及药物等。

2.一般治疗

(1)抗组胺药:盐酸异丙嗪,氯苯那敏(扑尔敏)、阿司咪唑(息斯敏)等。

(2)改善血管通透性的药物:维生素 C、曲克芦丁等。

3.糖皮质激素

具有抑制抗原抗体反应、减轻炎性渗出、改善血管通透性等作用。一般用泼尼松,重者可用氢化可的松或地塞米松,静脉滴注。

4.对症治疗

腹痛较重者可皮下注射解痉剂,如阿托品或山莨菪碱(654-2);关节痛可酌情用镇痛药;呕吐严重者可用止吐药;上消化道出血者可禁食、制酸、止血。

5.其他

如上述治疗效果不佳或近期内反复发作者,可酌情使用:①免疫抑制剂,如环磷酰胺等;②抗凝疗法,适用于肾型患者。

(五)护理措施

1.一般护理

(1)饮食:避免过敏性食物的摄取。发作期可选择清淡、少刺激、易消化的软食,不宜过热、过硬、过量,有消化道出血时禁食。

(2)运动与休息:增加卧床休息时间,保持环境安静,避免过早或过多的行走活动。

2.病情观察

密切观察患者的出血进展与变化,了解有无缓解,患者的自觉症状、皮肤瘀点或紫癜的分布等;对于腹痛的患者,注意评估疼痛的部位、性质、严重程度及其持续时间、有无伴随症状,如恶心、呕吐等;注意腹部的体格检查,包括腹壁紧张度、有无压痛等;对于关节痛的患者,应评估受累关节的部位、数目、局部有无水肿等。对于肾型紫癜应注意观察尿色、尿量及尿液检查结果,有无水肿等。

3.对症护理

腹痛者宜取屈膝平卧位;关节肿痛者应注意局部关节的制动和保暖。腹泻患者应注意肛周护理,保持肛周清洁干燥。

4.用药护理

若使用糖皮质激素,应加强护理,预防感染;若使用环磷酰胺时,嘱患者多饮水,注意观察尿量及尿色的变化;若使用抗组胺药物容易引起发困,应告知患者注意休息。

5.健康指导

向患者及家属讲解疾病相关知识,积极寻找变应原,避免再次接触与发病有关的食物及药物等。养成良好的卫生习惯,饭前便后洗手,避免食用不洁食物。加强锻炼,增强体质,保持心情愉悦。在有花粉的季节,过敏体质者尽量减少外出,必要时戴口罩。教会患者对出血情况及伴随症状或体征的自我监测,病情复发或加重时,应及时就医。

二、特发性血小板减少性紫癜

特发性血小板减少性紫癜(ITP)是一种复杂的多种机制共同参与的获得性自身免疫性疾病。该病的发生是由于患者对自身血小板抗原的免疫失耐受,导致体液免疫和细胞免疫介导的血小板过度破坏和血小板生成受抑,出现血小板减少,伴或不伴皮肤黏膜出血的临床表现。ITP的发病率为(5～10)/10万人口,60岁以上人群的发病率为60岁以下人群的两倍。

(一)病因与发病机制

ITP的病因迄今未明。发病机制如下。

(1)体液免疫和细胞免疫介导的血小板被过度破坏。

(2)体液免疫和细胞免疫介导的巨核细胞数量和质量异常,血小板生成不足。

(二)临床表现

1.急性型

多见于儿童。病程多为自限性,常在数周内恢复,少数病程超过半年可转为慢性。

(1)起病形式:多数患者起病前1～2周有呼吸道感染史,特别是病毒感染史。起病急,常有畏寒、寒战、发热。

(2)出血表现：全身皮肤瘀点、紫癜及大小不等的瘀斑，常先出现于四肢，尤以下肢为多；鼻腔、牙龈及口腔黏膜出血也较常见。当血小板低于20×10^9/L时可发生内脏出血。颅内出血可致剧烈头痛、意识障碍、抽搐，是本病致死的主要原因。

(3)其他：出血量过大，可出现程度不等的贫血、血压降低甚至失血性休克。

2.慢性型

常见于40岁以下的成年女性。常可反复发作，少有自行缓解。

(1)起病形式：起病隐匿或缓慢。

(2)出血表现：相对较轻，主要表现为反复出现四肢皮肤散在的瘀点、瘀斑，牙龈出血或鼻出血，女性患者月经过多较常见，甚至是唯一症状。部分患者出现广泛且严重的内脏出血甚至颅内出血。

(3)其他：长期月经过多可出现与出血严重程度相一致的贫血。反复发作者常有轻度脾大。

(三)辅助检查

1.血常规

急性型发作期血小板<20×10^9/L，慢性型多为$(30\sim80)\times10^9$/L，白细胞多正常，反复出血或短期内失血过多者，红细胞和血红蛋白可出现不同程度的下降。

2.骨髓象

巨核细胞增加或正常。急性型幼稚巨核细胞比例升高，胞体大小不一，以小型多见；慢性型颗粒型巨核细胞增多，胞体大小基本正常。有血小板形成的巨核细胞显著减少(<30%)，巨核细胞呈现成熟障碍。

3.其他

束臂试验阳性、出血时间延长、血块收缩不良，90%以上患者血小板生存时间明显缩短。

(四)治疗要点

1.一般治疗

注意休息，避免外伤，给予足量液体和易消化饮食。

2.病情观察

ITP患者如无明显出血倾向，血小板计数高于30×10^9/L，无手术、创伤，且不从事增加患者出血危险性的工作或活动，发生出血的风险较小，可临床观察暂不进行药物治疗。

3.首次诊断ITP的一线治疗

(1)糖皮质激素：首选治疗。常用泼尼松口服，病情严重者用等效量地塞米松或甲泼尼龙静脉滴注，好转后改口服。待血小板升至正常或接近正常后，逐步减量，持续3~6个月。

(2)静脉输注丙种球蛋白(IVIG)。主要用于：①ITP的急症处理；②不能耐受糖皮质激素或者脾切除术前准备；③合并妊娠或分娩前。

4.ITP的二线治疗

(1)脾切除：可减少血小板抗体的产生及减轻血小板的破坏。

(2)药物治疗。①抗CD20单克隆抗体：可有效清除体内B淋巴细胞，减少自身抗体产生。②促血小板生成药物：主要包括重组人血小板生成素(rhTPO)等。③免疫抑制剂：不宜作为首选。主要药物有：长春新碱(VCR)；环磷酰胺(CTX)；硫唑嘌呤(AZT)；环孢素；霉酚酸酯(MMF)。

5.急症的处理

适用于:①血小板计数<20×10⁹/L者;②出血严重而广泛者;③疑有或已发生颅内出血者;④近期将实施手术或分娩者。

(1)血小板输注:成人用量为每次 10～20 单位,反复输注血小板可产生血小板抗体,因此不宜多次输注血小板。

(2)大剂量甲泼尼龙:1 g/d,静脉注射,3～5 d 为 1 个疗程。

(3)大剂量免疫球蛋白:400 mg/(kg·d),静脉注射,5 d 为 1 个疗程。

(4)血浆置换:可有效清除血浆中的血小板抗体,每天置换 3 L,连续 3～5 d。

(五)护理措施

1.一般护理

(1)饮食:高热量、高蛋白、高维生素,清淡、易消化的饮食,禁食过硬、刺激性食物,消化道出血者禁食,情况好转后逐步改为少渣半流质、软饭、普食。

(2)运动与休息:保证充足的睡眠,注意休息。根据血小板计数适当活动,避免跌倒、碰撞等外伤发生。

2.病情观察

观察患者出血的发生、发展或消退情况,特别是出血部位、范围和出血量。注意患者自觉症状、情绪反应、生命体征、神志等。

3.用药护理

(1)长期使用糖皮质激素可引起身体外形的变化、胃肠道反应、诱发感染、骨质疏松等,应向患者作必要的解释和指导,说明在减药、停药后可以逐渐消失,宜饭后服药,必要时可加用胃黏膜保护剂或制酸剂,预防感染,监测骨密度,用药期间定期监测血压、血糖、电解质等,发现异常及时通知医师。

(2)静脉注射免疫抑制剂、大剂量免疫球蛋白时,要注意保护血管,一旦发生静脉炎要及时处理。

4.健康指导

向家属及患者介绍疾病相关知识。保持情绪稳定,大便通畅,睡眠充足。避免服用可能引起血小板减少或抑制血小板功能的药物,特别是非类固醇抗感染药,如阿司匹林等。遵医嘱按时、按剂量、按疗程用药,不可自行减量或停药。定期复查血常规,学会自我监测皮肤出血情况如瘀点、瘀斑等;内脏出血表现如呕血、便血等,一旦出现及时就医。

(魏荣荣)

第六节　急性白血病的护理

急性白血病是造血干细胞分化成熟障碍导致的恶性克隆性疾病。发病时骨髓中异常的原始细胞及幼稚细胞(白血病细胞)大量增殖并抑制正常造血,可广泛浸润肝、脾、淋巴结等各种脏器。

一、病因

(一)生物因素
成人 T 细胞白血病由人类 T 淋巴细胞病毒 I 型引起。

(二)物理因素
X 射线、γ 射线等电离辐射。

(三)化学因素
多年接触苯及含有苯的有机溶剂。

(四)遗传因素
遗传和先天性易患因素。

(五)其他
血液病骨髓增生异常综合征、淋巴瘤等最终可能发展成白血病。

二、临床表现

(一)正常骨髓造血功能受抑制

1.贫血

患者就诊时多有中度到重度贫血,尤其是继发于骨髓增生异常综合征者。部分患者就诊时可无贫血,但随病情进展贫血进行性加重。

2.出血

患者整个病程都有出血或出血倾向,颅内出血是主要死因。

3.发热和感染

高热往往提示有继发感染。

(二)白血病细胞增殖浸润

(1)淋巴结和肝、脾肿大。

(2)骨骼和关节:胸骨下压痛较常见。

(3)眼部:可引起眼球突出、复视或失明。

(4)皮肤及黏膜:皮肤出现蓝灰色斑丘疹,局部皮肤隆起变硬,牙龈增生、肿胀。

(5)中枢神经系统:白血病轻者表现为头晕、头痛,重者有呕吐、颈项强直,甚至抽搐、昏迷。

(6)睾丸:多为一侧睾丸无痛性肿大。

(三)其他表现

(1)白细胞淤滞综合征:外周血白细胞$>200\times10^9/L$,血流缓慢淤滞,血管堵塞,组织器官出现缺血、出血。

(2)肿瘤溶解综合征:由于化疗后大量白血病细胞杀伤,细胞内物质大量快速释放入血引起,主要表现为高尿酸血症、高血钾、高血磷、低血钙、少尿、急性肾衰竭等。

三、辅助检查

(1)血常规:患者有不同程度的正常细胞性贫血,约 1/2 患者血小板低于 $60\times10^9/L$,晚期血小板常极度减少。

(2)骨髓细胞学检查:是确诊急性白血病及其类型的必做检查和主要依据。

（3）细胞化学检查。

（4）免疫学检查。

（5）染色体和基因检测。

四、处理原则及治疗要点

（一）对症及支持治疗

1.紧急处理高白细胞血症

当白细胞数＞$100×10^9$/L 时，应紧急使用血细胞分离机，单采清除过高的白细胞，同时给予水化和碱化尿液。

2.防治感染

白血病患者常出现粒细胞减少或缺乏，此时患者宜住层流病房或消毒隔离病房。

3.纠正贫血

严重贫血可输浓缩红细胞悬液或浓缩红细胞，但白细胞淤滞时输血应暂缓。

4.防治高尿酸血症肾病

鼓励患者适当增加饮水量，最好 24 h 持续静脉补液，使每小时尿量＞150 mL/m^2，并保持碱性尿。

5.纠正水、电解质平衡失调

化疗前及化疗期间均应定期监测水、电解质和酸碱平衡，发现异常时立即给予纠正。

（二）抗白血病治疗

第一阶段是诱导缓解治疗，主要方法是联合化疗，目标是使患者迅速获得完全缓解。

（三）中枢神经系统白血病的防治

常用鞘内注射甲氨蝶呤或阿糖胞苷＋地塞米松。

（四）其他

造血干细胞移植，细胞因子治疗。

五、护理评估

（一）病史

包括：①评估患者的起病急缓、首发表现、特点及目前的主要症状和体征；②评估患者有关既往的相关辅助检查、用药和其他治疗情况，特别是血常规及骨髓象的检查结果、治疗用药和化疗方案等；③评估患者的职业、生活工作环境、家族史等。

（二）身体状况

包括：①观察体温变化，注意有无发热；有无头痛、呕吐及营养状况。②皮肤、黏膜。口唇、甲床是否苍白；有无出血点、瘀点、紫癜或瘀斑，有无粒细胞肉瘤、蓝灰色斑丘疹、皮下结节、多形红斑、结节性红斑等；口腔有无溃疡、牙龈有无增生肿胀，有无扁桃体肿大、咽部充血、肛周脓肿等。③其他。肝、脾有无压痛，淋巴结有无肿大、压痛等；骨及四肢关节有无压痛；睾丸有无疼痛性肿大等。

（三）心理-社会状况

包括：①评估患者目前的心理状态，注意有无紧张、恐惧心理，以及心理承受能力；②家属对本病的认识，对患者的态度；③家庭经济状况，有无医疗保障等。

六、护理措施

(一)病情观察

(1)定期监测体温及血压变化并记录,发热时注意有无畏寒、咽痛、咳嗽等伴随症状;高热时(≥38.5 ℃)应给予物理降温,降温后及时更换汗湿的衣物及床单,防止受凉;血压降低时应注意患者神志变化,保证输液畅通,并注意尿量,防治休克。

(2)严密观察有无出血倾向。若血小板低于 $50×10^9$/L 时采取预防出血措施;血小板低于 $20×10^9$/L 者,应卧床休息;如出现呕血、视物不清、颈项强直、意识障碍等,应及时通知医师做好抢救准备。

(3)观察患者的营养状况、活动情况及排便情况。

(4)定期检测血常规,以便了解病情的发展及治疗效果。

(5)观察化疗药物的不良反应。

(二)贫血的护理

1.注意休息

减少活动,保证睡眠质量。在改变体位时,如坐起或站起时动作要缓慢,应有人搀扶,以防因发生晕厥而跌倒或摔伤。血红蛋白<60 g/L 时应卧床休息,必要时吸氧,并做好生活护理,遵医嘱输注红细胞悬液。

2.增加营养

多食用高蛋白、高维生素、含铁丰富的食物。避免挑食,三餐应定时、定量,并注意食物的烹饪方式,以增进食欲。

3.输血的护理

(1)输血前应详细询问有无过敏史,并由两名医护人员做好核对工作。包括患者床号、姓名、住院号、血型、血袋编号、血制品种类、剂量、有效期及交叉配血试验结果等。并观察血袋标签是否完整、血袋有无破损漏血、血液颜色是否正常,无误后方可输血;输血时,两名医护人员到患者床旁再次"三查八对"。

(2)输血过程中密切观察患者主诉及生命体征变化,如发现异常,严重者应立即停止输血,及时通知医师处理,并将输血器及余血原袋封存,做好记录并报告输血科和医务科。

(3)输血结束后认真填写输血记录单,粘贴血袋编号条码后放于病历中保存,并做好护理记录。

(4)输血后应观察患者穿刺部位有无血肿或渗血,如出现输血不良反应,应网上填报不良事件报告单。

(5)输血后血袋按要求进行处理。

(6)严格按照血液成分输注的时间限制进行输血。①应用标准的输血器进行输血,输血前、后均需要用生理盐水冲管。连续输注不同供者的血液时,应冲洗输血器后再继续输注下一袋。连续输血时,应每 12 h 更换输血器。②血袋内不得加入任何药物。③输血前 15 min 输血速度宜慢,调节为 20 滴/分钟,若无不适,再根据病情和年龄、失血量、贫血程度等调节滴速。④输血前体温若高于 38 ℃,应先给予降温再输血。

(三)出血的预防与护理

(1)注意有无皮肤出血点、瘀斑,鼻出血,牙龈出血及眼底出血等;指导患者用软毛牙刷刷牙,勿用牙签或牙线剔牙;禁止用力擤鼻、挖鼻孔;避免人为损伤及磕碰;进餐时应细嚼慢咽,以免损伤口腔黏膜;拔针后延长按压穿刺点时间,直至血止;保持大便通畅,防止用力排便,便秘时可遵医嘱给予轻泻剂。

(2)出血明显者,遵医嘱输注浓缩血小板悬液、新鲜血浆和冷沉淀等;月经量过多者,可遵医嘱给予三合激素治疗;关节腔出血或血肿时,可用弹性绷带压迫止血,必要时行关节固定以限制活动。

(3)各项操作动作要轻,尽量避免不必要的穿刺。

(4)可食用高蛋白、高维生素、易消化的少渣软食或半流质软食,禁止食用带刺、带骨及坚硬、粗糙食物,有消化道出血时应禁食。

(四)感染的预防与护理

(1)保持病室整洁,定时通风,维持室温在 18 ℃～22 ℃,湿度在 55%～60%,定时对空气和地面消毒,限制探视人员,防止交叉感染。并保持床单位整洁,勤更换床单、被罩等,对于粒细胞缺乏(成熟粒细胞绝对值低于 $0.5 \times 10^9/L$)的患者,应采取保护性隔离。住无菌层流病房或消毒隔离病房。

(2)保持口腔、皮肤、肛周及外阴的清洁卫生,预防感染。教会患者正确佩戴口罩,预防呼吸道感染;并根据天气变化,随时增减衣物,防止受凉感冒。

(3)提高医护人员及探视者的手卫生意识,在接触患者前要认真洗手,并严格执行无菌操作。

(4)注意饮食卫生,忌食生冷及刺激性食物;化疗期间鼓励患者每天饮水 2 000～3 000 mL,必要时给予静脉营养支持。

(五)化疗药物的不良反应及防护

1.静脉炎的分级、预防及护理

(1)静脉炎分级及表现。①0 级:无症状。②1 级:脓肿部位红斑,不一定疼痛。③2 级:脓肿部位疼痛,有红斑和(或)水肿。④3 级:脓肿部位疼痛,有红斑;条状物形成;可触及静脉条索。⑤4 级:脓肿部位疼痛,有红斑;条状物形成;可触及静脉条索长度>1 英寸;脓性渗出物。

(2)静脉炎的预防。①注意无菌技术操作和手卫生;②避免下肢静脉输液和置管;③避免在同一部位反复穿刺,应有计划地更换输液部位;④选择适当的途径输注药物,刺激性强的药物应使用中心静脉导管输入;⑤用 75%乙醇消毒时应避开穿刺点,以免引起化学性静脉炎。

(3)静脉炎的护理。①外周静脉置管处出现静脉炎时应将管路及时拔除;②若出现血栓时应先遵医嘱进行溶栓;③将患肢抬高、制动,避免挤压;④局部可进行消毒,严重时应用新型敷料治疗。

2.化疗药物外渗的预防

(1)化疗前,护士应认真、详细告知化疗的方法、目的及治疗、护理中的配合要点。患者在知情前提下签署化疗同意书;化疗时,合理使用静脉,首选中心静脉置管。

(2)静脉注射时先用生理盐水冲管,确保药物在血管内再给药。之后用生理盐水 10～20 mL冲管后拔针,以防止刺激局部血管。

(3)联合化疗时,先输注对血管刺激性小的药物,再输注刺激性发疱性药物。

3.发疱性化疗药物外渗的紧急处理

立即停止注药;迅速回抽渗液;做好评估及记录;遵医嘱给予局部环形封闭;用 50%硫酸镁、多磺酸黏多糖乳膏,中药"新癀片""冰硼散"外敷;局部 24 h 冰袋间断冷敷,但应根据药液性质选择冷、热敷;外渗 48 h 内,应抬高患肢 15°~30°,并避免局部受压。

4.骨髓抑制的防护

多种化疗药物有抑制骨髓作用。一般化疗后 7~14 d 血常规可降至最低点,恢复时间为之后的 5~10 d,但存在个体差异。需观察有无贫血、出血、感染的迹象及表现,定期检查血常规,一旦出现骨髓抑制,应根据症状及时配合医师用药并采取护理措施。目前化疗后采用世界卫生组织抗癌药物急性及亚急性毒性反应分度标准对骨髓抑制进行划分(表 12-1)。

表 12-1　骨髓抑制的分度

	0 度	Ⅰ 度	Ⅱ 度	Ⅲ 度	Ⅳ 度
血红蛋白(g/L)	≥110	95~109	80~94	65~79	<65
白细胞(×10⁹/L)	≥4.0	3~3.9	2.0~2.9	1.0~1.9	<1.0
粒细胞(×10⁹/L)	≥2.0	1.5~1.9	1.0~1.4	0.5~0.9	<0.5
血小板(×10⁹/L)	≥100	75~99	50~74	25~49	<25
出血	无	瘀点	轻度出血	明显失血	严重失血

5.消化道反应的防护

包括:①进食清淡、易消化并富含营养的食物,禁食刺激、生冷食物;②为防止恶心、呕吐,进餐可选择少量多次进行;③保持口腔清洁,口气清新,忌烟酒,以增加食欲;④遵医嘱给予止吐药物及抑酸剂等药物以减轻不适,必要时给予补液支持治疗。

6.心脏毒性的预防与护理

包括:①用药前后应监测患者生命体征;②缓慢滴注药液,注意观察患者面色和心率,一旦出现不适,立即报告医师并配合处理。

7.脱发的护理

包括:①用药前向患者做好解释,告知化疗可能引起脱发,但不必恐慌,随着用药的结束会逐渐长出新发;②鼓励患者佩戴假发或戴帽子等;③注意头皮的清洁,使用温和的洗发用品;④长发患者可在用药前适当将头发剪短,以减轻长发脱落而引起的自卑和失落感。

(六)外周穿刺中心静脉导管

(1)每天观察穿刺点及周围皮肤有无红肿、破损、疼痛、渗出及瘙痒、皮疹;贴膜是否固定完好,有无卷边、湿染、脱落;导管有无脱出或进入体内,有无打折、断裂、回血;输液接头是否连接紧密;注意输液速度,观察有无导管阻塞;正确测量臂围,观察置管手臂有无肿胀等血栓前兆;输液结束、输注血制品或脂肪乳等黏滞性药物后正确使用正压脉冲式冲、封管。

(2)指导患者每天进行屈肘和握拳等功能锻炼,防止置管肢体失用综合征及预防静脉血栓。

(3)穿刺点及贴膜无异常时至少每周进行维护一次。如有异常应随时处理。更换贴膜时应严格无菌操作,正确使用消毒液。去除贴膜时应动作轻柔、缓慢,切忌将导管一并带出。维护后记录导管外留刻度。

(4)一旦出现静脉炎、静脉血栓等应及时通知医师并积极处理。

(七)心理护理

(1)掌握患者的性格特点及对疾病的了解程度,注意情绪变化,对出现的消极情绪,及时给予有针对性的心理疏导,增强信心。

(2)为其创造良好的休养环境,在治疗结束后,可逐步恢复社会工作,体现自身价值。

七、健康指导

(一)疾病认知指导

包括：①禁止使用对骨髓造血系统有损害的药物；②作息有规律，避免熬夜；③适当参加健身活动，如慢跑、打太极拳、练剑等，以提高机体的抵抗力；④避免损伤皮肤，沐浴时水温 37 ℃～40 ℃为宜，以防水温过高促进血管扩张，加重皮肤出血；⑤定期检查血常规及骨髓象，按时遵医嘱用药。

(二)预防口腔黏膜炎及肛周感染的指导

包括：①注意口腔卫生，三餐后用生理盐水漱口；②刷牙时动作轻柔，宜使用软毛牙刷；③粒细胞缺乏时给予口泰(复方氯己定含漱液)、制霉菌素含漱液漱口；④进餐时应选择高热量、高维生素流质或半流质饮食，并细嚼慢咽，防止口腔黏膜损伤；⑤忌食辛辣、刺激及坚硬食物；⑥睡前、便后用 1/5 000 高锰酸钾溶液坐浴，每次 15～20 min；⑦保持个人卫生，勤更换内衣裤；⑧对已出现口腔及肛周感染的患者，遵医嘱用药及使用紫外线治疗仪进行治疗。

(三)外周穿刺中心静脉置管指导

(1)置管侧手臂不可提重物，活动时应动作轻柔，勿用力过大。

(2)衣着应宽松舒适，穿衣时先穿置管侧，再穿未置管侧；脱衣时相反。

(3)每天饮水 2 000～3 000 mL，以免血液黏稠，血流速度缓慢。

(4)每天测量臂围，若臂围增粗或穿刺侧手臂发红、肿胀，应立即就医。

(5)不得自行撕下贴膜。若贴膜脱落、卷边、浸湿、破损等，应立即更换。

(6)携带导管期间应至少每周维护一次。一次性物品禁止重复使用。遇污染时应更换。禁止将胶布直接贴在导管上。

(7)使用 10 mL 及以上的注射器冲封管给药。勿暴力冲管。

(8)不可盆浴。淋浴时应用保鲜膜及毛巾缠绕置管处皮肤，防止浸湿敷料。

(9)禁止游泳、打球、引体向上、使用搓衣板、骑马等剧烈活动。

(10)不可在置管侧手臂测量血压、使用拐杖。

(11)非耐高压外周穿刺中心静脉导管不得注入造影剂，防止导管破裂。

(四)饮食指导

包括：①保证合理饮食，注意食物卫生，宜选择蛋白质丰富、清淡、易消化、少渣的高维生素食物，并禁食生、冷、辛辣刺激性食物；②每天饮水 2 000～3 000 mL，若为高白细胞血症，每天饮水量应在 3 000 mL 以上；③恶心、呕吐时应暂缓进餐，必要时采用肠外营养的方式补充营养。

八、化疗药物配制要求及输注注意事项

(一)化疗药物配制要求

(1)配药前洗手，穿防护服，佩戴一次性口罩、帽子，戴双层乳胶手套。在操作中一旦手套破损应立即更换。

(2)操作台面应覆盖一次性防渗透防护垫，减少药液污染。一旦污染或操作完毕，应及时更换。

(3)割锯安瓿前应轻弹其颈部，使附着之药粉至瓶底。打开安瓿时应垫以纱布，避免药液、药粉、玻璃碎片四处飞溅，并防止划破手套。

(4)溶解粉剂药物时,溶媒应沿瓶壁缓慢注入瓶底,待药粉浸透后再行混匀,以防粉末逸出。

(5)瓶装药物稀释及抽取药液时,应立即抽出瓶内气体,以防瓶内压力过高药液从穿刺点溢出。

(6)应注意核对药物的配伍禁忌,根据药物性质及医嘱选择溶媒。

(7)抽取药液选用一次性注射器,抽出药液以不超过注射器容量的 3/4 为宜,防止针栓脱出。

(8)配药后所用一切污染物应放于污物专用袋中集中封闭处理。

(9)操作完毕脱去手套及防护用具后,用肥皂及流动水彻底洗手并进行淋浴,以减少皮肤上的药物残留量。

(二)化疗药物输注注意事项

(1)用药前,患者在知情前提下签署化疗同意书,护士向患者详细讲解输注化疗药物的配合要点,以及药物外渗的临床表现等。

(2)正确选择输液部位:①首选中心静脉置管;②如用外周浅表静脉,应避开手腕、肘窝、手术的肢体末端,并使用静脉留置针;③乳腺癌根治术后避免患肢注射;④应有计划地调换静脉,避免下肢输液,并从小到大,由下到上,由远端到近端地选择血管;⑤避免在同一部位多次穿刺。

(3)用药前先用生理盐水或 5% 葡萄糖注射液冲管,确定针头在静脉内再注入化疗药。注射化疗药物前,应检查是否有回血。联合用药时每种药物之间用生理盐水冲洗、滴注。输液过程中严密观察静脉情况,用发泡性药物时,实施床旁监护,如果出现局部隆起、疼痛或输液不通畅,及时处理。

(4)输入化疗药物后,用 0.9% 的生理盐水或 5% 葡萄糖注射液充分冲洗管道后再拔针,使化疗药物完全进入体内,并减少药液对血管壁的刺激。

(5)使用后的注射器及针头应完整地放入专用袋中,以免拔下针头时药液撒漏造成污染。脱掉手套后用肥皂水、流动水彻底洗手。

（魏荣荣）

第七节　慢性白血病的护理

一、慢性髓系白血病

慢性髓系白血病简称慢粒,是一种起源于骨髓多能造血干细胞的体细胞突变而导致的,以髓系显著增生为主要表现的恶性骨髓增生性疾病。慢性髓系白血病在我国年发病率为$(0.39\sim0.99)/10$ 万。

(一)病因

病因目前不明,但某些诱因可能与白血病的发生有关:病毒、化学物质、放射线、遗传和先天性的易患因素。

(二)临床表现

1.慢性期

脾大为最显著的体征。部分患者有胸骨中下段压痛。

2.加速期

原因不明的高热、虚弱、体重下降,脾迅速肿大。逐渐出现贫血和出血。

3.急变期

临床表现与急性白血病类似。

(三)辅助检查

1.血常规

白细胞数异常增高,当白细胞计数＞$100×10^9/L$ 时,有白细胞淤滞综合征发生的可能。晚期血小板逐渐减少,并出现贫血。

2.骨髓象

骨髓增生极度活跃,红细胞相对减少。

3.染色体和基因

90％以上 Ph 染色体和(或)*BCR-ABL* 融合基因阳性。

4.血液生化

血清及尿中尿酸浓度增高,血清乳酸脱氢酶增高。

(四)处理原则及治疗要点

1.传统治疗

(1)化疗:白消安和羟基脲口服为慢性髓系白血病初始治疗的基础药物;阿糖胞苷＋高三尖杉酯碱在加速期和急变期可选用。

(2)干扰素治疗:可使部分患者达到细胞遗传学反应,适用于无条件使用伊马替尼者。

2.分子靶向治疗

首选药物伊马替尼(格列卫)。

3.异基因造血干细胞移植

应在慢性髓系白血病慢性期待血常规及体征控制后尽早进行。

4.联合用药

可采用干扰素、小剂量阿糖胞苷、高三尖杉酯碱、伊马替尼等联合治疗。

5.其他

放疗和脾切除。

(五)护理评估

1.病史

包括:①评估患者的起病急缓、首发表现、特点及目前的主要症状和体征;②评估患者有关既往的相关辅助检查、用药和其他治疗情况,特别是血常规及骨髓象的检查结果、治疗用药和化疗方案等;③评估患者的职业、生活工作环境、家族史等。

2.身体状况

包括:①观察生命体征、意识状态及营养状况;②皮肤、黏膜:口唇、甲床是否苍白,有无出血点、瘀点、紫癜或瘀斑;③肝、脾、淋巴结及其他:应注意肝脾大小、质地、表面是否光滑、有无压痛,浅表淋巴结大小、部位、数量、有无压痛等,胸骨、肋骨、躯干骨及四肢关节有无压痛,胸骨中下段有无压痛。

3.心理-社会状况

包括:①评估患者目前的心理状态,注意有无悲观、绝望心理,以及心理承受能力;②家属对本病的认识,对患者的态度;③家庭经济状况,有无医疗保障等。

（六）护理措施

1.病情观察

包括:①监测生命体征及血压变化并记录,听取患者主诉,发热时注意有无畏寒、咽痛、咳嗽等伴随症状;高热时行物理降温,降温后及时更换汗湿的衣物及床单,防止受凉;血压降低时应注意患者神志变化,保证输液畅通,并注意尿量,防治休克。②定期检测血常规,以便了解病情的发展及治疗效果,及时处理危急值。

2.脾大的护理

包括:①腹胀、腹痛时遵医嘱使用镇痛药物,指导患者调整至舒适体位,可坐位或左侧卧位,改变体位时应动作缓慢,避免剧烈回头、弯腰等以免脾破裂;②避免食用干硬、辛辣食物,可少量多餐,防止饮食、饮水过多加重饱胀感。

3.白细胞淤滞症的护理

包括:①注意观察神志变化,发现语言、行为异常,视物模糊、排尿困难等立即通知医师并处理;②指导患者化疗期间每天饮水量＞3 000 mL,并注意休息,遵医嘱输注阿糖胞苷、高三尖杉碱或口服羟基脲等药物降低白细胞,并配合血液成分治疗,分离多余白细胞;③大量输液及利尿可能导致电解质紊乱,应关注生化指标,防止低钾或高钾血症的发生。

4.心理护理

向患者及家属介绍本病的相关知识、疾病治疗的最新进展及成功病例,以增强信心;并注意观察患者的情绪变化,及时给予有针对性的心理疏导,使其安心配合治疗。

（七）健康指导

1.疾病认知指导

对慢性白血病患者,让其和家属都了解疾病的过程,使患者主动做好自我护理。

2.用药指导

对长期应用干扰素和伊马替尼治疗的患者,应注意观察不良反应。指导患者定期复查血常规。

3.休息与活动指导

指导患者保持积极的心态,可适当参加社交活动及身体锻炼,但应注意劳逸结合,避免熬夜。

二、慢性淋巴细胞白血病

慢性淋巴细胞白血病简称慢淋,是一种慢性单克隆性 B 淋巴细胞增殖性疾病。

（一）病因

慢性淋巴细胞白血病的确切病因和发病机制尚未明确。

（二）临床表现

约 25％的患者无症状,早期仅表现为周围血淋巴细胞增高,80％的患者就诊时有无痛性淋巴结肿大,50％患者有轻到中度脾大,可伴有贫血、乏力、多汗、食欲缺乏、体重减轻等非特异性症状。后期出现淋巴结肿大、肝脾大、血小板减少是慢性淋巴细胞白血病患者就诊的主要原因。病程中易有反复发热及感染。半数患者可有瘙痒、荨麻疹、丘疹、皮肤结节、红皮病等改变。

（三）辅助检查

包括血常规淋巴细胞持续性增多、骨髓象骨髓增生活跃、免疫学检查、细胞遗传学。

(四)处理原则及治疗要点

1.传统治疗

包括:①烷化剂,口服苯丁酸氮芥最常见,也常与环磷酰胺、长春新碱等联合使用,增强效果;②嘌呤类似物,临床常用 FC 方案(氟达拉滨＋环磷酰胺)联合化疗;③利妥昔单抗与氟达拉滨和环磷酰胺联合使用,能延长慢性淋巴细胞白血病患者中位生存期。

2.并发症治疗

积极抗感染治疗,疗效不佳且脾大明显时,可行脾切除。

3.造血干细胞移植

主要用于年轻患者。

(五)护理评估

1.病史

包括:①评估患者的起病急缓、首发表现、特点及目前的主要症状和体征;②评估患者有关既往的相关辅助检查、用药和其他治疗情况,特别是血常规及骨髓象的检查结果、治疗用药和化疗方案等;③评估患者的职业、生活工作环境、家族史等。

2.身体状况

包括:①观察生命体征,注意有无发热;意识状态及有无头痛、呕吐;营养状况。②皮肤、黏膜:皮肤有无出血点、瘀点、紫癜或瘀斑;有无瘙痒、荨麻疹、丘疹、皮肤结节;颜面、甲床是否苍白;有无口腔溃疡、牙龈增生肿胀、咽部充血、扁桃体肿大、肛周脓肿等。③肝、脾、淋巴结及其他:肝、脾触诊应注意肝脾大小、质地、表面是否光滑、有无压痛;有无无痛性淋巴结肿大。

3.心理-社会状况

包括:①评估患者目前的心理状态,注意有无悲观、绝望心理,以及心理承受能力;②家属对本病的认识,对患者的态度;③家庭经济状况,有无医疗保障等。

(六)护理措施

1.病情观察

包括:①监测生命体征及血压变化并记录,发热时注意有无畏寒、咽痛、咳嗽等伴随症状;高热时应给予物理降温,有出血倾向者禁用酒精或温水擦浴,降温后及时更换汗湿的衣物及床单,防止受凉;血压降低时应注意患者神志变化,保证输液畅通,并注意尿量,防治休克。②定期检测血常规,以便了解病情的发展及治疗效果,及时处理危急值。

2.预防出血及感染

注意观察出血部位、量、颜色和范围,严重出血时需绝对卧床休息,遵医嘱输注浓缩血小板悬液、新鲜血浆和冷沉淀等;指导患者注意饮食卫生,预防呼吸道感染、口腔感染、肛周及皮肤黏膜感染。医护人员应注意无菌操作。

3.用药护理

注意观察不良反应。如干扰素的不良反应有发热、恶心、食欲缺乏及肝功能异常,注射前半小时监测体温和口服药物预防发热;环磷酰胺可引起出血性膀胱炎和脱发,应指导患者多饮水,密切观察尿液颜色,监测尿常规;氟达拉滨要求 30 min 内输完,严防药物渗漏;输注利妥昔单抗可能出现过敏,输注前半小时应使用抗过敏药物,输注速度要慢。

4.饮食护理

指导患者多食高蛋白、高热量、富含维生素的清淡食物,并根据贫血程度合理休息与活动,必要时遵医嘱输血或浓缩红细胞以缓解机体的缺氧症状。注意饮食卫生,忌食生冷、刺激性食物,防止肠道感染。血小板减少时,应进少渣软食。

5.心理护理

因慢性白血病病程长短不一,不易根治。患者容易产生焦虑、恐惧、悲观、失望的情绪,故应及时给予有针对性的心理疏导,使患者安心配合治疗和护理,达到最佳治疗效果。

(七)健康指导

1.疾病认知指导

对慢性白血病患者,让其和家属都了解疾病的过程,使患者主动做好自我护理。

2.休息与活动指导

可适当参加社交活动及身体锻炼,但应注意劳逸结合,避免劳累及熬夜。

3.就诊指导

遵医嘱按时按量用药,定期复查血常规。如出现发热、出血、肿块、脾大等不适应及时就诊。

(魏荣荣)

第八节　淋巴瘤的护理

淋巴瘤起源于淋巴结和淋巴组织,其发生大多与免疫应答过程中淋巴细胞增殖分化产生的某种免疫细胞恶变有关,是免疫系统的恶性肿瘤。一般分为霍奇金淋巴瘤和非霍奇金淋巴瘤。

一、病因

一般认为感染及免疫因素起重要作用,理化因素及遗传因素等也有不可忽视的作用。

二、临床表现

(一)霍奇金淋巴瘤

(1)淋巴结肿大。

(2)淋巴结外器官受累。

(3)全身症状常出现发热、盗汗、瘙痒及消瘦等。

(4)其他:带状疱疹及饮酒后引起的淋巴结疼痛。

(二)非霍奇金淋巴瘤

(1)全身性淋巴结、扁桃体、脾及骨髓最易受到累及。

(2)多样性组织器官不同,受压迫、浸润的程度、范围及症状也不相同。

(3)男性较女性常见,除惰性淋巴瘤外。

(4)非霍奇金淋巴瘤对各器官的压迫和浸润较霍奇金淋巴瘤多见,常以高热或各器官、系统症状为主。

三、辅助检查

(一)血常规

霍奇金淋巴瘤常有轻或中度贫血。骨髓浸润广泛或有脾功能亢进时,全血细胞减少。

(二)骨髓象

骨髓象多为非特异性。

(三)其他检查

淋巴结活检是淋巴瘤确诊和分型的主要依据。

四、处理原则及治疗要点

(一)化学治疗

多采用联合化疗。

(二)放射治疗

常用于Ⅰ~ⅡA期淋巴瘤患者的治疗。

(三)手术治疗

常用于淋巴瘤的诊断及淋巴瘤局部病变的治疗。

(四)生物治疗

常用抗B淋巴细胞单克隆抗体与干扰素-α。

(五)造血干细胞移植

自体造血干细胞移植作为强化治疗手段,能进一步提高患者的长期存活率。

五、护理评估

(一)病史

包括:①评估患者的起病急缓、首发表现、特点及目前的主要症状和体征;②评估患者既往的相关辅助检查、用药和其他治疗情况,特别是血常规及骨髓象的检查结果、治疗用药和化疗方案等;③评估患者的职业、生活工作环境、家族史等。

(二)一般状况

包括:①观察患者的生命体征,有无发热;②有无皮肤瘙痒;③有无乏力、盗汗与消瘦等;④评估淋巴结大小、部位、数量,有无肿大、压痛等。

(三)其他

包括:①有无吞咽困难、鼻塞、鼻出血;②有无咳嗽、胸闷、气促、肺不张及上腔静脉压迫综合征等;③有无腹痛、腹泻和腹部包块及骨痛等。

六、护理措施

(一)病情观察

包括:①监测体温变化,发热时注意有无畏寒、咽痛、咳嗽等伴随症状;必要时给予药物降温,降温后及时更换汗湿的衣物、床单,防止受凉。②注意营养状况、排便情况。③观察放、化疗的不良反应。④观察淋巴结肿大的部位、程度,一旦出现气促、腹痛、肢体活动受限等相应器官的压迫症状时,应及时通知医师处理。

（二）用药护理

利妥昔单抗（美罗华）首次使用时应严密观察有无发热、寒战、荨麻疹、皮疹、呼吸困难、心律失常等不良反应，用药前遵医嘱给予抗过敏药物，根据情况给予心电监护、吸氧，如出现不适应暂停输注，立即通知医师处理。

（三）放疗的护理

包括：①治疗前清洁皮肤，去除多余的油脂及附着物，穿着棉质、宽松衣裤；②治疗后避免接触乙醇等，外出时避免阳光直射。若出现皮肤水疱、溃疡，应定期换药，外贴新型敷料，以防感染。③放疗期间的饮食应清淡、易消化，在照射前 1 h 禁食，照射后半小时静卧，可减轻乏力、头昏、恶心、呕吐等不良反应。

（四）化疗的护理

包括：①用药期间护士加强巡视，注意输液畅通情况，一旦化疗药外漏，特别是发疱性化疗药物，应立即处理；②保证营养的摄入，食物烹饪注意色、香、味，禁食生冷、刺激性食物，每天饮水 2 000～3 000 mL，必要时给予静脉营养支持；③注意病室整洁，空气清新，每天通风及空气消毒，减少探视人员，以防交叉感染；④注意个人卫生，保持皮肤、口腔、肛周及会阴清洁，一旦出现感染迹象，及时通知医师处理。

（五）外周穿刺中心静脉置管护理

（1）每天观察穿刺点及周围皮肤有无红肿、破损、疼痛、渗出及瘙痒、皮疹；贴膜是否固定完好，有无卷边、湿染、脱落；导管有无脱出或进入体内，有无打折、断裂、回血；输液接头是否连接紧密；注意输液速度，观察有无导管阻塞；正确测量臂围，观察置管手臂有无肿胀等血栓前兆；输液结束、输注血制品或脂肪乳等黏滞性药物后，正确使用正压脉冲式冲、封管。

（2）指导患者每天进行屈肘和握拳等功能锻炼，防止置管肢体失用综合征及预防静脉血栓。

（3）穿刺点及贴膜无异常时至少每周进行维护一次。如有异常应随时处理。更换贴膜时应严格执行无菌操作，正确使用消毒液。去除贴膜时应动作轻柔、缓慢，切忌将导管一并带出。维护后记录导管外留刻度。

（4）一旦出现静脉炎、静脉血栓等，应及时通知医师并积极处理。

（六）心理护理

治疗前对放、化疗可能出现的不良反应、注意事项作详细介绍，消除其顾虑，使患者安心配合治疗及护理。鼓励亲友对患者给予支持和陪伴，对消极情绪及时疏导。

七、健康指导

（一）疾病认知指导

注意保持口腔、肛周及皮肤的清洁，皮肤瘙痒的患者可涂氢化可的松软膏，以避免抓挠皮肤引起破损；加强营养，避免进食油腻、生冷和容易产气的食物。

（二）休息与活动指导

缓解期或全部疗程结束后，患者仍应保证充分休息、充足睡眠，适当参与室外锻炼，但不可过劳及熬夜。

（三）外周穿刺中心静脉置管指导

（1）置管侧手臂不可提重物，活动时应动作轻柔，勿用力过大。

（2）衣着应宽松舒适，穿衣时先穿置管侧，后穿未置管侧；脱衣时相反。

（3）每天饮水 2 000～3 000 mL，以免血液黏稠，血流速度缓慢。

（4）每天测量臂围，若臂围增粗或穿刺侧手臂发红、肿胀，应立即就医。

（5）不得自行撕下贴膜。若贴膜脱落、卷边、浸湿、破损等，应立即更换。

（6）携带导管期间应至少每周维护一次。一次性物品禁止重复使用。遇污染时应更换。禁止将胶布直接贴在导管上。

（7）使用 10 mL 及以上的注射器冲、封管给药。勿暴力冲管。

（8）不可盆浴。淋浴时应用保鲜膜及毛巾缠绕置管处皮肤，防止浸湿敷料。

（9）禁止游泳、打球、引体向上、使用搓衣板、骑马等剧烈活动。

（10）不可在置管侧手臂测量血压、使用拐杖。

（11）非耐高压外周穿刺中心静脉导管不得注入造影剂，防止导管破裂。

（魏荣荣）

第九节　血友病的护理

一、概述

血友病是一种 X 染色体连锁的遗传性出血性疾病，其遗传基因定位于 X 染色体上，由女性传递，男性发病。病理机制为凝血因子基因缺陷导致其水平和功能减低而使血液不能正常地凝固，临床主要表现为自发性关节和组织出血，以及出血所致的畸形。根据患儿所缺乏凝血因子的种类，可分为血友病 A（也称血友病甲，Ⅷ因子缺乏）、血友病 B（也称血友病乙，Ⅳ因子缺乏）。临床上所见的血友病 A 约 70% 有家族史，约 30% 无家族史，其发病可能因基因突变所致。血友病可发生于全世界所有种族或地区人群，患病率为 (5～10)/10 万，我国有 7 万～10 万病例。其中血友病 A 最多见，占 80%～85%，血友病 B 占 15%～20%。

虽然血友病目前还是不可治愈的遗传性疾病，但通过及时或预防性补充因子、防治出血并发症和其他综合关怀的治疗原则，可使患儿获得接近正常人的生活质量与生存期。

二、护理评估

（一）临床症状评估与观察

1.询问患儿病史及家族史

多数患儿有全身各部位的自发性出血史或损伤后出血不止。可询问患儿是否有自幼轻微外伤时较难止血史，或反复膝/肘等关节出血肿痛史，结合母亲家族中男性成员异常出血疾病史（30%患儿可无家族遗传史）。询问有无外伤、碰撞等诱发因素。

2.评估患儿的出血情况

自发性出血或轻微损伤、手术时出血不只是血友病的表现特征。出血可发生在任何部位，以关节、软组织、肌肉、皮肤黏膜和血尿最为常见。危及生命的出血为中枢神经系统、咽喉和胸腹内脏的出血。

（1）评估有无关节出血情况：关节出血是血友病最主要典型特征，各关节出血频度因其承重及活动强度依次是膝、肘、踝、肩、腕和髋关节。关节出血急性期开始时患儿往往有关节轻微不适、酸胀等"先兆"症状,然后逐渐出现关节疼痛、肿胀、发热及活动受限。一般关节出血可呈自限性或经补充凝血因子治疗后停止,关节腔内出血经数天或数周逐渐吸收。

(2)评估有无肌肉出血:肌肉及软组织出血是仅次于关节出血的常见出血部位。重型血友病可自发出血,而轻型和中型血友病只有在外伤的情况下才发生肌肉出血。出血部位常见于屈伸的肌肉群,尤其是髂腰肌、腓肠肌、前臂肌等。肌肉出血常引起肌肉肿痛,甚至剧烈的疼痛,可引起肌肉保护性痉挛、相连关节屈曲及活动受限。

(3)评估有无泌尿道出血:血友病患儿还可出现泌尿道出血,一般年龄多大于 5 岁。出血部位包括肾、输尿管和膀胱。血尿分为镜下血尿和肉眼血尿,有一定的自限性。肉眼血尿呈洗肉水样,甚至鲜红色,有的患儿可伴有腰背痛、尿痛、尿频等症状。根据排尿过程中血尿出现的不同时间,分为初始血尿、终末血尿和全程血尿。初始血尿仅在排尿开始时出现,表示前尿道有出血;终末血尿是排尿终末时出现的血尿,提示后尿道、膀胱颈部或膀胱三角区有出血;全程血尿:排尿全过程中都有尿血,提示病变在膀胱、输尿管或肾脏。

(4)评估有无口腔出血:患儿主要以口腔创口出血不止为主要表现,亦可有因口腔渗血吞咽到胃部引起胃部不适及黑粪等表现,出血时间由数小时到数天不等。出血原因主要为外伤及牙源性出血两种。

(5)评估有无鼻腔出血:鼻出血多为一侧,也有的为双侧,量多少不定,轻者仅为从鼻孔滴血;重者出血如注。出血量超过 500 mL,会出现头昏、口渴、乏力、面色苍白;出血量超过 100 mL者,可出现胸闷、心慌、脉速无力、血压下降、出冷汗等休克症状。

(6)评估患儿是否出现假肿瘤:血友病假肿瘤又称血友病性血囊肿,发生率低,但愈后很差。假肿瘤是在骨膜下或肌腱筋膜下形成的囊性血肿,由于囊内反复出血而体积渐大,并出现压迫及腐蚀破坏周围组织,常见部位是大腿和骨盆。

(7)评估患儿出血后是否经过止血处理,其方法及效果如何,既往检查、治疗经过和疗效。

(二)辅助检查评估

1.活化部分凝血活酶时间(APTT)

APTT 是内源性凝血系统较为敏感的筛选试验,APTT 延长。

2.硅化凝血时间(SCT)和活化凝血时间(ACT)

SCT 和 ACT 是内源性凝血系统敏感的筛选试验,两者均延长。

(三)体格检查评估

(1)评估发生出血的部位、范围、出血的持续时间、出血量及性状,以便估计出血量、速度及性质。

(2)评估有无关节畸形及关节畸形程度。

三、护理问题

(一)组织完整性受损,出血

与凝血因子缺乏有关。

(二)疼痛

与关节、肌肉出血有关。

(三)躯体移动障碍

与治疗性制动、关节畸形有关。

(四)潜在并发症

颅内出血与凝血因子缺乏有关。

四、护理目标

(1)患儿出血情况停止或减轻。

(2)患儿主诉疼痛减轻,表现为放松和舒适感。

(3)患儿表现为最佳的躯体活动,表现为活动范围正常。

(4)患儿住院期间不发生颅内出血或发生时能及时发现并处理。

(5)患儿或家属能够辨识出血的征象,说出疾病过程及治疗、护理、预防的方法。

五、护理措施

(一)急性出血的观察与处理

1.关节、肌肉出血

常采用 RICE 法。

(1)"R",休息。关节、肌肉出血时,根据出血的程度,患者应该休息 12～24 h 或更长,可用夹板制动,或使用辅助器械如拐杖、轮椅等帮助肢体休息。夹板可以用石膏或热塑料来制作。

(2)"I",冰敷。对活动性出血的关节或肌肉采用冰敷以帮助控制肿胀、减轻疼痛、减少炎症的发生。冰敷时间一般为 10 到 15 min,每 2 h 一次。

"RICE"中的"I"也代表固定。用石膏托或夹板来固定关节以保持其静止。固定的时间不能过长,一般为 2～3 d;固定关节不可过紧,固定后注意观察远端肢体血运情况,是否出现肿胀、发暗和变冷。

(3)"C",加压。施压于出血部位可以帮助收缩血管和减缓出血,可以用弹性绷带对出血的关节进行压迫。在受伤部位用十字形(或 8 字形)包扎。包扎后注意观察远端手指、脚趾有无发冷、发麻或肤色改变。如果有上述症状发生,应松开绷带,重新包扎。

(4)"E",抬高。将受伤的肢体放在高于心脏的位置,有助于降低血管内压力、减缓出血。可以用枕头垫高孩子出血的手臂或小腿。

2.鼻出血

首先应让患儿采取坐位或半卧位,以降低鼻部的血压。前额部或鼻部冷敷,冷的刺激可使鼻内小血管收缩而有利于止血。指导孩子对流到咽部的血尽量不要吞咽,以免刺激胃部引起恶心呕吐。常用止血方法如下。

(1)指压法:用拇指、示指捏紧两侧鼻翼 5～10 min,压迫鼻中隔前下方,达到止血目的。

(2)冷敷法:用冷水袋或湿毛巾在额部、颈部或后颈部冷敷,收缩血管,减少出血。

(3)收敛法:用 1% 麻黄碱或肾上腺素棉片塞入前鼻腔,收缩血管止血。

(4)填塞法:上述方法无效或出血量较大时,请专科医师进行后鼻孔填塞。

3.口腔出血

(1)口腔软组织损伤:配合医师采用细针线严密分层缝合,局部加压包扎,严禁创口放置引流。

（2）腭部黏膜损伤：可采用黏膜创口缝合，创缘周围碘酚棉球止血，然后在整个腭部覆盖碘仿纱条，牙间结扎丝固定。

（3）自发性牙龈出血：先对出血处牙齿进行牙周清洁，冲洗牙周后，用注射器将六氨基己酸液、凝血酶、肾上腺素的混合液注入牙周袋或牙龈沟内，再压迫牙龈止血，止血后用塞治剂外敷压迫保护创面。

（二）输注凝血因子的护理

血友病患儿发生出血是由于缺乏因子Ⅷ（FⅧ）或因子Ⅸ（FⅨ）所致，故替代疗法，即静脉输注含有 FⅧ 或 FⅨ 的制剂，将血浆中 FⅧ 或 FⅨ 的含量提高到止血所需要的水平，仍是现今治疗和预防血友病患者出血的最有效的措施。

1.配置药液

（1）将稀释液和浓缩剂置于室温下，如急需可用温水浸泡，但不能高于 37 ℃。

（2）取下稀释液和浓缩剂瓶塑胶帽，消毒。

（3）取下双头针的一端的针帽，将该末端插入稀释液瓶的瓶塞中心。再取下双头针另一端的针帽，插入因子浓缩剂瓶的瓶塞中心。为了减少泡沫的产生，插入时应将稀释液瓶倒置过来，注意要让稀释液瓶子在浓缩剂瓶子的上方，针头插入的角度要能使稀释液顺着浓缩剂瓶的瓶壁流下，可调整稀释液瓶塞上的针头以保证所有的稀释液都能进入装有因子冻干粉的瓶子内。

（4）拔出双针头。

（5）不要剧烈摇晃瓶体，可轻轻地旋转瓶体使得所有干粉都溶解。

（6）浓缩剂应现用现配，如遇特殊情况需冷藏，时间不要超过 2 h。

2.推注药液

（1）取出带过滤器的专用针头，去除保护帽。缓慢抽吸配置好的药液，排尽针管的空气。

（2）另外取 10 mL 注射器 1 支，抽吸生理盐水，排空空气连接静脉穿刺针（头皮针），静脉穿刺。

（3）推注少量生理盐水，确保静脉穿刺成功后，更换已抽吸好药液的注射器，缓慢给药。推注药物完毕后，再推少量的生理盐水，将头皮针内的药液推入，避免浪费。

（4）拔出针头，避免血管和组织不必要损伤。压迫静脉穿刺点 2～5 min。

3.观察药物的不良反应

输注因子浓缩剂可能会产生变态反应，如麻疹、皮肤瘙痒、鼻塞、胸痛、头昏、气短、发热、头痛、心悸、轻度寒战、恶心和输液部位的疼痛。对于有变态反应病史者，可预防性地给予抗组胺药物。

（三）消除出血的诱发因素

大多数患儿在出血发生之前都可能存在一些诱发因素，如跌、摔、挫、扭伤等外力可引起出血。要加强看护，避免意外伤害，教育孩子了解和认识这些危险因素，并在日常生活中注意排除，选择适宜活动，避免参加各种剧烈运动，就可能减少和避免出血的发生。尽量避免有创性操作，注意避免深部肌内注射。

（四）血友病儿童预防注射的方法

血友病儿童应从出生开始按时进行预防接种以抵抗传染性疾病。在注射时应选用小号的注射器针头，在三角肌进行皮下注射。预防注射一般不会引起进行性出血，如发现注射处有肿、痛及发热感，可先用局部冰敷以减轻肿痛。按压穿刺部位 5～10 min，或用弹力绷带包扎 24 h，以减少出血。如注射部位发生血肿,应立即与专业医师联系。

(五)饮食指导

血友病儿童饮食应以清淡易消化为主,少食或忌食辛辣刺激性食品,多饮水,多吃富含维生素 C 的蔬菜和水果,保持排便通畅。注意营养搭配,尽量避免过热食物,以免损伤牙龈或烫伤黏膜;避免食用坚硬、油炸食品,如麻花、锅巴等;小儿食用肉、鱼、虾制品应尽量去骨、刺、皮,以防硬物刺伤口腔黏膜,导致口腔出血。

六、健康教育

(1)护士应主动对年长患儿及患儿家长传授血友病相关知识,教会家长如何判断出血的程度、范围,基本的止血方法,讲解预防及恢复期的注意事项。

(2)指导患儿家长保持环境的舒适、安全。加强看护,避免外伤发生,教育孩子不玩利器。告诉家长洗澡是检查孩子是否出血的最好时机。

(3)培养患儿养成良好生活习惯,避免挖鼻子,如有鼻腔血痂让其自行脱落,不能硬性擦掉。气候干燥时可采用液状石蜡涂抹鼻腔,或用温湿毛巾捂住鼻子保持鼻腔湿润。保持口腔清洁卫生,以免因牙周疾病引起出血。不使用牙签,使用软毛牙刷刷牙,进餐后清水漱口,婴幼儿由家长帮助完成口腔护理,可购买指套式婴儿牙刷或用纱布、清洁软布裹在手指上每天早晚擦拭牙齿,喂奶后再喂少许温开水,以便及时清除牙面堆积的污垢和食物残渣,减少龋齿和牙周疾病的发生,防止造成牙周刺伤。

(4)合理饮食,加强营养,避免进食过热、过硬或带刺食物。

(5)终身禁用抗凝药物及抑制血小板功能的药物,如阿司匹林、吲哚美辛(消炎痛)、保泰松、双嘧达莫等。

(6)就医时应将本病病史告知医师,并告知可联系的血友病医师电话以便沟通。

(7)出血超过 30 min 或反复出血,应立即注射因子,并应请求专业医师或护士帮助。

(马海霞)

参考文献

[1] 王庆玲,倪军,胡桂芳.现代血液病诊断实践[M].广州:世界图书出版广东有限公司,2023.

[2] 刘述川,杨东光.血液病诊疗与康复[M].北京:科学出版社,2022.

[3] 赵维莅.血液系统复杂病[M].上海:上海交通大学出版社,2023.

[4] 陈辉树,李小秋.血液病理与遗传学综合诊断[M].北京:科学出版社,2021.

[5] 吴敏媛,王天有,刘玉峰.儿童血液系统疾病诊疗规范[M].北京:人民卫生出版社,2023.

[6] 刘秀平,杨永留,李欣桐,等.新编肿瘤与血液诊断精要[M].上海:上海科学技术文献出版社,2022.

[7] 杨晓玲.血液病实验诊断与临床[M].北京:科学技术文献出版社,2021.

[8] 王莹.血液病诊断技术与治疗方法[M].北京:科学技术文献出版社,2022.

[9] 胡晓梅,吴德沛.中西医结合血液病学[M].北京:人民卫生出版社,2023.

[10] 周芙玲,蔡林,蔡真.认识多发性骨髓瘤[M].武汉:湖北科学技术出版社,2022.

[11] 曾英坚,吴敏,徐丽霞.血液肿瘤及出血性疾病中西医规范化诊疗及管理[M].西安:陕西科学技术出版社,2023.

[12] 刘开彦.血液病临床输血[M].北京:北京大学医学出版社,2021.

[13] 吴学东.地中海贫血治疗技术操作指南[M].北京:人民卫生出版社,2023.

[14] 谢兆霞,秦群,贺石林.老年血液病诊疗学[M].长沙:湖南科学技术出版社,2021.

[15] 冷亚美,牛挺,陈凤姣.血液病临床护理手册[M].成都:四川科学技术出版社,2021.

[16] 林圣云,武利强,俞庆宏,等.贫血的多学科中西医防治和管理[M].杭州:浙江大学出版社,2021.

[17] 高海燕,刘亚波,吕成芳,等.血液病临床检验诊断[M].北京:中国医药科学技术出版社,2021.

[18] 何建萍,秦茂华,唐健等.地中海贫血防控指南[M].昆明:云南科技出版社,2021.

[19] 秦燕,李永萍.血液系统疾病学[M].北京:高等教育出版社,2022.

[20] 郭冬梅.多发性骨髓瘤及其他浆细胞病[M].天津:天津科学技术出版社,2019.

[21] 竺晓凡.血液科医师效率手册:第3版[M].北京:中国协和医科大学出版社,2023.

[22] 杨志文,吕俊廷,刘黎琼,等.现代血液疾病新诊疗[M].开封:河南大学出版社,2021.

[23] 刘佳丽.血液疾病诊治与护理[M].昆明:云南科技出版社,2020.

[24] 郑胡镛,吴润晖,马晓莉.儿科血液及肿瘤疾病专科医师手册[M].北京:人民卫生出版

社,2021.

[25] 冯忠华.新编消化与血液内科疾病诊疗学[M].西安:陕西科学技术出版社,2020.

[26] 李玉华,于力,平宝红.血液系统恶性疾病免疫治疗学[M].北京:科学出版社,2021.

[27] 陈姣.临床血液系统疾病诊疗精要[M].北京:科学技术文献出版社,2020.

[28] 薛慧.现代血液系统疾病诊治[M].哈尔滨:黑龙江科学技术出版社,2020.

[29] 李超.临床血液病诊治学[M].南昌:江西科学技术出版社,2020.

[30] 张业玲.实用血液内科疾病护理思维[M].北京:科学技术文献出版社,2020.

[31] 罗雅琴,黄伟,陈健.血液病的中西医诊断与治疗[M].长春:吉林科学技术出版社,2020.

[32] 姜凤,方美云.血液系统疾病血细胞形态学图谱[M].北京:人民卫生出版社,2020.

[33] 程盼盼.血液病诊断与治疗[M].北京:科学技术文献出版社,2020.

[34] 程志,姚宇红,石琳,等.现代中西医血液病学[M].郑州:郑州大学出版社,2020.

[35] 王晗.血液系统与循环系统[M]广州:中山大学出版社,2021.

[36] 刘倩宜,陈晓琳,刘思邈,等.β-血红蛋白病的基因治疗临床试验进展[J].广东医学,2023,44(10):1203-1210.

[37] 王佳琦,盛新歌,马志豪,等.高危急性髓系白血病异基因造血干细胞移植后复发的防治[J].器官移植,2023,14(3):364-370.

[38] 李丽,边志磊,曹伟杰,等.重型再生障碍性贫血异基因造血干细胞移植后EB病毒相关淋巴增殖性疾病临床分析[J].肿瘤基础与临床,2023,36(4):318-324.

[39] 黄文娟,王莉,黄瑛,等.苯达莫司汀联合利妥昔单抗治疗惰性B细胞非霍奇金淋巴瘤的效果[J].中国医药科学,2023,13(11):116-119.

[40] 冯悦,王静,李欣欣,等.弥散性血管内凝血的发病机制及药物治疗进展[J].药学进展,2023,47(5):379-391.